KB005541

혈관·내장 구조 교과서

· CG 디자인 | 3D인체동화제작센터 사토 신이치 http://3d-humanbody.com
· 일러스트 | KIP 공방
· 디자인 | 주식회사 시키 디자인사무소
· 편집협력 | 주식회사 한후샤

COLOR ZUKAI NAIZOU NO
SHIKUMI·HATARAKI JITEN
by Haruo Nogami, Naomasa Yamamoto, Shunpei Yamaguchi

Original Japanese edition published by SEITO-SHA Co., Ltd., Tokyo.
This Korean language edition is published by arrangement with SEITO-SHA Co., Ltd., Tokyo
in care of Tuttle-Mori Agency, Inc., Tokyo through BC Agency, Seoul.

혈관·내장 구조 교과서

THE HUMAN ORGAN SYSTEM BOOK

아픈 부위를 해부학적으로 알고 싶을 때
찾아보는 혈관 · 내장 의학 도감

노가미 하루오 · 야마모토 나오마사 · 야마구치 슌페이 공저
이문영 감수 | 장은정 옮김

보누스

이 책은 인체의 혈관 및 가슴안과 배안에 있는 내장을 다루고, 구조를 이해하는 데 기초가 되는 감각기관과 세포, 조직에 관한 지식을 정리한 책이다. 이러한 영역은 뼈나 근육과 달리 밖에서 만져지지 않아 처음 배울 때 이미지를 떠올리기 어렵다. 그렇지만 인체를 제대로 이해하려면 인체 구조의 다양한 부분을 형상화할 수 있어야 한다.

따라서 이 책을 읽는 여러분은 먼저 소화계통, 순환계통 등 기관의 전체 이미지를 파악하길 바란다. 그런 다음 세부적인 혈관과 내장의 구조를 이해하는 것이 좋다. 구조를 CG로 나타낸 항목도 있다. 이렇게 하면 특정 기관과 주변 구조의 위치 관계를 입체적으로 볼 수 있다는 장점이 있다. 여기서 주목해야 하는 점은 기관의 위치다. 가슴안과 배안은 생각보다 좁은 공간이다. 그러나 그 안에 있는 기관은 각자의 기능을 가장 잘 발휘할 수 있는 최적의 위치에 정확하게 배치되어 있다.

혈관과 내장의 구조를 이해하고 자기 나름대로 형상화할 수 있다면 각 기관의 기능을 이해하는 데 상당한 도움이 될 것이다. 신체 기능을 생각할 때 먼저 그 기능과 관계가 있는 기관을 떠올리는 식이다. 예컨대 호흡을 할 때 어떤 메커니즘으로 허파 속에 공기가 들어가는지 공부하고 그것을 누군가에게 설명한다고 치자. 이 책을 보고 나면 당신은 '허파는 가슴 안쪽에 위치하며 기관(氣管)을 통해 외부세계와 이어져 있다….'는 말로 시작할 것이다.

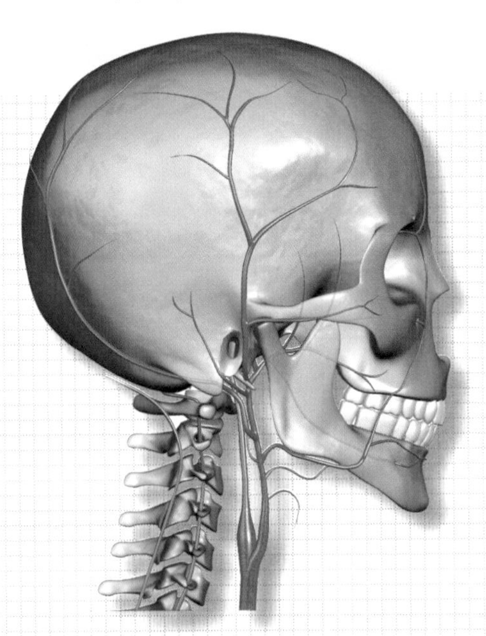

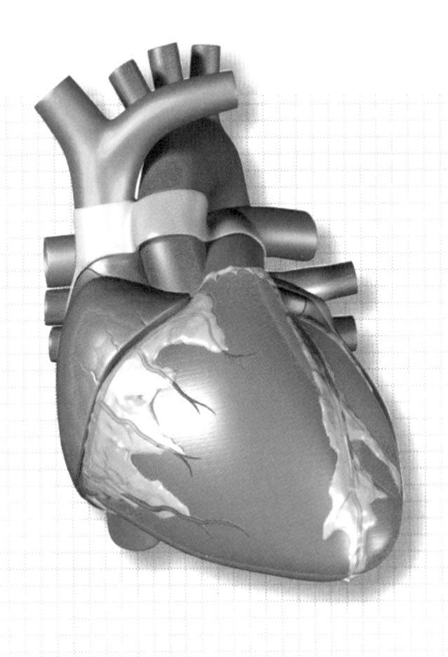

그러나 자신의 몸을 제대로 이해하지 못한 채 살아가는 사람이 너무나 많다. 더군다나 일본에서는 이러한 지식의 기초가 되는 생물학의 인기가 나날이 떨어지고 있다. 심지어 중·고등학교에서 생물학을 전혀 공부해본 적이 없다는 사람도 갈수록 많아지고 있다. 학교 교과서가 알찬 내용으로 구성되어 있다는 점을 생각해보면 굉장히 안타까운 이야기다. 해부학 교육에 종사하는 사람으로서, 인체 해부학에 관심을 가져준 사람들을 도와주기 위해 이 책을 집필했다.

어떤 인체 기능을 설명하려 해도 해부학에 관한 배경 지식이 뒷받침되어야 한다. 해부학은 생리, 약리, 병리, 생화학, 면역학 등 기초의학을 배우는 데 반드시 필요한 기본 지식인 셈이다. 이 책이 혈관과 내장의 구조, 나아가 기초 의학 지식을 습득하는 데 도움이 되기를 바란다.

노가미 하루오

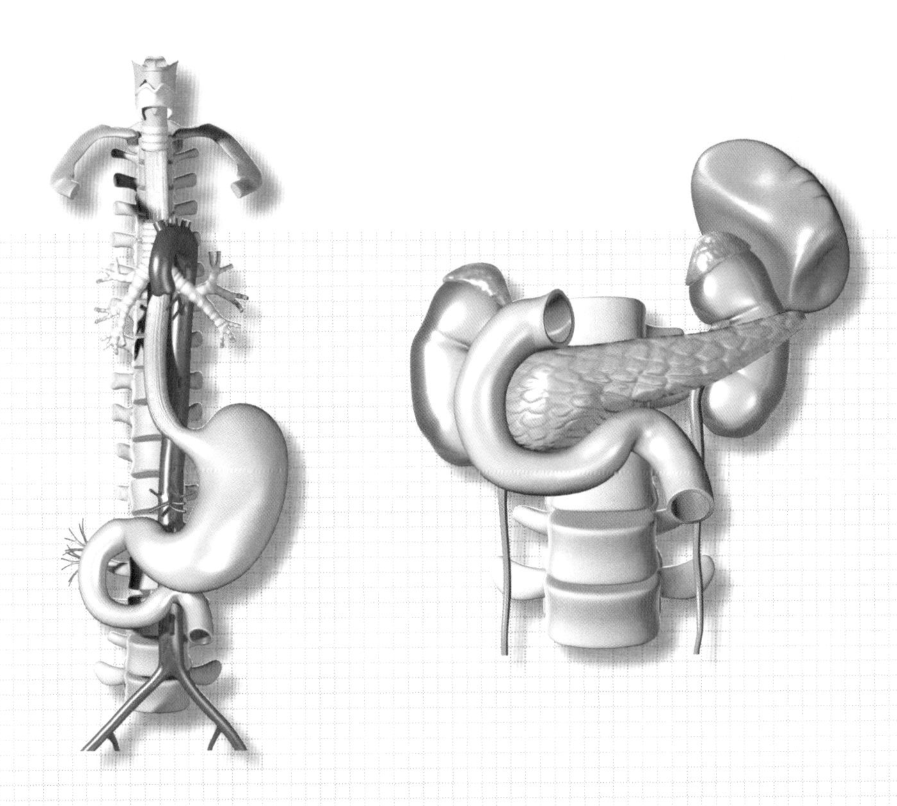

이 책의 특징과 대상

이 책은 총 8장으로 나뉘어 있다. 제1장은 세포, 제2장은 조직이며 제3장은 소화계통, 제4장은 혈관을 비롯한 순환계통이다. 이후도 마찬가지로 기관별로 해설했다. 해부학 중에서도 내과에 속하는 부분은 학습해야 할 양도 많고 상당한 시간과 인내가 필요하므로 가장 체계적으로 이해할 수 있게 구성했다.

이 책은 해부학 중에서도 '혈관·내장의 원리와 기능'에 초점을 맞춰, CG와 일러스트를 삽입하고 모든 면을 컬러로 구성했다. 대상은 의사, 약사, 간호사, 접골사, 물리치료사, 작업치료사, 방사선사, 의공기사, 응급구조사 등을 지망하는 사람과 해당 분야 종사자 또는 해부학의 기초 지식이 필요한 모든 사람이다.

각 부위 명칭과 영단어

용어는 〈대한의사협회 의학용어집〉(5.1판)을 참고했다. 또한 각 기관과 부위에는 영어명을 기재해 따로 의학 사전을 볼 필요가 없다. 중요 부위에는 자세한 해설을 달았고, 그 페이지 안에서 그 위치와 구조를 정확하게 파악하고 원리와 기능을 이해할 수 있게 만들었다.

읽을 때 주의할 점

내장의 형태와 명칭은 문헌마다, 개인마다 다르다. 이 책에서는 가장 일반적인 모양과 해설을 중심으로 인체를 설명했다.

대부분의 어구에 영어를 덧붙였다. 복수의 영어가 사용되는 경우는 그중 하나를 선택했다. 반복되는 용어는 약칭으로 표기했다. '~동맥'과 '~정맥'을 각각 '~a.' '~v.' '~근'은 '~m.', '~신경'은 '~n.'으로 줄여 썼다. 따로 단수, 복수를 구별하지는 않았다. 이러한 점을 참고해 인체 내부 구조의 지식을 키우기 바란다.

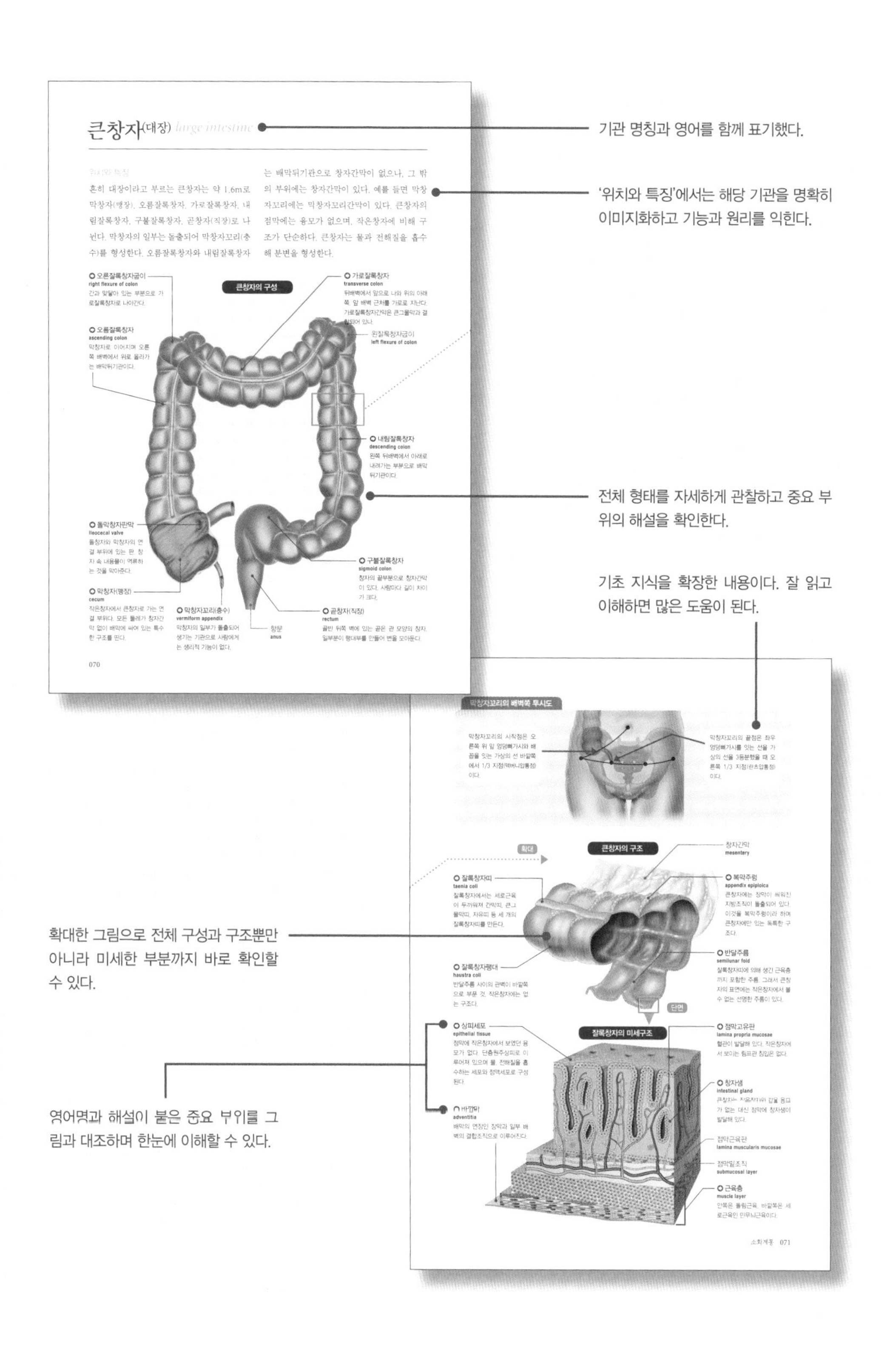

큰창자(대장) large intestine
기관 명칭과 영어를 함께 표기했다.
흔히 대장이라고 부르는 큰창자는 약 1.6m로 막창자(맹장), 오름잘록창자, 가로잘록창자, 내림잘록창자, 구불잘록창자, 곧창자(직장)로 나뉜다. 막창자의 일부는 돌출되어 막창자꼬리(충수)를 형성한다. 오름잘록창자와 내림잘록창자는 배막뒤기관으로 창자간막이 없으나, 그 밖의 부위에는 창자간막이 있다. 예를 들면 막창자꼬리에는 막창자꼬리간막이 있다. 큰창자의 점막에는 융모가 없으며, 작은창자에 비해 구조가 단순하다. 큰창자는 물과 전해질을 흡수해 분변을 형성한다.
'위치와 특징'에서는 해당 기관을 명확히 이미지화하고 기능과 원리를 익힌다.
큰창자의 구성
전체 형태를 자세하게 관찰하고 중요 부위의 해설을 확인한다.
기초 지식을 확장한 내용이다. 잘 읽고 이해하면 많은 도움이 된다.
070
막창자꼬리의 배벽쪽 투시도
큰창자의 구조
확대
단면
잘록창자의 미세구조
확대한 그림으로 전체 구성과 구조뿐만 아니라 미세한 부분까지 바로 확인할 수 있다.
영어명과 해설이 붙은 중요 부위를 그림과 대조하며 한눈에 이해할 수 있다.
소화계통 071

제 3 장 소화계통

제 4 장 혈관과 순환계통

제 5 장 호흡계통

제 6 장 비뇨생식계통

제 7 장 내분비계통·피부계통·면역계통

제 8 장 감각계통

부록

제1장

세포

Cell

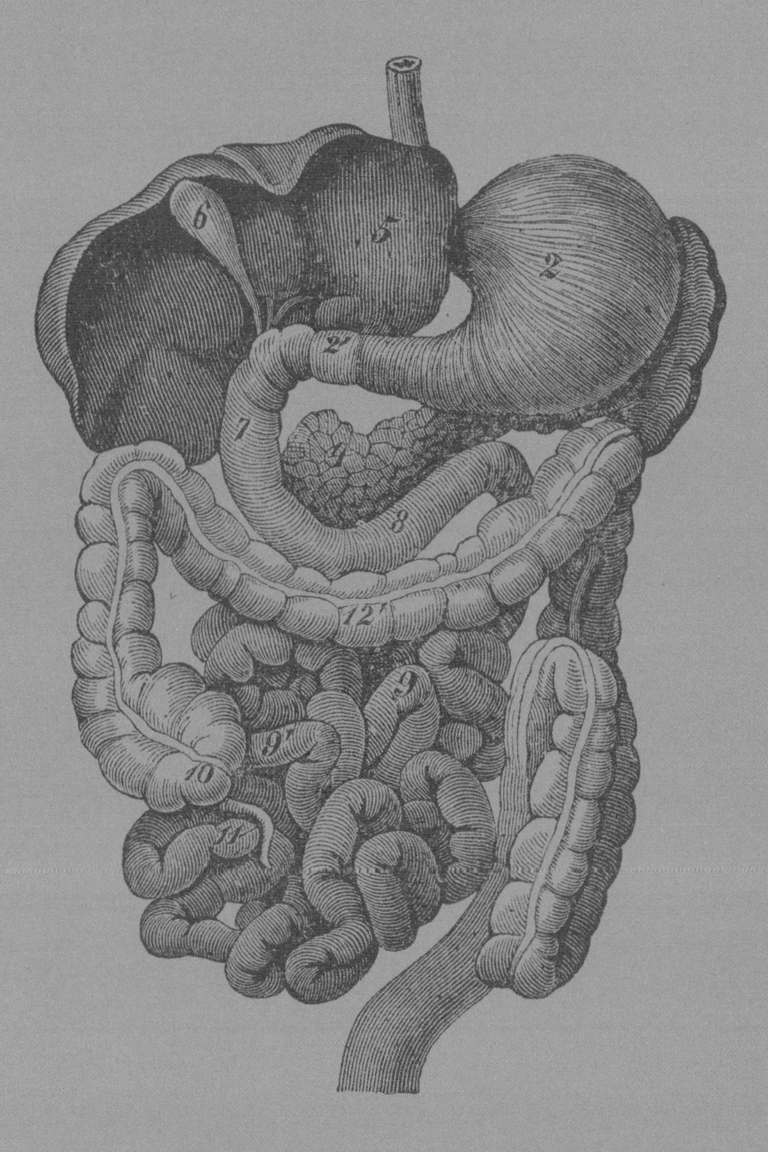

세포의 구조

세포의 성질

세포는 '외계와 단절된 공간에 있다' '에너지를 사용한다' '스스로 재생할 수 있다'의 세 가지 성질이 있다. 세포는 분화를 통해 다양한 형태를 구성하고, 고유의 기능을 발현한다. 세포의 종류에는 신경세포, 상피세포, 혈액세포 등이 있다. 세포막에 둘러싸여 외계와 단절된 안쪽은 핵, 미토콘드리아, 조면소포체(거친세포질그물), 활면소포체(매끈세포질그물), 용해소체(리소좀), 과산화소체(퍼옥시솜) 등으로 구성된다.

세포질

핵, 미토콘드리아나 과립을 제외한 세포 안쪽을 세포질이라고 한다. 세포질에는 포도당을 무산소대사해서 에너지(ATP)를 만들어내는 해당계가 있다. 해당계는 포도당을 2분자의 피루브산으로 분해하고 2분자의 ATP를 합성한다. 세포내에서는 에너지가 필요할 때마다 ATP를 분해해 물질의 합성, 수송, 발열, 근육운동 등 다양한 반응에 이용한다.

세포의 크기

세포의 크기는 세포 종류에 따라 크게 다르다. 혈액 속에 대량 존재하며 산소를 운반하는 적혈구는 지름 7~8μm(마이크로미터, 1μm는 1/1,000,000m)로 굉장히 작다. 간세포처럼 큰 세포는 지름 약 10~30μm 정도다. 성숙한 난세포는 훨씬 더 크지만 그래봐야 지름 200μm다.

세포 하나하나를 맨눈으로 볼 수는 없지만, 광학 현미경을 사용하면 세포나 핵을 선명하게 관찰할 수 있다. 다만 세포 속의 소기관을 관찰하려면 해상도가 더 높은 전자 현미경을 사용해야 한다. 세포의 박편(두께를 얇게 연마해 글라스 사이에 넣은 것)을 전자 현미경으로 보면 세포의 내부구조뿐 아니라 단백질 분자, DNA 등 고분자는 물론 원자 수준의 크기까지도 관찰할 수 있다.(15쪽 그림 참조)

세포의 모양

세포의 모양은 다양하다. 이것은 각 세포가 그 기능을 가장 발휘하기 쉬운 구조로 만들어졌기 때문이다. 예컨대 작은창자(66~69쪽)의 상피세포는 길고 가느다란 원기둥 형태다. 속공간에 닿아 있는 부분의 세포막은 많은 미세융모로 덮여 있어 영양을 흡수하는 세포막의 면적을 늘려준다. 혈관을 이루는 내피세포는 세포질을 종이처럼 얇고 넓게 늘여 세포 하나로도 넓은 범위를 담당할 수 있다.

세포의 내부구조

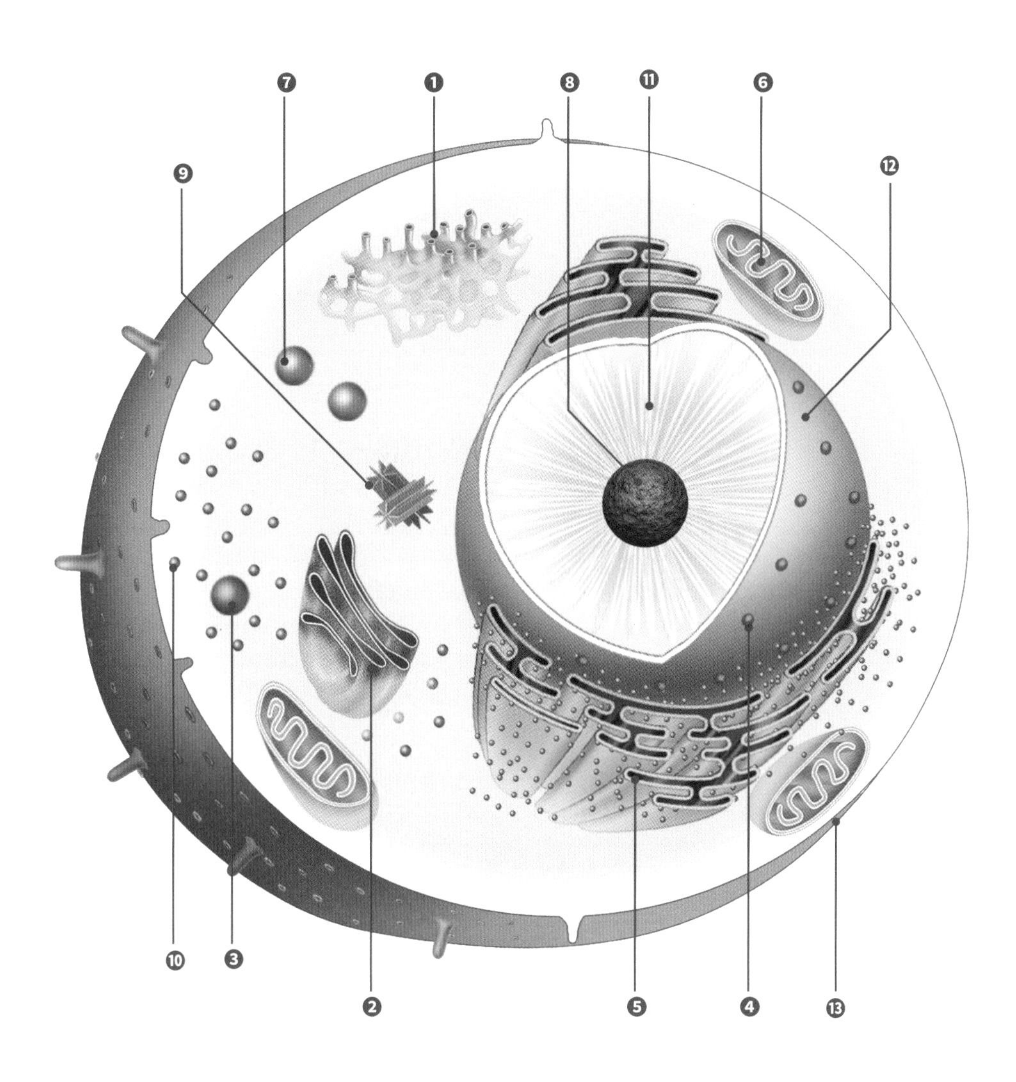

❶ 활면소포체
smooth endoplasmic reticulum(SER)

❷ 골지기관
Golgi apparatus

❸ 과산화소체
peroxisome

❹ 핵구멍
nuclear pore

❺ 조면소포체
rough endoplasmic reticulum(RER)

❻ 미토콘드리아
mitochondria

❼ 용해소체
lysosome

❽ 핵소체
nucleolus

❾ 중심체
centrosome

❿ 소포
vesicle

⓫ 핵
nucleus

⓬ 핵막
nuclear envelope

⓭ 세포막
cell membrane

세포막의 구조

세포막의 기본 구조

세포막은 기본적으로 인과 지방산이 결합된 인지질(phospholipid)이 이중층을 형성한 구조로 이루어지며 유동성을 띤다. 막 안쪽에는 포스파티딜에탄올아민(PE)과 포스파티딜세린(PS)이 많으며, 바깥쪽에는 포스파티딜콜린(PC)이 많다. 막 일부분에는 스핑고미엘린(sphingomyelin)과 콜레스테롤을 다량 함유한 부분이 있는데 이를 래프트(raft)라고 부른다.

막단백질은 수용체와 이온 채널을 형성하고 있다. 막 관통형 단백질은 막을 뚫고 들어와 안쪽에 도달한다. 글리코실포스파티딜이노시톨(GPI) 앵커로 막에 결합된 단백질도 있다. 전해질, 단백질, 아미노산, 당이 막을 투과하는 것은 수동수송(단순확산), 촉진확산(단백질이나 채널이 관여), 능동수송(에너지를 이용한 수송) 등 다양한 방법으로 이루어진다. 이 막의 투과성은 매우 정밀하며, 영양 흡수 및 신경세포의 막전위(막을 사이에 둔 양쪽에서 발생하는 전위차)를 발생시켜 물질을 선택적으로 투과시킬 수 있다.

세포뼈대

세포뼈대는 세포의 형태를 결정하는 구조다. 수축과 확장 기능으로 운동의 주 장치 역할을 하며 세포질에 가로세로로 뻗은 단백질 섬유로 구성되어 있다. 세포뼈대의 단위인 튜불린(tubulin)이 결합한 미세소관, 액틴(가는근육미세섬유), 데스민(desmin)과 비멘틴(vimentin)으로 구성된 중간섬유의 세 종류가 있다.

세포소기관은 뼈대에 붙어 있으며 세포소기관의 여러 움직임은 서로의 상호 작용이 지탱해준다. 세포의 고유 형태는 세포뼈대로 유지된다. 세포분열이 일어날 때 세포뼈대는 일시적으로 해체되었다가 분열이 끝난 뒤 다시 형성된다. 그래서 분열 중인 세포는 원 모양에 가깝다.

반투막 성질

세포막은 세포 안팎을 구분하는 막으로, 지질로 이루어진 벽과 같다. 용질(溶質)이 세포 안팎에 있는 물에 녹으면 세포막을 빠져나갈 수가 없다. 물 분자처럼 작은 전하를 가진 분자가 아니면 세포막을 통과할 수는 있어도 투과성이 좋지 않다. 그래서 세포는 채널이나 수송단백질을 이용하고, 에너지를 동원해 물질을 막 안팎으로 수송한다. 이처럼 물과 일부 용질을 투과시키는 성질을 지닌 막을 반투막이라고 한다.

세포막의 이러한 성질 때문에 세포 안팎의 전해질 성분이 크게 달라진다. 세포사이질액(간질액)은 나트륨(Na^+)이나 염소(Cl^-)가 많으며 바닷물의 성분과 비슷하다. 반면 세포 내액은 칼륨(K^+)이 많고 나트륨이나 칼슘(Ca^{2+})이 적다.

세포막의 구조

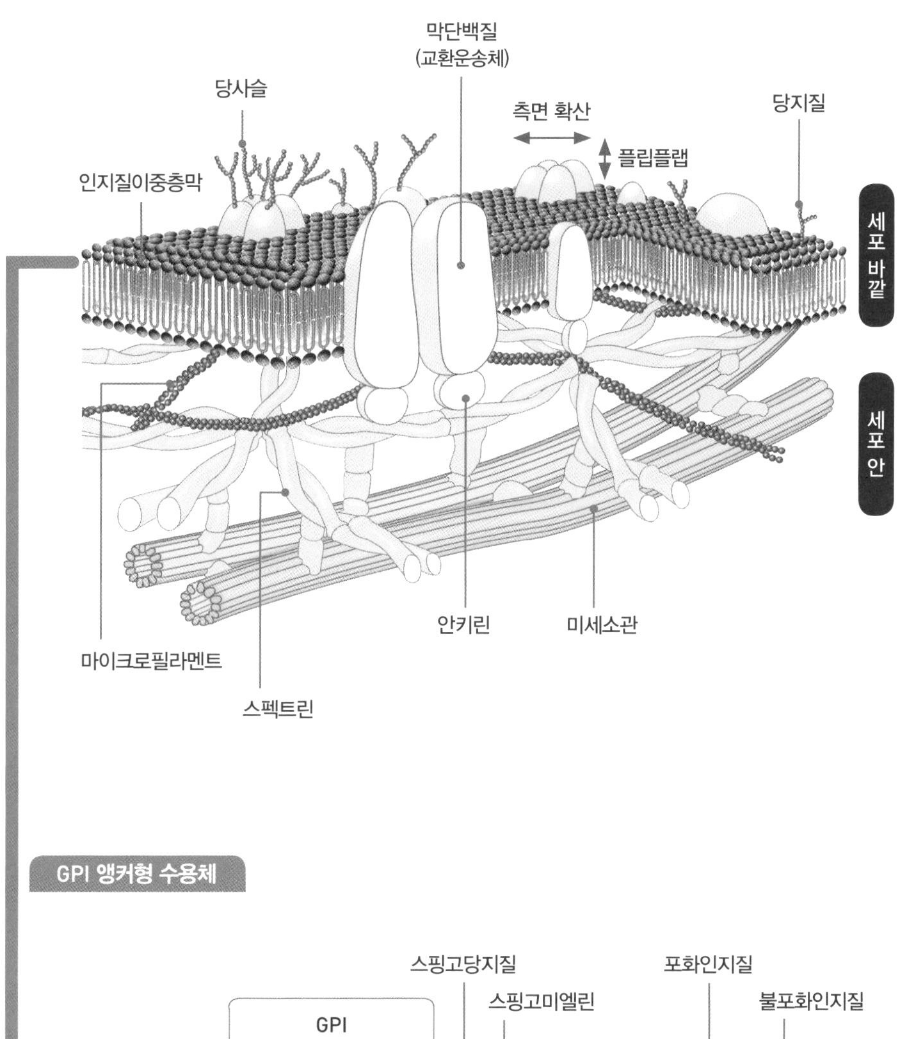

막단백질
(교환운송체)
당사슬
측면 확산
당지질
플립플랩
인지질이중층막
세포 바깥
세포 안
안키린
미세소관
마이크로필라멘트
스펙트린

GPI 앵커형 수용체

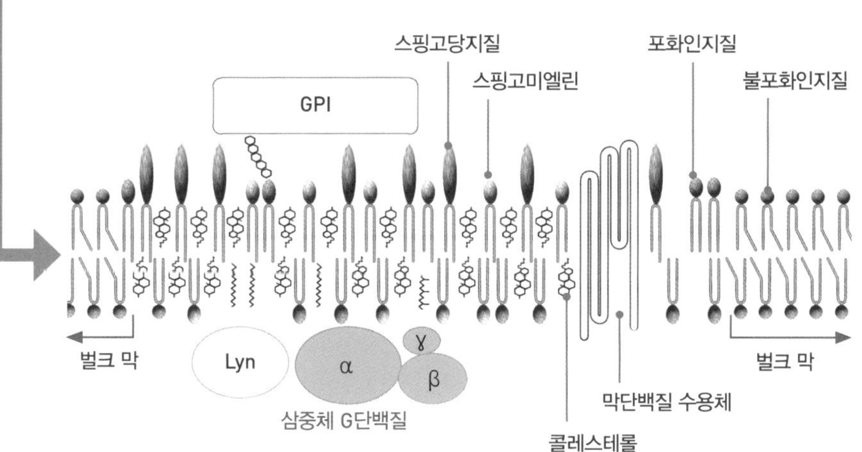

스핑고당지질
포화인지질
스핑고미엘린
불포화인지질
GPI
벌크 막
Lyn
α
γ
β
벌크 막
막단백질 수용체
삼중체 G단백질
콜레스테롤

핵과 미토콘드리아

핵(nucleus)

핵은 세포질에 한 개 있으며 세포질과는 핵막으로 구분된다. 핵막에는 많은 핵구멍이 있어 핵과 세포질 사이에 교류가 이루어진다. 이 구멍으로 RNA, 리보솜 입자, 단백질 등이 빠져나간다. 핵막은 주머니 모양의 이중막 구조로 바깥쪽 막은 조면소포체와 이어져 있다.

핵 속에는 유전자의 본체인 디옥시리보핵산(deoxyibo nucleic acid), 줄여서 DNA가 있다. DNA는 히스톤(histone)이라 불리는 핵 속의 특수한 단백질과 결합해 염색체를 구성한다. 염색체수 총 46개 가운데 상염색체는 44개, 성염색체는 2개다. 이 성염색체 한 쌍이 XX의 조합이면 여성, XY면 남성이 된다.

미토콘드리아(mitochondria)

미토콘드리아는 세포질 안에 있는 세포소기관으로 지질의 분해, TCA사이클, 전자전달계 등 세포의 공장 역할을 한다. 또한 결합(coupling) 작용으로 산화적 인산화 반응이 일어나 ATP 합성이 이루어진다. 작은창자(66~69쪽)나 콩팥(146쪽)의 세관상피세포처럼 많은 에너지를 필요로 하는 세포에 특히 많다. 미토콘드리아는 세포질에 닿아 있는 넓고 평평한 바깥막과 그 안쪽에 있는 주름 형태의 속막으로 둘러싸여 있다. 속막의 주름 형태는 표면적을 크게 넓힌 구조로 크리스테(cristae)라고 불리며, 속막 안을 메우는 겔 상태의 바탕질(매트릭스)과 함께 튀어나와 있다. 그곳에 TCA사이클, 전자전달계, 지방산 산화를 비롯한 여러 가지 효소, 원형 DNA, 리보솜 등이 있다.

짤막 메모

유전이란?

아이가 부모를 닮고 하얀 꽃의 씨에서 하얀 꽃이 피듯, 세대를 넘어 생물의 성질이 계승되는 것을 '형질이 유전한다'고 한다. 그리고 그 형질을 부모로부터 아이에게 이어주는 작용을 하는 것을 유전자라고 부른다. 유전자의 본체가 DNA라는 사실이 밝혀진 것은 지금으로부터 약 70년 전의 일이다.

DNA는 인산과 5탄당으로 구성된 긴 사슬에 아데닌(A), 구아닌(G), 시토신(C), 티민(T) 등 네 종류의 염기가 결합한 긴 분자 두 개를 합쳐 이중나선구조를 띠고 있다. AGCT 네 염기의 나열 방식에 따라 인간이 만들 수 있는 모든 단백질의 구조인 아미노산 서열이 기록되어 있다.

난자와 정자가 수정하면 그 수정란은 고유의 유전자 세트를 가지게 된다. 46개의 염색체에 담긴 유전자 세트는 세포분열을 할 때 정밀하게 복제되어 분열 뒤 생성되는 두 개의 세포에 똑같이 전해진다. 따라서 사람 몸의 어느 부분에서 세포를 채취하더라도 그 사람을 만들기 위한 모든 정보가 보존되어 있다.

핵의 구조

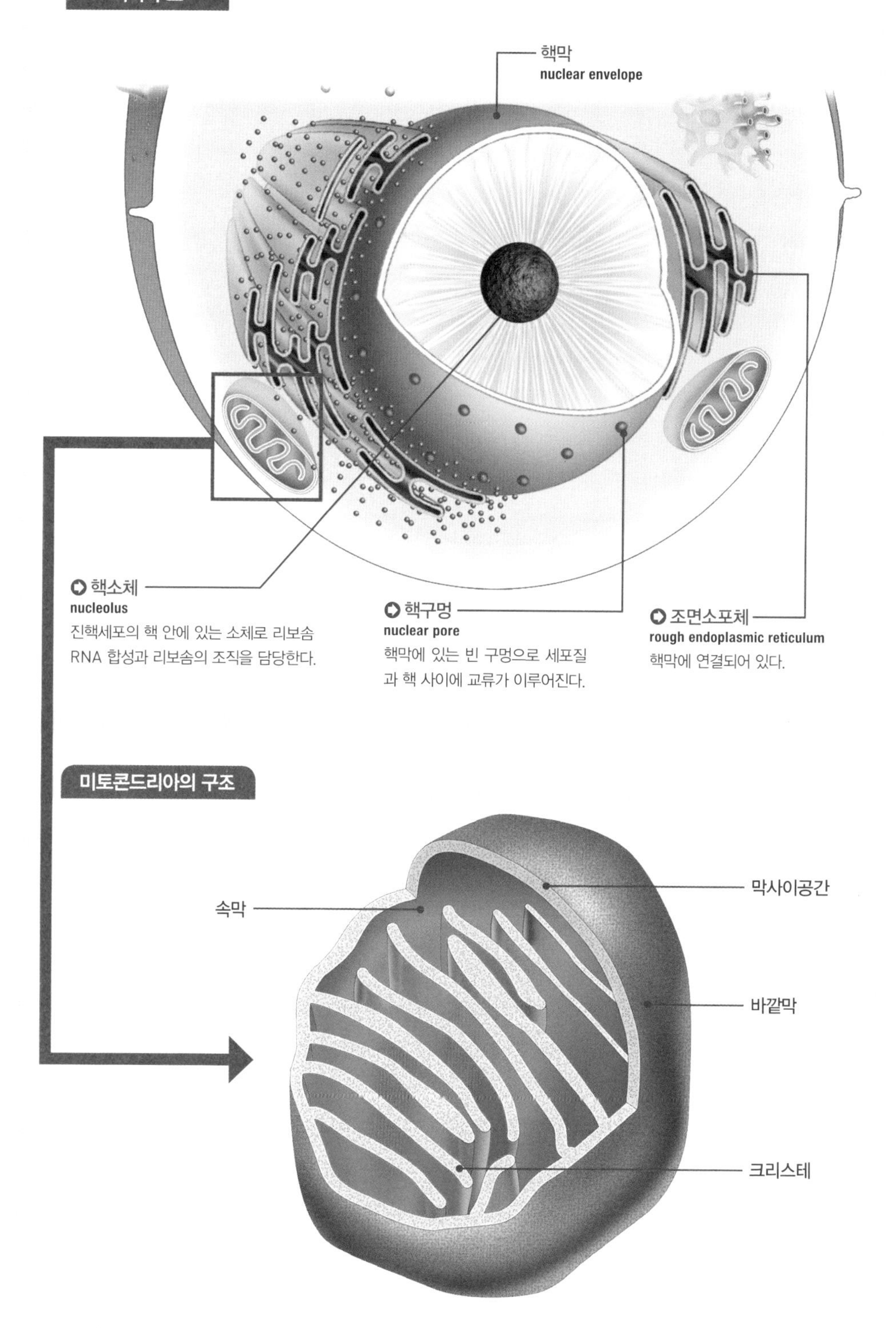

핵막
nuclear envelope
핵소체
nucleolus
진핵세포의 핵 안에 있는 소체로 리보솜 RNA 합성과 리보솜의 조직을 담당한다.
핵구멍
nuclear pore
핵막에 있는 빈 구멍으로 세포질과 핵 사이에 교류가 이루어진다.
조면소포체
rough endoplasmic reticulum
핵막에 연결되어 있다.
미토콘드리아의 구조
속막
막사이공간
바깥막
크리스테

세포내소기관

골지기관(Golgi apparatus)

골지기관은 편평한 막이 3~8층으로 밀착한 채 겹쳐 있고 주위에 골지소포라 불리는 주머니가 있다. 골지체라고도 부른다. 각 층판은 물질을 교류하지 않는다. 조면소포체에서 합성된 단백질에 당사슬을 합쳐 분비단백질을 만들며, 그 후 분비단백질을 과립 형태로 만들어 세포외배출을 통해 세포 밖으로 내보낸다. 리소좀을 생성하는 장치이기도 하다.(21쪽 위 그림 참조)

소포체(**세포질그물**, endoplasmic reticulum)

진핵세포의 세포질 안에 그물눈 형태로 뻗어 있는 막 계통로. 형태는 세포의 종류에 따라 다양하며 핵 바깥막과 연결되어 있다. 막 세포질 쪽 표면에 많은 양의 리보솜이 붙어 있는 조면소포체와 리보솜이 없는 활면소포체로 나눌 수 있다.(21쪽 아래 그림 참조)

활면소포체(smooth endoplasmic reticulum)

활면소포체는 리보솜이 붙어 있지 않은 소포체로 복잡하게 갈라진 대롱 구조를 띤다. 소포체의 속공간은 이어져 있어 조면소포체에서 보이는 효소가 활면소포체에도 분포한다. 세포에 따라 다르지만, 활면소포체 속공간에서는 콜레스테롤과 스테로이드 호르몬 합성이 이루어진다. 근육세포에서는 칼슘이온을 저장하는 장소가 되기도 한다.

조면소포체(rough endoplasmic reticulum)

조면소포체는 핵막과 이어진 층판에 있는 막으로, 표면에는 단백질을 합성하는 리보솜이라는 입자가 부착되어 있다. 각 층판은 서로 교류가 가능하다. 주로 세포 밖으로 분비하는 단백질을 합성하는 장치로, 외분비샘 등 단백질을 대량 합성하는 세포로 발달한다. 합성된 단백질은 소포로 메운 골지기관으로 운반되고, 소포가 골지기관에 붙어 골지기관 안으로 단백질이 들어간다.

그 밖의 세포내소기관

중심체 중앙에 있는 소체를 중심소체(centriole)라고 한다. 방추사를 형성하고 자기복제에 관여하는 소기관으로, 미세소관으로 구성된다.

과산화소체(퍼옥시솜)는 카탈라아제와 산화효소를 포함하는 지름 0.5~2μm의 과립이다. 과산화소체는 인지질이중층막에 둘러싸여 있으며 내부에는 자잘한 입자 형태의 과립이 있다. 아미노산, 알코올, 페놀 등을 분자상 산소로 산화시키는 기능을 한다. 산화하는 과정에서 세포독성이 강한 과산화수소가 발생하는데, 이를 과산화소체의 카탈라아제가 분해해 무독성으로 만든다.

골지기관의 구조

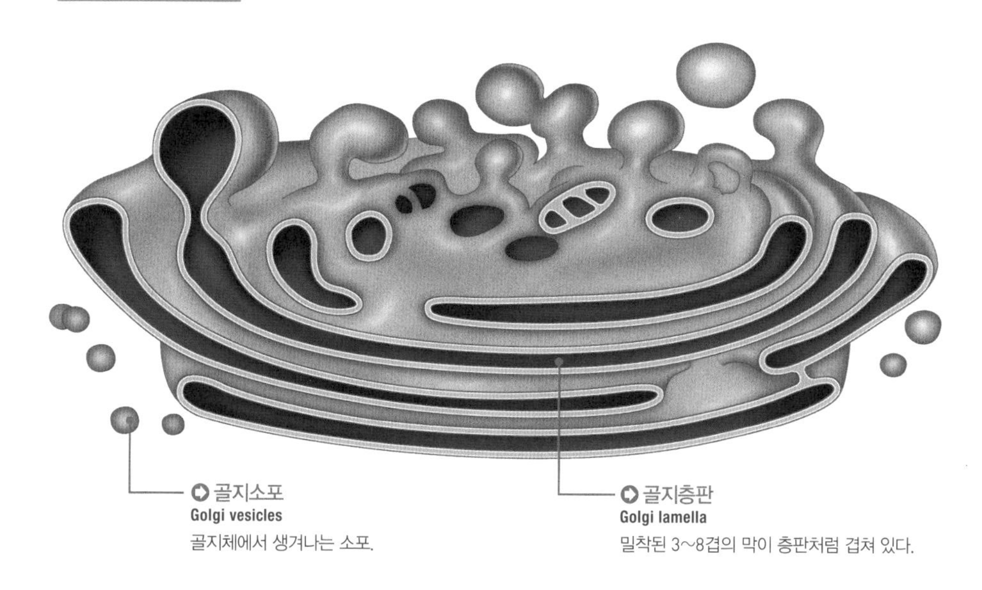
골지소포
Golgi vesicles
골지체에서 생겨나는 소포.
골지층판
Golgi lamella
밀착된 3~8겹의 막이 층판처럼 겹쳐 있다.

소포체의 구조

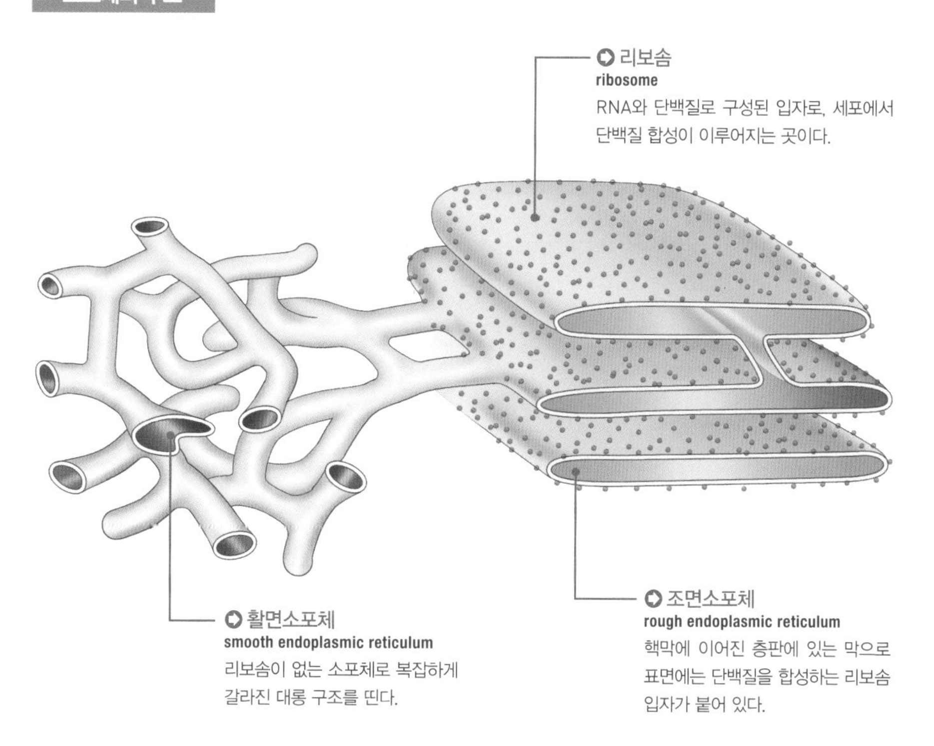
리보솜
ribosome
RNA와 단백질로 구성된 입자로, 세포에서
단백질 합성이 이루어지는 곳이다.
활면소포체
smooth endoplasmic reticulum
리보솜이 없는 소포체로 복잡하게
갈라진 대롱 구조를 띤다.
조면소포체
rough endoplasmic reticulum
핵막에 이어진 층판에 있는 막으로
표면에는 단백질을 합성하는 리보솜
입자가 붙어 있다.

세포내 물질수송

골지소포와 분비과립

골지기관으로 운송된 단백질은 당사슬과 화학적으로 결합해 막에서 발생한 소포(골지소포) 안으로 들어간다. 그 후 세포막과 리소좀, 액포 등으로 선별되어 다시 옮겨진다. 특히 단백질이 농축된 것을 분비과립이라고 하는데, 세포 안 물질을 세포 밖으로 운송하는 과립이다.

리소좀(lysosome)

리소좀은 골지기관에서 형성되는 원 모양의 그물체다. 글리코시다아제, 핵산분해효소(뉴클레아제), 단백분해효소(프로테아제), 지질분해효소(리파제), 술파타아제, 인산분해효소(포스파타아제) 등 산가수분해(산을 사용해 화합물을 가수분해하는 것) 효소를 함유하고 있다. 세포가 외부에서 삼킨 이물질이나 필요 없어진 세포내 구조를 흡수·소화하는 기능이 있으며, 큰포식세포처럼 탐식작용이 있는 세포에 특히 많다.

일차리소좀은 새롭게 형성된 소기관으로, 소화할 물질을 아직 만나지 못한 상태다. 이차리소좀은 각종 물질과 융합을 되풀이하는 과정에서 다양하게 형성된 그물체다.

포음작용과 포식작용

세포의 막은 융합하거나 분리할 수 있는 유동적인 성질을 지닌다. 따라서 물질을 끌어들이는 포음작용(pinocytosis)이나 세균 등을 집어삼키는 포식작용(phagocytosis)이 일어나는데, 이를 세포내섭취(endocytosis)라고 한다. 세포에서 합성된 물질을 세포 밖으로 방출하는 세포외배출 기능(exocytosis)도 있다.

포식소체와 포식용해소체

포식소체(파고솜)는 세포가 커다란 물질을 포식작용으로 삼키고 소화하는 과정에서 생성되는 주머니 모양의 기관이다. 세포막이 세포질 내에 함몰된 뒤 바깥쪽이 닫혀 형성된다. 흡입된 물질은 포식용해소체로 소화시킨 다음 세포질로 흡수되고, 포식소체가 세포막과 융합하는 역과정을 거친다. 이후 남은 물질은 세포외배출 기능을 통해 세포막에서 외부로 배설된다.

단백질의 막투과

단백질은 많은 아미노산이 연결된 분자로, 분자량이 커서 세포막과 세포내소기관의 막을 투과하지 못한다. 그래서 침샘이나 위샘, 이자(78쪽) 등 외분비샘세포의 단백질 합성은 조면소포체 안에서 이루어진다. 이 단백질은 조면소포체 중 일부가 부풀어 잘게 조각나서 만들어지는 수송소포로 들어간 뒤 골지기관으로 이동한다. 그 뒤 같은 방법으로 다시 골지기관에서 분비과립으로 들어간다. 이것이 세포막과 합쳐져 단백질은 막을 투과하지 않고 세포 밖으로 운반된다.

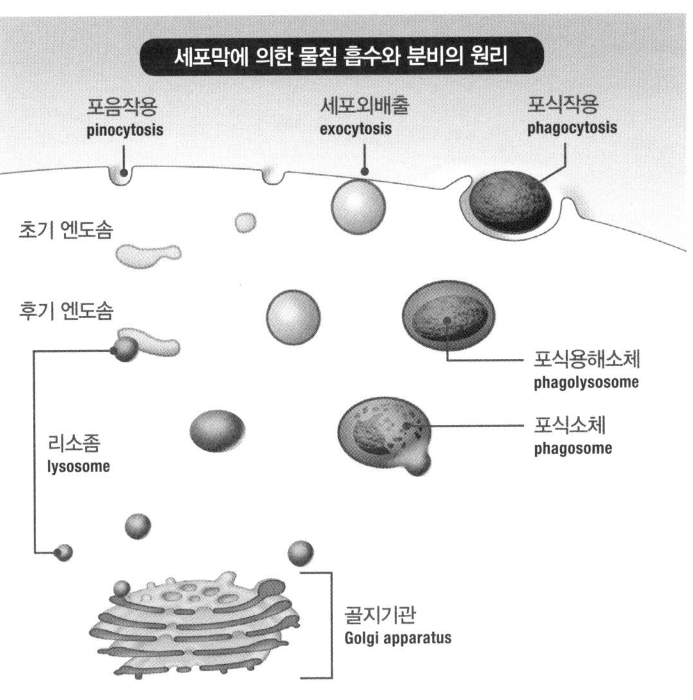
세포막에 의한 물질 흡수와 분비의 원리
포음작용
pinocytosis
세포외배출
exocytosis
포식작용
phagocytosis
초기 엔도솜
후기 엔도솜
포식용해소체
phagolysosome
포식소체
phagosome
리소좀
lysosome
골지기관
Golgi apparatus

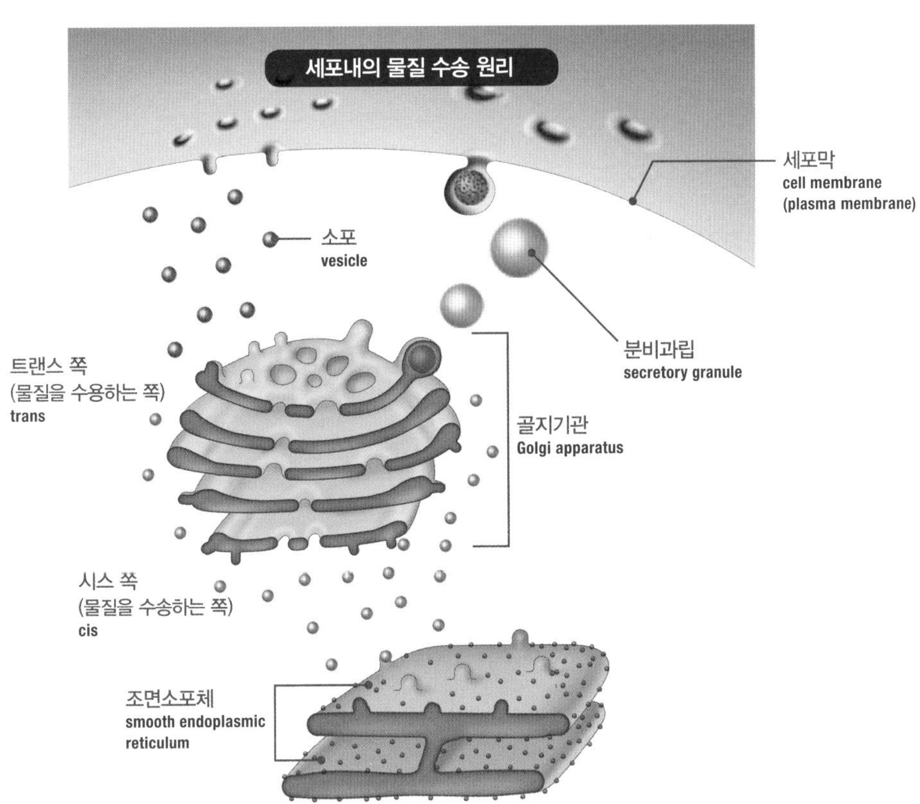
세포내의 물질 수송 원리
세포막
cell membrane
(plasma membrane)
소포
vesicle
분비과립
secretory granule
트랜스 쪽
(물질을 수용하는 쪽)
trans
골지기관
Golgi apparatus
시스 쪽
(물질을 수송하는 쪽)
cis
조면소포체
smooth endoplasmic
reticulum

세포분열

세포분열

세포분열에는 체세포분열과 생식세포 분열인 감수분열이 있다. 체세포분열에서는 모세포와 같은 수의 염색체를 가진 세포로 분열되므로 똑같은 성질의 세포 2개를 낳는다. 세포는 분열을 반복하면서 증식해나간다. 아래 그림과 같이 세포는 일반적으로 G1기→ S기→ G2기→ M기의 순서를 거쳐 G1기로 되돌아가는 과정을 반복한다.

감수분열은 정자와 난자를 만드는 특수한 세포분열이다. 연달아 일어나는 2회의 분열 결과, 염색체 수가 체세포의 반수인 23개를 지닌 4개의 세포가 생겨난다.

세포분열의 원리

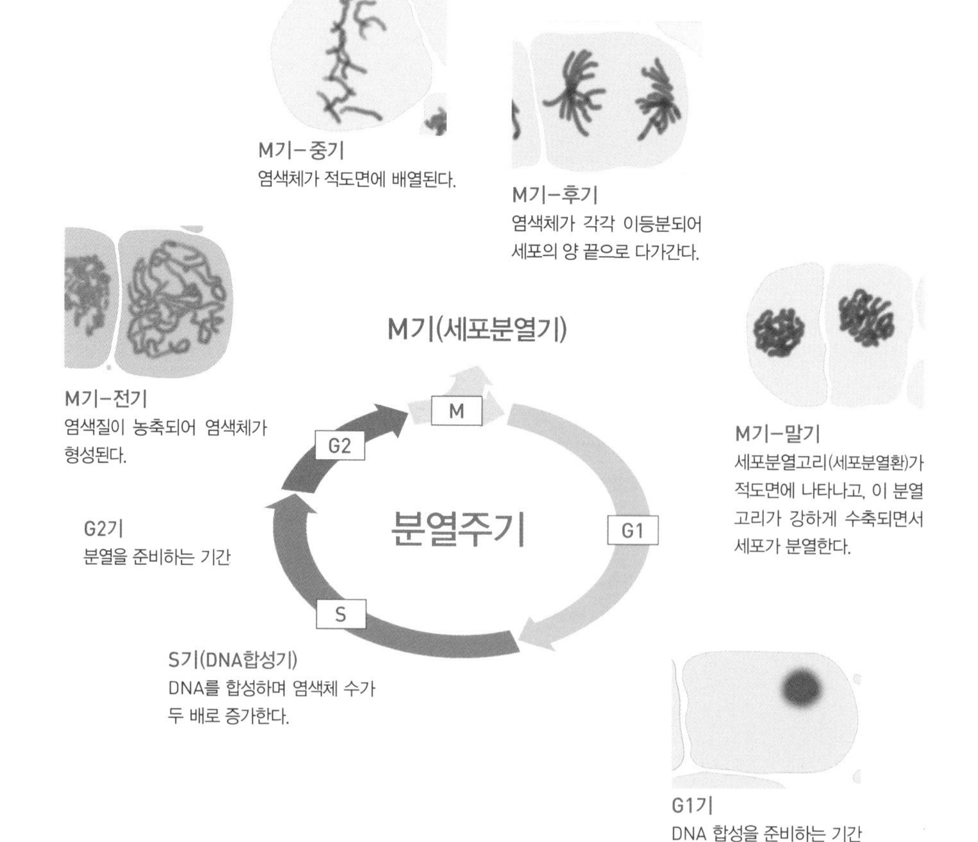
M기-중기
염색체가 적도면에 배열된다.
M기-후기
염색체가 각각 이등분되어
세포의 양 끝으로 다가간다.
M기-전기
염색질이 농축되어 염색체가
형성된다.
M기(세포분열기)
M
G2
G1
S
분열주기
M기-말기
세포분열고리(세포분열환)가
적도면에 나타나고, 이 분열
고리가 강하게 수축되면서
세포가 분열한다.
G2기
분열을 준비하는 기간
S기(DNA합성기)
DNA를 합성하며 염색체 수가
두 배로 증가한다.
G1기
DNA 합성을 준비하는 기간

제2장

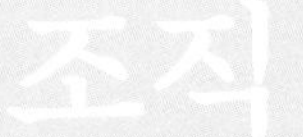
조직

Tissue

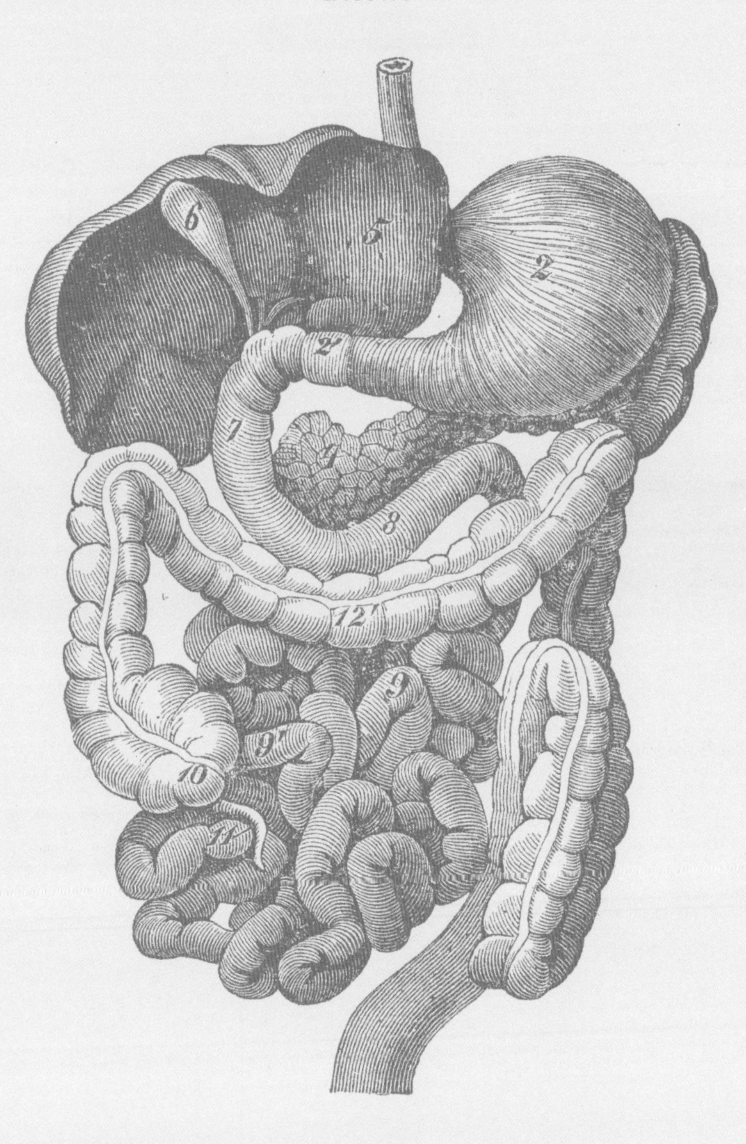

상피조직 *epithelial tissue*

위치와 특징

상피조직은 몸 표면과 몸 속, 혈관 등의 공간과 직접 닿아 있는 조직이다. 바닥판 위에 상피세포가 한 줄로 늘어서 생기는 것을 단층상피라고 한다. 단층상피는 형태에 따라 단층편평상피, 단층입방상피, 단층원주상피, 이행상피, 거짓중층섬모상피 등으로 나뉜다. 상피세포가 여러 층으로 겹겹이 쌓인 것을 중층상피라고 하며 예로는 표피를 만드는 중층편평상피가 있다.

상피조직의 분류

단층입방상피 simple cuboidal epithelium

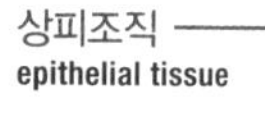
상피조직
epithelial tissue

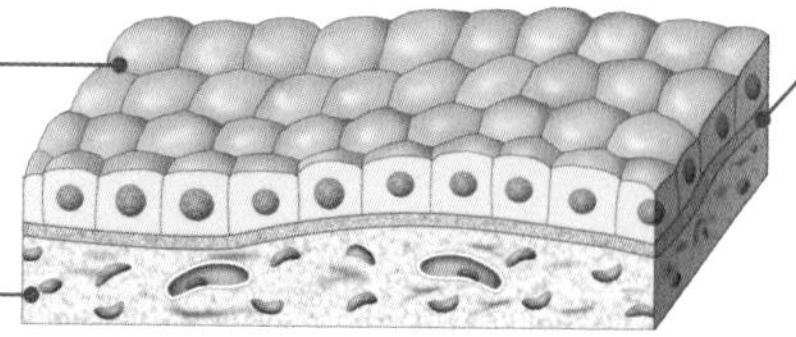
고유판
lamina propria
바닥판
basal lamina

주성분이 콜라겐인 단백질로 형성된 필름 형태의 구조. 상피조직과 그 밑에 있는 결합조직 구역을 나눈다.

입방형 세포가 한 층에 나란히 늘어선 상피. 갑상샘소포상피, 콩팥의 집합관 등이 있다.

단층편평상피 simple squamous epithelium

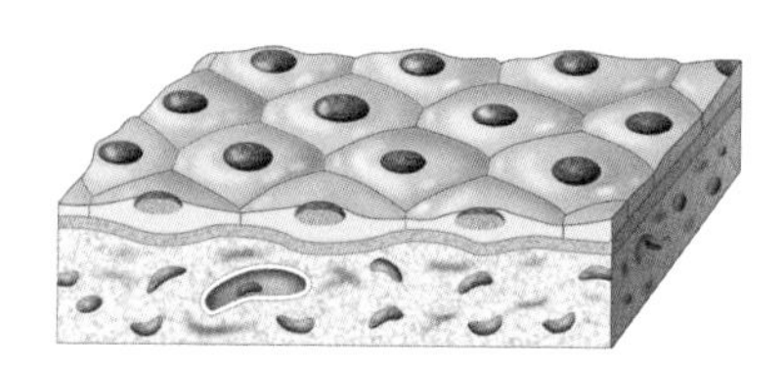

얇게 퍼진 상피세포가 한 층으로 줄지어 있다. 주로 혈관과 림프관 내피, 배막, 가슴막이 이런 구조다.

단층원주상피 simple columnar epithelium

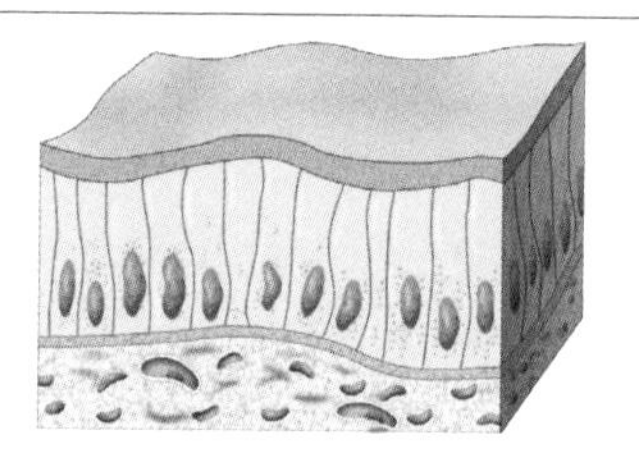

원기둥 형태의 상피세포가 한 층으로 줄지어 있다. 위, 작은창자, 큰창자에서 보이는 독특한 상피다.

거짓중층섬모상피 pseudostratified ciliated epithelium

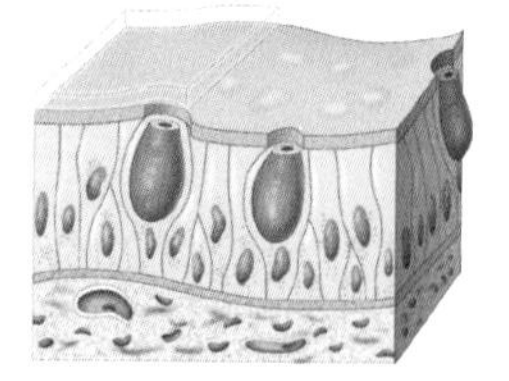

각 세포의 높이가 다르기 때문에 중층상피로 보이지만, 실제로는 모든 세포가 바닥판에 닿아 있다. 키가 큰 세포에는 섬모가 있으며 점액세포인 술잔세포를 지니고 있다. 호흡계통의 상피가 이 형태를 띤다.

이행상피 transitional epithelium

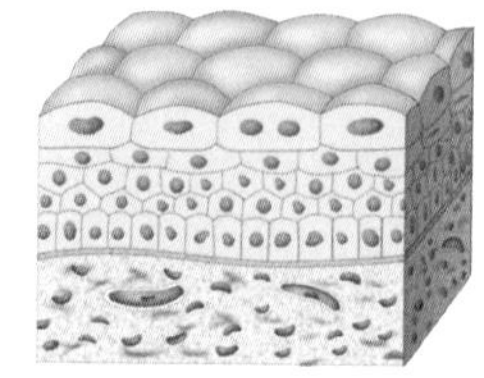

콩팥 깔때기, 요관, 방광 등 비뇨계통에서 주로 볼 수 있는 상피다. 상황에 따라 수축과 확장으로 상피의 두께를 변화시킨다.

중층편평상피 stratified squamous epithelium

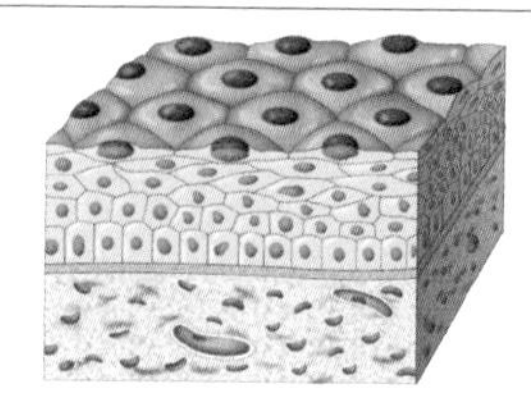

바닥판에 여러 층의 상피세포가 겹쳐 있어 기계적 자극에 강하다. 피부, 입안 점막, 식도, 각막 등의 상피이며 표피의 가장 바깥층은 각질화된다.

샘조직

샘조직(glandular tissue)은 상피조직이 증식하면서 형성된다. 샘조직에는 외분비샘과 내분비샘이 있다. 외분비샘은 샘세포의 분비물을 도관을 통해 몸밖으로 배출한다. 내분비샘은 대부분 상피세포에서 형성되며, 몸밖으로는 물질 교환을 하지 않아 분비물은 혈류를 통해 온몸으로 전달된다.

외분비샘의 구조

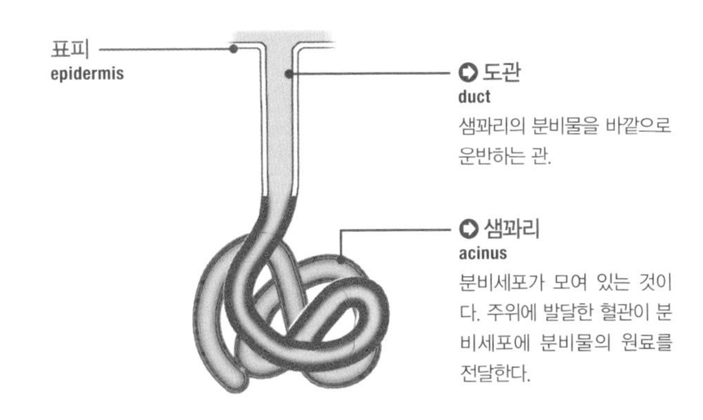
표피
epidermis
도관
duct
샘꽈리의 분비물을 바깥으로 운반하는 관.
샘꽈리
acinus
분비세포가 모여 있는 것이다. 주위에 발달한 혈관이 분비세포에 분비물의 원료를 전달한다.

외분비샘의 형태적 분류

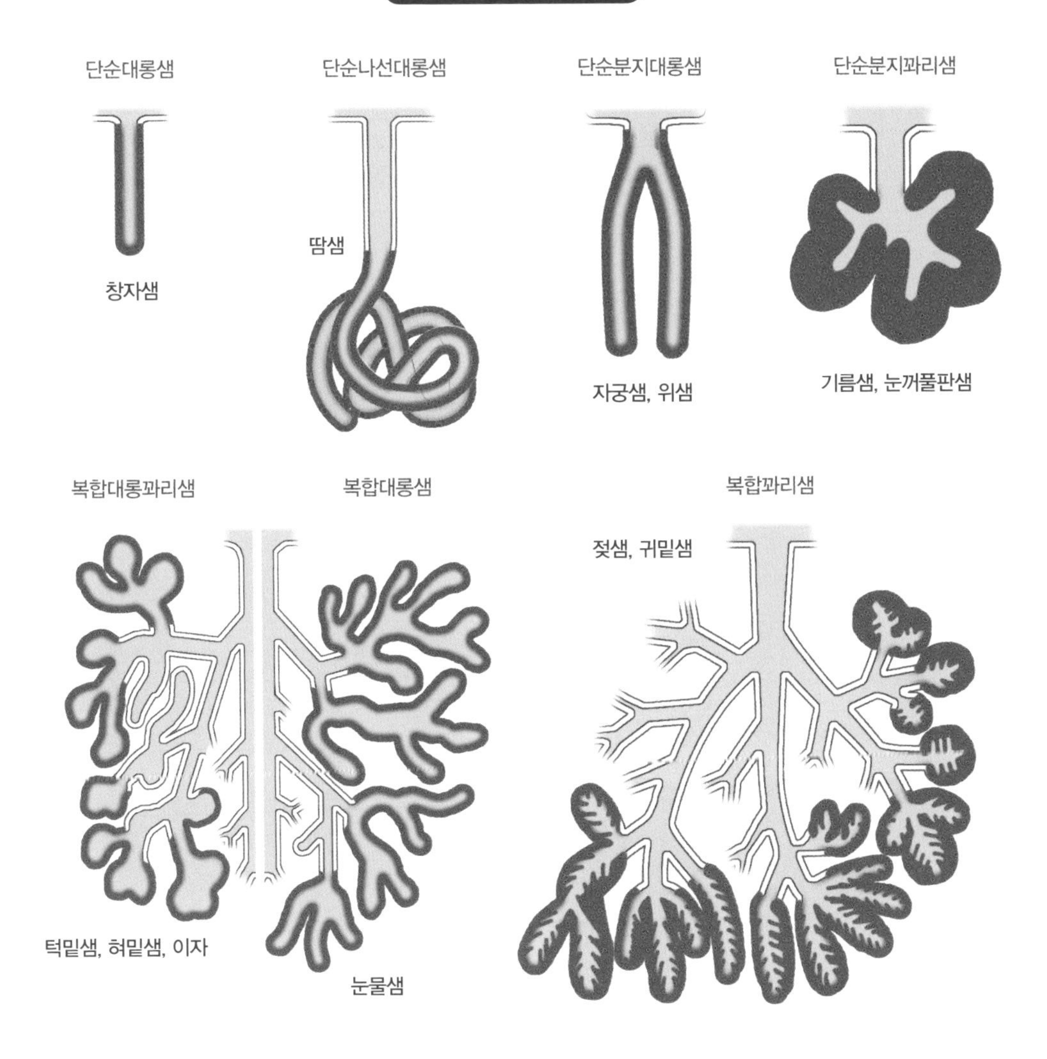
단순대롱샘
창자샘
단순나선대롱샘
땀샘
단순분지대롱샘
자궁샘, 위샘
단순분지꽈리샘
기름샘, 눈꺼풀판샘
복합대롱꽈리샘
턱밑샘, 혀밑샘, 이자
복합대롱샘
눈물샘
복합꽈리샘
젖샘, 귀밑샘

근육조직 *muscle tissue*

위치와 특징

뼈대근육은 뼈대근육세포(근육섬유)가 결합조직(36쪽)으로 묶여 있는 것이다. 근육섬유에는 수축성 근원섬유가 들어 있다. 미오신(굵은근육미세섬유) 분자가 이것을 구성하는 액틴(가는근육미세섬유) 분자의 격자 구조 속으로 에너지를 사용하면서 미끄러져 이동하면 근육이 수축된다.

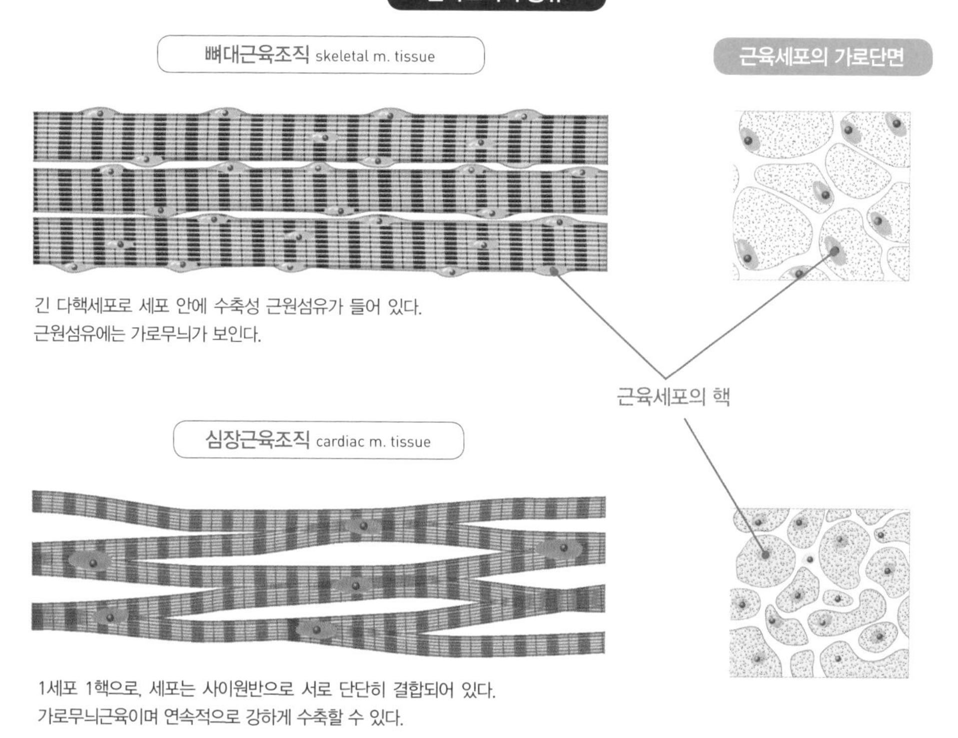
근육조직의 종류
뼈대근육조직 skeletal m. tissue
근육세포의 가로단면
긴 다핵세포로 세포 안에 수축성 근원섬유가 들어 있다.
근원섬유에는 가로무늬가 보인다.
근육세포의 핵
심장근육조직 cardiac m. tissue
1세포 1핵으로, 세포는 사이원반으로 서로 단단히 결합되어 있다.
가로무늬근육이며 연속적으로 강하게 수축할 수 있다.

민무늬근육조직 smooth m. tissue

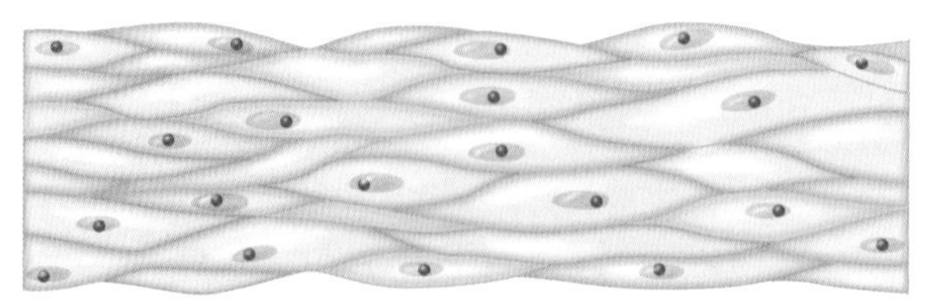

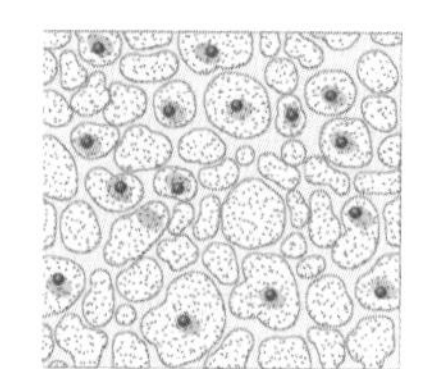

1세포 1핵. 가늘고 긴 방추형으로 서로 붙어 있어서 여러 세포가 보조를 맞춰 수축한다. 가로무늬는 보이지 않는다.

뼈대근육조직과 근수축

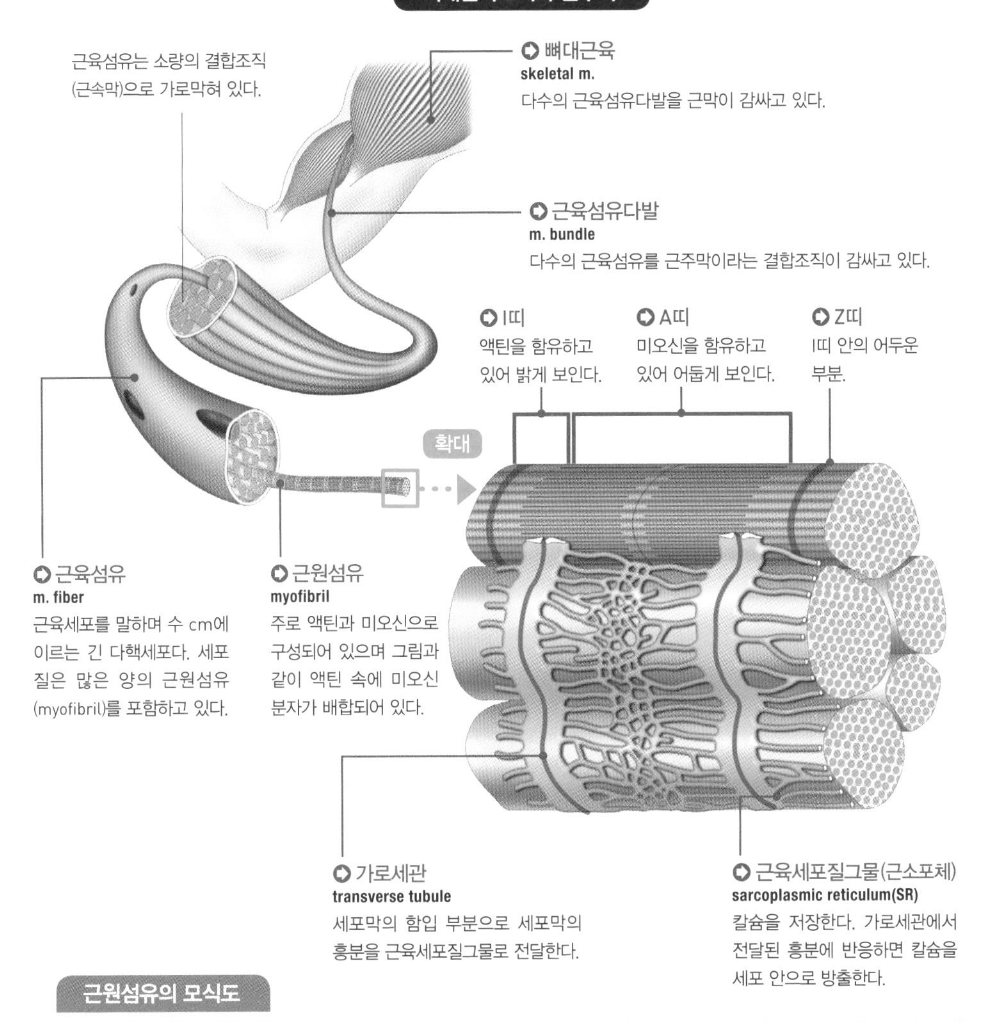
근육섬유는 소량의 결합조직
(근속막)으로 가로막혀 있다.
뼈대근육
skeletal m.
다수의 근육섬유다발을 근막이 감싸고 있다.
근육섬유다발
m. bundle
다수의 근육섬유를 근주막이라는 결합조직이 감싸고 있다.
I띠
액틴을 함유하고
있어 밝게 보인다.
A띠
미오신을 함유하고
있어 어둡게 보인다.
Z띠
I띠 안의 어두운
부분.
확대
근육섬유
m. fiber
근육세포를 말하며 수 cm에
이르는 긴 다핵세포다. 세포
질은 많은 양의 근원섬유
(myofibril)를 포함하고 있다.
근원섬유
myofibril
주로 액틴과 미오신으로
구성되어 있으며 그림과
같이 액틴 속에 미오신
분자가 배합되어 있다.
가로세관
transverse tubule
세포막의 함입 부분으로 세포막의
흥분을 근육세포질그물로 전달한다.
근육세포질그물(근소포체)
sarcoplasmic reticulum(SR)
칼슘을 저장한다. 가로세관에서
전달된 흥분에 반응하면 칼슘을
세포 안으로 방출한다.

근원섬유의 모식도

어두운 부분은 A띠, 밝은 부분은 I띠, I띠 안에 있는 선을 Z띠라고 한다. 근수축 때는 미오신이 액틴(가는근육미세섬유) 속으로 미끄러져 들어가므로 A띠의 폭은 변화하지 않지만, I띠는 좁아지면서 근육마디의 길이가 짧아진다.

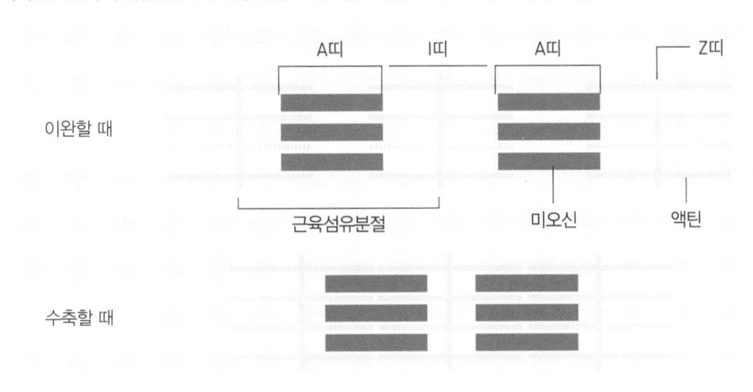
A띠
I띠
A띠
Z띠
이완할 때
근육섬유분절
미오신
액틴
수축할 때

연골조직 *cartilage tissue*

위치와 특징

연골세포와 연골바탕질로 구성되며, 바깥층은 결합조직성 연골막으로 싸여 있다. 연골세포는 연골막 부근에서 생겨나 그곳에서 벗어나는 동안 성숙하면서 바탕질을 합성한다. 연골막에는 신경과 혈관이 모두 분포해 있는데, 큰 연골을 제외하고는 연골조직 속으로 들어오지 않는다. 연골바탕질의 성질과 상태에 따라 유리연골, 탄력연골, 섬유연골의 세 종류로 구분한다.

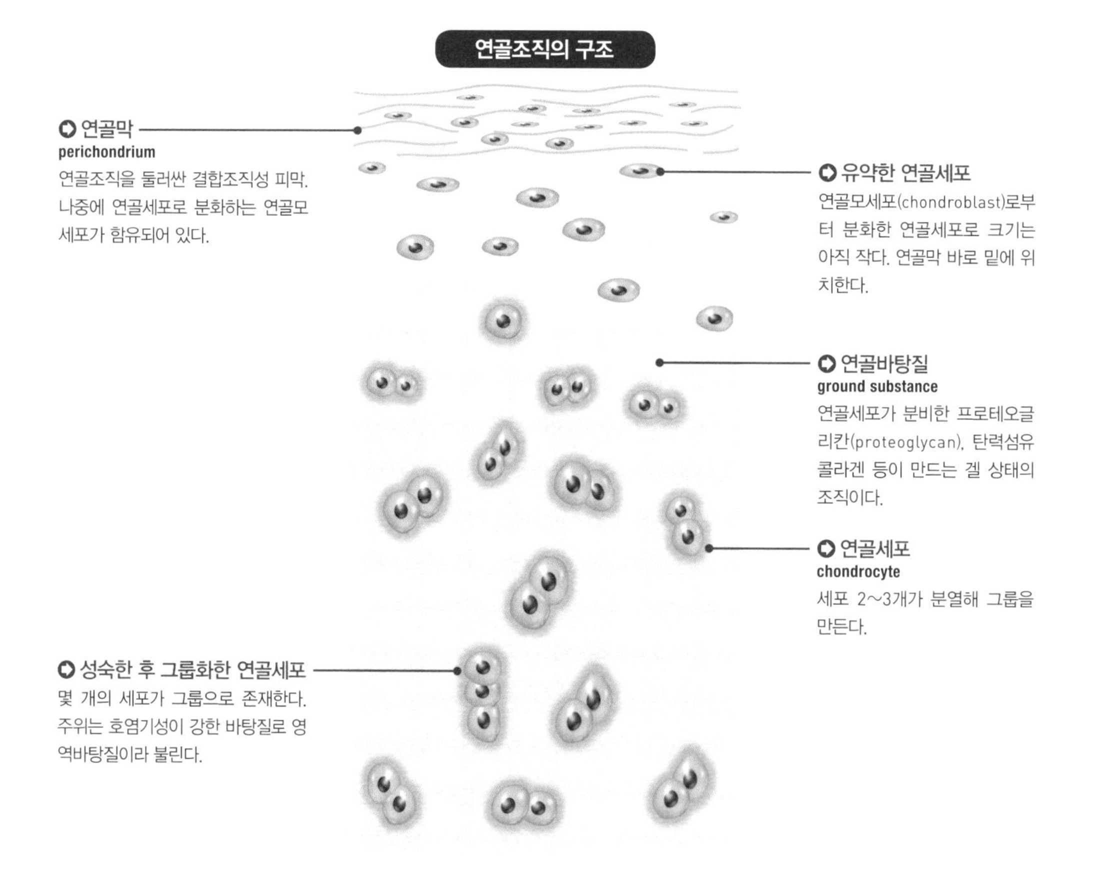

연골조직의 구조
연골막
perichondrium
연골조직을 둘러싼 결합조직성 피막. 나중에 연골세포로 분화하는 연골모세포가 함유되어 있다.
유약한 연골세포
연골모세포(chondroblast)로부터 분화한 연골세포로 크기는 아직 작다. 연골막 바로 밑에 위치한다.
연골바탕질
ground substance
연골세포가 분비한 프로테오글리칸(proteoglycan), 탄력섬유 콜라겐 등이 만드는 겔 상태의 조직이다.
연골세포
chondrocyte
세포 2~3개가 분열해 그룹을 만든다.
성숙한 후 그룹화한 연골세포
몇 개의 세포가 그룹으로 존재한다. 주위는 호염기성이 강한 바탕질로 영역바탕질이라 불린다.

연골조직의 분류

① **유리연골(hyaline cartilage) :** 콜라겐 양이 비교적 적고 바탕질은 부드럽다. 코연골, 방패연골, 갈비연골을 비롯해 인체에 가장 많은 연골이다.

② **탄력연골(elastic cartilage) :** 바탕질에 탄력섬유(엘라스틴)를 함유하고 있으며 가소성이 풍부한 연골. 후두덮개연골과 귓바퀴연골이 여기에 해당한다.

③ **섬유연골(fibrous cartilage) :** 바탕질에 콜라겐섬유의 양이 많아서 단단한 연골이다. 대표적으로 척추사이원반(추간판)이 있다.

관절의 구조 *joint(articulation)*

위치와 특징

관절은 두 개 이상의 뼈가 연결된 것으로 가동성이 있는 부위다. 뼈의 끝부분에서 부푼 부분을 관절머리, 오목한 쪽을 관절오목이라고 하며, 표면은 관절연골(유리연골)로 싸여 있다. 관절 전체는 뼈막으로 이어지는 섬유막과 관절안을 둘러싼 윤활막으로 구성된 관절주머니로 둘러싸여 있다. 관절에 따라 관절을 안정시키는 관절반달이나 섬유연골로 구성된 관절원반이 있는 경우도 있다.

관절의 구조

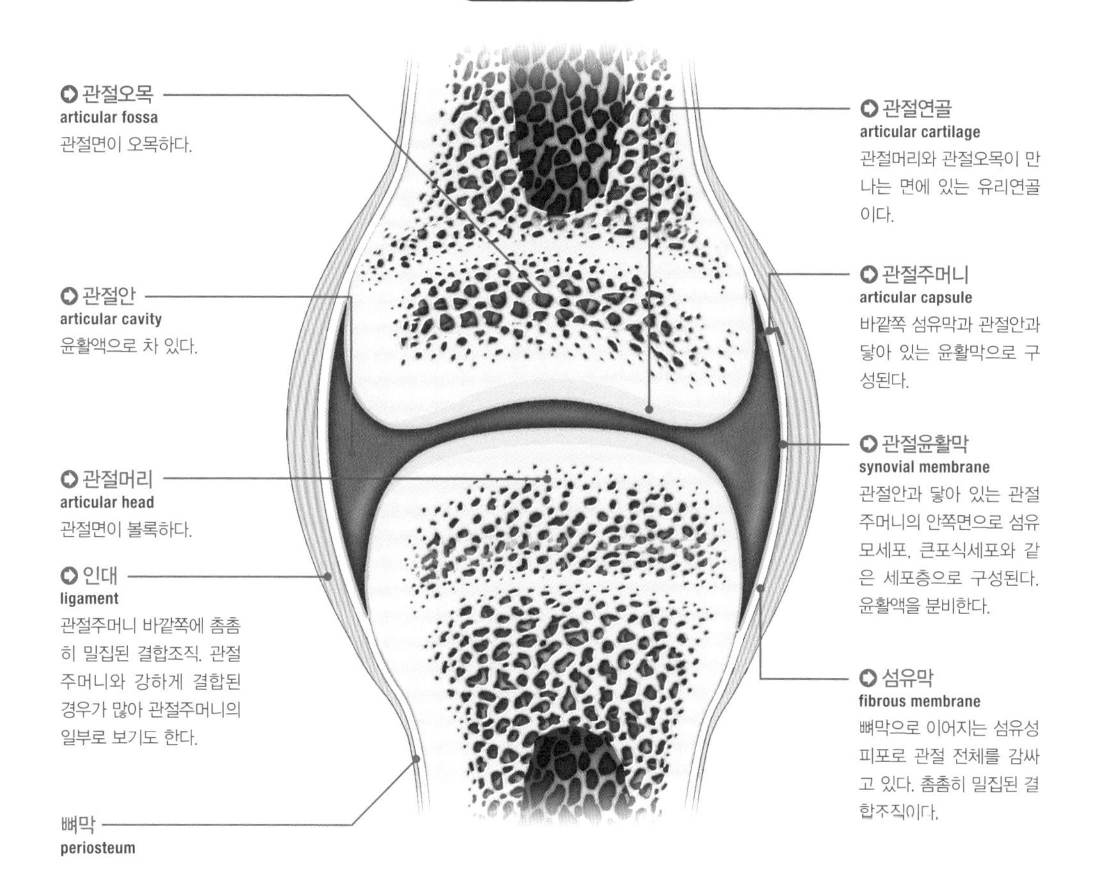
관절오목
articular fossa
관절면이 오목하다.
관절안
articular cavity
윤활액으로 차 있다.
관절머리
articular head
관절면이 볼록하다.
인대
ligament
관절주머니 바깥쪽에 촘촘히 밀집된 결합조직. 관절주머니와 강하게 결합된 경우가 많아 관절주머니의 일부로 보기도 한다.
뼈막
periosteum
관절연골
articular cartilage
관절머리와 관절오목이 만나는 면에 있는 유리연골이다.
관절주머니
articular capsule
바깥쪽 섬유막과 관절안과 닿아 있는 윤활막으로 구성된다.
관절윤활막
synovial membrane
관절안과 닿아 있는 관절주머니의 안쪽면으로 섬유모세포, 큰포식세포와 같은 세포층으로 구성된다. 윤활액을 분비한다.
섬유막
fibrous membrane
뼈막으로 이어지는 섬유성 피포로 관절 전체를 감싸고 있다. 촘촘히 밀집된 결합조직이다.

윤활액

윤활액(관절액)은 관절주머니 안쪽면을 감싸고 있는 윤활막에서 분비되며, 히알루론산(hyaluronic acid)이라는 다당류를 포함하고 있어서 점도가 높다. 관절의 마찰을 줄여 운동을 원활하게 해주고, 관절연골에 영양을 공급한다. 포식세포를 함유하고 있어서 관절안의 이물질을 처리하는 역할도 한다.

뼈조직 *bone tissue*

위치와 특징

뼈조직은 인산칼슘과 유기질(콜라겐)로 이루어진 뼈 및 뼈세포로 구성된다. 바깥층을 둘러싼 뼈막 안쪽에 치밀질이 있고, 골수가 있는 뼈속질공간에 맞닿은 부분에는 가느다란 뼈잔기둥(골지주)으로 구성된 해면질이 있다. 골수에는 조혈기관인 적색골수와 지방조직인 황색골수가 있다. 적색골수는 성인의 척추, 가슴뼈, 골반 등에 많다.

뼈조직의 구조

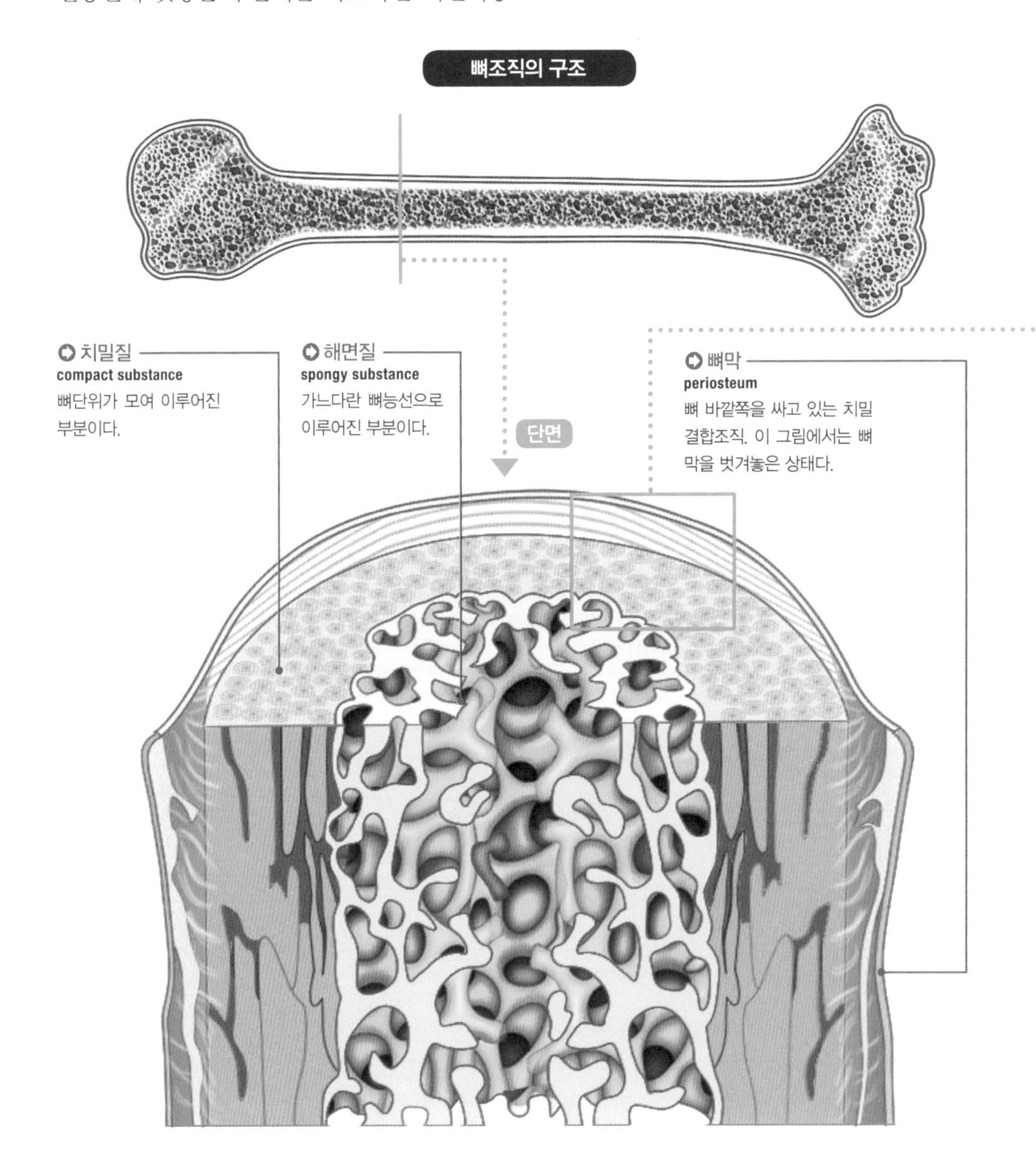

치밀질
compact substance
뼈단위가 모여 이루어진 부분이다.
해면질
spongy substance
가느다란 뼈능선으로 이루어진 부분이다.
단면
뼈막
periosteum
뼈 바깥쪽을 싸고 있는 치밀 결합조직. 이 그림에서는 뼈막을 벗겨놓은 상태다.

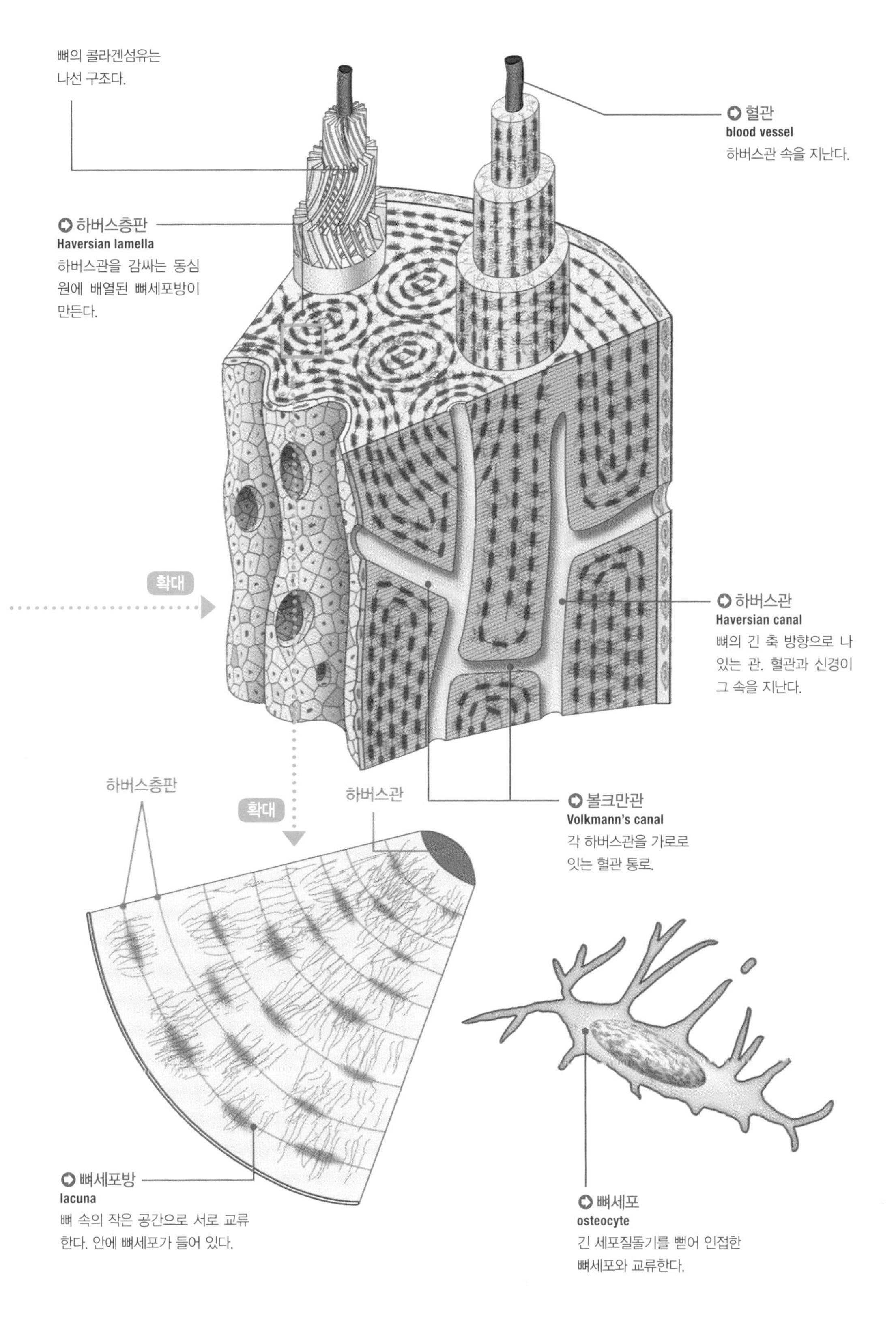
뼈의 콜라겐섬유는
나선 구조다.
혈관
blood vessel
하버스관 속을 지난다.
하버스층판
Haversian lamella
하버스관을 감싸는 동심
원에 배열된 뼈세포방이
만든다.
확대
하버스관
Haversian canal
뼈의 긴 축 방향으로 나
있는 관. 혈관과 신경이
그 속을 지난다.
하버스층판
확대
하버스관
볼크만관
Volkmann's canal
각 하버스관을 가로로
잇는 혈관 통로.
뼈세포방
lacuna
뼈 속의 작은 공간으로 서로 교류
한다. 안에 뼈세포가 들어 있다.
뼈세포
osteocyte
긴 세포질돌기를 뻗어 인접한
뼈세포와 교류한다.

뼈의 발생과 재생

위치와 특징

발생기나 생후 발달기에 뼈가 새로 만들어지는 '뼈되기'에는 두 가지 방식이 있다. 하나는 막뼈의 발생으로, 뼈가 만들어져야 할 부위에 뼈모세포가 집합해 연골 형성을 거치지 않고 곧바로 뼈가 형성된다.

다른 하나는 연골뼈의 발생이다. 한번 형성된 연골세포가 사라지고 그 부분에 새로운 뼈가 형성되는 것이다. 이때 연골세포가 성장해서 뼈로 변하는 것이 아니라는 것에 주의해야 한다. 골절의 경우 손상부위에 섬유연골성 가골(假骨)이 자리 잡고, 나중에 이것이 뼈로 바뀐다.

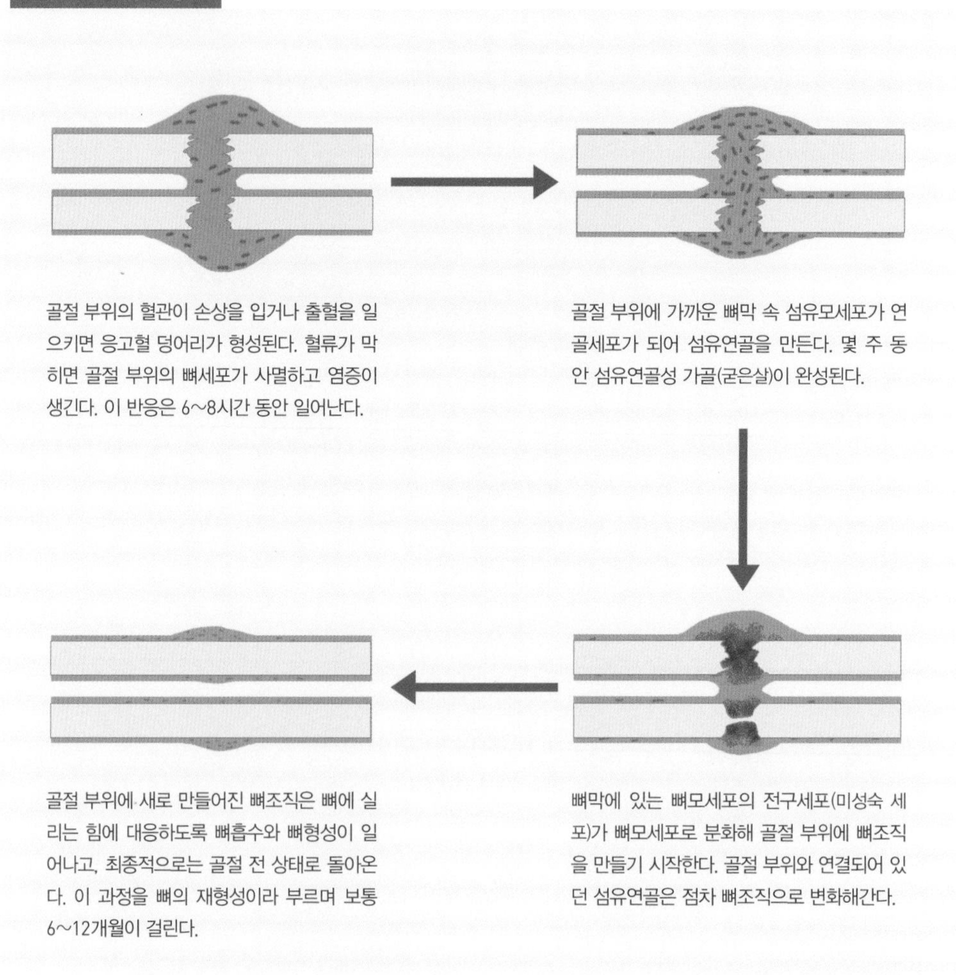

골절의 치유 과정
골절 부위의 혈관이 손상을 입거나 출혈을 일으키면 응고혈 덩어리가 형성된다. 혈류가 막히면 골절 부위의 뼈세포가 사멸하고 염증이 생긴다. 이 반응은 6~8시간 동안 일어난다.
골절 부위에 가까운 뼈막 속 섬유모세포가 연골세포가 되어 섬유연골을 만든다. 몇 주 동안 섬유연골성 가골(굳은살)이 완성된다.
뼈막에 있는 뼈모세포의 전구세포(미성숙 세포)가 뼈모세포로 분화해 골절 부위에 뼈조직을 만들기 시작한다. 골절 부위와 연결되어 있던 섬유연골은 점차 뼈조직으로 변화해간다.
골절 부위에 새로 만들어진 뼈조직은 뼈에 실리는 힘에 대응하도록 뼈흡수와 뼈형성이 일어나고, 최종적으로는 골절 전 상태로 돌아온다. 이 과정을 뼈의 재형성이라 부르며 보통 6~12개월이 걸린다.

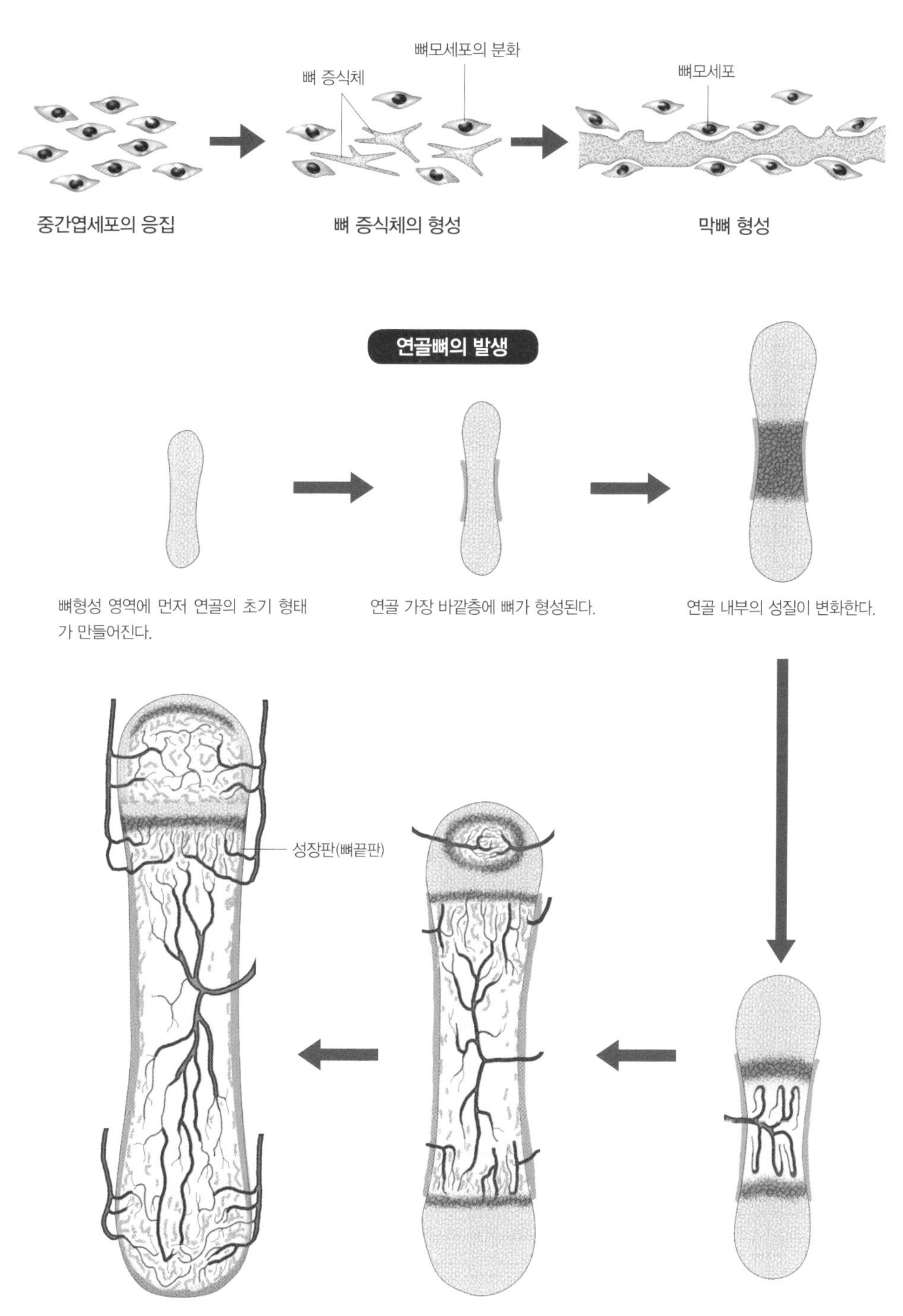
막뼈의 발생
뼈모세포의 분화
뼈 증식체
뼈모세포
중간엽세포의 응집
뼈 증식체의 형성
막뼈 형성
연골뼈의 발생
뼈형성 영역에 먼저 연골의 초기 형태가 만들어진다.
연골 가장 바깥층에 뼈가 형성된다.
연골 내부의 성질이 변화한다.
성장판(뼈끝판)
연골은 긴 축 방향으로 성장하는 성장판만 남기고 뼈로 변화한다.
변화한 부위에 혈관이 침입하고 뼈모세포가 일시 뼈되기중심을 형성한다.

결합조직 *connective tissue*

위치와 특징

기관과 기관 사이를 메우는 조직. 섬유모세포나 큰포식세포(대식세포), 비만세포 등의 세포 성분과 콜라겐처럼 큰 분자를 함유한 겔 상태의 바탕질로 구성된다. 콜라겐의 함량이 적고 부드러운 성긴결합조직(피부밑조직, 점막고유층 등)과, 콜라겐의 양이 많고 단단한 치밀결합조직(피부의 진피, 힘줄 등)으로 분류된다.

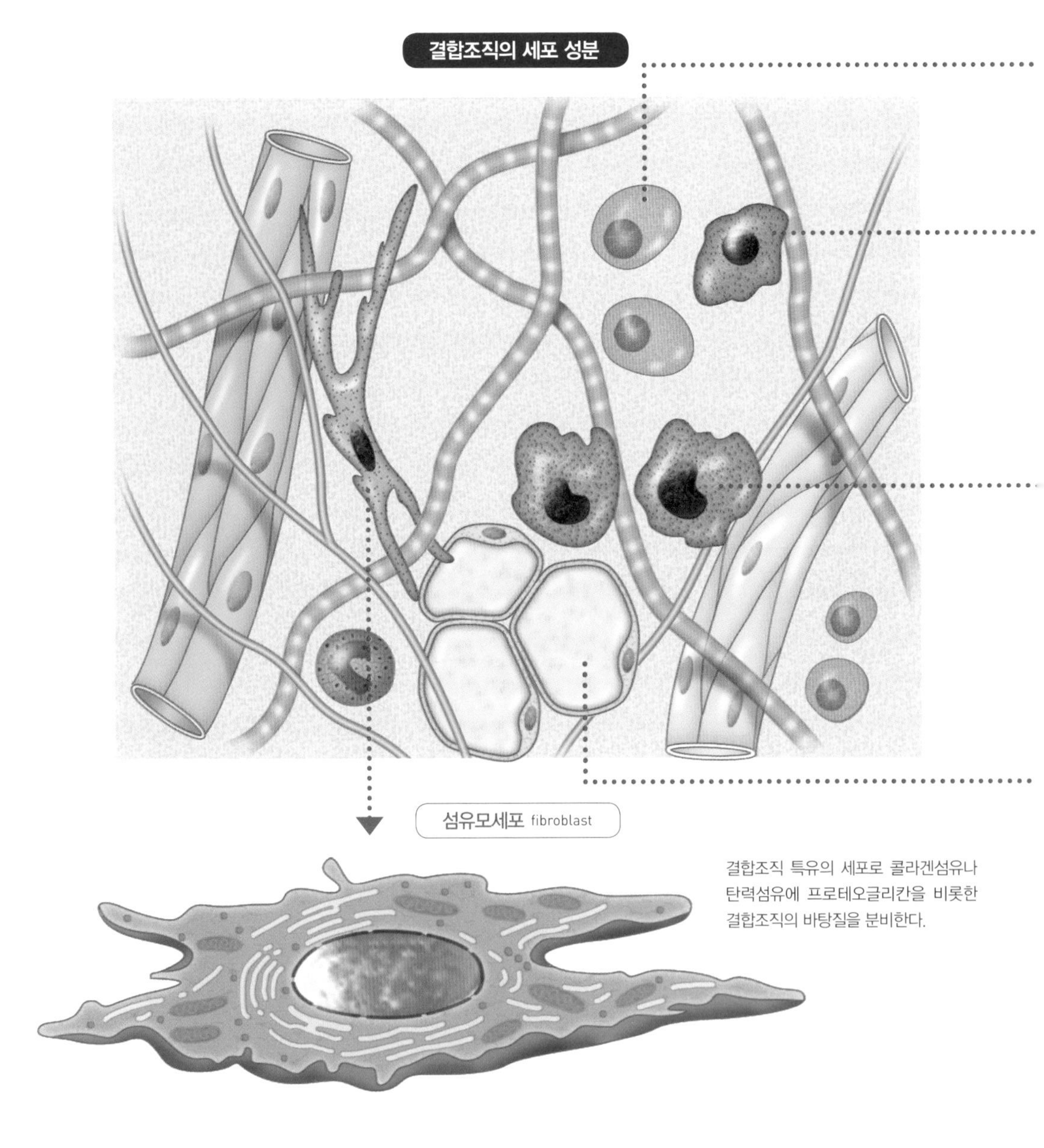

결합조직의 세포 성분
섬유모세포 fibroblast

결합조직 특유의 세포로 콜라겐섬유나 탄력섬유에 프로테오글리칸을 비롯한 결합조직의 바탕질을 분비한다.

형질세포 plasma cell

항체를 생산하는 림프구. B세포가 활성화된 상태로 조면소포체와 골지기관이 발달해 있다. 핵은 자동차 바퀴 모양이며 세포질은 호염기성이 강하다.

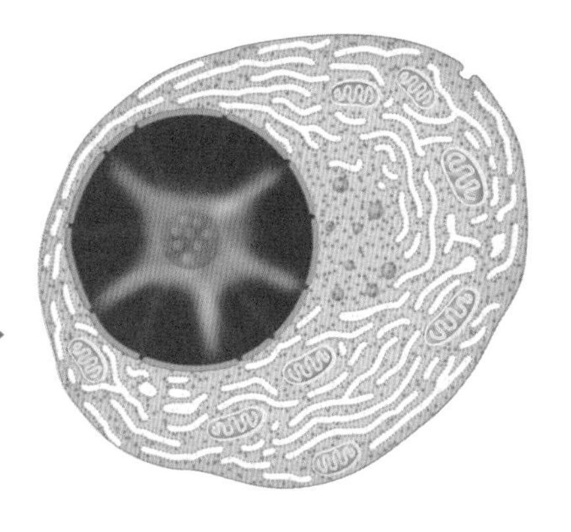

비만세포 mast cell

세포질 속에 큼지막한 분비과립을 대량으로 축적하고 있다. 알레르기 반응을 할 때 히스타민을 방출한다.

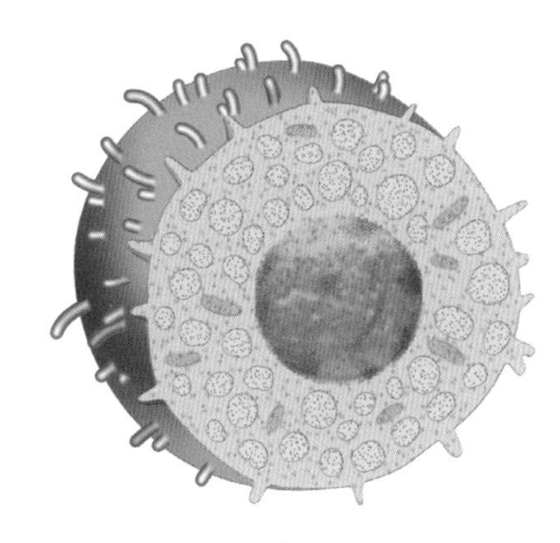

큰포식세포 macrophage

말초혈액 속의 단핵구가 혈관 밖까지 침투한 것으로 포식작용을 한다. 단핵식세포계에 속한다.

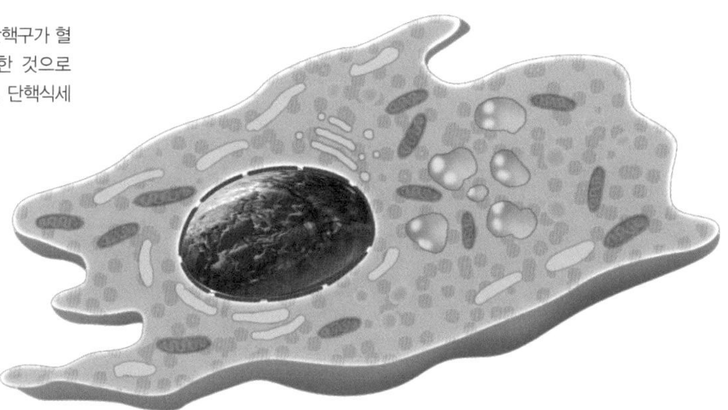

지방세포 adipose cell

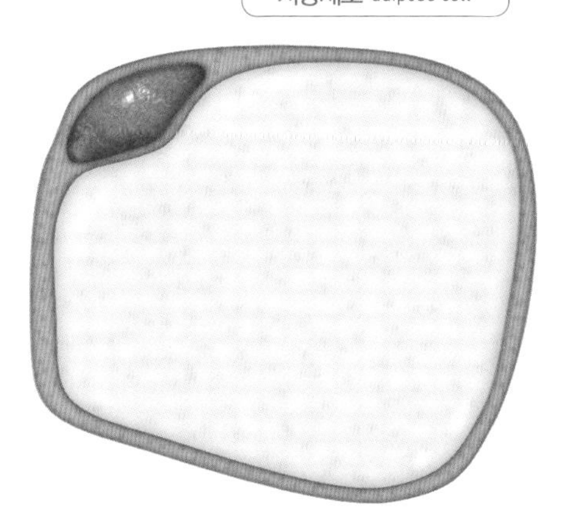

세포질의 대부분을 지방 방울이 차지한다. 지방을 저장해뒀다가 필요할 때 혈액 속으로 공급한다. 렙틴을 분비한다.

결합조직의 바탕질 *ground substance*

위치와 특징

결합조직의 바탕질은 섬유모세포가 분비한 콜라겐과 프로테오글리칸이 세포바깥액을 포함한 것이다. 콜라겐섬유는 분비된 콜라겐분자가 세포 밖에서 결합해 다발 형태를 띤다.

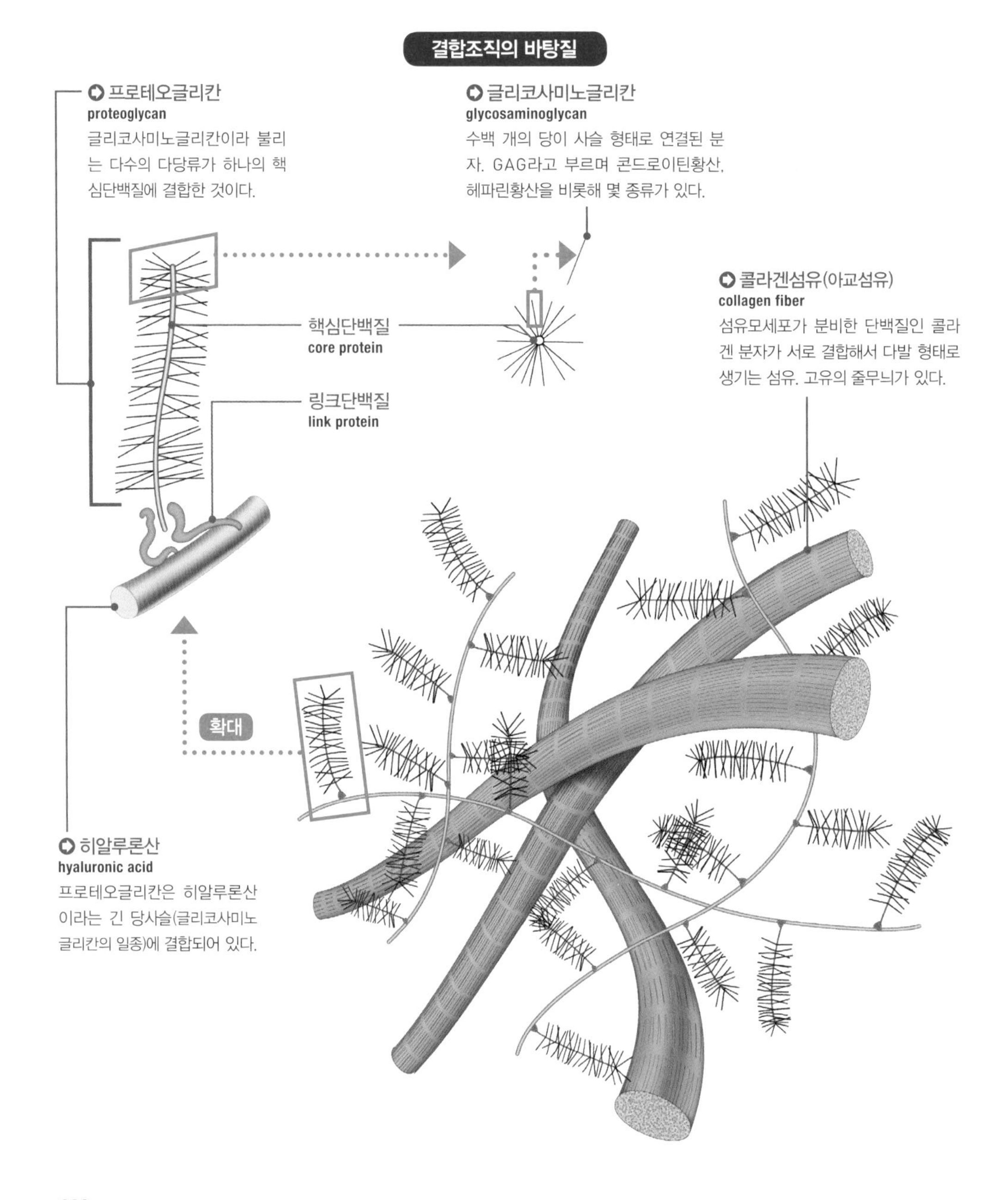

결합조직의 바탕질
프로테오글리칸
proteoglycan
글리코사미노글리칸이라 불리는 다수의 다당류가 하나의 핵심단백질에 결합한 것이다.
글리코사미노글리칸
glycosaminoglycan
수백 개의 당이 사슬 형태로 연결된 분자. GAG라고 부르며 콘드로이틴황산, 헤파린황산을 비롯해 몇 종류가 있다.
콜라겐섬유(아교섬유)
collagen fiber
섬유모세포가 분비한 단백질인 콜라겐 분자가 서로 결합해서 다발 형태로 생기는 섬유. 고유의 줄무늬가 있다.
핵심단백질
core protein
링크단백질
link protein
확대
히알루론산
hyaluronic acid
프로테오글리칸은 히알루론산이라는 긴 당사슬(글리코사미노글리칸의 일종)에 결합되어 있다.

신경조직 *neural tissue*

위치와 특징

신경조직은 세포체, 축삭, 가지돌기로 구성되는 신경세포(뉴런)와 신경세포의 기능을 돕는 버팀세포(지지세포)인 신경아교세포로 이루어진다. 신경정보를 전달하는 신경계통 고유의 기능은 신경세포가 수행하지만, 신경아교세포가 작용하지 않으면 신경세포도 기능할 수 없다. 중추신경계통의 신경아교세포로는 별아교세포, 희소돌기아교세포, 미세돌기아교세포가 있으며, 말초신경계통에는 슈반세포와 위성세포가 있다.

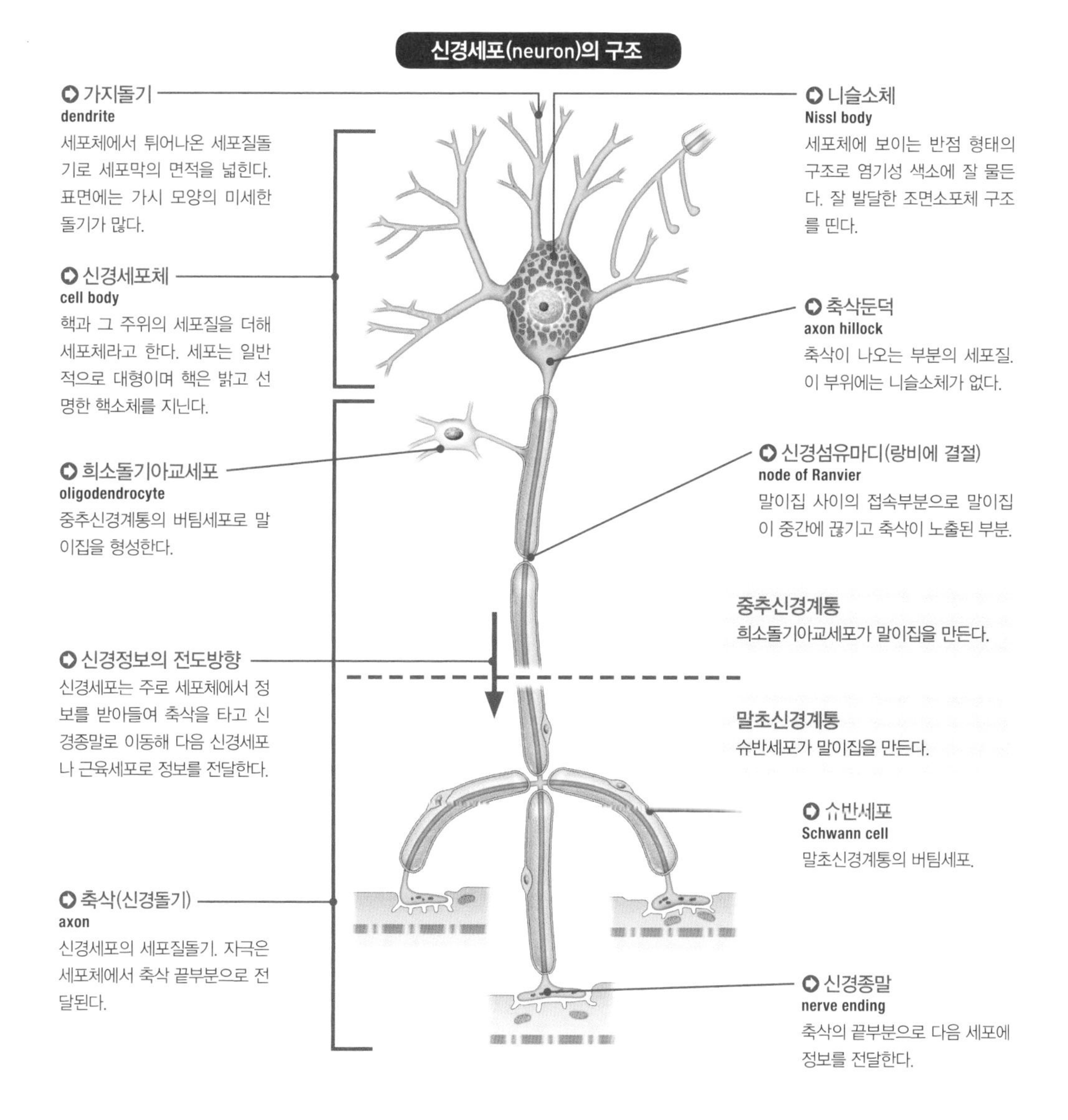

신경세포(neuron)의 구조
가지돌기
dendrite
세포체에서 튀어나온 세포질돌기로 세포막의 면적을 넓힌다. 표면에는 가시 모양의 미세한 돌기가 많다.
니슬소체
Nissl body
세포체에 보이는 반점 형태의 구조로 염기성 색소에 잘 물든다. 잘 발달한 조면소포체 구조를 띤다.
신경세포체
cell body
핵과 그 주위의 세포질을 더해 세포체라고 한다. 세포는 일반적으로 대형이며 핵은 밝고 선명한 핵소체를 지닌다.
축삭둔덕
axon hillock
축삭이 나오는 부분의 세포질. 이 부위에는 니슬소체가 없다.
희소돌기아교세포
oligodendrocyte
중추신경계통의 버팀세포로 말이집을 형성한다.
신경섬유마디(랑비에 결절)
node of Ranvier
말이집 사이의 접속부분으로 말이집이 중간에 끊기고 축삭이 노출된 부분.
중추신경계통
희소돌기아교세포가 말이집을 만든다.
신경정보의 전도방향
신경세포는 주로 세포체에서 정보를 받아들여 축삭을 타고 신경종말로 이동해 다음 신경세포나 근육세포로 정보를 전달한다.
말초신경계통
슈반세포가 말이집을 만든다.
슈반세포
Schwann cell
말초신경계통의 버팀세포.
축삭(신경돌기)
axon
신경세포의 세포질돌기. 자극은 세포체에서 축삭 끝부분으로 전달된다.
신경종말
nerve ending
축삭의 끝부분으로 다음 세포에 정보를 전달한다.

신경아교세포(중추신경계통) support cells of central nervous system

위치와 특징

중추신경계통의 신경아교세포에는 별아교세포, 희소돌기아교세포, 미세아교세포가 있다. 별아교세포는 혈관과 신경세포 사이의 물질 교환을 돕는다. 희소돌기아교세포는 말이집을 형성하며 미세아교세포는 포식작용을 한다.

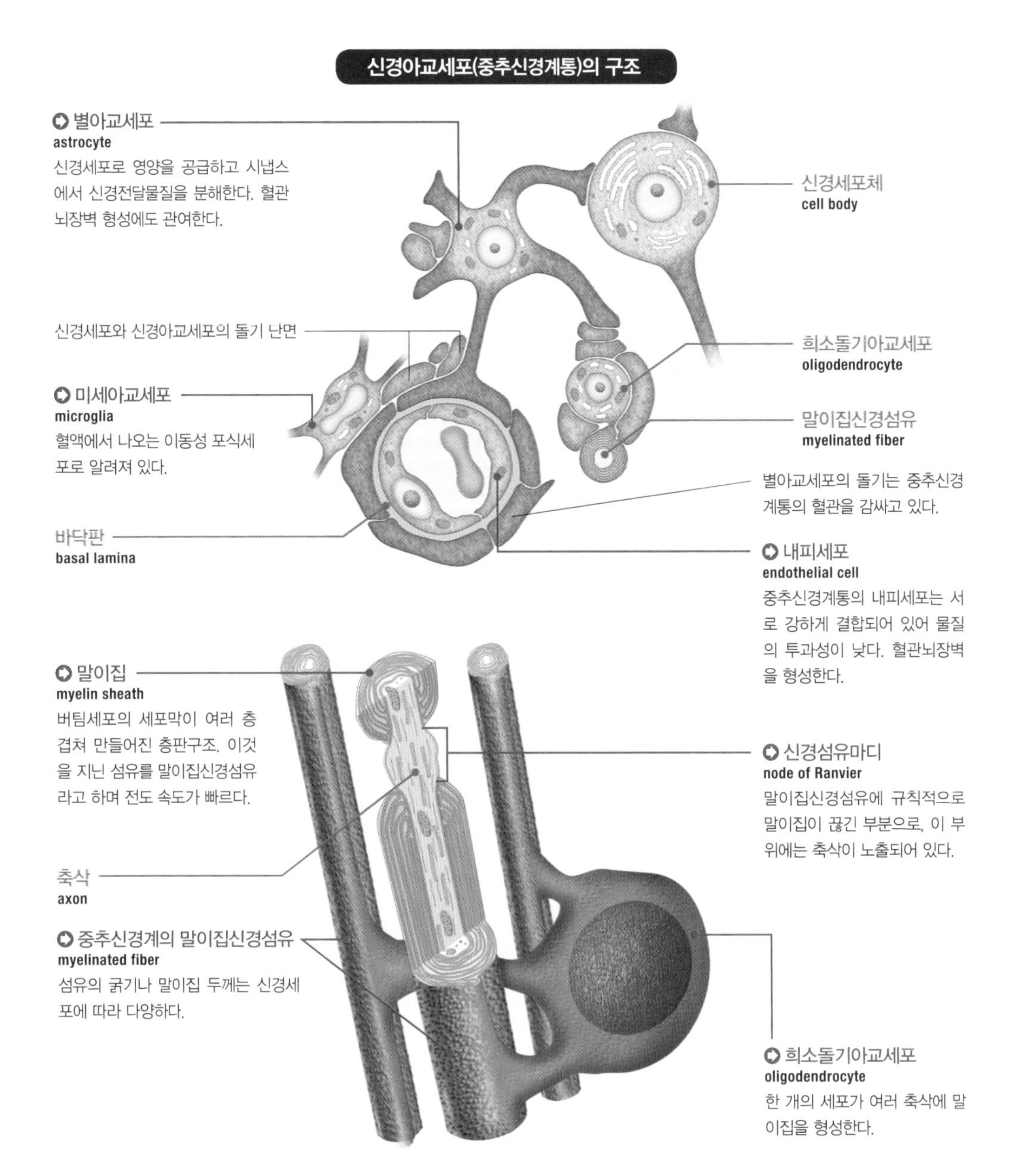

신경아교세포(중추신경계통)의 구조
별아교세포
astrocyte
신경세포로 영양을 공급하고 시냅스에서 신경전달물질을 분해한다. 혈관뇌장벽 형성에도 관여한다.
신경세포와 신경아교세포의 돌기 난면
미세아교세포
microglia
혈액에서 나오는 이동성 포식세포로 알려져 있다.
바닥판
basal lamina
신경세포체
cell body
희소돌기아교세포
oligodendrocyte
말이집신경섬유
myelinated fiber
별아교세포의 돌기는 중추신경계통의 혈관을 감싸고 있다.
내피세포
endothelial cell
중추신경계통의 내피세포는 서로 강하게 결합되어 있어 물질의 투과성이 낮다. 혈관뇌장벽을 형성한다.
말이집
myelin sheath
버팀세포의 세포막이 여러 층 겹쳐 만들어진 층판구조. 이것을 지닌 섬유를 말이집신경섬유라고 하며 전도 속도가 빠르다.
신경섬유마디
node of Ranvier
말이집신경섬유에 규칙적으로 말이집이 끊긴 부분으로, 이 부위에는 축삭이 노출되어 있다.
축삭
axon
중추신경계의 말이집신경섬유
myelinated fiber
섬유의 굵기나 말이집 두께는 신경세포에 따라 다양하다.
희소돌기아교세포
oligodendrocyte
한 개의 세포가 여러 축삭에 말이집을 형성한다.

신경아교세포(말초신경계통) *support cells of peripheral nervous system*

위치와 특징

말초신경계통 신경세포의 축삭은 신경아교세포인 슈반세포로 싸여 있다. 슈반세포에는 말이집을 형성하는 것과 그렇지 않은 것이 있다. 전자에 의해 싸여 있는 신경섬유를 말이집신경섬유, 후자에 의해 싸여 있는 섬유를 민말이집신경섬유라고 하며, 전도 속도는 말이집신경섬유가 더 빠르다.

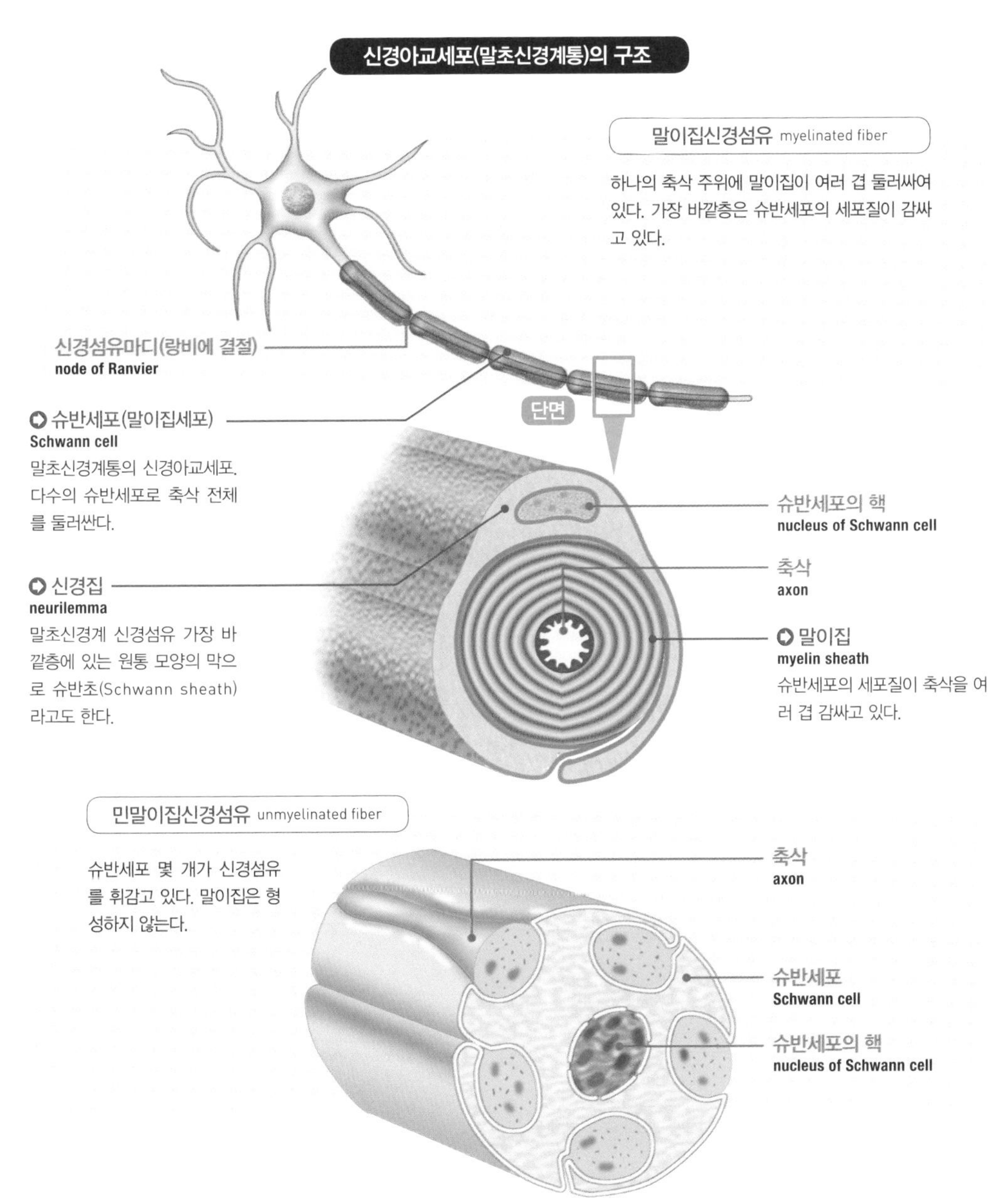

신경아교세포(말초신경계통)의 구조
말이집신경섬유 myelinated fiber
하나의 축삭 주위에 말이집이 여러 겹 둘러싸여 있다. 가장 바깥층은 슈반세포의 세포질이 감싸고 있다.
신경섬유마디(랑비에 결절)
node of Ranvier
슈반세포(말이집세포)
Schwann cell
말초신경계통의 신경아교세포. 다수의 슈반세포로 축삭 전체를 둘러싼다.
단면
슈반세포의 핵
nucleus of Schwann cell
축삭
axon
신경집
neurilemma
말초신경계 신경섬유 가장 바깥층에 있는 원통 모양의 막으로 슈반초(Schwann sheath)라고도 한다.
말이집
myelin sheath
슈반세포의 세포질이 축삭을 여러 겹 감싸고 있다.
민말이집신경섬유 unmyelinated fiber
슈반세포 몇 개가 신경섬유를 휘감고 있다. 말이집은 형성하지 않는다.
축삭
axon
슈반세포
Schwann cell
슈반세포의 핵
nucleus of Schwann cell

시냅스 *synapse*

위치와 특징

신경정보는 신경세포체에서 수용되고, 신경종말인 시냅스에서 다음 신경세포 또는 근육에 전달된다. 활동전위가 종말에 닿으면 전달물질을 넣은 시냅스소포가 세포막과 합쳐져 신경전달물질을 시냅스틈새로 배출한다. 신경전달물질은 정보를 받아들이는 쪽 세포막에 있는 수용체를 자극해 신경정보를 전달하는 활동전위를 발생시킨다.

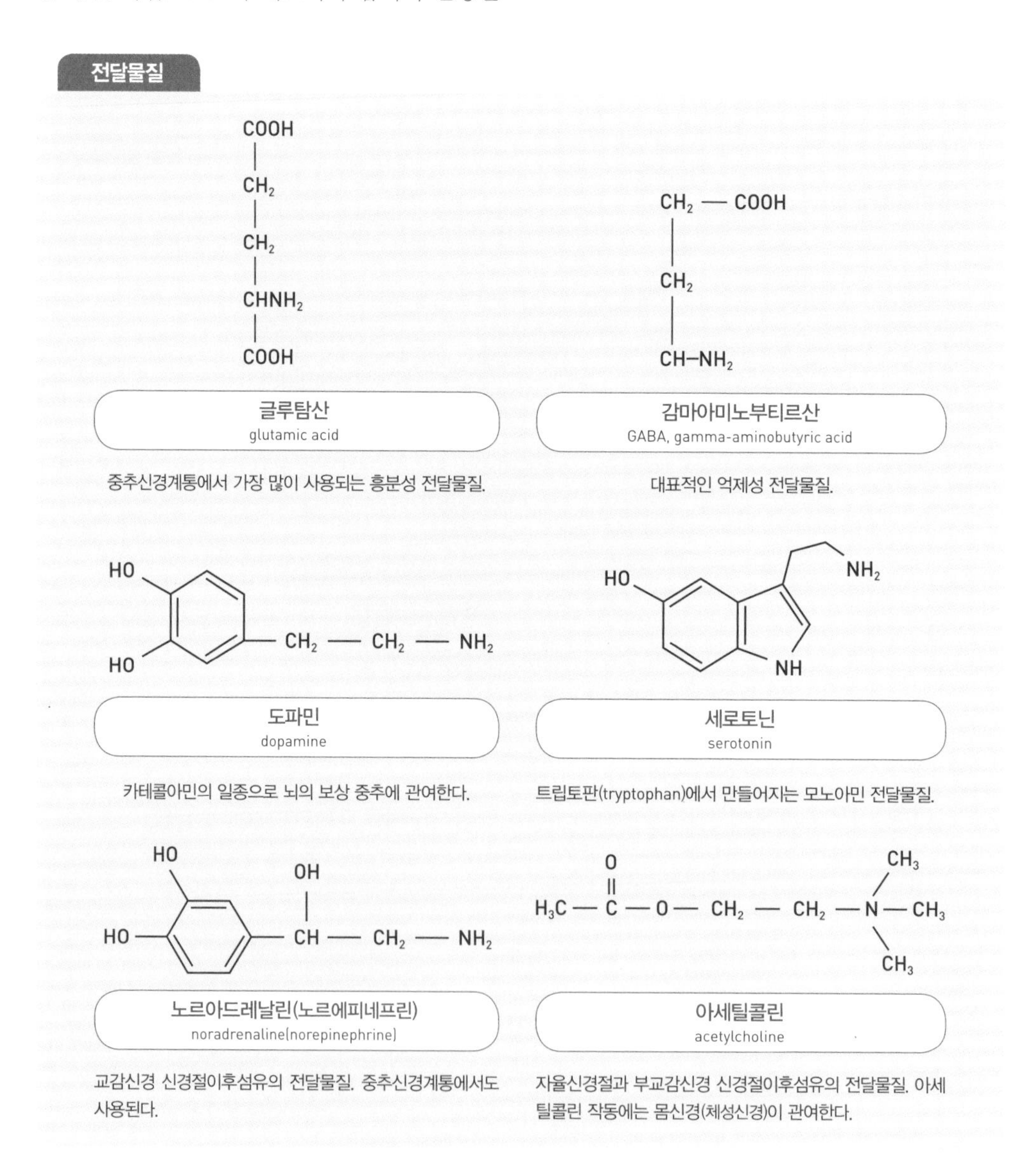

전달물질
COOH
CH2
CH2
CHNH2
COOH
글루탐산
glutamic acid
중추신경계통에서 가장 많이 사용되는 흥분성 전달물질.
CH2 — COOH
CH2
CH–NH2
감마아미노부티르산
GABA, gamma-aminobutyric acid
대표적인 억제성 전달물질.
HO
HO
CH2 — CH2 — NH2
도파민
dopamine
카테콜아민의 일종으로 뇌의 보상 중추에 관여한다.
HO
NH2
NH
세로토닌
serotonin
트립토판(tryptophan)에서 만들어지는 모노아민 전달물질.
HO
OH
HO
CH — CH2 — NH2
노르아드레날린(노르에피네프린)
noradrenaline(norepinephrine)
교감신경 신경절이후섬유의 전달물질. 중추신경계통에서도 사용된다.
O
H3C — C — O — CH2 — CH2 — N — CH3
CH3
CH3
아세틸콜린
acetylcholine
자율신경절과 부교감신경 신경절이후섬유의 전달물질. 아세틸콜린 작동에는 몸신경(체성신경)이 관여한다.

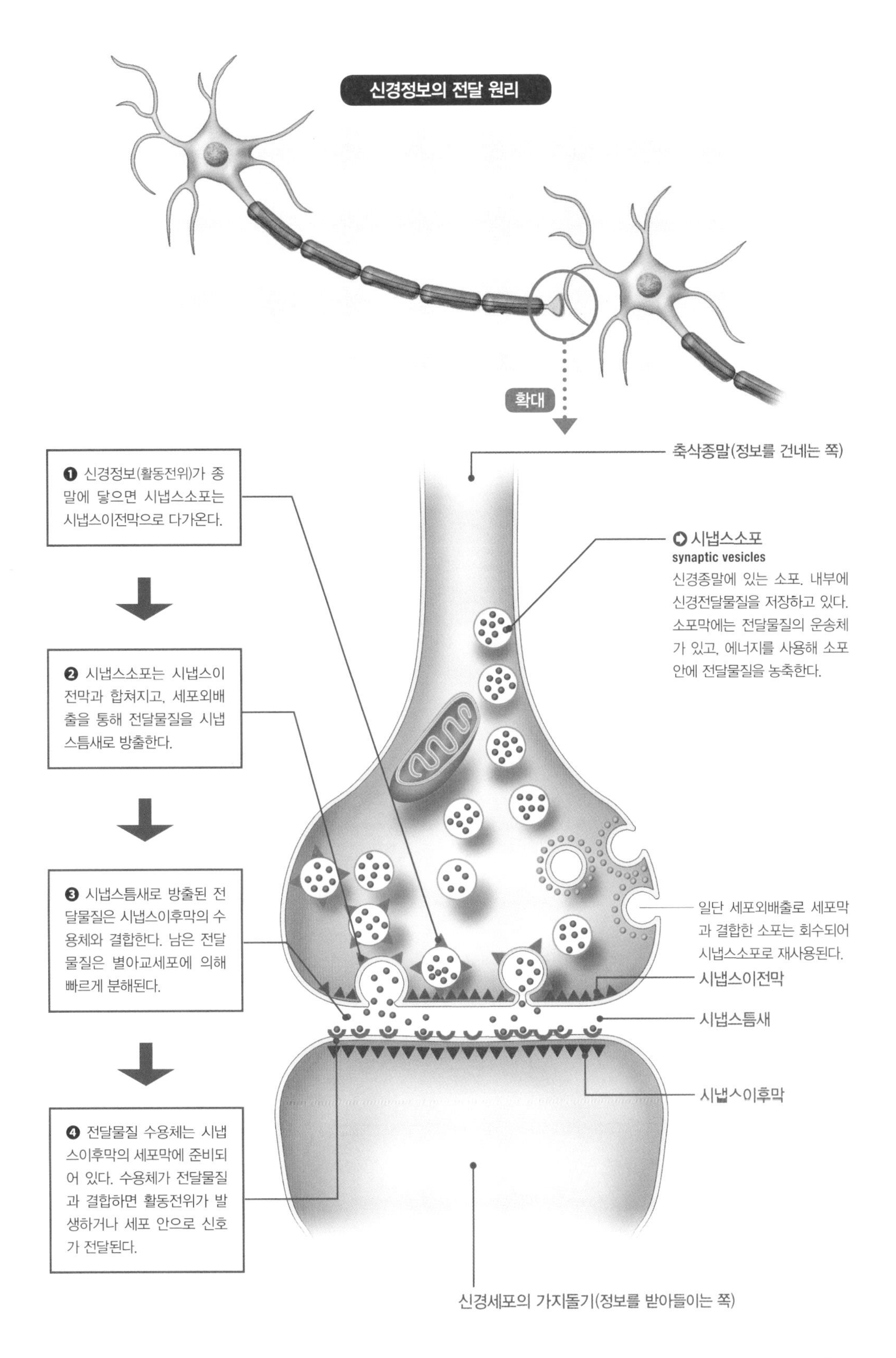
신경정보의 전달 원리
확대
축삭종말(정보를 건네는 쪽)
❶ 신경정보(활동전위)가 종말에 닿으면 시냅스소포는 시냅스이전막으로 다가온다.
❷ 시냅스소포는 시냅스이전막과 합쳐지고, 세포외배출을 통해 전달물질을 시냅스틈새로 방출한다.
❸ 시냅스틈새로 방출된 전달물질은 시냅스이후막의 수용체와 결합한다. 남은 전달물질은 별아교세포에 의해 빠르게 분해된다.
❹ 전달물질 수용체는 시냅스이후막의 세포막에 준비되어 있다. 수용체가 전달물질과 결합하면 활동전위가 발생하거나 세포 안으로 신호가 전달된다.
시냅스소포
synaptic vesicles
신경종말에 있는 소포. 내부에 신경전달물질을 저장하고 있다. 소포막에는 전달물질의 운송체가 있고, 에너지를 사용해 소포 안에 전달물질을 농축한다.
일단 세포외배출로 세포막과 결합한 소포는 회수되어 시냅스소포로 재사용된다.
시냅스이전막
시냅스틈새
시냅스이후막
신경세포의 가지돌기(정보를 받아들이는 쪽)

COLUMN

배엽 기원설에 등장하는 배엽이란?

미국의 심리학자이자 의학자인 셸던(W. H. Sheldon)은 배엽의 발생에서 착안한 배엽 기원설을 주장했다. 신체 유형에 따라 내배엽형, 중배엽형, 외배엽형 인간이 있으며 성격 유형과 상관이 높다는 이론이다. 생물학을 공부한 사람이라면 신경계통은 외배엽, 소화계통은 내배엽에서 분화된다는 이야기를 들어본 적이 있을 것이다. 여기서 외배엽과 내배엽이란 정확히 무엇일까?

사람의 난자는 수정하면 즉시 난할을 시작해 세포 수가 점점 증식한다. 태반이 생길 때까지 난자는 영양을 받을 수 없어 성장하지 못한다. 세포 분열을 반복하므로 세포 수는 늘지만 세포의 크기 자체는 작아진다.

약 3주가 지나면 '낭배'라는 구조가 형성된다. 이것은 원반 모양인 외배엽, 같은 모양의 중배엽과 내배엽이 햄버거처럼 겹친 모습이며 태아를 만드는 근본적인 구조다. 외배엽에서는 신경계와 피부 및 감각기관이, 내배엽에서는 소화계통과 호흡계통이 만들어진다. 사이에 낀 중배엽에는 뼈, 근육, 순환계통, 비뇨생식계통 등의 기관이 차례로 만들어진다.

이렇게 각 배엽이 독특한 기관으로 변화하면서 세포의 운명이 어느 정도 결정된다. 낭배가 생기기 전 초기 발생단계에서 형성되는 '속세포덩이'라는 세포 집단은 어떤 조직으로든 분화할 수 있다. 즉 수정란에서 이 시기까지의 세포는 전능성을 지니고 있는 것이다.

이 속세포덩이 세포를 배양하여 증식시킨 것이 ES세포(배아줄기세포)라 불리는 세포인데, 다양한 종류의 조직으로 분화시킬 수 있다는 점에서 큰 기대를 받고 있다. 또 같은 성질의 세포로 성인 세포에 특정 유전자를 도입하여 만들어진 iPS세포(유도만능줄기세포)가 있다. iPS세포는 교토대학교의 야마나카 신야 교수 그룹이 세계 최초로 만든 것으로 의학계에서 각광받고 있는 연구다. 전 세계의 의학자들이 이와 관련된 세포를 사용해 장기 재생을 시도하고 있다. 가까운 미래에는 손상된 장기를 인공 장기로 교체하는 재생 의료가 보편화될 것이다.

제3장

소화계통

Alimentary System

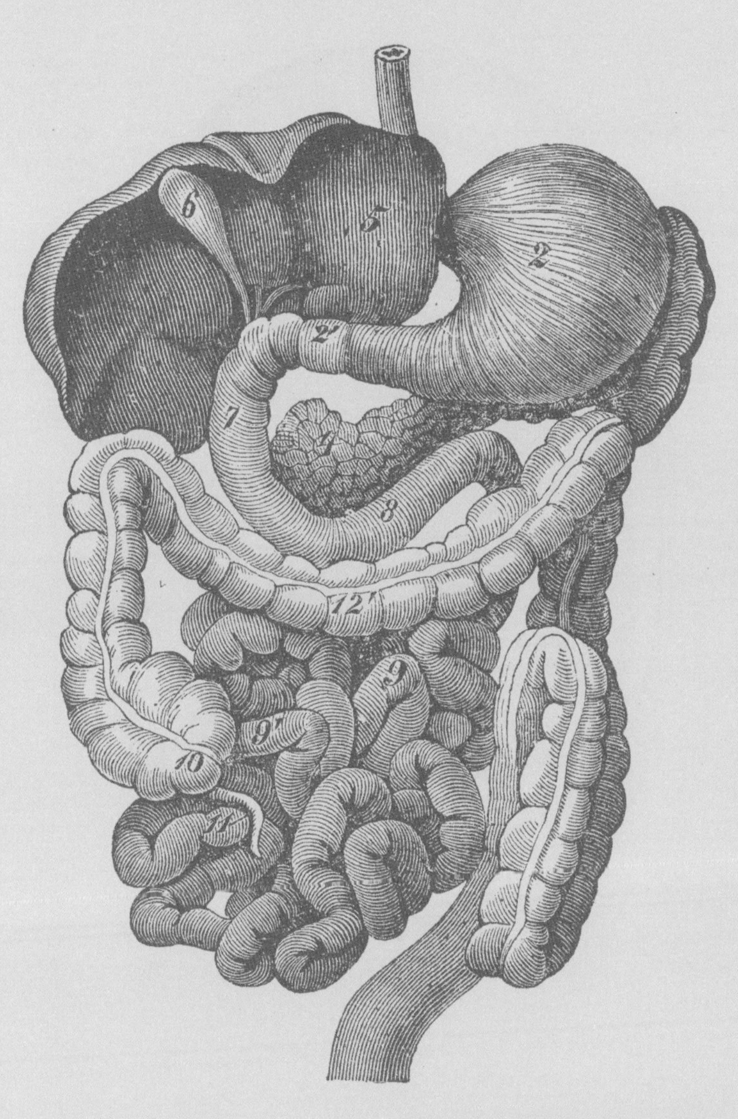
6
5
2
2'
7
4
8
12'
9
9'
10
11

입안과 인두 ① *oral cavity and pharynx ①*

위치와 특징

입안 앞쪽은 입술과 입 틈새로 구성되며, 뒤쪽은 목구멍을 통해 인두로 이어지는 공간이다. 입안은 씹기를 통해 음식물 덩어리를 작게 부숴 침과 섞은 뒤 인두로 넘긴다.

입안과 인두의 구조

단단입천장
hard palate
위턱뼈(앞쪽)와 입천장뼈(뒤쪽 일부)에 닿아 있는 입천장의 앞쪽 2/3 부분.

물렁입천장
soft palate
입천장의 뒤쪽으로 앞 절반은 연골이 있지만 뒤쪽은 연골이 없는 물렁입천장이다. 삼킬 때 인두와 코안을 막을 수 있게 구조화되어 있다.

목구멍
isthmus faucium
입안과 인두의 경계로, 물렁입천장과 입천장인두활에 둘러싸여 있다.

입술
lip
위입술과 아래입술로 구성되며 입을 둘러싸고 있다. 입술은 입안의 앞벽으로 바깥쪽은 피부, 안쪽은 점막이다. 연결 부위는 각질층이 얇아 붉게 보인다. 안쪽에는 입둘레근(얼굴근육의 일종으로 얼굴신경이 관장)이 있다.

입천장인두활
palatopharyngeal arch
물렁입천장에서 혀근육으로 내려오는 두 겹의 주름 중 뒤쪽 주름이다. 목구멍을 만든다.

입천장혀활
palatoglossal arch
입천장인두활 앞에 위치한 주름이다.

목구멍편도
palatine tonsil
입천장인두활과 입천장혀활 사이, 입안 낮은 부위에 있는 림프조직.

목젖
uvula
물렁입천장의 중앙 부근이 입안으로 늘어진 부분.

혀(혀등)
tongue(dorsum of tongue)

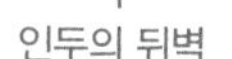

인두의 뒤벽

이(앞니)
tooth(incisor)

입안과 인두의 정중시상단면

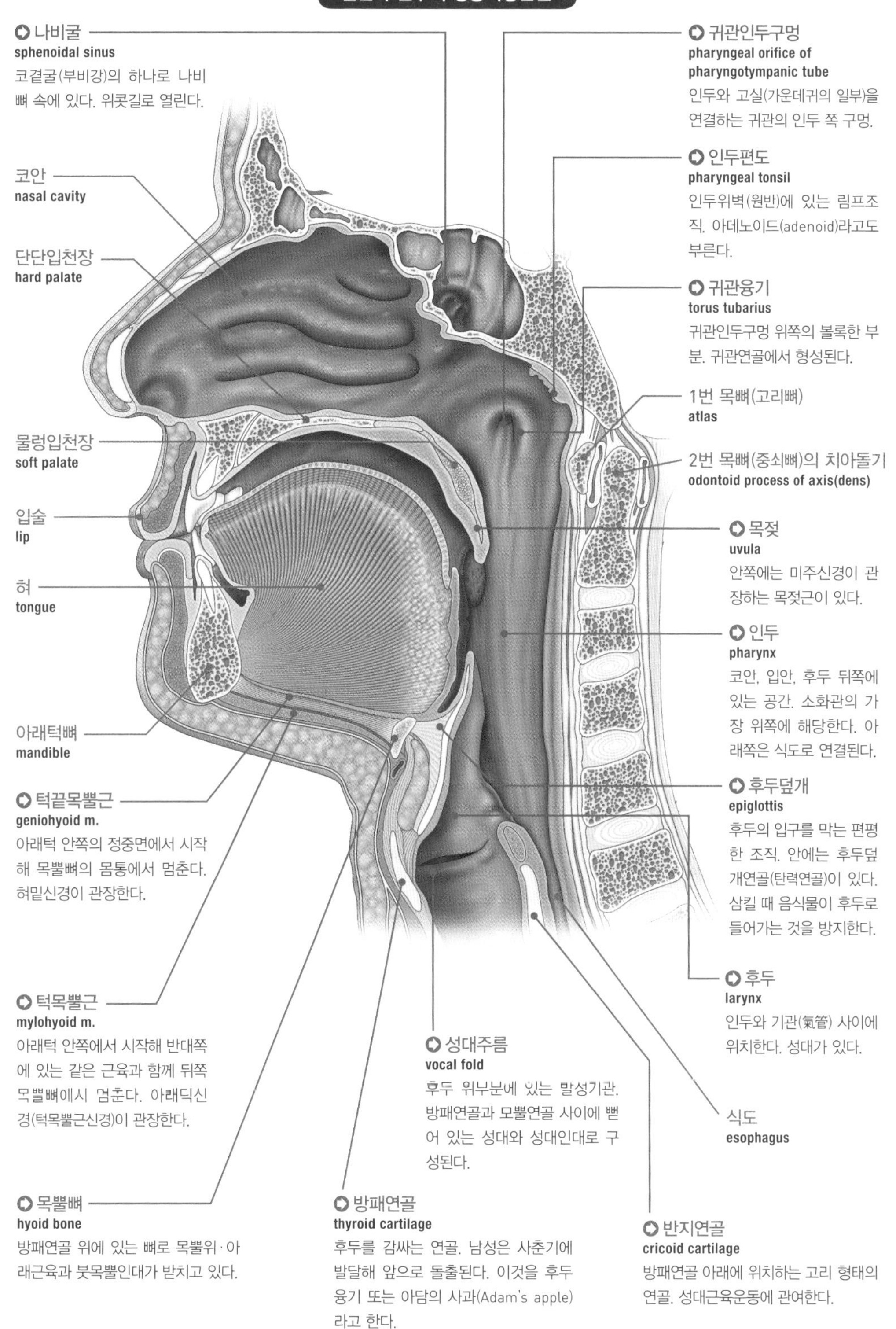

나비굴
sphenoidal sinus
코곁굴(부비강)의 하나로 나비뼈 속에 있다. 위콧길로 열린다.
코안
nasal cavity
단단입천장
hard palate
물렁입천장
soft palate
입술
lip
혀
tongue
아래턱뼈
mandible
턱끝목뿔근
geniohyoid m.
아래턱 안쪽의 정중면에서 시작해 목뿔뼈의 몸통에서 멈춘다. 혀밑신경이 관장한다.
턱목뿔근
mylohyoid m.
아래턱 안쪽에서 시작해 반대쪽에 있는 같은 근육과 함께 뒤쪽 목뿔뼈에서 멈춘다. 아래턱신경(턱목뿔근신경)이 관장한다.
목뿔뼈
hyoid bone
방패연골 위에 있는 뼈로 목뿔위·아래근육과 붓목뿔인대가 받치고 있다.
방패연골
thyroid cartilage
후두를 감싸는 연골. 남성은 사춘기에 발달해 앞으로 돌출된다. 이것을 후두융기 또는 아담의 사과(Adam's apple)라고 한다.
성대주름
vocal fold
후두 위부분에 있는 발성기관. 방패연골과 모뿔연골 사이에 뻗어 있는 성대와 성대인대로 구성된다.
반지연골
cricoid cartilage
방패연골 아래에 위치하는 고리 형태의 연골. 성대근육운동에 관여한다.
귀관인두구멍
pharyngeal orifice of pharyngotympanic tube
인두와 고실(가운데귀의 일부)을 연결하는 귀관의 인두 쪽 구멍.
인두편도
pharyngeal tonsil
인두위벽(원반)에 있는 림프조직. 아데노이드(adenoid)라고도 부른다.
귀관융기
torus tubarius
귀관인두구멍 위쪽의 볼록한 부분. 귀관연골에서 형성된다.
1번 목뼈(고리뼈)
atlas
2번 목뼈(중쇠뼈)의 치아돌기
odontoid process of axis(dens)
목젖
uvula
안쪽에는 미주신경이 관장하는 목젖근이 있다.
인두
pharynx
코안, 입안, 후두 뒤쪽에 있는 공간. 소화관의 가장 위쪽에 해당한다. 아래쪽은 식도로 연결된다.
후두덮개
epiglottis
후두의 입구를 막는 편평한 조직. 안에는 후두덮개연골(탄력연골)이 있다. 삼킬 때 음식물이 후두로 들어가는 것을 방지한다.
후두
larynx
인두와 기관(氣管) 사이에 위치한다. 성대가 있다.
식도
esophagus

입안과 인두 ② *oral cavity and pharynx ②*

위치와 특징

목구멍편도, 인두편도, 혀편도 등이 코와 입안 뒤쪽의 인두를 둘러싸고 있는 것을 발다이어 편도고리라고 한다. 이들 조직은 소화관의 입구를 에워싸고 있으며 소화관이 감염되는 것을 막아준다.

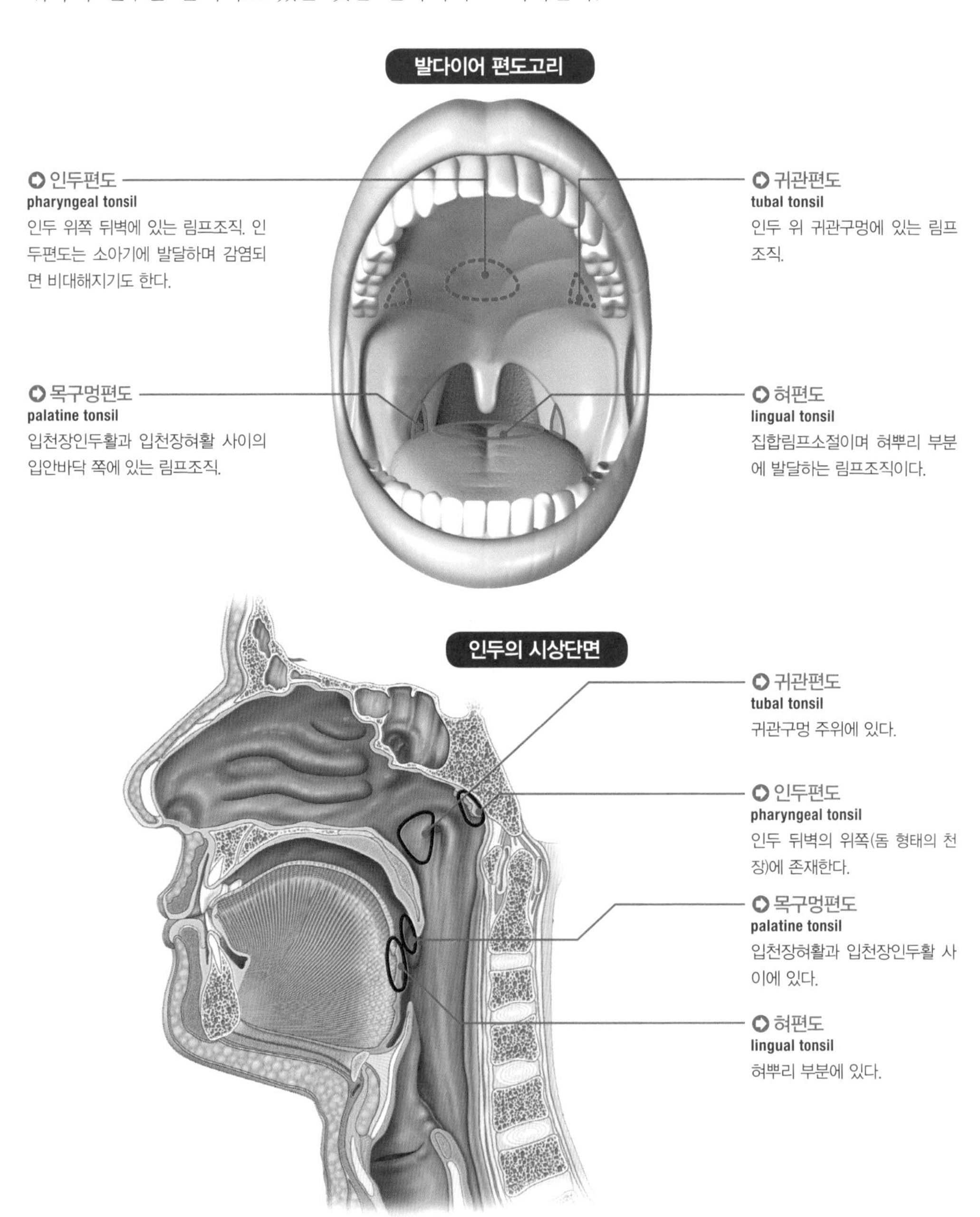

발다이어 편도고리
인두편도
pharyngeal tonsil
인두 위쪽 뒤벽에 있는 림프조직. 인두편도는 소아기에 발달하며 감염되면 비대해지기도 한다.
귀관편도
tubal tonsil
인두 위 귀관구멍에 있는 림프조직.
목구멍편도
palatine tonsil
입천장인두활과 입천장혀활 사이의 입안바닥 쪽에 있는 림프조직.
혀편도
lingual tonsil
집합림프소절이며 혀뿌리 부분에 발달하는 림프조직이다.
인두의 시상단면
귀관편도
tubal tonsil
귀관구멍 주위에 있다.
인두편도
pharyngeal tonsil
인두 뒤벽의 위쪽(돔 형태의 천장)에 존재한다.
목구멍편도
palatine tonsil
입천장혀활과 입천장인두활 사이에 있다.
혀편도
lingual tonsil
혀뿌리 부분에 있다.

인두의 뒤면

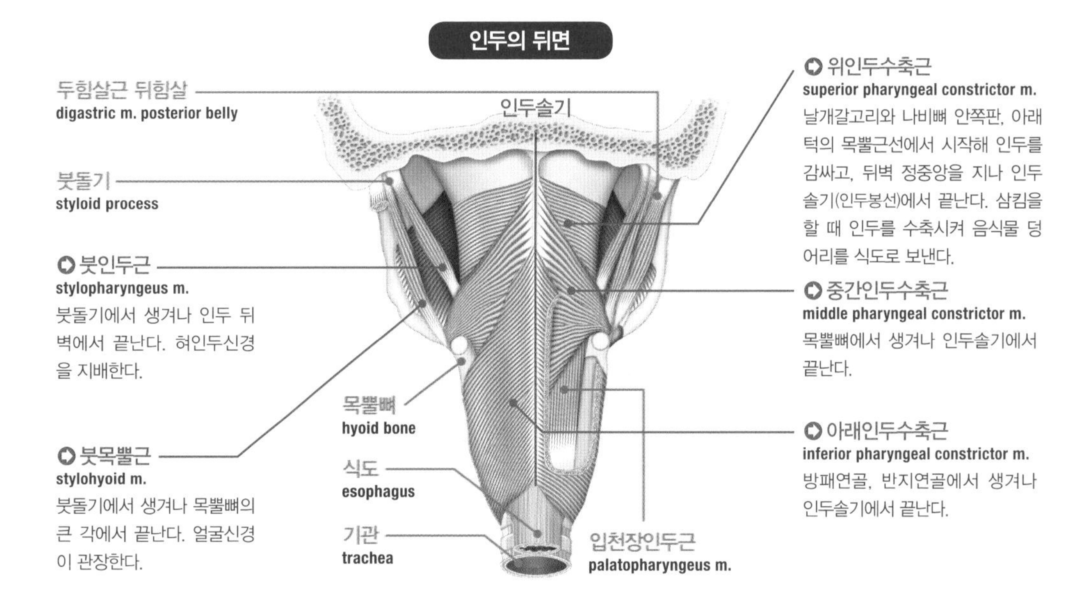
두힘살근 뒤힘살
digastric m. posterior belly
인두솔기
붓돌기
styloid process
붓인두근
stylopharyngeus m.
붓돌기에서 생겨나 인두 뒤벽에서 끝난다. 혀인두신경을 지배한다.
목뿔뼈
hyoid bone
붓목뿔근
stylohyoid m.
붓돌기에서 생겨나 목뿔뼈의 큰 각에서 끝난다. 얼굴신경이 관장한다.
식도
esophagus
기관
trachea
입천장인두근
palatopharyngeus m.
위인두수축근
superior pharyngeal constrictor m.
날개갈고리와 나비뼈 안쪽판, 아래턱의 목뿔근선에서 시작해 인두를 감싸고, 뒤벽 정중앙을 지나 인두솔기(인두봉선)에서 끝난다. 삼킴을 할 때 인두를 수축시켜 음식물 덩어리를 식도로 보낸다.
중간인두수축근
middle pharyngeal constrictor m.
목뿔뼈에서 생겨나 인두솔기에서 끝난다.
아래인두수축근
inferior pharyngeal constrictor m.
방패연골, 반지연골에서 생겨나 인두솔기에서 끝난다.

인두솔기에서 인두를 열었을 때 앞면

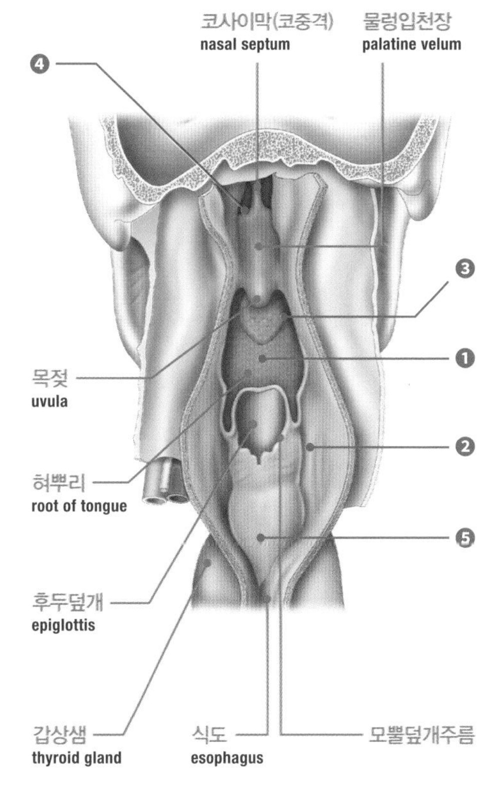
코사이막(코중격)
nasal septum
물렁입천장
palatine velum
4
3
1
2
5
목젖
uvula
혀뿌리
root of tongue
후두덮개
epiglottis
갑상샘
thyroid gland
식도
esophagus
모뿔덮개주름

인두의 옆면

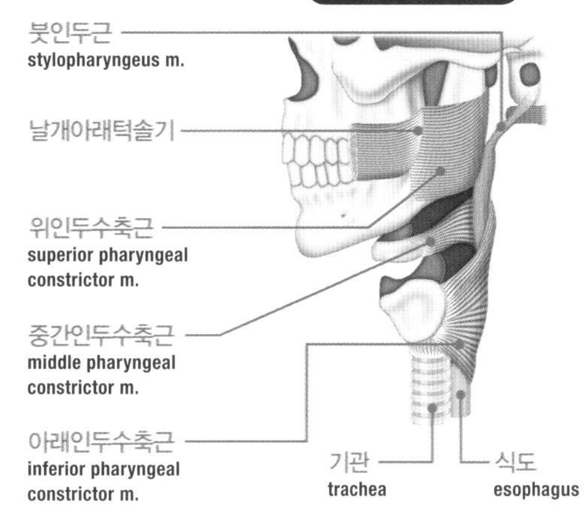
붓인두근
stylopharyngeus m.
날개아래턱솔기
위인두수축근
superior pharyngeal constrictor m.
중간인두수축근
middle pharyngeal constrictor m.
아래인두수축근
inferior pharyngeal constrictor m.
기관
trachea
식도
esophagus

❶ 혀막구멍
foramen cecum
이 부위의 상피가 침입해 갑상샘을 만든다.

❷ 조롱박오목
piriform recess
모뿔덮개주름과 방패연골 사이에 생기는 홈 형태의 오목한 부위.

❸ 성곽유두
vallate papillae
혀근육 전방에 V자 형태로 배열되는 혀 유두의 일종. 상피에는 맛봉오리가 많다.

❹ 뒤콧구멍
choanae
코안과 인두 경계에 있는 구멍.

❺ 반지연골
cricoid cartilage
방패연골 밑, 기관연골 위에 위치한 고리 모양의 연골로 앞과 옆면은 좁지만 뒤면은 넓게 퍼져 있어 식도의 시작마디를 압박한다.

혀 *tongue*

위치와 특징

음식물을 움직여서 씹기를 돕는 작용을 하며 미각의 수용기인 맛봉오리가 있다. 발성에도 중요한 작용을 한다. 혀의 위면을 혀등, 뾰족한 부위를 혀끝이라고 한다. 혀 뒤쪽에는 V자형으로 뻗어 있는 분계고랑이 있으며 이를 기준으로 앞은 혀몸통, 뒤는 혀뿌리라고 한다.

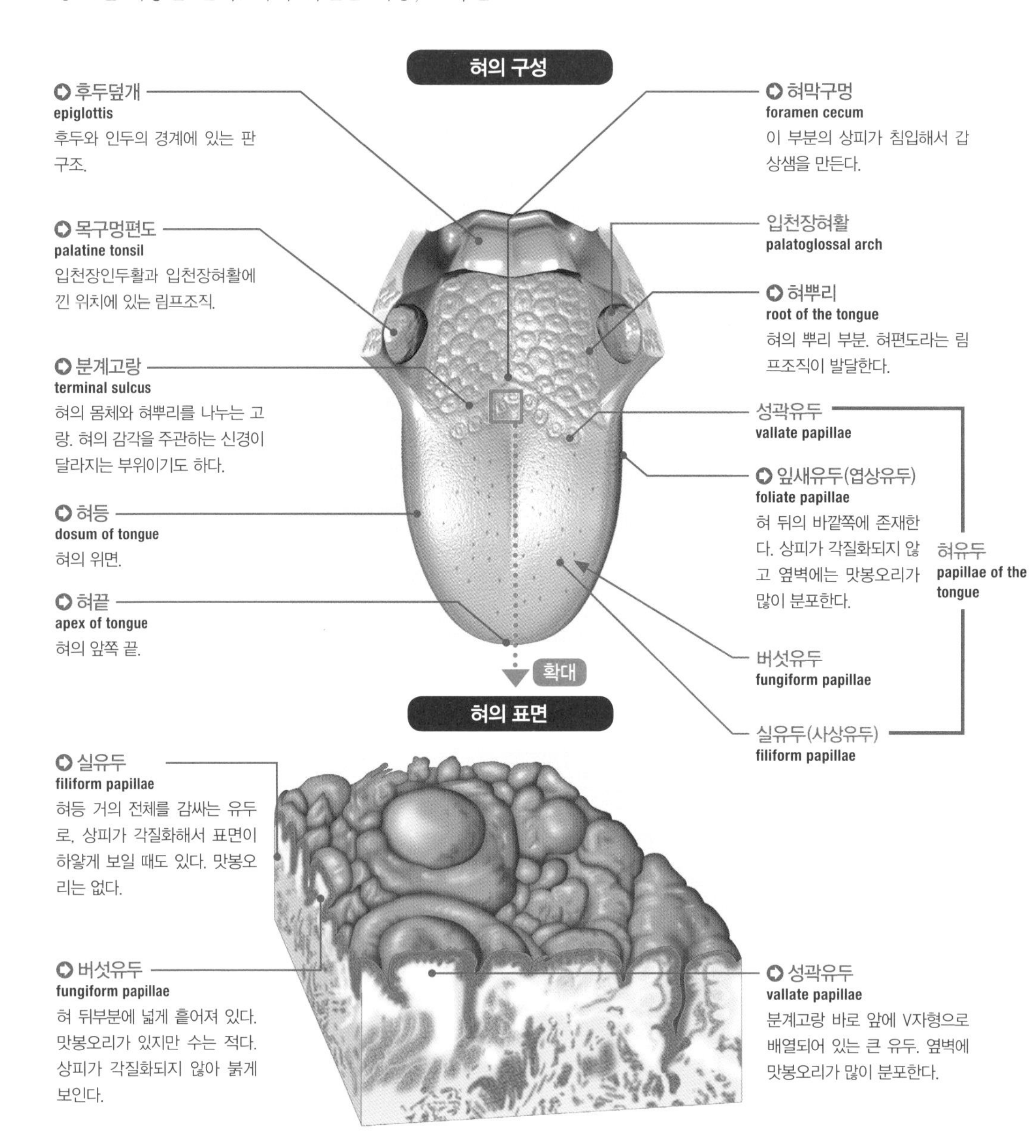

혀의 구성
후두덮개
epiglottis
후두와 인두의 경계에 있는 판 구조.
목구멍편도
palatine tonsil
입천장인두활과 입천장혀활에 낀 위치에 있는 림프조직.
분계고랑
terminal sulcus
혀의 몸체와 혀뿌리를 나누는 고랑. 혀의 감각을 주관하는 신경이 달라지는 부위이기도 하다.
혀등
dosum of tongue
혀의 위면.
혀끝
apex of tongue
혀의 앞쪽 끝.
혀막구멍
foramen cecum
이 부분의 상피가 침입해서 갑상샘을 만든다.
입천장혀활
palatoglossal arch
혀뿌리
root of the tongue
혀의 뿌리 부분. 혀편도라는 림프조직이 발달한다.
성곽유두
vallate papillae
잎새유두(엽상유두)
foliate papillae
혀 뒤의 바깥쪽에 존재한다. 상피가 각질화되지 않고 옆벽에는 맛봉오리가 많이 분포한다.
혀유두
papillae of the tongue
버섯유두
fungiform papillae
실유두(사상유두)
filiform papillae
확대
혀의 표면
실유두
filiform papillae
혀등 거의 전체를 감싸는 유두로, 상피가 각질화해서 표면이 하얗게 보일 때도 있다. 맛봉오리는 없다.
버섯유두
fungiform papillae
혀 뒤부분에 넓게 흩어져 있다. 맛봉오리가 있지만 수는 적다. 상피가 각질화되지 않아 붉게 보인다.
성곽유두
vallate papillae
분계고랑 바로 앞에 V자형으로 배열되어 있는 큰 유두. 옆벽에 맛봉오리가 많이 분포한다.

맛봉오리 *taste bud*

위치와 특징

맛 물질의 수용체를 가지고 있는 미각세포를 중심으로 버팀세포와 바닥세포로 구성된 원 모양의 구조다. 모든 상피층을 관통한다.

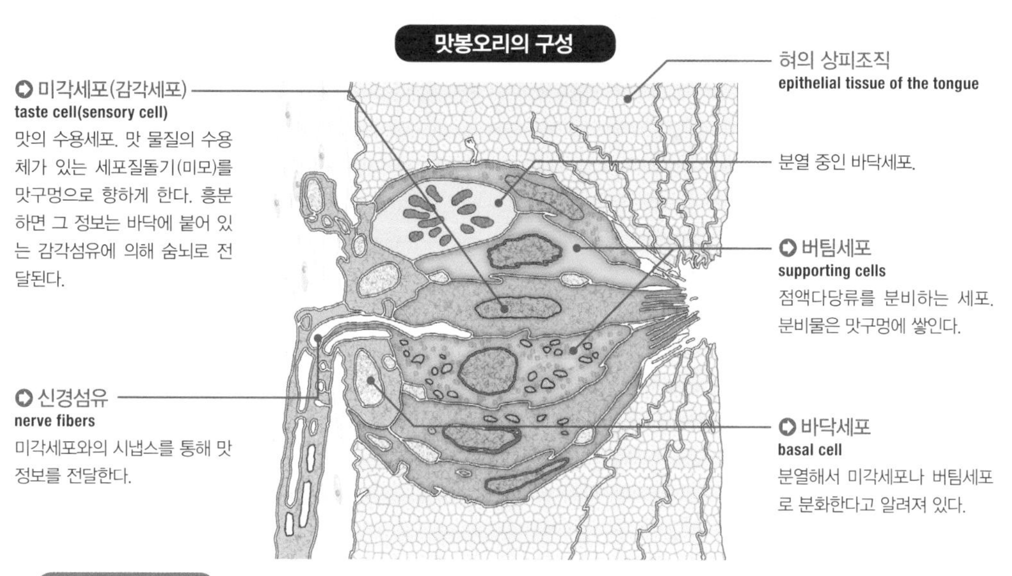

맛봉오리의 구성
미각세포(감각세포)
taste cell(sensory cell)
맛의 수용세포. 맛 물질의 수용체가 있는 세포질돌기(미모)를 맛구멍으로 향하게 한다. 흥분하면 그 정보는 바닥에 붙어 있는 감각섬유에 의해 숨뇌로 전달된다.
신경섬유
nerve fibers
미각세포와의 시냅스를 통해 맛 정보를 전달한다.
혀의 상피조직
epithelial tissue of the tongue
분열 중인 바닥세포.
버팀세포
supporting cells
점액다당류를 분비하는 세포. 분비물은 맛구멍에 쌓인다.
바닥세포
basal cell
분열해서 미각세포나 버팀세포로 분화한다고 알려져 있다.

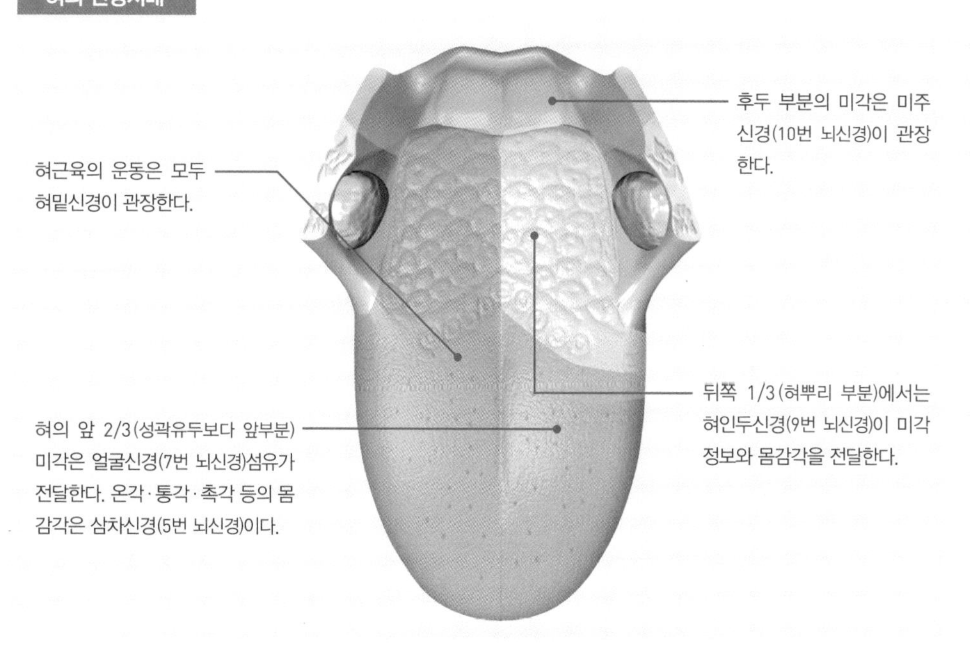

혀의 신경지배
혀근육의 운동은 모두 혀밑신경이 관장한다.
혀의 앞 2/3(성곽유두보다 앞부분) 미각은 얼굴신경(7번 뇌신경)섬유가 전달한다. 온각·통각·촉각 등의 몸감각은 삼차신경(5번 뇌신경)이다.
후두 부분의 미각은 미주신경(10번 뇌신경)이 관장한다.
뒤쪽 1/3(혀뿌리 부분)에서는 혀인두신경(9번 뇌신경)이 미각 정보와 몸감각을 전달한다.

치아 *tooth*

위치와 특징

치아는 고유의 단단한 조직으로 만들어지며 위턱, 아래턱의 이틀뼈에 정식이라는 독특한 양식으로 고정되어 있다. 젖니(유치)는 20개, 간니(영구치)는 32개다. 치아뿌리 밑에는 치아뿌리끝구멍이 있는데, 여기에서 치아 안(치아속질)으로 혈관과 신경이 공급된다.

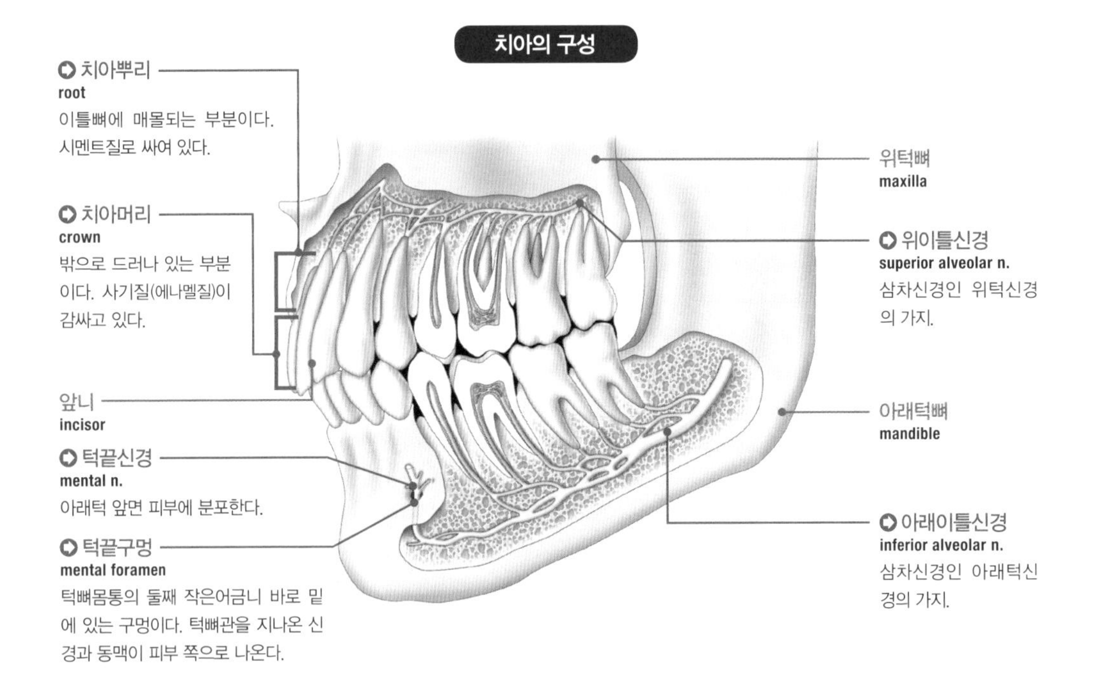

치아의 구성
치아뿌리
root
이틀뼈에 매몰되는 부분이다. 시멘트질로 싸여 있다.
치아머리
crown
밖으로 드러나 있는 부분이다. 사기질(에나멜질)이 감싸고 있다.
앞니
incisor
턱끝신경
mental n.
아래턱 앞면 피부에 분포한다.
턱끝구멍
mental foramen
턱뼈몸통의 둘째 작은어금니 바로 밑에 있는 구멍이다. 턱뼈관을 지나온 신경과 동맥이 피부 쪽으로 나온다.
위턱뼈
maxilla
위이틀신경
superior alveolar n.
삼차신경인 위턱신경의 가지.
아래턱뼈
mandible
아래이틀신경
inferior alveolar n.
삼차신경인 아래턱신경의 가지.

젖니와 간니

젖니는 태어나면 바로 자라기 시작하지만 6세에서 12세 사이에 자연스럽게 빠진다. 간니는 6세경부터 천천히 나기 시작해 빠지지 않는다.

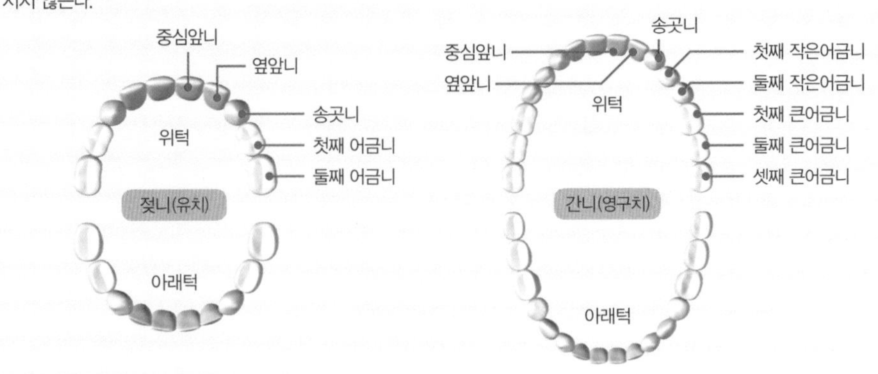

중심앞니
옆앞니
송곳니
첫째 어금니
둘째 어금니
위턱
젖니(유치)
아래턱
송곳니
중심앞니
옆앞니
첫째 작은어금니
둘째 작은어금니
첫째 큰어금니
둘째 큰어금니
셋째 큰어금니
위턱
간니(영구치)
아래턱

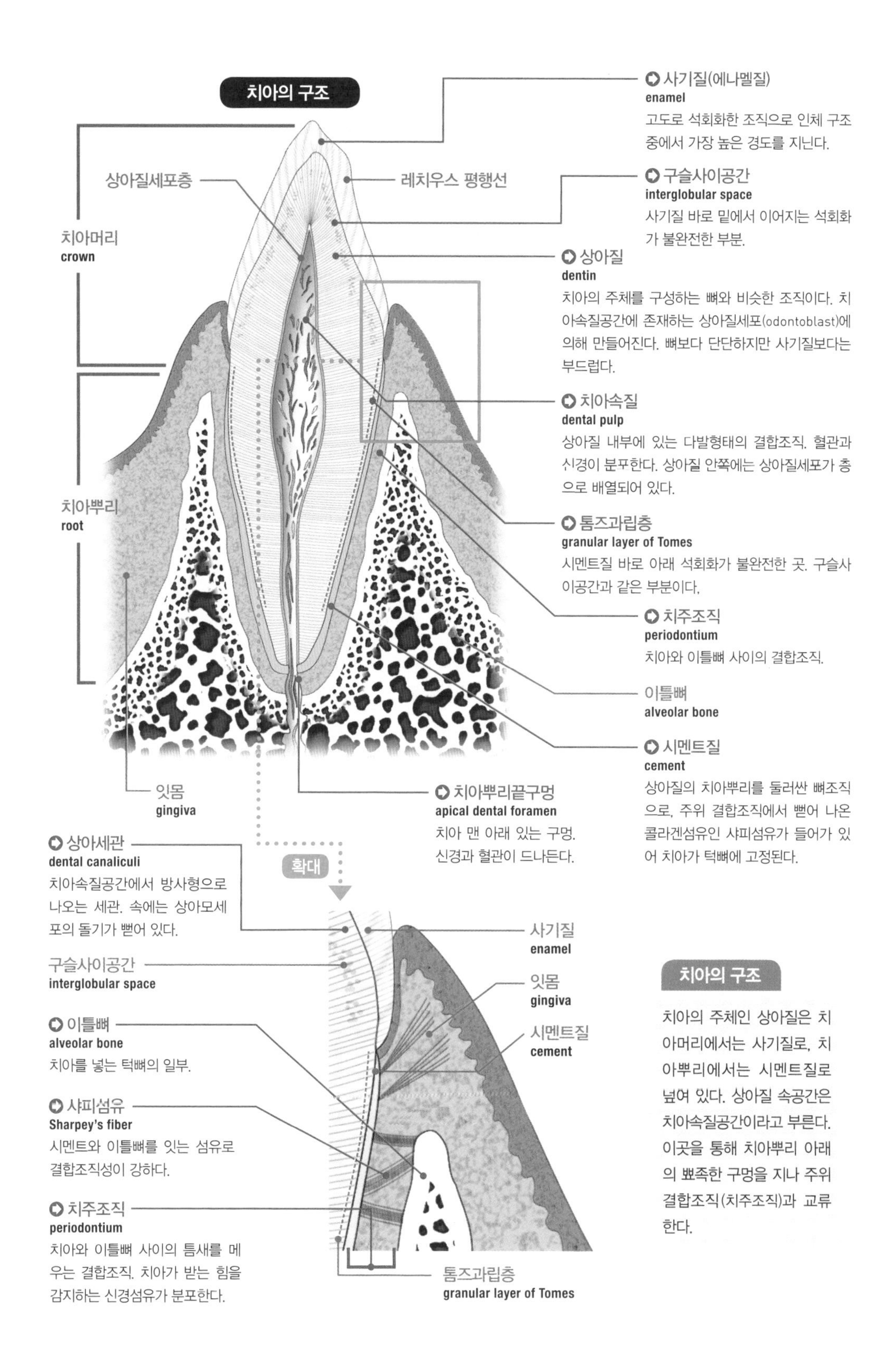

치아의 구조
사기질(에나멜질)
enamel
고도로 석회화한 조직으로 인체 구조 중에서 가장 높은 경도를 지닌다.
상아질세포층
레치우스 평행선
구슬사이공간
interglobular space
사기질 바로 밑에서 이어지는 석회화가 불완전한 부분.
치아머리
crown
상아질
dentin
치아의 주체를 구성하는 뼈와 비슷한 조직이다. 치아속질공간에 존재하는 상아질세포(odontoblast)에 의해 만들어진다. 뼈보다 단단하지만 사기질보다는 부드럽다.
치아속질
dental pulp
상아질 내부에 있는 다발형태의 결합조직. 혈관과 신경이 분포한다. 상아질 안쪽에는 상아질세포가 층으로 배열되어 있다.
치아뿌리
root
톰즈과립층
granular layer of Tomes
시멘트질 바로 아래 석회화가 불완전한 곳. 구슬사이공간과 같은 부분이다.
치주조직
periodontium
치아와 이틀뼈 사이의 결합조직.
이틀뼈
alveolar bone
시멘트질
cement
상아질의 치아뿌리를 둘러싼 뼈조직으로, 주위 결합조직에서 뻗어 나온 콜라겐섬유인 샤피섬유가 들어가 있어 치아가 턱뼈에 고정된다.
잇몸
gingiva
치아뿌리끝구멍
apical dental foramen
치아 맨 아래 있는 구멍. 신경과 혈관이 드나든다.
상아세관
dental canaliculi
치아속질공간에서 방사형으로 나오는 세관. 속에는 상아모세포의 돌기가 뻗어 있다.
확대
구슬사이공간
interglobular space
사기질
enamel
잇몸
gingiva
시멘트질
cement
이틀뼈
alveolar bone
치아를 넣는 턱뼈의 일부.
샤피섬유
Sharpey's fiber
시멘트와 이틀뼈를 잇는 섬유로 결합조직성이 강하다.
치주조직
periodontium
치아와 이틀뼈 사이의 틈새를 메우는 결합조직. 치아가 받는 힘을 감지하는 신경섬유가 분포한다.
톰즈과립층
granular layer of Tomes
치아의 구조
치아의 주체인 상아질은 치아머리에서는 사기질로, 치아뿌리에서는 시멘트질로 넓여 있다. 상아질 속공간은 치아속질공간이라고 부른다. 이곳을 통해 치아뿌리 아래의 뾰족한 구멍을 지나 주위 결합조직(치주조직)과 교류한다.

침샘 *salivary gland*

위치와 특징

귀밑샘(이하선), 턱밑샘(악하선), 혀밑샘(설하선)을 합쳐 3대 침샘이라고 한다. 침은 씹기를 할 때 음식물과 섞여 삼킴을 돕고, 생체를 방어하는 기능도 한다.

침샘의 구성

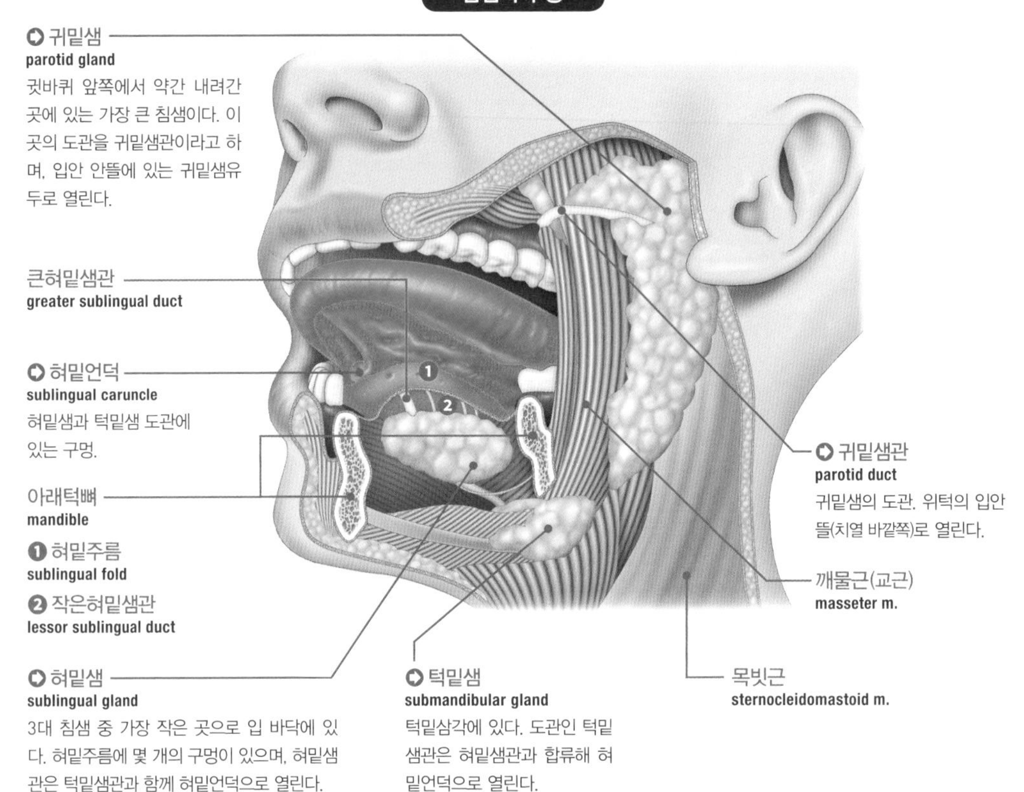

귀밑샘
parotid gland
귓바퀴 앞쪽에서 약간 내려간 곳에 있는 가장 큰 침샘이다. 이곳의 도관을 귀밑샘관이라고 하며, 입안 안뜰에 있는 귀밑샘유두로 열린다.
큰혀밑샘관
greater sublingual duct
혀밑언덕
sublingual caruncle
혀밑샘과 턱밑샘 도관에 있는 구멍.
아래턱뼈
mandible
❶ 혀밑주름
sublingual fold
❷ 작은혀밑샘관
lessor sublingual duct
혀밑샘
sublingual gland
3대 침샘 중 가장 작은 곳으로 입 바닥에 있다. 혀밑주름에 몇 개의 구멍이 있으며, 혀밑샘관은 턱밑샘관과 함께 혀밑언덕으로 열린다.
턱밑샘
submandibular gland
턱밑삼각에 있다. 도관인 턱밑샘관은 혀밑샘관과 합류해 혀밑언덕으로 열린다.
귀밑샘관
parotid duct
귀밑샘의 도관. 위턱의 입안뜰(치열 바깥쪽)로 열린다.
깨물근(교근)
masseter m.
목빗근
sternocleidomastoid m.
1
2

3대 침샘 비교

침샘	종말부	도관	신경지배
귀밑샘	장액세포	**귀밑샘관** : 위턱의 입안뜰로 열린다.	혀인두신경에 속해 있는 부교감신경과 교감신경
턱밑샘	장액세포와 점액세포가 혼재	**턱밑샘관** : 아래턱의 혀밑언덕으로 열린다.	얼굴신경에 속해 있는 부교감신경과 교감신경
혀밑샘	점액세포	**혀밑샘관** : 큰혀밑샘관은 아래턱의 혀밑언덕으로 열린다. 그밖에 몇 개의 작은혀밑샘관이 혀밑주름으로 열린다.	얼굴신경에 속해 있는 부교감신경과 교감신경

침샘의 미세구조

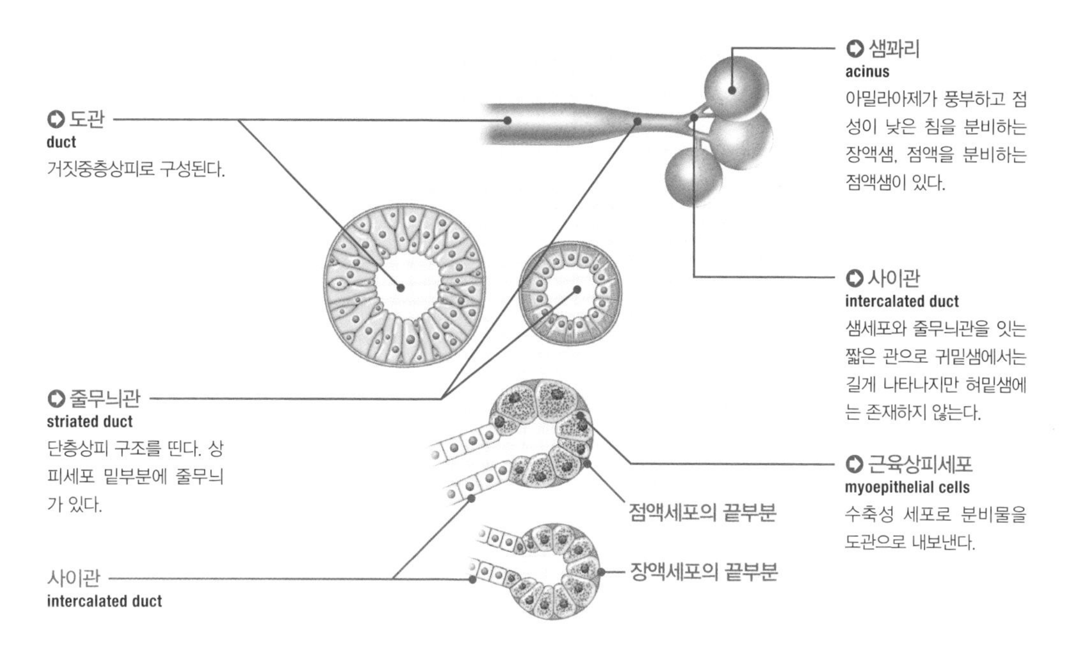

도관
duct
거짓중층상피로 구성된다.
샘꽈리
acinus
아밀라아제가 풍부하고 점성이 낮은 침을 분비하는 장액샘, 점액을 분비하는 점액샘이 있다.
사이관
intercalated duct
샘세포와 줄무늬관을 잇는 짧은 관으로 귀밑샘에서는 길게 나타나지만 혀밑샘에는 존재하지 않는다.
줄무늬관
striated duct
단층상피 구조를 띤다. 상피세포 밑부분에 줄무늬가 있다.
근육상피세포
myoepithelial cells
수축성 세포로 분비물을 도관으로 내보낸다.
점액세포의 끝부분
장액세포의 끝부분
사이관
intercalated duct

침분비를 통제하는 신경

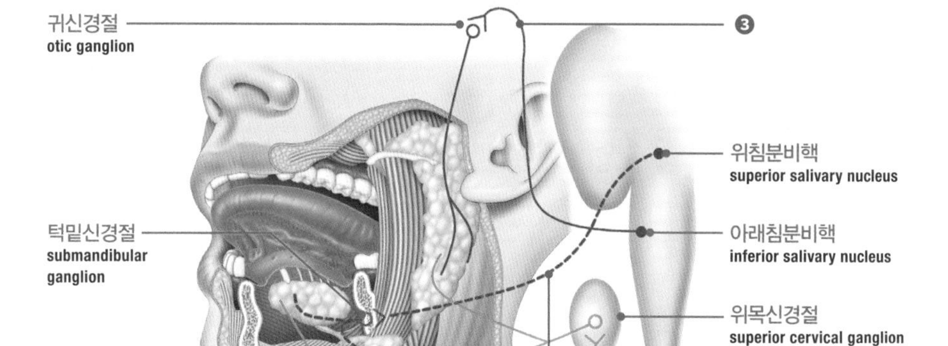

귀신경절
otic ganglion
❸
위침분비핵
superior salivary nucleus
턱밑신경절
submandibular ganglion
아래침분비핵
inferior salivary nucleus
위목신경절
superior cervical ganglion
교감신경줄기
sympathetic trunk
❶
❷

침분비는 다른 소화액처럼 호르몬이 조절하지 않는 대신 자율신경계통이 통제한다. 교감신경과 부교감신경 모두 분비를 촉진한다. 교감신경이 흥분하면 점성이 높은 침이, 부교감신경이 흥분하면 점성이 낮은 침이 나온다.

❶ 교감신경의 신경절이후섬유
postganglionic fiber of sympathetic nervous system
3대 침샘을 지배한다.

❷ 얼굴신경(7번 뇌신경)
facial n.
얼굴신경에 포함되는 섬유는 위침분비핵에서 나와 턱밑샘과 혀밑샘을 관장한다.

❸ 혀인두신경(9번 뇌신경)
glossopharyngeal n.
혀인두신경에 포함되는 섬유는 아래침분비핵에서 나와 귀밑샘을 관장한다.

삼킴(연하) *swallowing*

위치와 특징

삼킴은 씹은 음식물을 넘기는 운동으로, 맘대로운동(수의운동)과 숨뇌(연수)의 삼킴중추가 주관하는 반사운동이 서로 협조하며 이루어진다. 음식물이 인두로 들어오면 인두와 코안 사이는 물렁입천장이, 인두와 후두 사이는 후두덮개가 닫혀 음식물이 코안이나 후두로 들어가지 않게 한다. 그 후 인두수축근의 수축으로 음식물이 식도를 통해 위로 내려간다. 삼키기운동은 3단계로 나눌 수 있다.

1단계 음식물을 삼키는 맘대로운동

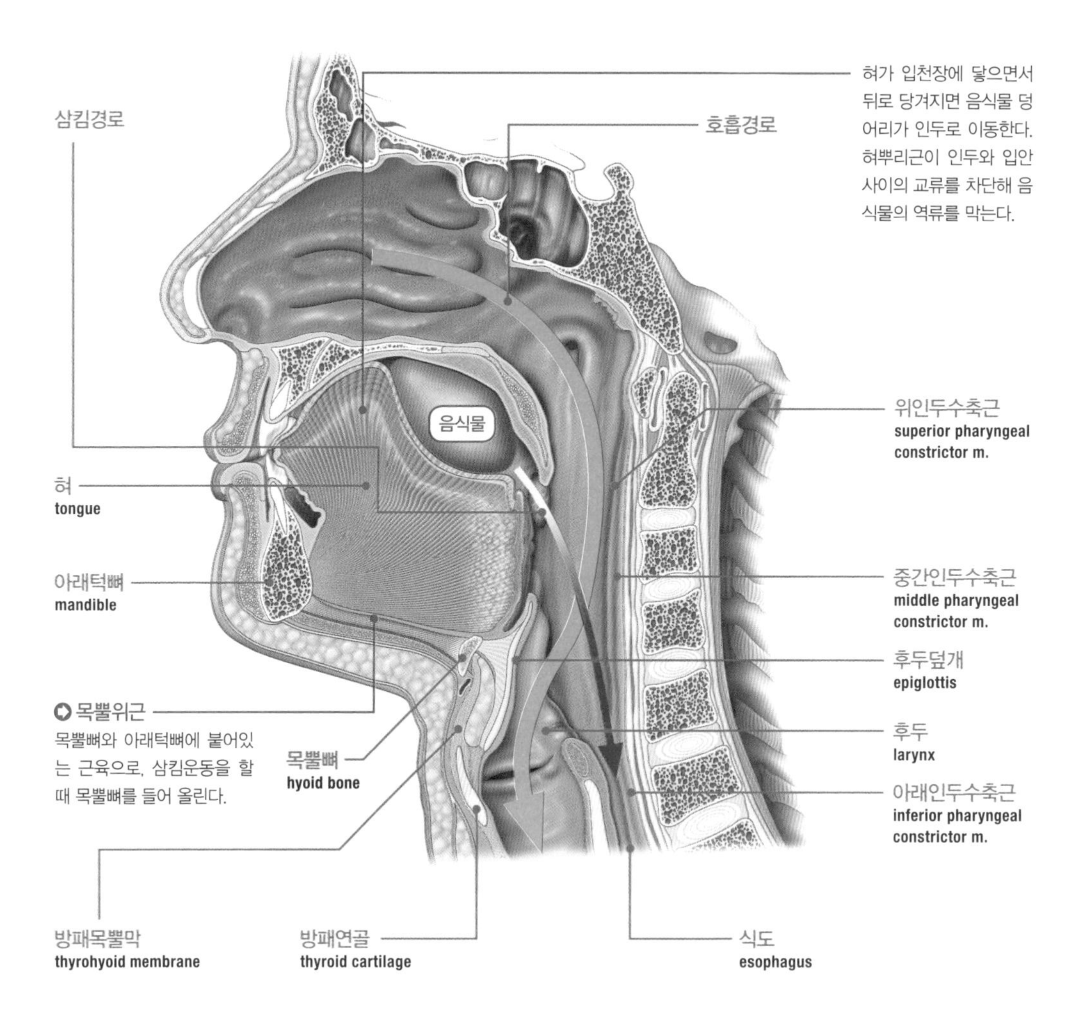

삼킴경로
호흡경로
혀가 입천장에 닿으면서 뒤로 당겨지면 음식물 덩어리가 인두로 이동한다. 혀뿌리근이 인두와 입안 사이의 교류를 차단해 음식물의 역류를 막는다.
음식물
혀
tongue
아래턱뼈
mandible
목뿔위근
목뿔뼈와 아래턱뼈에 붙어있는 근육으로, 삼킴운동을 할 때 목뿔뼈를 들어 올린다.
목뿔뼈
hyoid bone
위인두수축근
superior pharyngeal constrictor m.
중간인두수축근
middle pharyngeal constrictor m.
후두덮개
epiglottis
후두
larynx
아래인두수축근
inferior pharyngeal constrictor m.
방패목뿔막
thyrohyoid membrane
방패연골
thyroid cartilage
식도
esophagus

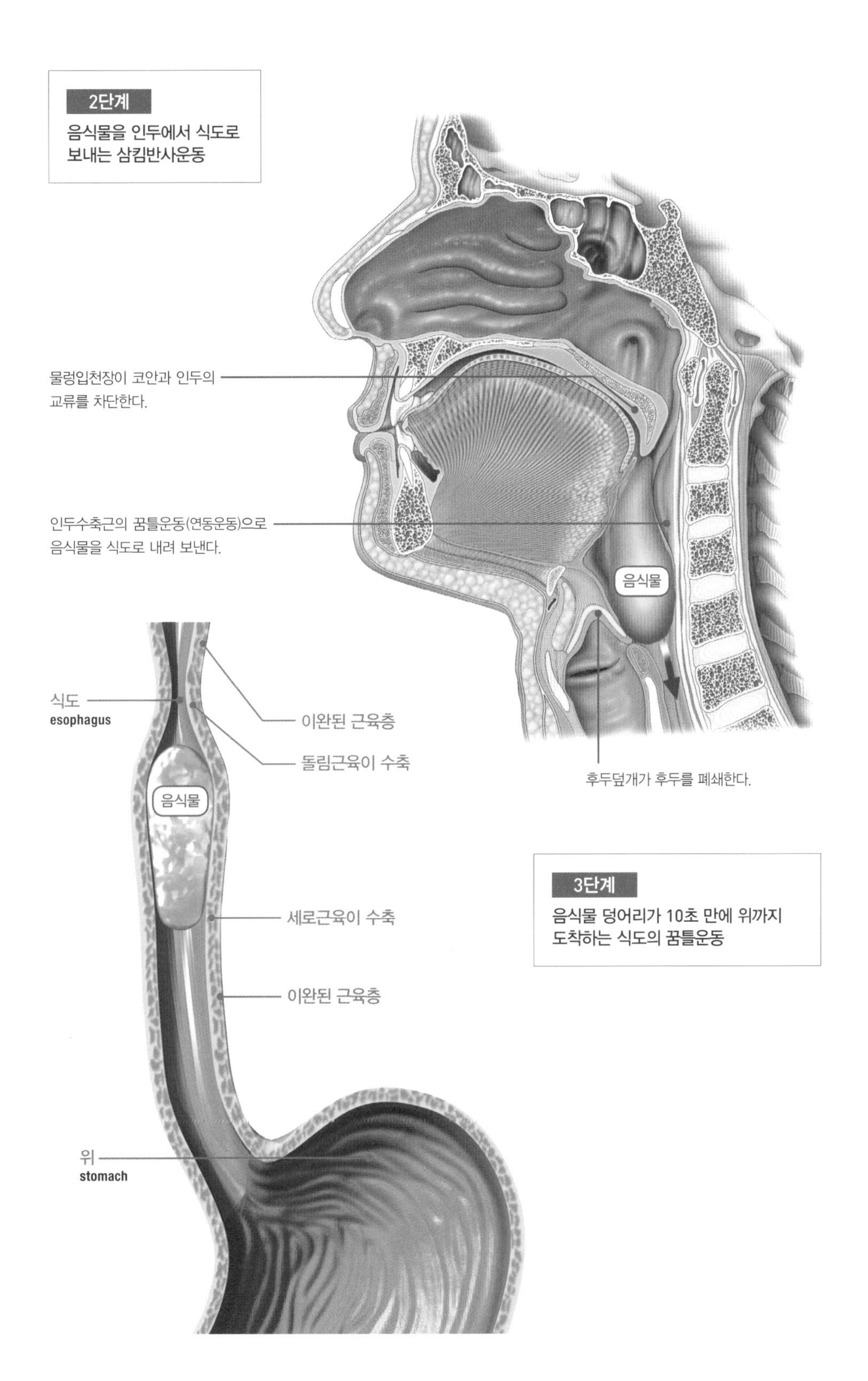
2단계
음식물을 인두에서 식도로 보내는 삼킴반사운동
물렁입천장이 코안과 인두의 교류를 차단한다.
인두수축근의 꿈틀운동(연동운동)으로 음식물을 식도로 내려 보낸다.
음식물
후두덮개가 후두를 폐쇄한다.
식도
esophagus
이완된 근육층
돌림근육이 수축
음식물
세로근육이 수축
이완된 근육층
위
stomach
3단계
음식물 덩어리가 10초 만에 위까지 도착하는 식도의 꿈틀운동

소화계통의 구성 *alimentary system*

위치와 특징

소화계통은 입에서 항문까지 길게 이어지는 소화관과 그곳에서 파생해 소화액을 분비하는 샘으로 구성된다. 소화관이란 입에서 항문까지 인체를 관통하는 하나의 관이다. 침샘, 간, 쓸개, 이자 등의 부속기관은 소화관벽이 증식하면서 생성된다. 특히 간, 쓸개, 이자는 샘창자상피에서 발생했다는 점에 주목한다.

❶ 입안
oral cavity
음식물을 씹어 침과 혼합한다.

❷ 인두
pharynx
입안과 식도를 연결하는 역할을 하며 기도의 일부분이기도 하다.

❸ 식도
esophagus
길이 약 25cm의 관으로 인두와 위를 연결한다.

❹ 위
stomach
식도에서 이어지는 주머니 모양의 기관. 일시적으로 음식물을 저장한다.

❺ 샘창자(십이지장)
duodenum
배막뒤기관이다. 위에 이어 작은창자가 시작되는 부분으로 길이는 약 25cm다.

❻ 빈창자(공장)와 돌창자(회장)
jejunum & ileum
샘창자에 빈창자(약 2m)가, 그 뒤에 돌창자(약 4m)가 이어진다. 빈창자와 돌창자는 모두 창자간막이 있다.

❼ 막창자(맹장)
cecum
잘록창자의 시작으로 돌창자에서 이어진다.

❽ 오름잘록창자(상행결장)
ascending colon
배막뒤기관으로 오른쪽 뒤배벽에서 위로 올라간다.

❾ 가로잘록창자(가로결장)
transverse colon
위 앞쪽에 위치한다. 큰그물막이 붙어 있다.

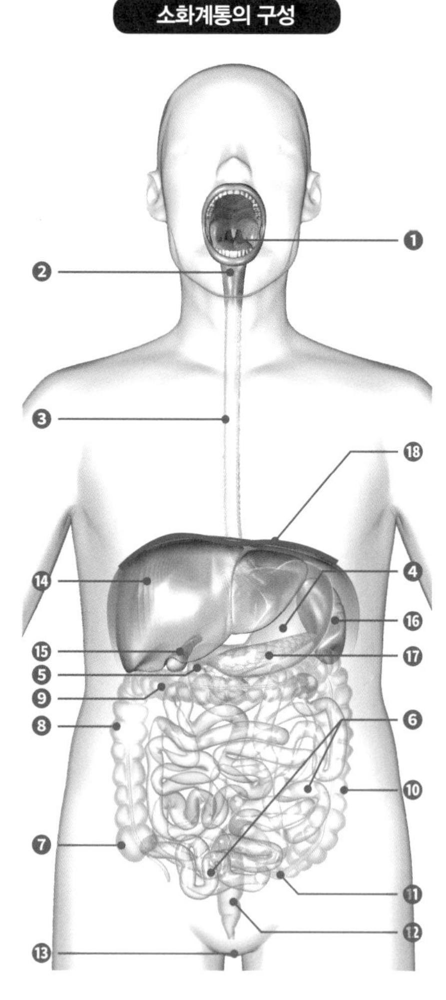

소화계통의 구성

❿ 내림잘록창자(하행결장)
descending colon
배막 뒤에 있다. 잘록창자 안 왼쪽 뒤배벽에서 아래로 내려간다.

⓫ 구불잘록창자(S자결장)
sigmoid colon
내림잘록창자와 곧창자 사이에 있다. 간막을 지닌다.

⓬ 곧창자(직장)
rectum
소화관 아래 곧게 뻗은 곳. 항문으로 연결된다.

⓭ 항문
anus
소화관 꼬리쪽에 있는 구멍.

⓮ 간
liver
배의 오른쪽 위에 있으며 인체에서 가장 큰 기관이다.

⓯ 쓸개(담낭)
gallbladder

⓰ 지라(비장)
spleen
위의 왼쪽 뒤 바깥쪽에 있는 림프성 기관이다.

⓱ 이자(췌장)
pancreas
뒤배벽에 있으며 소화액을 분비하는 샘이다. 도관은 샘창자로 열린다. 내분비기관도 포함하고 있으며 인슐린을 분비한다.

⓲ 가로막(횡격막)
diaphragm
가슴안과 배안을 나누는 근육성 막.

소화관 ① *alimentary tract ①*

위치와 특징

성인의 소화관 구성은 복잡하지만 모두 발생기의 원시창자에서 발달한다. 따라서 식도에서 곧창자까지는 공통된 기본 구조가 있다.

소화관의 기본 구조

❶ 상피조직
epithelial tissue
식도는 중층편평상피로 이루어지며 위를 지난 이후부터는 소화관의 상피인 단층원주상피로 이루어진다.

❷ 점막고유판
lamina propria mucosae
상피층 바로 아래에 있는 성긴 결합조직으로 위샘, 샘창자샘, 림프조직 등이 발달한다.

❸ 점막밑층
submucosal layer
점막근육판과 근육층 사이에 있다. 혈관과 신경의 통로다.

❹ 점막근육판
lamina musclaris mucosae
점막고유층과 점막밑층 사이에 있는 민무늬근육층으로 소화관 운동에 관여하지 않고 점막을 수축시킨다.

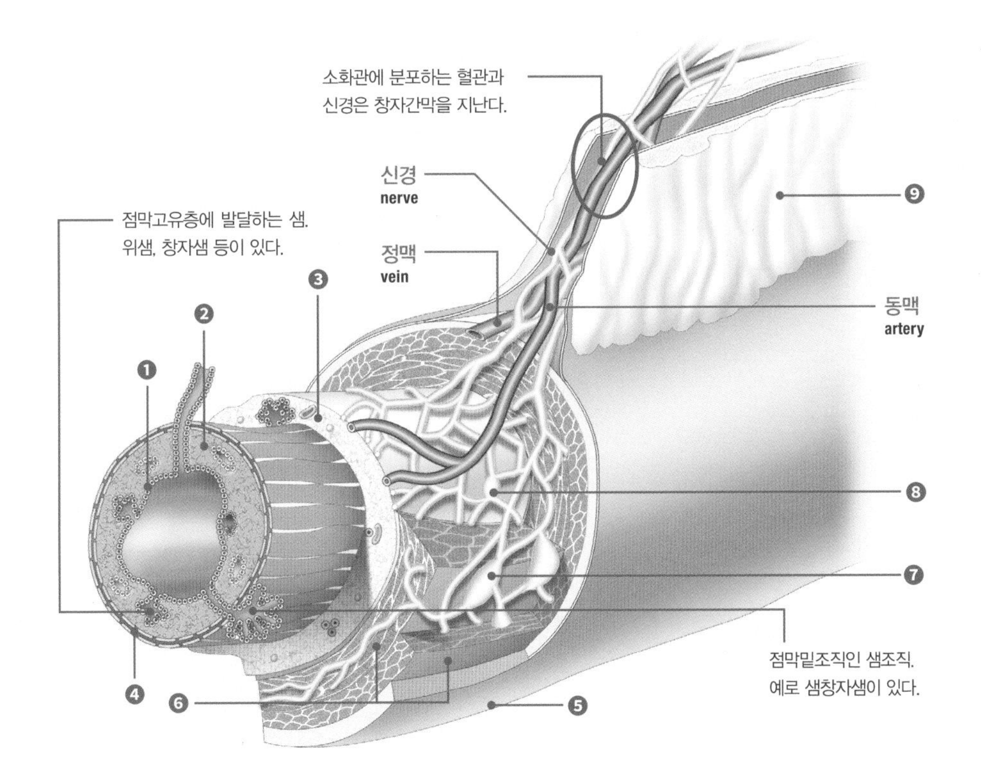

소화관에 분포하는 혈관과
신경은 창자간막을 지난다.
신경
nerve
점막고유층에 발달하는 샘.
위샘, 창자샘 등이 있다.
정맥
vein
동맥
artery
❶
❷
❸
❹
❺
❻
❼
❽
❾
점막밑조직인 샘조직.
예로 샘창자샘이 있다.

❺ 장막
serous membrane
소화관의 바깥막이다. 배안의 속벽을 싸고 있는 단층편평상피인 배막과 창자간막을 거쳐 소화관 바깥벽을 감싼다.

❻ 근육층
muscle layer
소화관벽의 민무늬근육층은 두 층으로 이루어진다. 안쪽은 돌림근육, 바깥쪽은 세로근육이라고 한다.

❼ 아우어바흐신경얼기
Auerbach's plexus
두 근육층 사이에 있는 신경세포집단으로, 부교감신경계통의 관절섬유다.

❽ 마이스너신경얼기
Meissner's plexus
부교감신경계통의 신경절 이후섬유인 신경세포체.

❾ 창자간막
mesentery
두 층의 배막으로 구성된 막이며 그 안에 신경과 혈관이 분포한다. 지방조직이 발달하기도 한다. 식도, 샘창자, 오름 및 내림잘록창자에는 없다.

소화관 ② *alimentary tract ②*

위치와 특징

음식물은 주로 소화관의 꿈틀운동(연동운동)을 통해 항문 방향으로 이동한다. 이 운동은 부교감신경이 촉진하고 교감신경이 억제한다. 소화관운동에 관여하는 부교감신경은 미주신경(식도에서 가로잘록창자까지)과 골반신경이다. 골반신경은 내림잘록창자, 구불잘록창자, 곧창자 등에 있으며 엉치신경에서 나온다.

소화관 운동

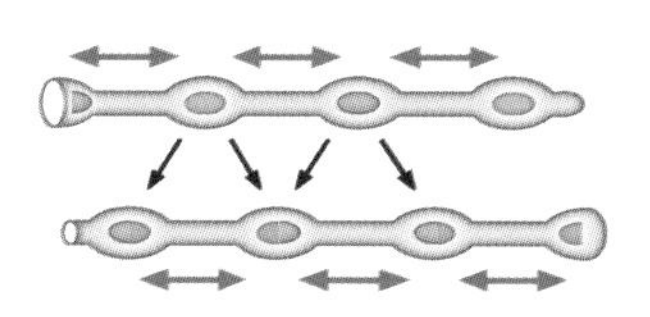

분절운동 : 돌림근육이 좁은 범위에서 수축하는 운동이다. 다양한 부위에서 무작위로 일어난다.

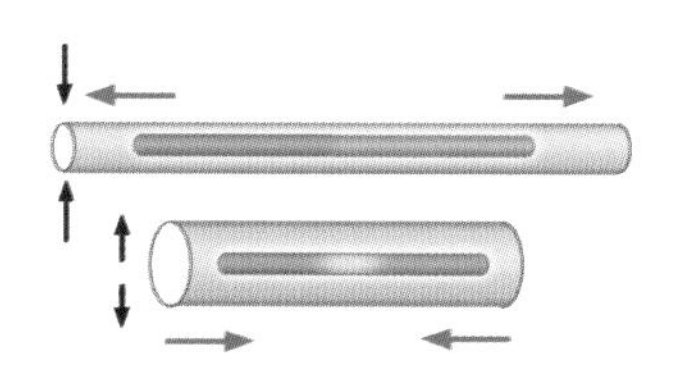

진자운동 : 세로근육이 수축하면서 일어난다. 소화관의 일부가 늘어나거나 줄어들기도 한다.

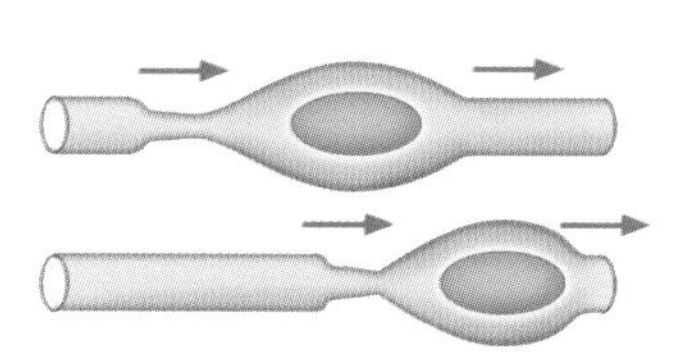

꿈틀운동 : 돌림근육 한 곳이 수축하면서 그 수축운동이 항문 방향으로 점점 이동한다. 음식물을 항문 방향으로 옮기는 역할을 한다.

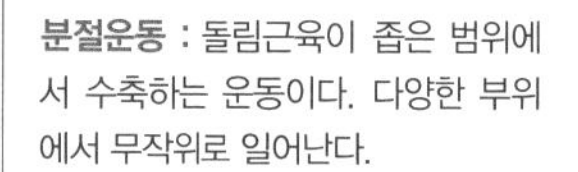

위의 운동

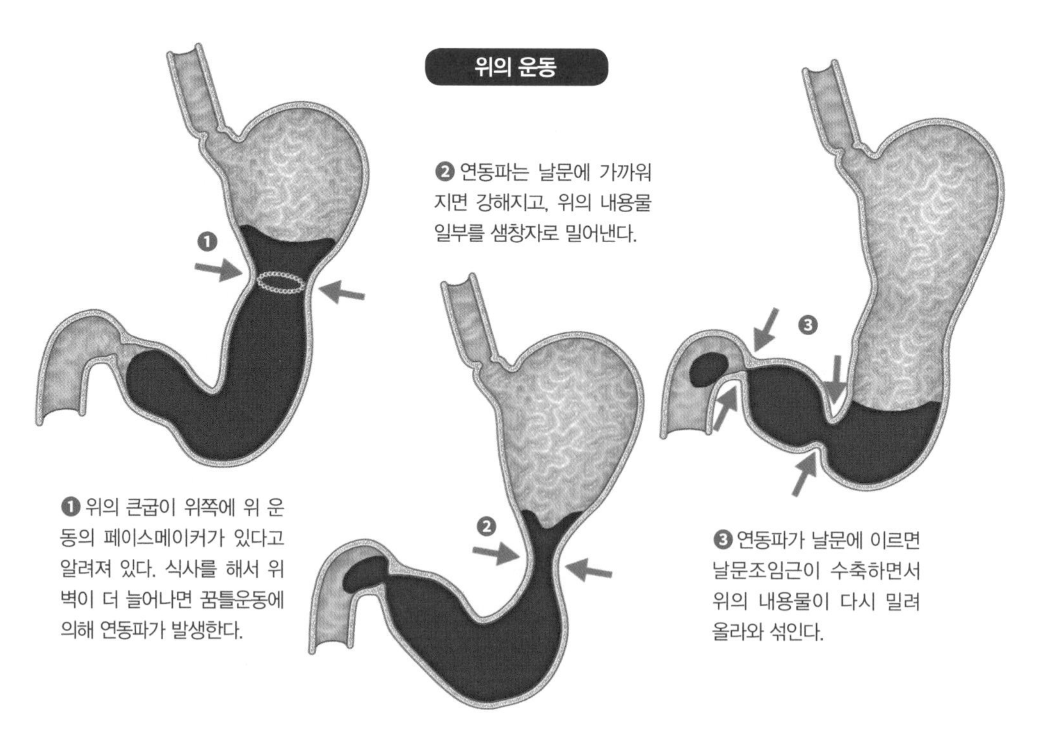

❶ 위의 큰굽이 위쪽에 위 운동의 페이스메이커가 있다고 알려져 있다. 식사를 해서 위벽이 더 늘어나면 꿈틀운동에 의해 연동파가 발생한다.

❷ 연동파는 날문에 가까워지면 강해지고, 위의 내용물 일부를 샘창자로 밀어낸다.

❸ 연동파가 날문에 이르면 날문조임근이 수축하면서 위의 내용물이 다시 밀려 올라와 섞인다.

식도 *esophagus*

위치와 특징

식도는 방패연골 위치에서 가로막까지 뻗은 길이 약 25cm의 관이다. 기관의 배쪽과 세로칸(가슴안에서 양쪽 허파를 둘러싸는 가슴막 사이의 부분) 속을 가로지르고, 가로막의 식도구멍을 지나 위로 이어진다. 상피는 각질화되지 않는 중층편평상피이며 바깥막은 세로칸으로 이어지는 성긴결합조직이다. 식도에는 폭이 좁아지는 협착 부위가 세 군데 있다.

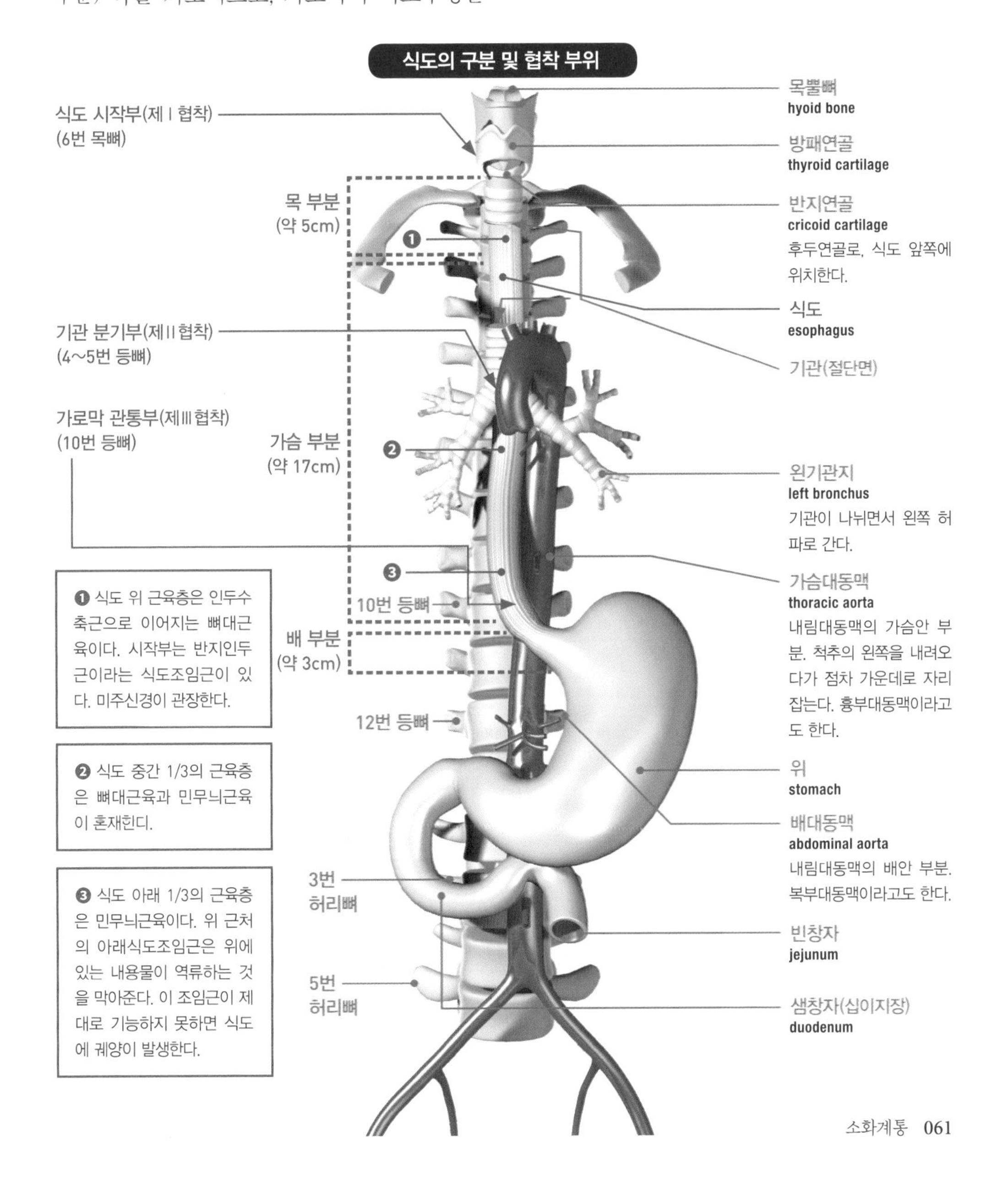

식도의 구분 및 협착 부위
식도 시작부(제Ⅰ협착)
(6번 목뼈)
기관 분기부(제Ⅱ협착)
(4~5번 등뼈)
가로막 관통부(제Ⅲ협착)
(10번 등뼈)
목 부분
(약 5cm)
가슴 부분
(약 17cm)
배 부분
(약 3cm)
10번 등뼈
12번 등뼈
3번
허리뼈
5번
허리뼈
❶ 식도 위 근육층은 인두수축근으로 이어지는 뼈대근육이다. 시작부는 반지인두근이라는 식도조임근이 있다. 미주신경이 관장한다.
❷ 식도 중간 1/3의 근육층은 뼈대근육과 민무늬근육이 혼재한다.
❸ 식도 아래 1/3의 근육층은 민무늬근육이다. 위 근처의 아래식도조임근은 위에 있는 내용물이 역류하는 것을 막아준다. 이 조임근이 제대로 기능하지 못하면 식도에 궤양이 발생한다.
목뿔뼈
hyoid bone
방패연골
thyroid cartilage
반지연골
cricoid cartilage
후두연골로, 식도 앞쪽에 위치한다.
식도
esophagus
기관(절단면)
왼기관지
left bronchus
기관이 나뉘면서 왼쪽 허파로 간다.
가슴대동맥
thoracic aorta
내림대동맥의 가슴안 부분. 척추의 왼쪽을 내려오다가 점차 가운데로 자리 잡는다. 흉부대동맥이라고도 한다.
위
stomach
배대동맥
abdominal aorta
내림대동맥의 배안 부분. 복부대동맥이라고도 한다.
빈창자
jejunum
샘창자(십이지장)
duodenum

위 *stomach*

위치와 특징

위는 식도로 이어지는 소화관의 팽대부(항아리처럼 부푼 부위)로, 아래쪽은 샘창자(십이지장)로 이어진다. 음식물을 일시적으로 저장했다가 조금씩 샘창자로 보낸다. 위점막에 있는 위샘에서는 위액을 분비한다. 위액은 강한 산(HCl)과 펩신을 포함하고 있어 단백질을 소화하는 동시에 내용물을 살균하는 작용을 한다.

위의 위치

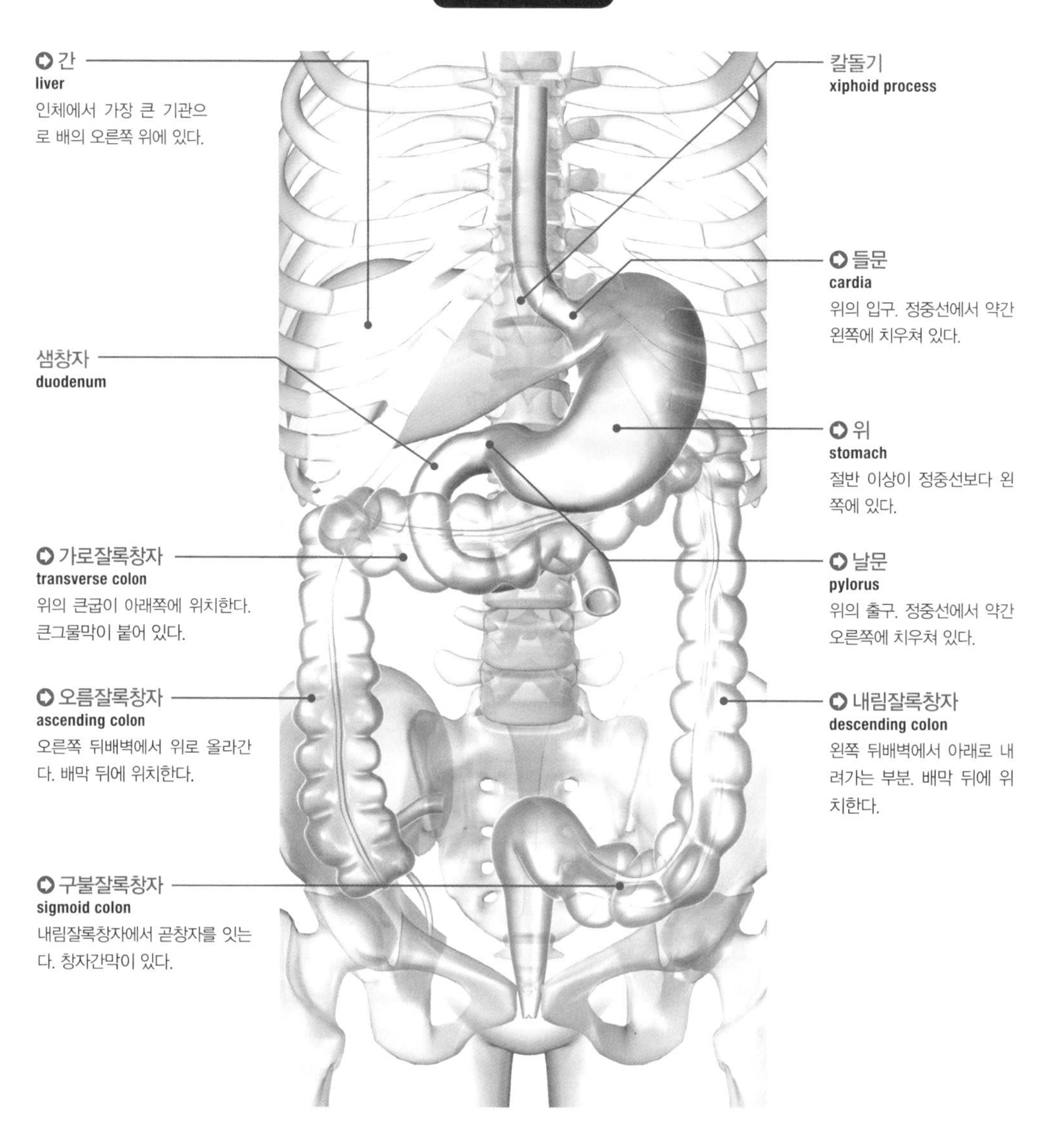

간
liver
인체에서 가장 큰 기관으로 배의 오른쪽 위에 있다.
샘창자
duodenum
가로잘록창자
transverse colon
위의 큰굽이 아래쪽에 위치한다. 큰그물막이 붙어 있다.
오름잘록창자
ascending colon
오른쪽 뒤배벽에서 위로 올라간다. 배막 뒤에 위치한다.
구불잘록창자
sigmoid colon
내림잘록창자에서 곧창자를 잇는다. 창자간막이 있다.
칼돌기
xiphoid process
들문
cardia
위의 입구. 정중선에서 약간 왼쪽에 치우쳐 있다.
위
stomach
절반 이상이 정중선보다 왼쪽에 있다.
날문
pylorus
위의 출구. 정중선에서 약간 오른쪽에 치우쳐 있다.
내림잘록창자
descending colon
왼쪽 뒤배벽에서 아래로 내려가는 부분. 배막 뒤에 위치한다.

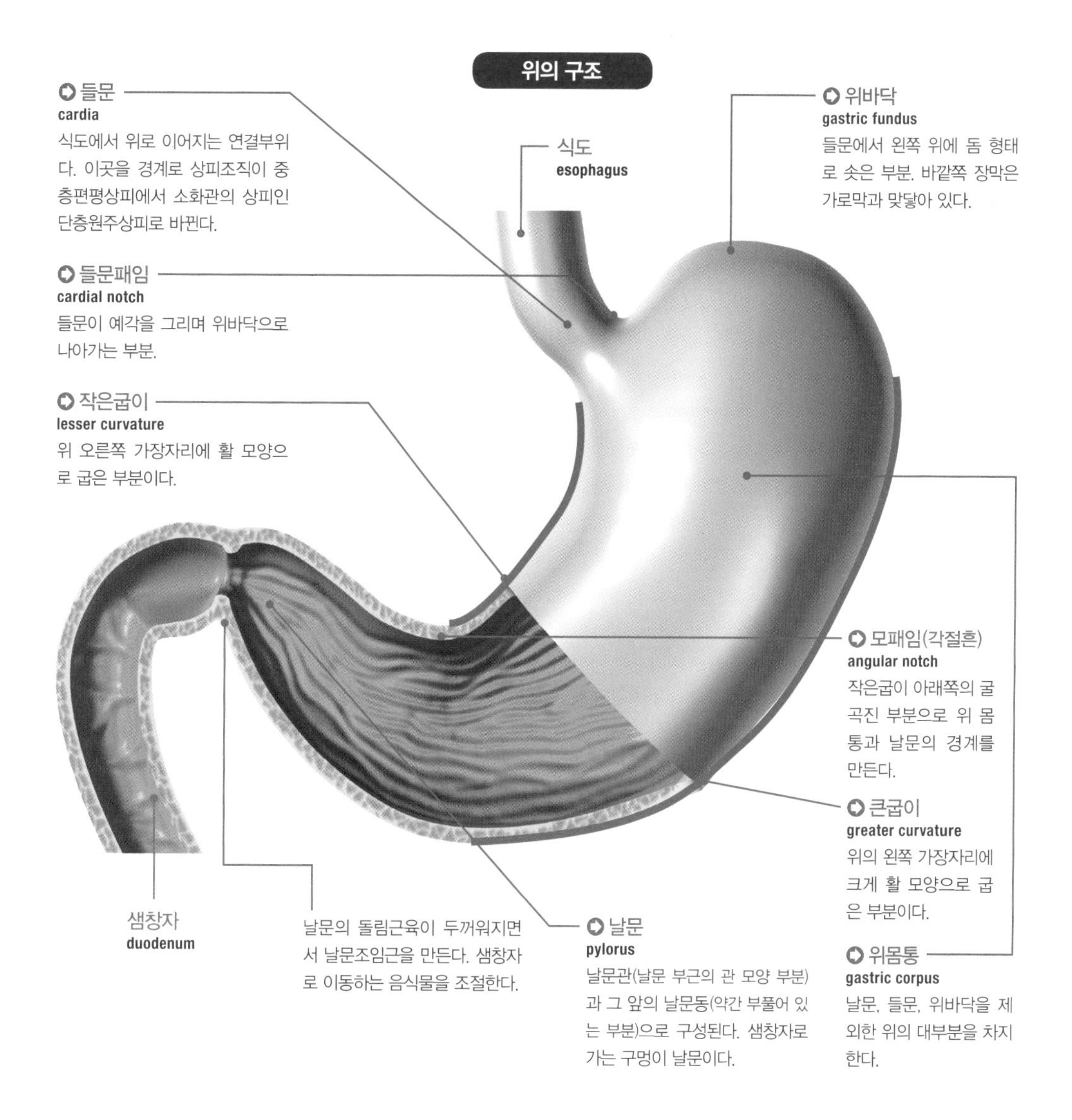
위의 구조
들문
cardia
식도에서 위로 이어지는 연결부위다. 이곳을 경계로 상피조직이 중층편평상피에서 소화관의 상피인 단층원주상피로 바뀐다.
식도
esophagus
위바닥
gastric fundus
들문에서 왼쪽 위에 돔 형태로 솟은 부분. 바깥쪽 장막은 가로막과 맞닿아 있다.
들문패임
cardial notch
들문이 예각을 그리며 위바닥으로 나아가는 부분.
작은굽이
lesser curvature
위 오른쪽 가장자리에 활 모양으로 굽은 부분이다.
모패임(각절흔)
angular notch
작은굽이 아래쪽의 굴곡진 부분으로 위 몸통과 날문의 경계를 만든다.
큰굽이
greater curvature
위의 왼쪽 가장자리에 크게 활 모양으로 굽은 부분이다.
샘창자
duodenum
날문의 돌림근육이 두꺼워지면서 날문조임근을 만든다. 샘창자로 이동하는 음식물을 조절한다.
날문
pylorus
날문관(날문 부근의 관 모양 부분)과 그 앞의 날문동(약간 부풀어 있는 부분)으로 구성된다. 샘창자로 가는 구멍이 날문이다.
위몸통
gastric corpus
날문, 들문, 위바닥을 제외한 위의 대부분을 차지한다.

짤막 메모

자신의 위가 소화되지 않는 이유

우리는 다른 동물의 내장을 먹고도 자연스럽게 소화를 시키는데, 어째서 정작 자신의 위는 소화하지 않는 것일까? 그것은 위의 표층을 덮고 있는 점액세포에서 분비된 점액과 표층세포가 소량 분비하는 탄산수소염의 작용으로 위의 상피세포 부근이 중성에 가까운 상태를 유지하기 때문이다.

그러나 자신의 위를 소화해버리는 사례도 흔하다. 위액의 분비는 '뇌상(cephalic phase)'과 '위상(gastric phase)'에 의해 촉진되고, '장상(intestinal phase)'에 의해 억제되는 3단계 지배를 받고 있다. 뇌상의 주역은 미주신경을 비롯한 부교감신경인데, 과도한 스트레스를 받아 미주신경이 흥분하면 위액을 지나치게 분비해 위 점막의 방어막을 뛰어넘어 위벽을 소화해버린다. 이것이 위궤양(소화성궤양 또는 스트레스성 궤양)이다. 현재는 위궤양을 치료할 때 주로 미주신경을 조절하는 히스타민의 작용을 억제하는 성분을 사용한다.

위샘 *gastric gland*

위치와 특징

위의 안쪽 점막에는 위오목이라는 작은 상피가 가득 들어가 있다. 위오목의 바닥은 그 밑에 있는 위샘으로 이어진다. 위샘은 들문과 날문을 제외하고 거의 모든 위점막 밑에 존재한다. 위액을 분비하는 위샘의 세포는 으뜸세포, 벽세포, 목점액세포의 세 종류가 있다.

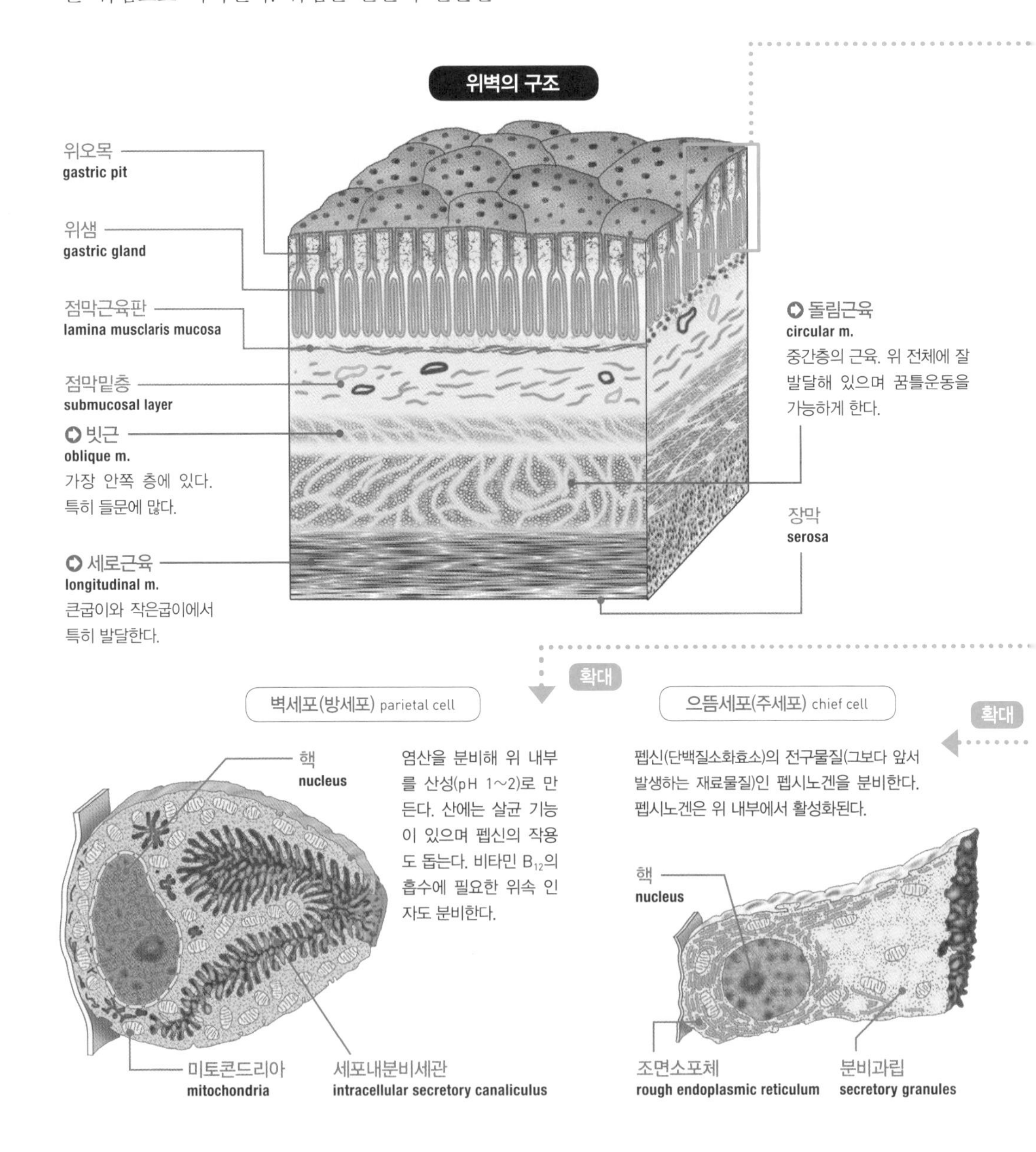

위벽의 구조
위오목
gastric pit
위샘
gastric gland
점막근육판
lamina musclaris mucosa
점막밑층
submucosal layer
빗근
oblique m.
가장 안쪽 층에 있다.
특히 들문에 많다.
세로근육
longitudinal m.
큰굽이와 작은굽이에서
특히 발달한다.
돌림근육
circular m.
중간층의 근육. 위 전체에 잘 발달해 있으며 꿈틀운동을 가능하게 한다.
장막
serosa
확대
벽세포(방세포) parietal cell
핵
nucleus
염산을 분비해 위 내부를 산성(pH 1~2)로 만든다. 산에는 살균 기능이 있으며 펩신의 작용도 돕는다. 비타민 B_{12}의 흡수에 필요한 위속 인자도 분비한다.
미토콘드리아
mitochondria
세포내분비세관
intracellular secretory canaliculus
확대
으뜸세포(주세포) chief cell
펩신(단백질소화효소)의 전구물질(그보다 앞서 발생하는 재료물질)인 펩시노겐을 분비한다. 펩시노겐은 위 내부에서 활성화된다.
핵
nucleus
조면소포체
rough endoplasmic reticulum
분비과립
secretory granules

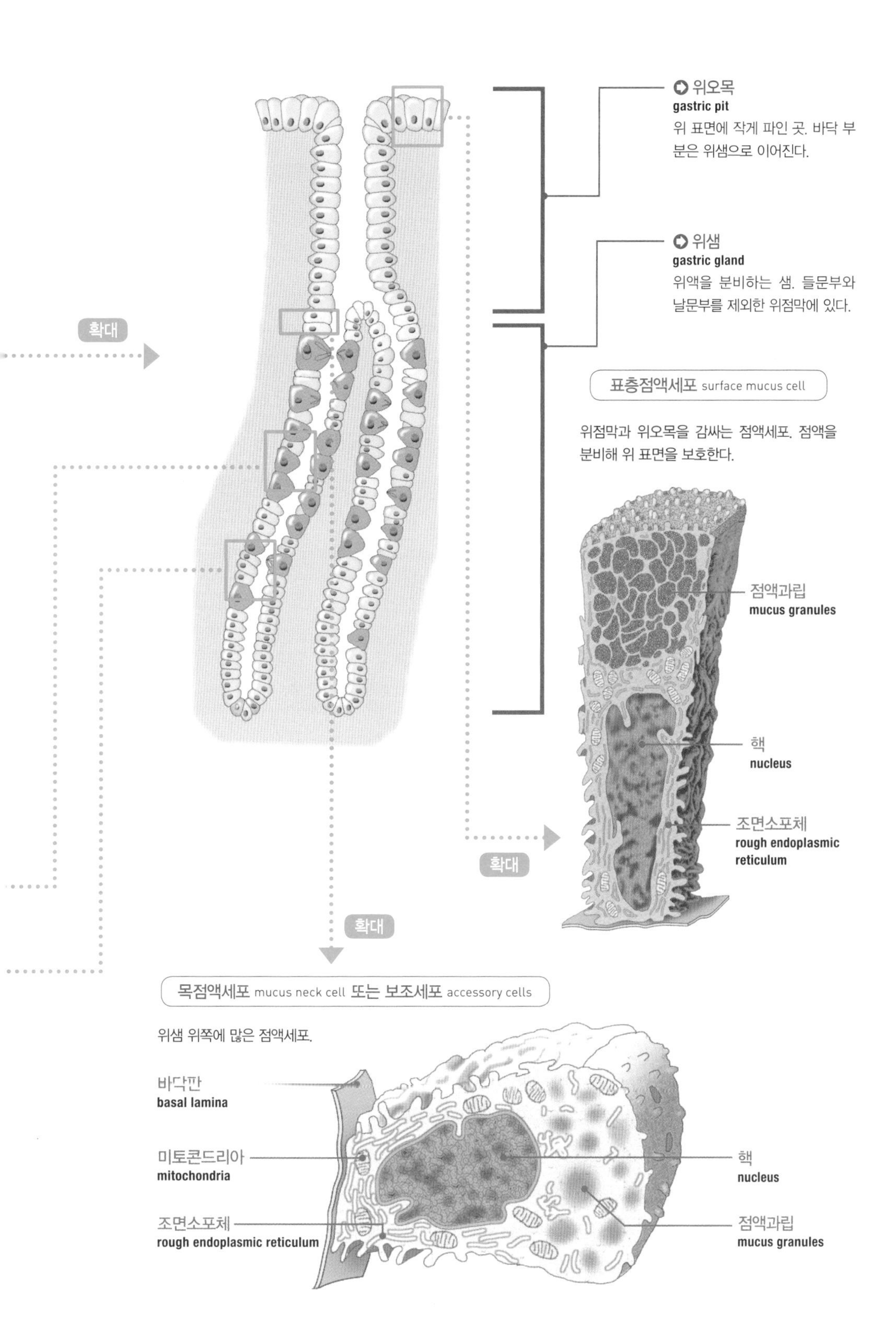

위오목
gastric pit
위 표면에 작게 파인 곳. 바닥 부분은 위샘으로 이어진다.
위샘
gastric gland
위액을 분비하는 샘. 들문부와 날문부를 제외한 위점막에 있다.
확대
표층점액세포 surface mucus cell
위점막과 위오목을 감싸는 점액세포. 점액을 분비해 위 표면을 보호한다.
점액과립
mucus granules
핵
nucleus
조면소포체
rough endoplasmic reticulum
확대
확대
목점액세포 mucus neck cell 또는 보조세포 accessory cells
위샘 위쪽에 많은 점액세포.
바닥판
basal lamina
미토콘드리아
mitochondria
조면소포체
rough endoplasmic reticulum
핵
nucleus
점액과립
mucus granules

작은창자(소장) ① *small intestine ①*

위치와 특징

작은창자는 소장이라고도 하며 위로 이어지는 약 25cm의 샘창자(십이지장), 약 2m의 빈창자, 약 4m의 돌창자로 구성된다. 단, 빈창자와 돌창자의 명확한 경계는 없다. 돌창자는 아랫배 오른쪽에서 막창자로 이어진다.

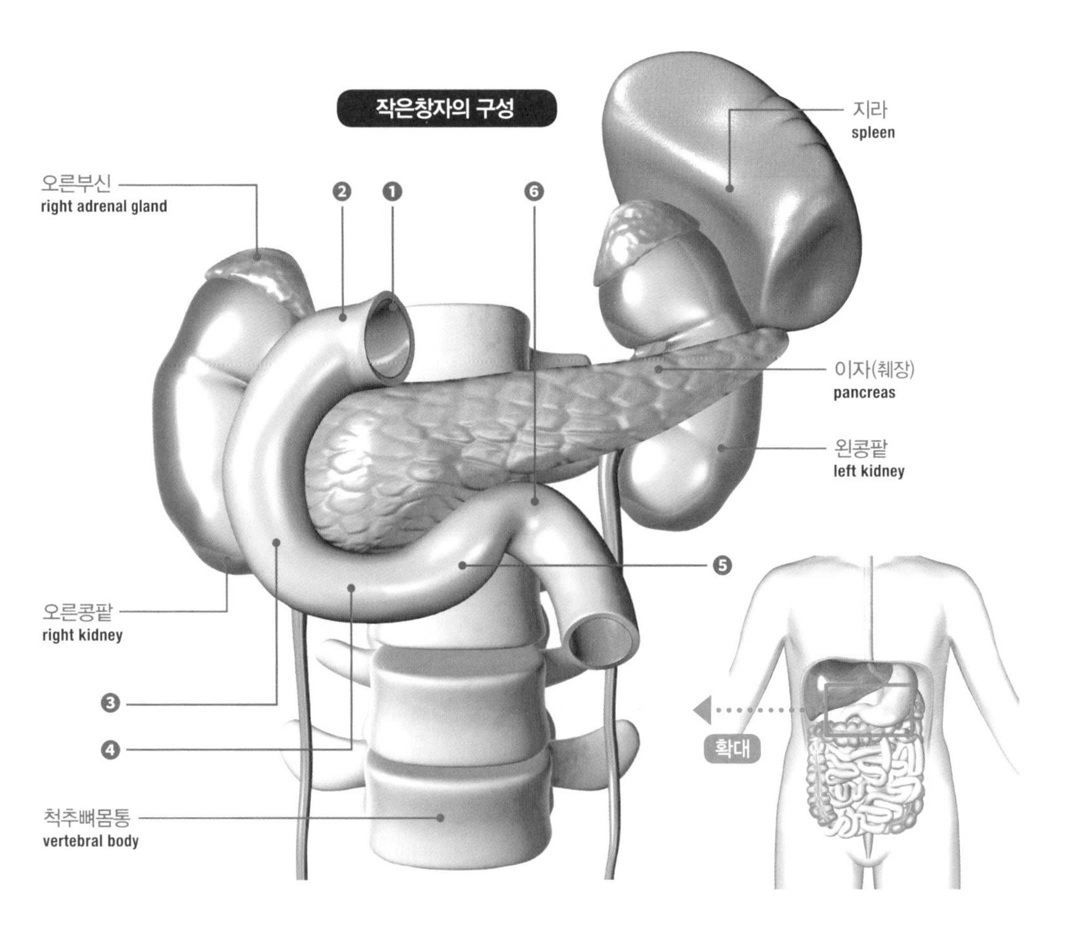

작은창자의 구성
지라
spleen
오른부신
right adrenal gland
❷
❶
❻
이자(췌장)
pancreas
왼콩팥
left kidney
❺
오른콩팥
right kidney
❸
❹
척추뼈몸통
vertebral body
확대

❶ 샘창자
duodenum
배막에 의해 뒤배벽에 고정되어 위치가 변하지 않는다. 진행 방향에 따라 위쪽부터 위부분, 내림부분, 수평부분, 오름부분의 네 부분으로 나뉜다. 점막에는 알칼리성 점액을 분비하는 샘창자샘이 있다.

❷ 위부분
superior part
샘창자가 시작하는 부위로 1번 허리뼈 오른쪽에서 날문으로 이어진다.

❸ 내림부분
descending part
점막에는 이자관으로 통하는 구멍인 큰샘창자유두가 있다. 그 위쪽으로는 부이자관으로 통하는 작은샘창자유두가 있다.

❹ 수평부분
horizontal part
아래대정맥과 배대동맥의 앞을 가로지른다.

❺ 오름부분
ascending part
2번 허리뼈 왼쪽까지 올라가 빈창자로 나아간다. 빈창자와의 경계는 샘빈창자굽이가 된다.

❻ 샘빈창자굽이
duodenojejunal flexure
샘창자와 빈창자의 경계. 위치는 인대로 고정되어 있다. 그 밑으로 이어지는 빈창자에는 창자간막이 있다.

돌림주름

돌림주름은 샘창자와 빈창자에 발달하며 점막의 표면적을 넓히는 구조로 되어 있다. 돌창자에도 점막주름은 보이지만, 이렇게 창자의 속공간을 둘러싸고 있는 형태의 주름은 없다.

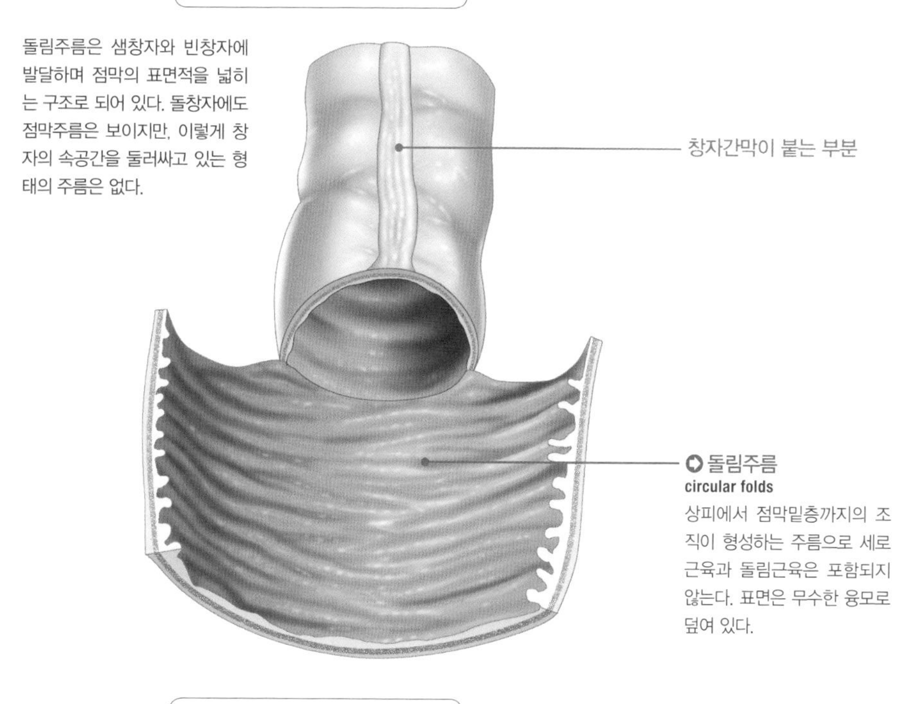
창자간막이 붙는 부분
돌림주름
circular folds
상피에서 점막밑층까지의 조직이 형성하는 주름으로 세로근육과 돌림근육은 포함되지 않는다. 표면은 무수한 융모로 덮여 있다.

홑림프소절과 무리림프소절

돌창자는 작은창자에서도 림프조직이 특히 잘 발달한 부분이다. 림프소절이 흩어져 따로 존재하는 것을 홑림프소절, 모여 있는 것을 무리림프소절(페이어판)이라고 부른다. 돌창자 고유의 구조다.

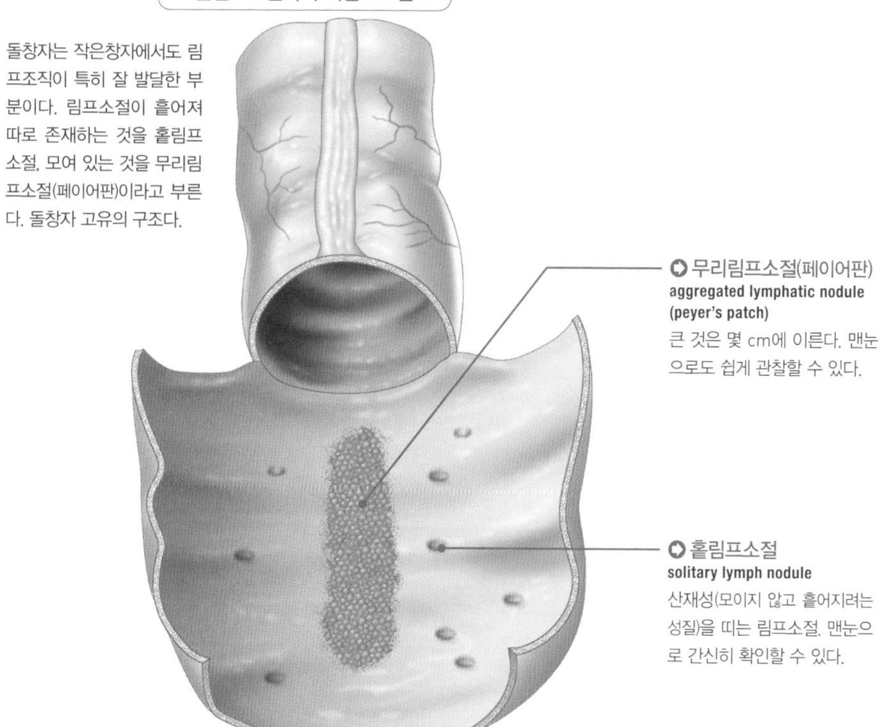
무리림프소절(페이어판)
aggregated lymphatic nodule
(peyer's patch)
큰 것은 몇 cm에 이른다. 맨눈으로도 쉽게 관찰할 수 있다.
홑림프소절
solitary lymph nodule
산재성(모이지 않고 흩어지려는 성질)을 띠는 림프소절. 맨눈으로 간신히 확인할 수 있다.

작은창자(소장) ② *small intestine ②*

위치와 특징

빈창자는 샘창자에 이어지는 부위로 길이는 약 2m 정도다. 창자간막을 지니고 있으며 돌림주름이 발달해 있다. 돌창자는 빈창자에 이어진 약 4m의 부위로, 창자의 다른 부위와 달리 점막에 림프소절이 발달해 있다. 특히 많은 림프소절이 집합한 것을 무리림프소절이라고 하는데, 큰 것은 지름 몇 cm 정도로 점막이 부풀어 오른 형태를 띤다. 큰창자로 가는 연결 부위는 돌막창자(회맹)라고 하며 돌막창자판막(회맹판)이 있다.

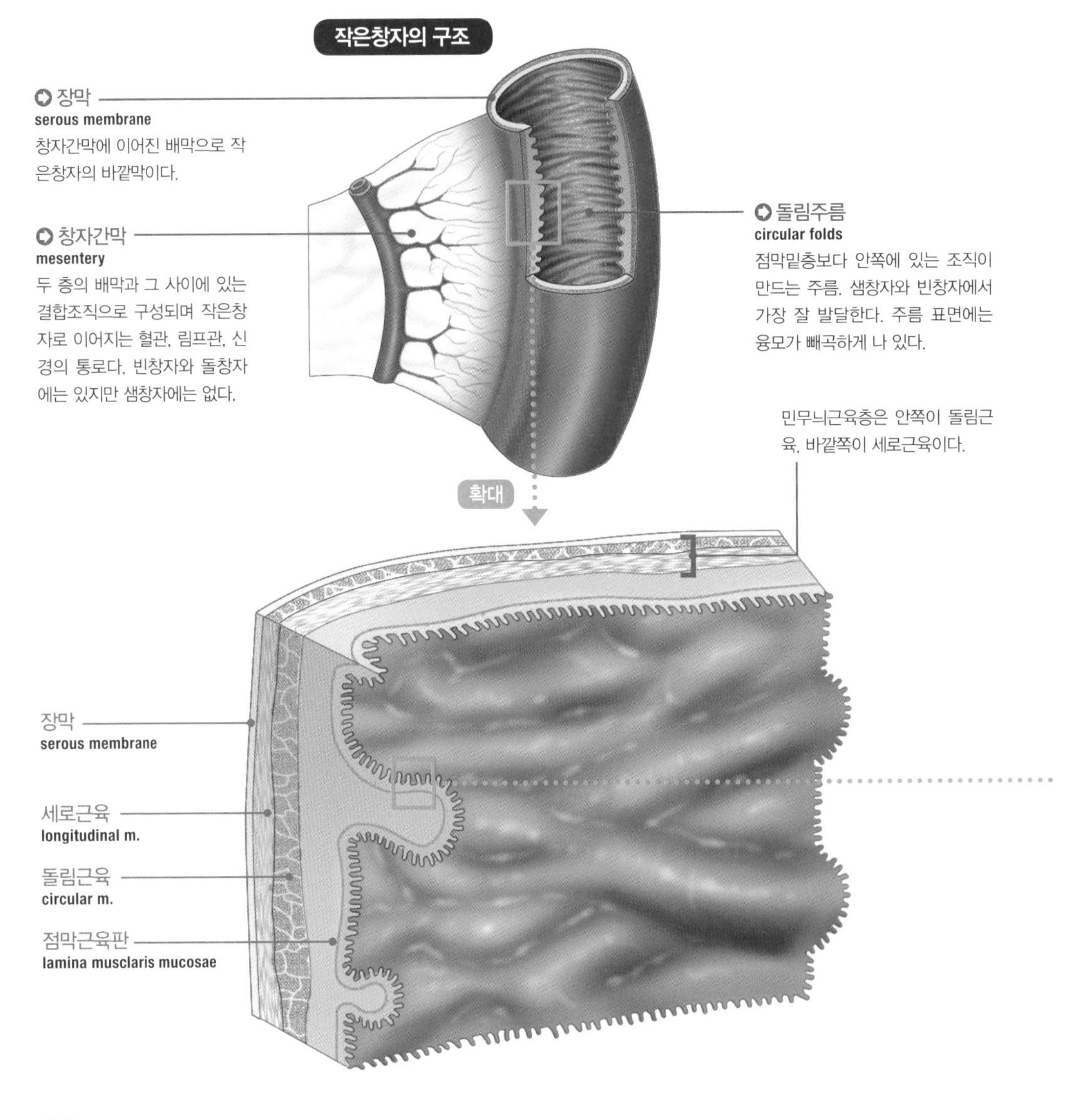

작은창자의 구조
장막
serous membrane
창자간막에 이어진 배막으로 작은창자의 바깥막이다.
창자간막
mesentery
두 층의 배막과 그 사이에 있는 결합조직으로 구성되며 작은창자로 이어지는 혈관, 림프관, 신경의 통로다. 빈창자와 돌창자에는 있지만 샘창자에는 없다.
돌림주름
circular folds
점막밑층보다 안쪽에 있는 조직이 만드는 주름. 샘창자와 빈창자에서 가장 잘 발달한다. 주름 표면에는 융모가 빼곡하게 나 있다.
민무늬근육층은 안쪽이 돌림근육, 바깥쪽이 세로근육이다.
확대
장막
serous membrane
세로근육
longitudinal m.
돌림근육
circular m.
점막근육판
lamina musclaris mucosae

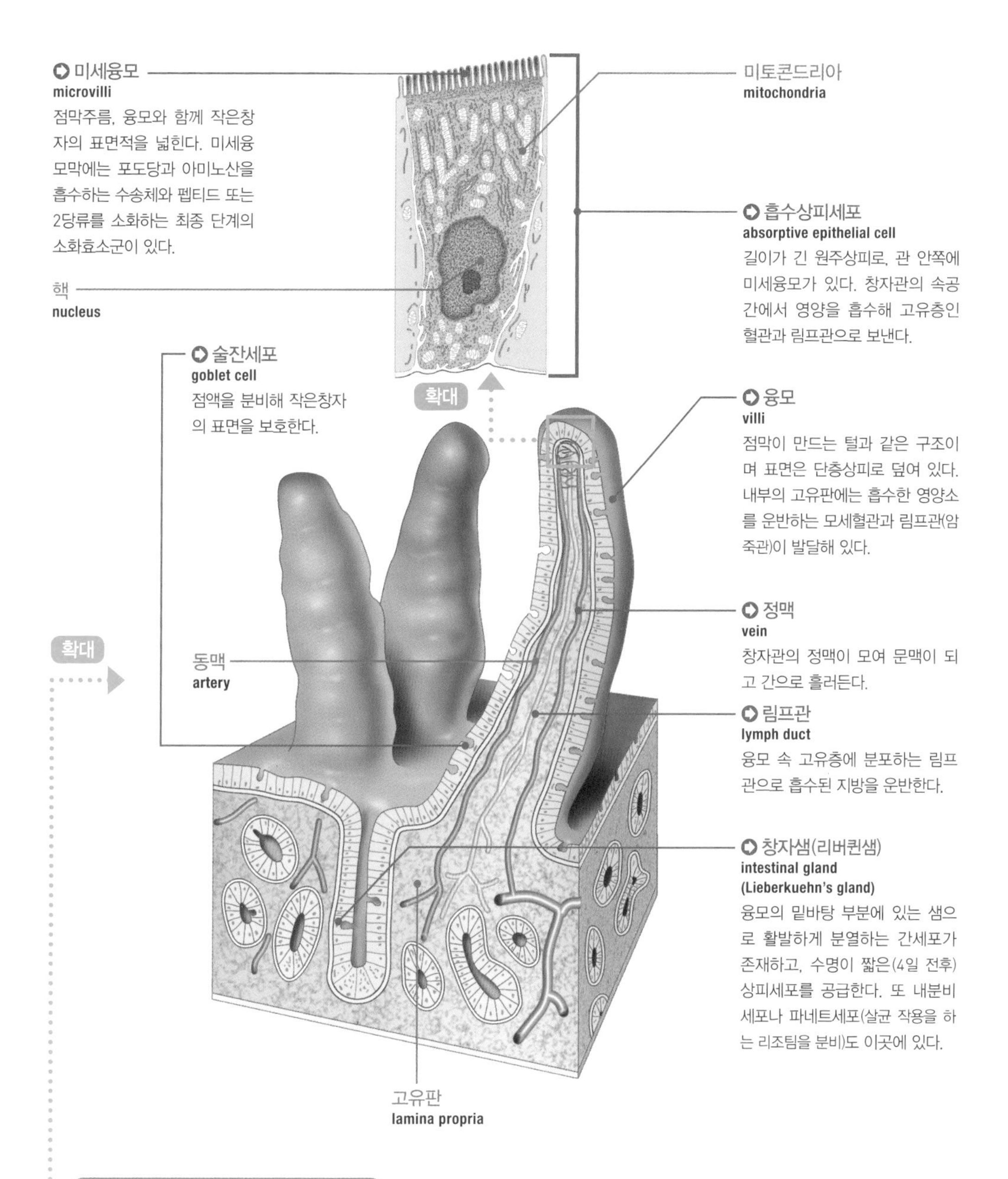
미세융모
microvilli
점막주름, 융모와 함께 작은창자의 표면적을 넓힌다. 미세융모막에는 포도당과 아미노산을 흡수하는 수송체와 펩티드 또는 2당류를 소화하는 최종 단계의 소화효소군이 있다.
핵
nucleus
미토콘드리아
mitochondria
흡수상피세포
absorptive epithelial cell
길이가 긴 원주상피로, 관 안쪽에 미세융모가 있다. 창자관의 속공간에서 영양을 흡수해 고유층인 혈관과 림프관으로 보낸다.
술잔세포
goblet cell
점액을 분비해 작은창자의 표면을 보호한다.
확대
융모
villi
점막이 만드는 털과 같은 구조이며 표면은 단층상피로 덮여 있다. 내부의 고유판에는 흡수한 영양소를 운반하는 모세혈관과 림프관(암죽관)이 발달해 있다.
정맥
vein
창자관의 정맥이 모여 문맥이 되고 간으로 흘러든다.
확대
동맥
artery
림프관
lymph duct
융모 속 고유층에 분포하는 림프관으로 흡수된 지방을 운반한다.
창자샘(리버퀸샘)
intestinal gland
(Lieberkuehn's gland)
융모의 밑바탕 부분에 있는 샘으로 활발하게 분열하는 간세포가 존재하고, 수명이 짧은(4일 전후) 상피세포를 공급한다. 또 내분비세포나 파네트세포(살균 작용을 하는 리조팀을 분비)도 이곳에 있다.
고유판
lamina propria

작은창자 속 영양소의 소화와 흡수

위에서 샘창자로 이송된 음식물은 알칼리성인 샘창자 분비물과 이자액으로 중화된다. 이로 인해 중성에 가까운 지적pH(산소반응속도를 최대로 만드는 pH농도)를 가지는 이자액 속 효소가 작용할 수 있다. 이자액 속에는 탄수화물, 단백질, 지질의 소화효소가 포함되어 있다. 아밀라아제를 사용해 전분을 맥아당으로, 트립신을 사용해 단백질을 펩티드로, 지질분해효소(리파제)를 사용해 지방을 지방산과 글리세린으로 소화한다. 작은창자상피세포의 미세융모막에는 2당류의 소화효소와 펩티드분해효소가 있다. 맥아당 등의 2당류는 다시 포도당과 같은 단당류로, 펩티드는 아미노산으로 분해 및 흡수된다. 흡수된 당과 아미노산은 융모고유판의 혈관으로 들어가 문맥을 통해 간으로 운반된다. 지방은 킬로미크론이라는 작은 방울 형태로 림프관으로 들어간 뒤 가슴관을 지나 심장에 도착한다.

큰창자(대장) *large intestine*

위치와 특징

흔히 대장이라고 부르는 큰창자는 약 1.6m로 막창자(맹장), 오름잘록창자, 가로잘록창자, 내림잘록창자, 구불잘록창자, 곧창자(직장)로 나뉜다. 막창자의 일부는 돌출되어 막창자꼬리(충수)를 형성한다. 오름잘록창자와 내림잘록창자는 배막뒤기관으로 창자간막이 없으나, 그 밖의 부위에는 창자간막이 있다. 예를 들면 막창자꼬리에는 막창자꼬리간막이 있다. 큰창자의 점막에는 융모가 없으며, 작은창자에 비해 구조가 단순하다. 큰창자는 물과 전해질을 흡수해 분변을 형성한다.

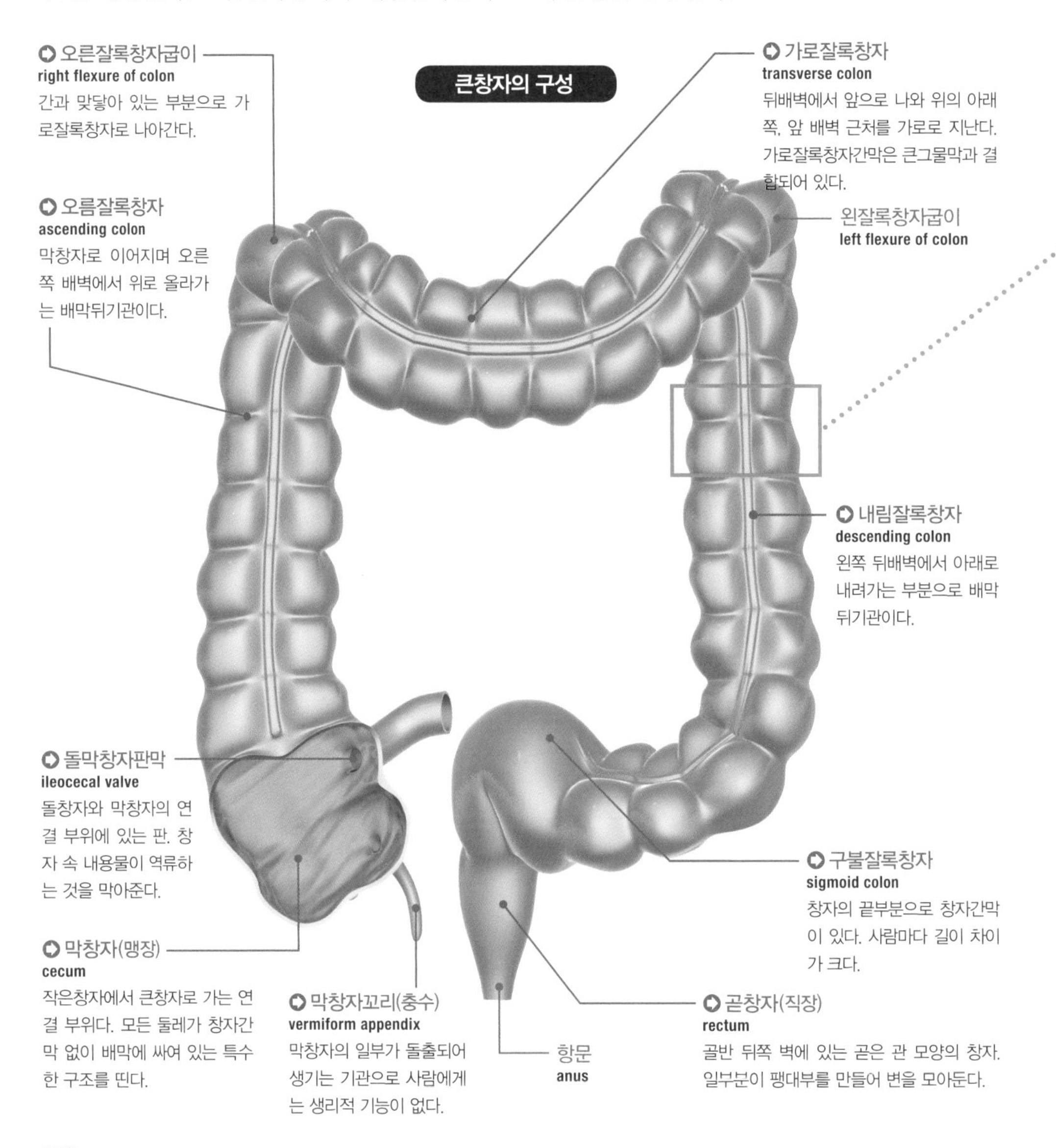

큰창자의 구성
오른잘록창자굽이
right flexure of colon
간과 맞닿아 있는 부분으로 가로잘록창자로 나아간다.
오름잘록창자
ascending colon
막창자로 이어지며 오른쪽 배벽에서 위로 올라가는 배막뒤기관이다.
가로잘록창자
transverse colon
뒤배벽에서 앞으로 나와 위의 아래쪽, 앞 배벽 근처를 가로로 지난다. 가로잘록창자간막은 큰그물막과 결합되어 있다.
왼잘록창자굽이
left flexure of colon
내림잘록창자
descending colon
왼쪽 뒤배벽에서 아래로 내려가는 부분으로 배막뒤기관이다.
돌막창자판막
ileocecal valve
돌창자와 막창자의 연결 부위에 있는 판. 창자 속 내용물이 역류하는 것을 막아준다.
구불잘록창자
sigmoid colon
창자의 끝부분으로 창자간막이 있다. 사람마다 길이 차이가 크다.
막창자(맹장)
cecum
작은창자에서 큰창자로 가는 연결 부위다. 모든 둘레가 창자간막 없이 배막에 싸여 있는 특수한 구조를 띤다.
막창자꼬리(충수)
vermiform appendix
막창자의 일부가 돌출되어 생기는 기관으로 사람에게는 생리적 기능이 없다.
항문
anus
곧창자(직장)
rectum
골반 뒤쪽 벽에 있는 곧은 관 모양의 창자. 일부분이 팽대부를 만들어 변을 모아둔다.

막창자꼬리의 배벽쪽 투시도

막창자꼬리의 시작점은 오른쪽 위 앞 엉덩뼈가시와 배꼽을 잇는 가상의 선 바깥쪽에서 1/3 지점(맥버니압통점)이다.

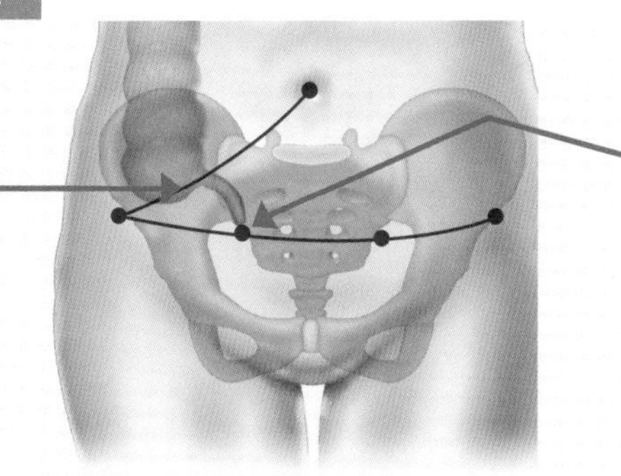

막창자꼬리의 끝점은 좌우 엉덩뼈가시를 잇는 선을 가상의 선을 3등분했을 때 오른쪽 1/3 지점(란츠압통점)이다.

확대

큰창자의 구조

창자간막
mesentery

잘록창자띠
taenia coli
잘록창자에서는 세로근육이 두꺼워져 간막띠, 큰그물막띠, 자유띠 등 세 개의 잘록창자띠를 만든다.

복막주렁
appendix epiploica
큰창자에는 장막이 씌워진 지방조직이 돌출되어 있다. 이것을 복막주렁이라 하며 큰창자에만 있는 독특한 구조다.

잘록창자팽대
haustra coli
반달주름 사이의 관벽이 바깥쪽으로 부푼 것. 작은창자에는 없는 구조다.

반달주름
semilunar fold
잘록창자띠에 의해 생긴 근육층까지 포함한 주름. 그래서 큰창자의 표면에는 작은창자에서 볼 수 없는 선명한 주름이 있다.

단면

잘록창자의 미세구조

상피세포
epithelial tissue
점막에 작은창자에서 보였던 융모가 없다. 단층원주상피로 이루어져 있으며 물, 전해질을 흡수하는 세포와 점액세포로 구성된다.

점막고유판
lamina propria mucosae
혈관이 발달해 있다. 작은창자에서 보이는 림프관 침입은 없다.

창자샘
intestinal gland
큰창자는 작은창자와 같은 융모가 없는 대신 점막에 창자샘이 발달해 있다.

바깥막
adventitia
배막의 연장인 장막과 일부 배벽의 결합조직으로 이루어진다.

점막근육판
lamina muscularis mucosae

점막밑조직
submucosal layer

근육층
muscle layer
안쪽은 돌림근육, 바깥쪽은 세로근육인 민무늬근육이다.

항문 *anus*

위치와 특징

곧창자 아래는 항문으로 이어진다. 곧창자까지 존재했던 세로근육은 사라지고, 돌림근육이 발달해 속항문조임근을 형성한다. 그 바깥쪽은 뼈대근육인 바깥항문조임근이 감싸고 있어 항문을 닫는다.

항문의 구조

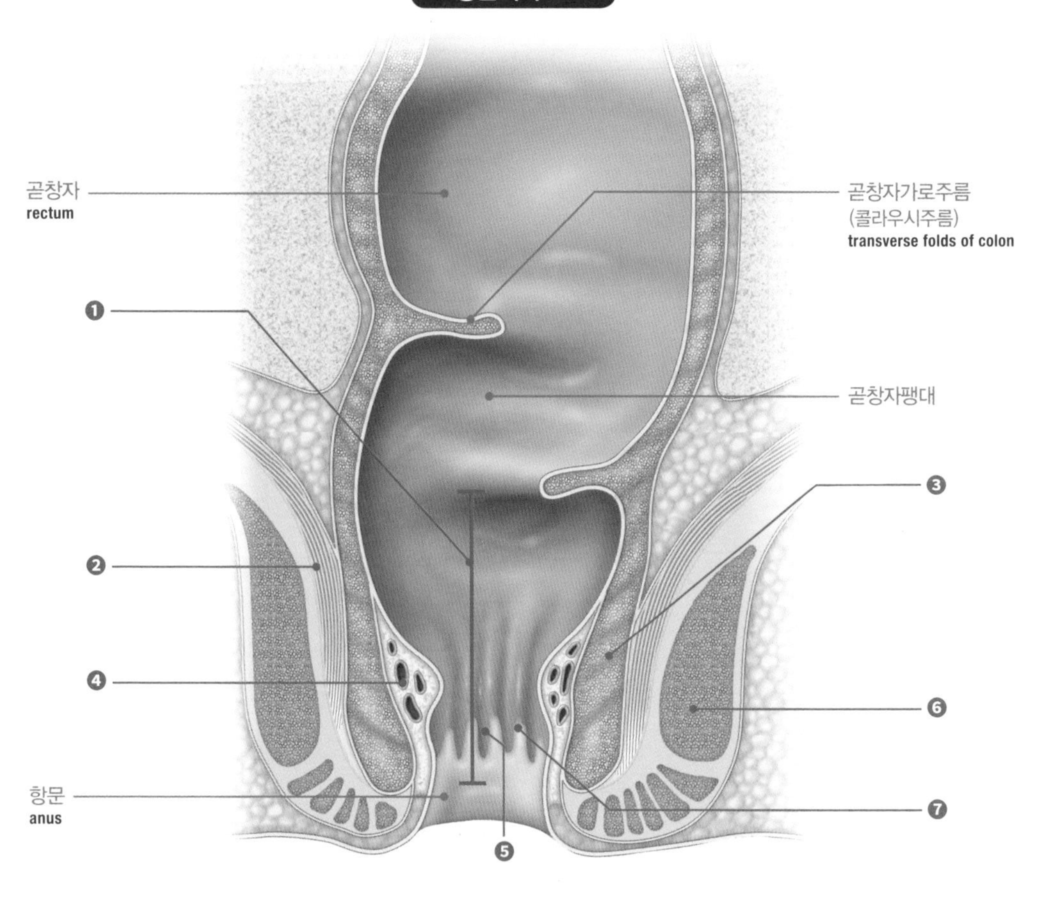

곧창자
rectum
곧창자가로주름
(콜라우시주름)
transverse folds of colon
❶
곧창자팽대
❸
❷
❹
❻
항문
anus
❼
❺

❶ 항문관
anal tube
항문기둥과 항문굴을 포함한 곧창자 아래부분. 이 부위에서 상피가 단층원주상피에서 중층편평상피로 바뀐다.

❷ 항문올림근
levator ani m.
항문 주위에서 골반에 이르는 크고 강한 근육으로 골반가로막을 구성한다.

❸ 속항문조임근
internal sphincter of anus
창자벽의 근육층 가운데 안쪽에 있는 둘레근육이 두꺼워지면서 생긴 조임근. 민무늬근육이다.

❹ 정맥얼기
venous plexus
항문 주위에는 정맥얼기가 발달해 있다.

❺ 항문굴
anal sinuses
항문기둥과 항문기둥 사이에 오목하게 들어간 곳.

❻ 바깥항문조임근
external sphincter of anus
뼈대근육의 조임근.

❼ 항문기둥
anal column
점막 5~7개가 솟아 있다.

배변 조절

곧창자에 변이 차서 곧창자벽이 늘어나면 배변 욕구를 느낀다. 배변할 준비가 되면 곧창자는 수축하고 속항문조임근은 이완한다. 여기에 음부신경이 바깥항문조임근도 이완시켜 배변이 일어난다. 이때 가로막의 수축과 배벽의 근수축이 배의 압력을 높여 배변을 촉진한다.

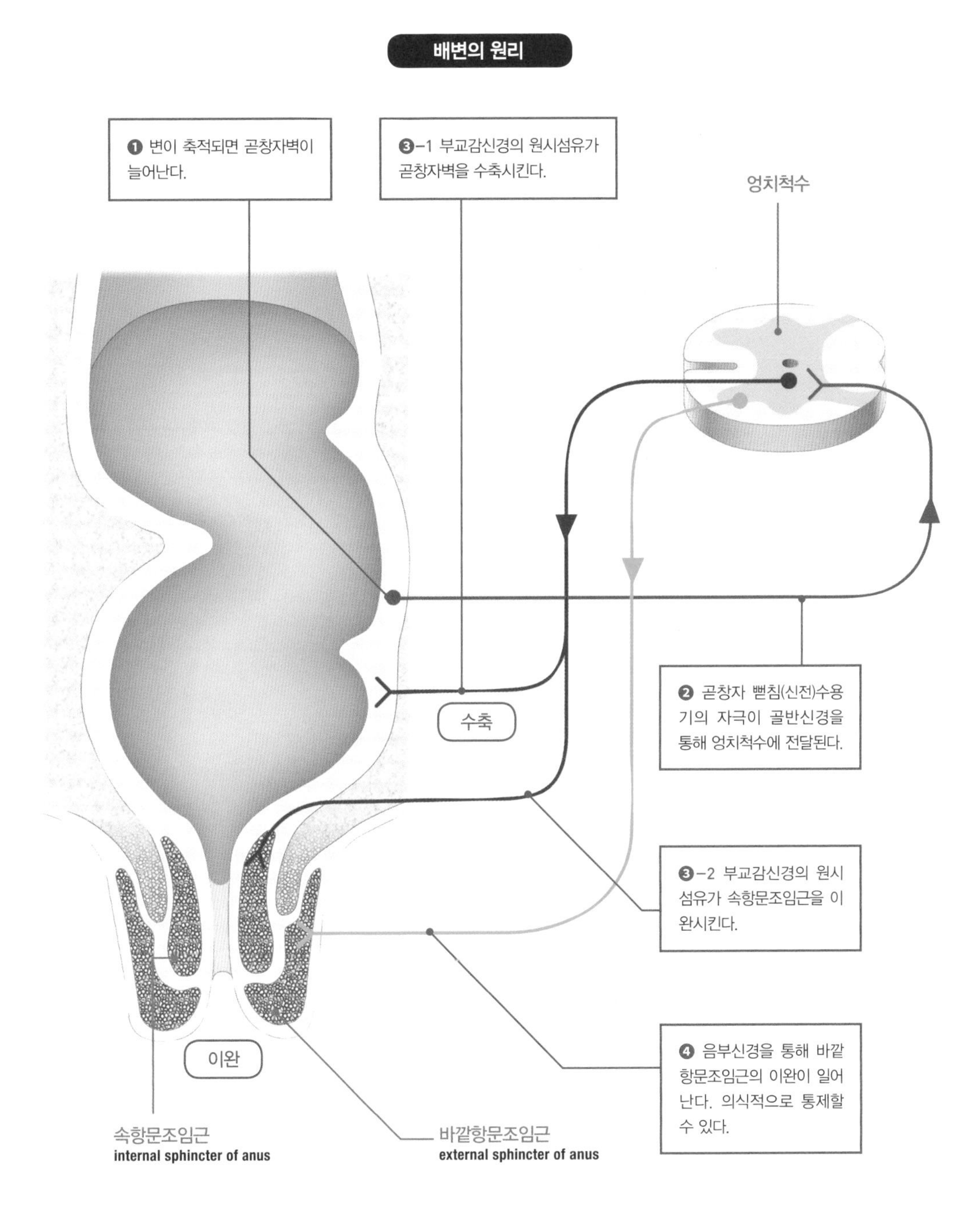

배변의 원리
❶ 변이 축적되면 곧창자벽이 늘어난다.
❸-1 부교감신경의 원시섬유가 곧창자벽을 수축시킨다.
엉치척수
수축
❷ 곧창자 뻗침(신전)수용기의 자극이 골반신경을 통해 엉치척수에 전달된다.
❸-2 부교감신경의 원시섬유가 속항문조임근을 이완시킨다.
이완
❹ 음부신경을 통해 바깥항문조임근의 이완이 일어난다. 의식적으로 통제할 수 있다.
속항문조임근
internal sphincter of anus
바깥항문조임근
external sphincter of anus

간 ① *liver ①*

위치와 특징

간은 배 오른쪽 위에 위치한 인체 최대의 기관으로 무게는 1~1.5kg 정도다. 간은 총 4엽으로 구성된다. 간 중앙에 있는 낫인대를 기준으로 오른엽과 왼엽으로 나뉘며 아래면 앞에는 네모엽이, 뒤에는 꼬리엽이 있다.

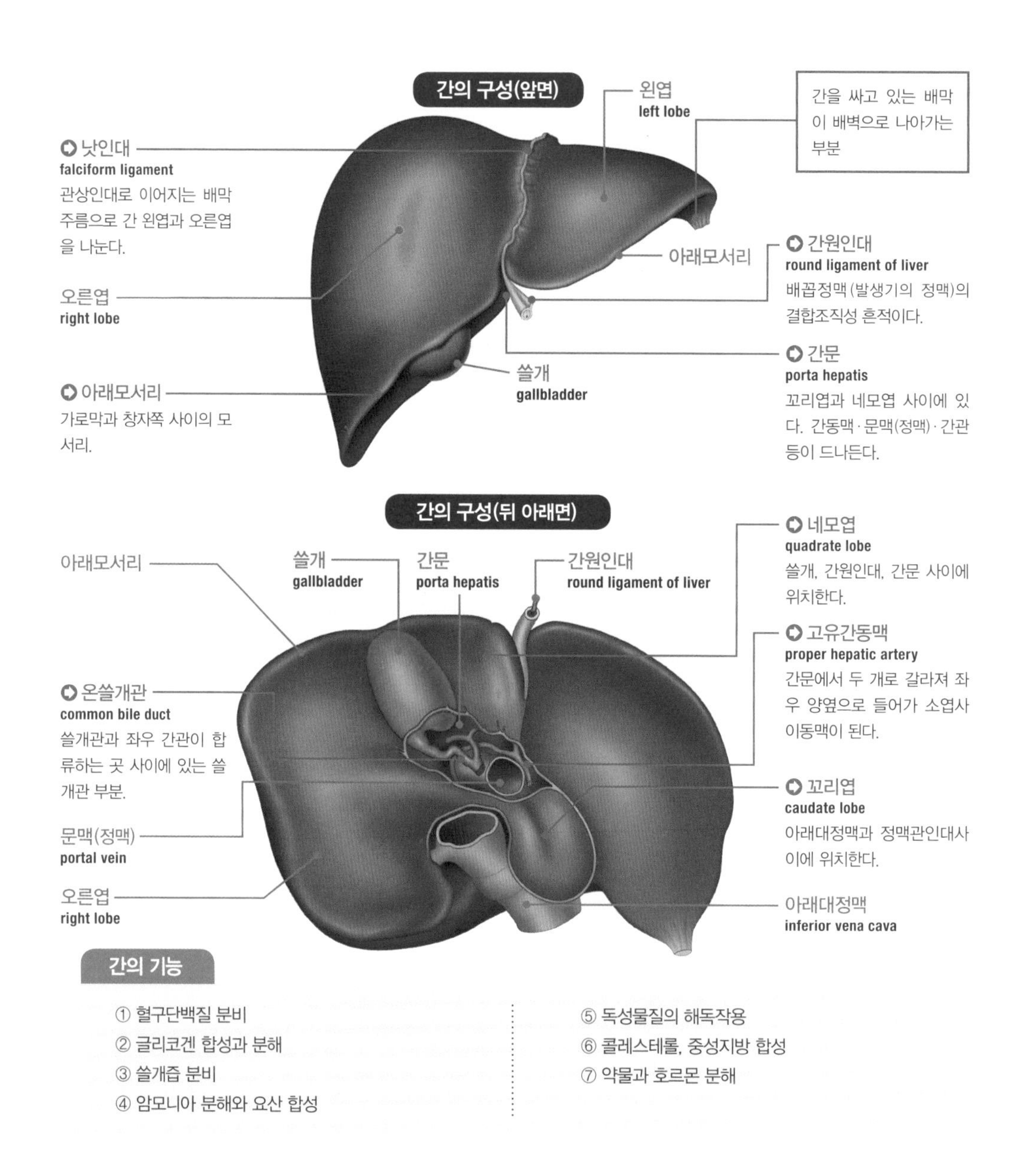
간의 구성(앞면)
왼엽
left lobe
간을 싸고 있는 배막이 배벽으로 나아가는 부분
낫인대
falciform ligament
관상인대로 이어지는 배막 주름으로 간 왼엽과 오른엽을 나눈다.
오른엽
right lobe
아래모서리
간원인대
round ligament of liver
배꼽정맥(발생기의 정맥)의 결합조직성 흔적이다.
간문
porta hepatis
꼬리엽과 네모엽 사이에 있다. 간동맥 · 문맥(정맥) · 간관 등이 드나든다.
쓸개
gallbladder
아래모서리
가로막과 창자쪽 사이의 모서리.
간의 구성(뒤 아래면)
아래모서리
쓸개
gallbladder
간문
porta hepatis
간원인대
round ligament of liver
네모엽
quadrate lobe
쓸개, 간원인대, 간문 사이에 위치한다.
고유간동맥
proper hepatic artery
간문에서 두 개로 갈라져 좌우 양옆으로 들어가 소엽사이동맥이 된다.
온쓸개관
common bile duct
쓸개관과 좌우 간관이 합류하는 곳 사이에 있는 쓸개관 부분.
꼬리엽
caudate lobe
아래대정맥과 정맥관인대사이에 위치한다.
문맥(정맥)
portal vein
오른엽
right lobe
아래대정맥
inferior vena cava

간의 기능

① 혈구단백질 분비
② 글리코겐 합성과 분해
③ 쓸개즙 분비
④ 암모니아 분해와 요산 합성
⑤ 독성물질의 해독작용
⑥ 콜레스테롤, 중성지방 합성
⑦ 약물과 호르몬 분해

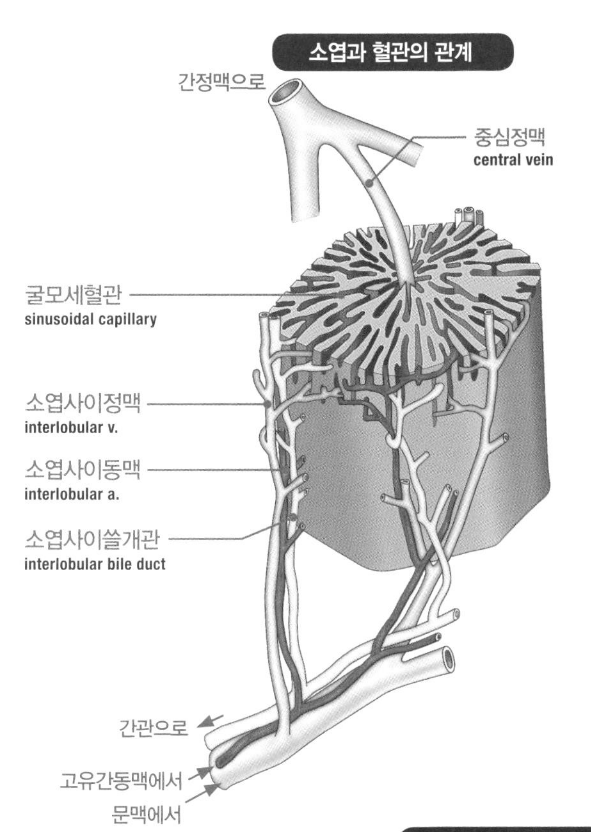
소엽과 혈관의 관계
간정맥으로
중심정맥
central vein
굴모세혈관
sinusoidal capillary
소엽사이정맥
interlobular v.
소엽사이동맥
interlobular a.
소엽사이쓸개관
interlobular bile duct
간관으로
고유간동맥에서
문맥에서

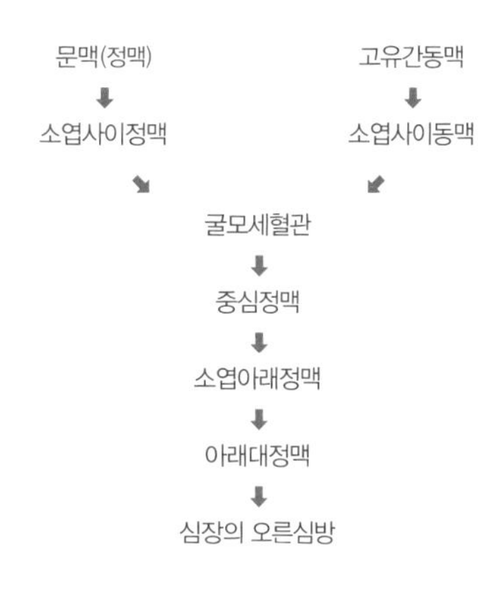
간 속 혈액의 흐름
문맥(정맥)
소엽사이정맥
고유간동맥
소엽사이동맥
굴모세혈관
중심정맥
소엽아래정맥
아래대정맥
심장의 오른심방

간소엽

간은 수많은 간소엽(간의 기능단위)으로 구성된다. 간세포는 중심정맥을 중심으로 방사형으로 배열되어 있으며, 그 간세포집단을 간소엽이라고 한다. 그 사이로 굴모세혈관이 중심정맥을 향해 흐른다.

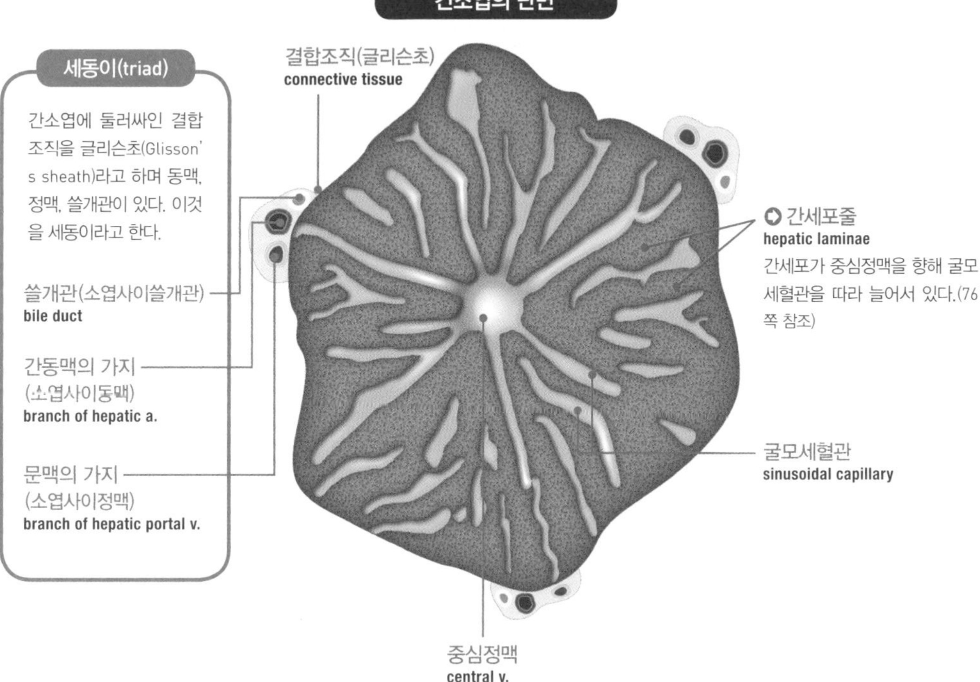
간소엽의 단면
세동이(triad)
간소엽에 둘러싸인 결합조직을 글리손초(Glisson's sheath)라고 하며 동맥, 정맥, 쓸개관이 있다. 이것을 세동이라고 한다.
쓸개관(소엽사이쓸개관)
bile duct
간동맥의 가지
(소엽사이동맥)
branch of hepatic a.
문맥의 가지
(소엽사이정맥)
branch of hepatic portal v.
결합조직(글리손초)
connective tissue
간세포줄
hepatic laminae
간세포가 중심정맥을 향해 굴모세혈관을 따라 늘어서 있다.(76쪽 참조)
굴모세혈관
sinusoidal capillary
중심정맥
central v.

간 ② liver ②

위치와 특징

문맥과 동맥에서 오는 혈액은 중심정맥을 향해 굴모세혈관 속을 흐른다. 간세포에서 만들어진 쓸개즙은 모세쓸개관을 지나 쓸개관(혈액과 역방향)으로 흐른다. 또 굴모세혈관은 간세포줄에 둘러싸인 형태로 구성된다. 간세포줄과 굴모세혈관 사이에는 디세강(space of Disse)이 있는데, 여기에 간별세포가 있다. 굴모세혈관 안에는 쿠퍼세포가 있다.

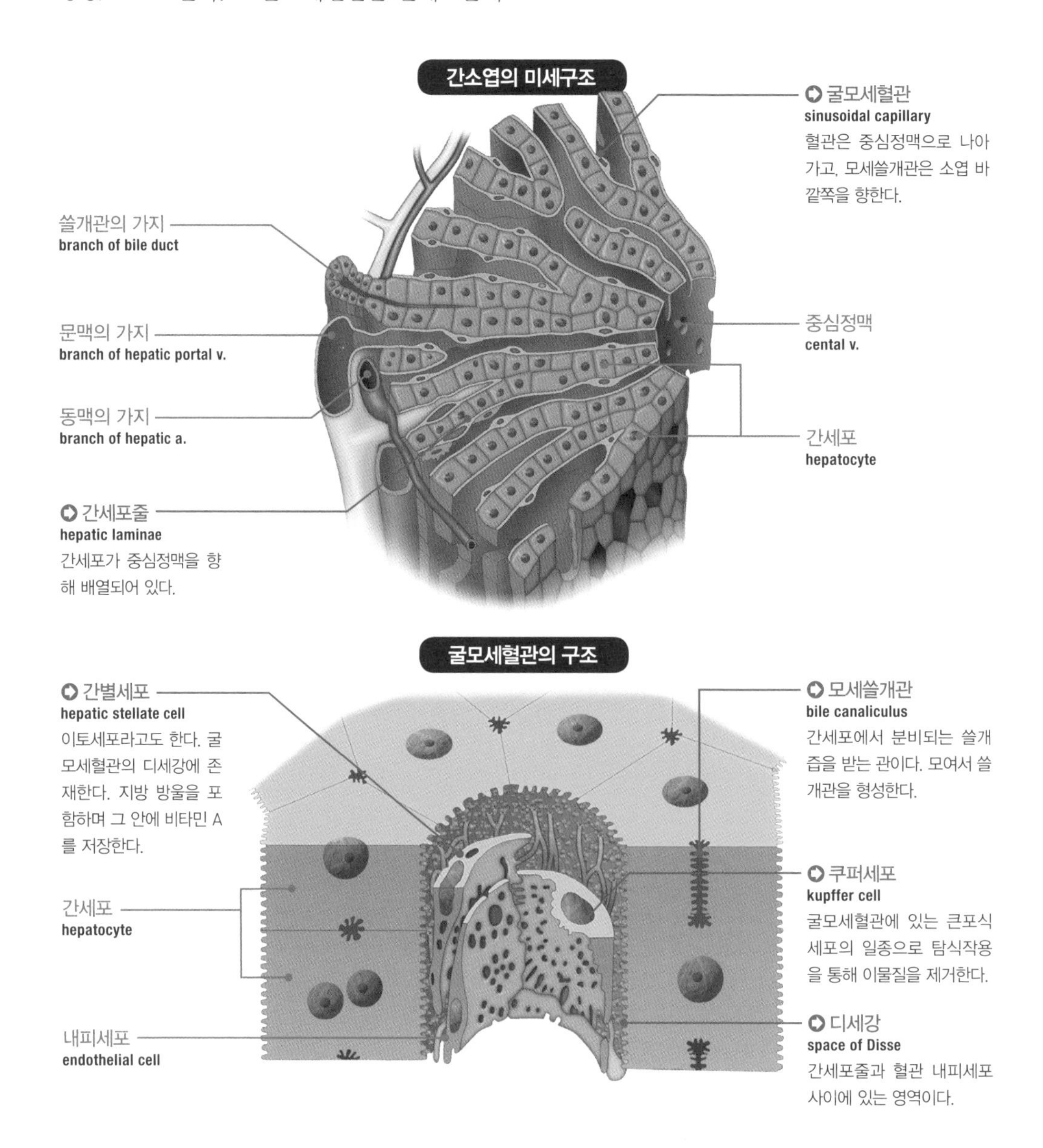

간소엽의 미세구조
굴모세혈관
sinusoidal capillary
혈관은 중심정맥으로 나아가고, 모세쓸개관은 소엽 바깥쪽을 향한다.
쓸개관의 가지
branch of bile duct
문맥의 가지
branch of hepatic portal v.
중심정맥
cental v.
동맥의 가지
branch of hepatic a.
간세포
hepatocyte
간세포줄
hepatic laminae
간세포가 중심정맥을 향해 배열되어 있다.
굴모세혈관의 구조
간별세포
hepatic stellate cell
이토세포라고도 한다. 굴모세혈관의 디세강에 존재한다. 지방 방울을 포함하며 그 안에 비타민 A를 저장한다.
모세쓸개관
bile canaliculus
간세포에서 분비되는 쓸개즙을 받는 관이다. 모여서 쓸개관을 형성한다.
쿠퍼세포
kupffer cell
굴모세혈관에 있는 큰포식세포의 일종으로 탐식작용을 통해 이물질을 제거한다.
간세포
hepatocyte
내피세포
endothelial cell
디세강
space of Disse
간세포줄과 혈관 내피세포 사이에 있는 영역이다.

쓸개 *gallbladder*

위치와 특징

쓸개는 길이 약 8~10cm의 길쭉한 배처럼 생긴 주머니로 담낭이라고도 한다. 용적은 성인 기준 약 40~60mL이며 쓸개 안쪽면에는 주름이 있는 단층원주상피인 점막상피가 있다. 간에서 생성된 쓸개즙은 점막상피에서 수분을 흡수하고 농축한 뒤 샘창자로 배출한다.

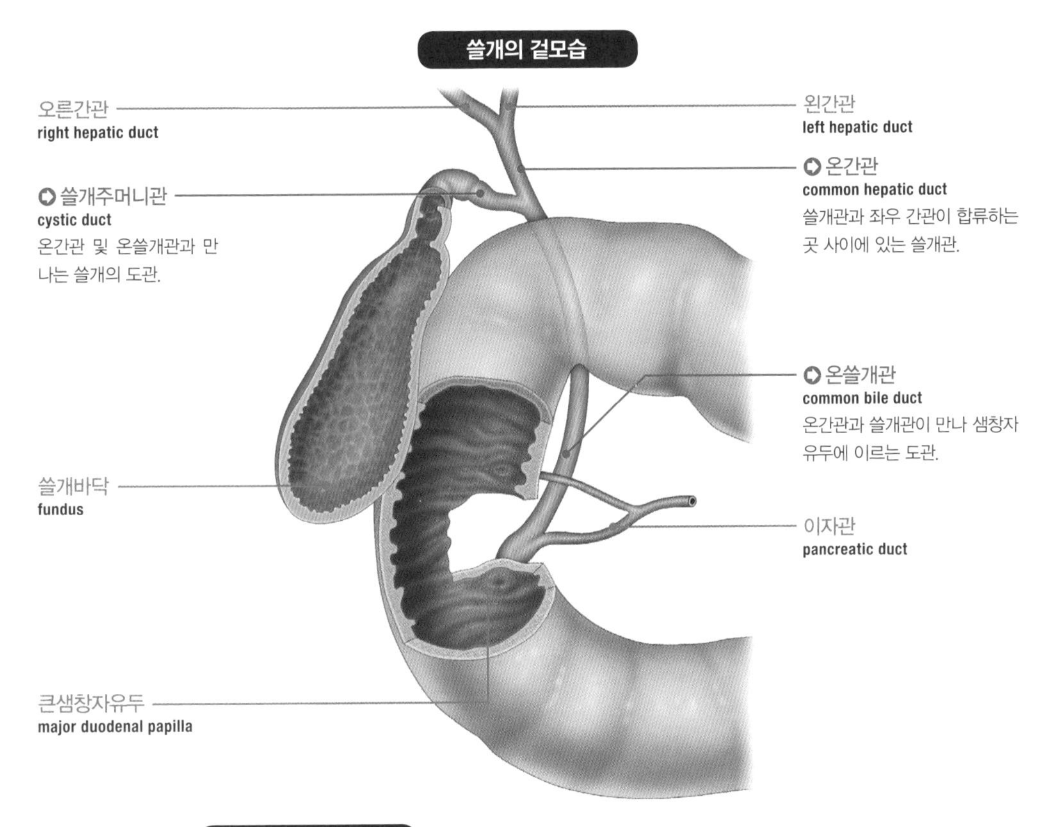
쓸개의 겉모습
오른간관
right hepatic duct
쓸개주머니관
cystic duct
온간관 및 온쓸개관과 만나는 쓸개의 도관.
쓸개바닥
fundus
큰샘창자유두
major duodenal papilla
왼간관
left hepatic duct
온간관
common hepatic duct
쓸개관과 좌우 간관이 합류하는 곳 사이에 있는 쓸개관.
온쓸개관
common bile duct
온간관과 쓸개관이 만나 샘창자유두에 이르는 도관.
이자관
pancreatic duct

쓸개즙의 흐름

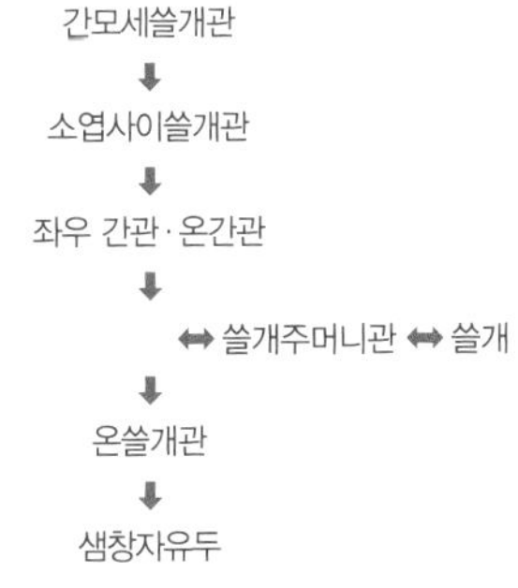
간모세쓸개관
소엽사이쓸개관
좌우 간관·온간관
쓸개주머니관
쓸개
온쓸개관
샘창자유두

간에서 만들어진 쓸개즙은 좌우 간관에서 온간관을 거쳐 온쓸개관으로 흐른다. 도중에 쓸개주머니관을 거쳐 쓸개 내부에 머문 후, 쓸개관과 온쓸개관을 지나 샘창자유두로 간다.

쓸개즙

간은 약 0.8~1.0L의 황갈색 쓸개즙을 분비한다. 쓸개즙은 쓸개즙염, 인지질, 쓸개즙색소, 이온을 포함한다. 주요 쓸개즙색소는 적혈구에서 방출된 빌리루빈이다. 샘창자유두에는 오디조임근이라고도 불리는 팽대조임근이 있다. 평소에는 이 팽대조임근에 의해 쓸개관이 닫혀 있으며 쓸개즙은 쓸개에 저장된다.

이자(췌장) *pancreas*

위치와 특징

이자는 위의 등쪽 뒤배벽에 있는 길이 약 15cm, 무게 70g 정도의 편평한 기관이다. 오른쪽 끝의 이자머리는 샘창자의 굽은 부위에 닿아 있으며, 중앙의 이자몸통은 1-2번 허리뼈의 앞면, 왼쪽 끝 꼬리 부분에는 지라(비장)가 있다. 이자의 대부분은 외분비샘이다. 이들은 다양한 소화효소가 들어 있는 알칼리성 이자액을 분비해 위산을 중화한다. 랑게르한스섬이라고 불리는 내분비조직에서는 인슐린을 분비한다.

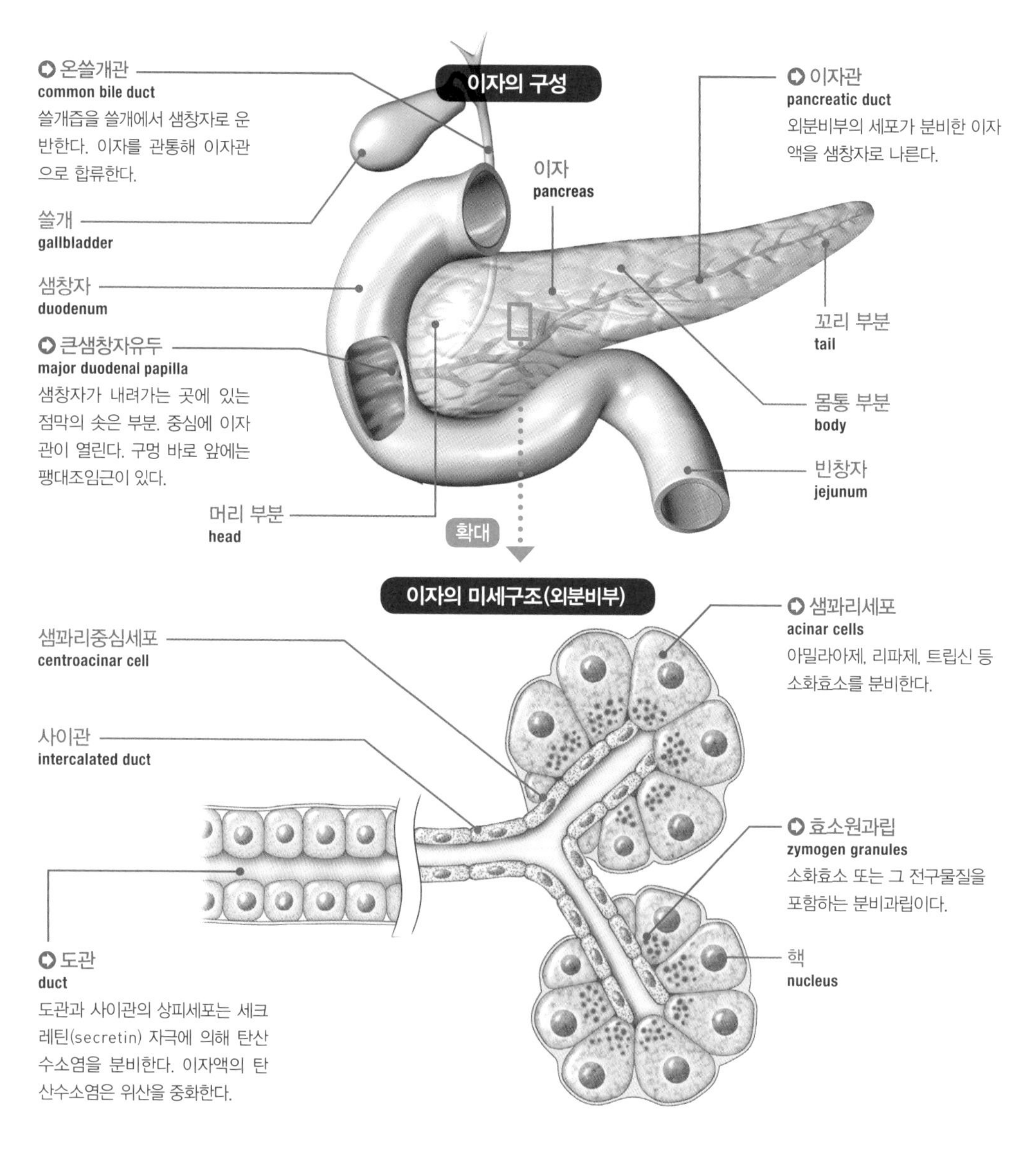

이자의 구성
온쓸개관
common bile duct
쓸개즙을 쓸개에서 샘창자로 운반한다. 이자를 관통해 이자관으로 합류한다.
쓸개
gallbladder
샘창자
duodenum
큰샘창자유두
major duodenal papilla
샘창자가 내려가는 곳에 있는 점막의 솟은 부분. 중심에 이자관이 열린다. 구멍 바로 앞에는 팽대조임근이 있다.
머리 부분
head
이자
pancreas
이자관
pancreatic duct
외분비부의 세포가 분비한 이자액을 샘창자로 나른다.
꼬리 부분
tail
몸통 부분
body
빈창자
jejunum
확대
이자의 미세구조(외분비부)
샘꽈리중심세포
centroacinar cell
사이관
intercalated duct
도관
duct
도관과 사이관의 상피세포는 세크레틴(secretin) 자극에 의해 탄산수소염을 분비한다. 이자액의 탄산수소염은 위산을 중화한다.
샘꽈리세포
acinar cells
아밀라아제, 리파제, 트립신 등 소화효소를 분비한다.
효소원과립
zymogen granules
소화효소 또는 그 전구물질을 포함하는 분비과립이다.
핵
nucleus

이자의 내분비조직(랑게르한스섬)

독일의 폴 랑게르한스가 발견한 데서 유래한 명칭이다. 이자섬 또는 췌장섬이라고도 한다. 인슐린이나 글루카곤 등 혈당조절에 관계된 호르몬을 분비한다.

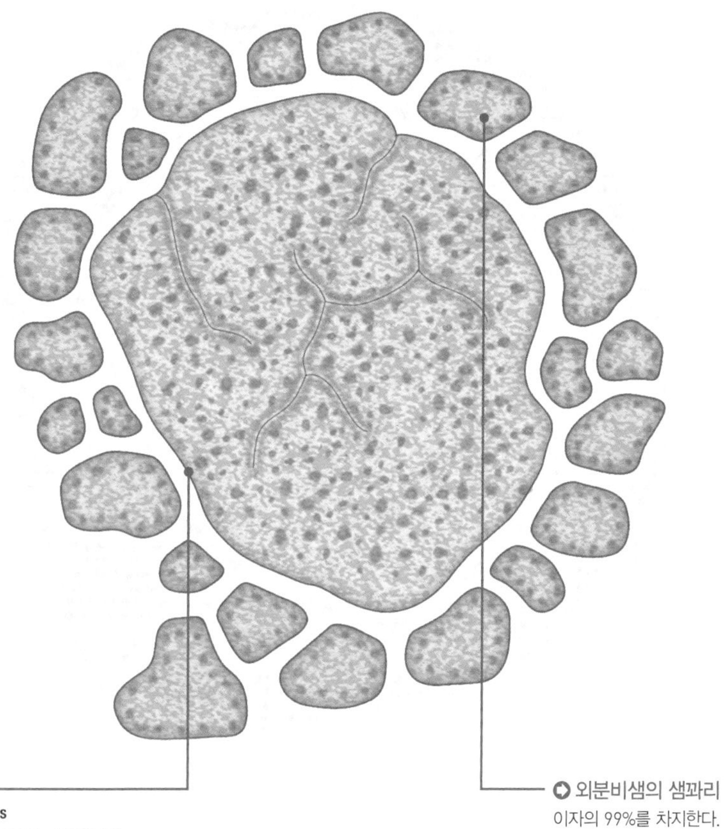

랑게르한스섬
islands of Langerhans
외분비샘 속에 흩어져 있는 결합조직으로 둘러싸인 내분비세포집단이다.

외분비샘의 샘꽈리
이자의 99%를 차지한다.

이자의 내분비세포

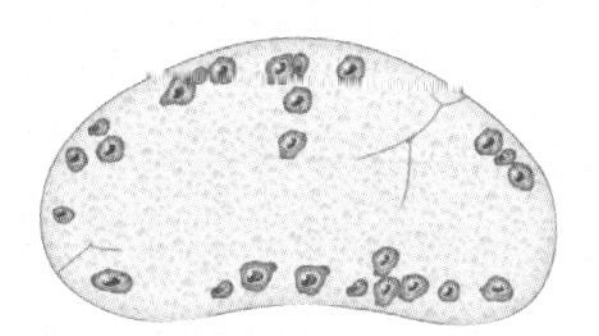

A세포(α세포)
글루카곤(glucagon)을 분비해 혈당치를 올린다.

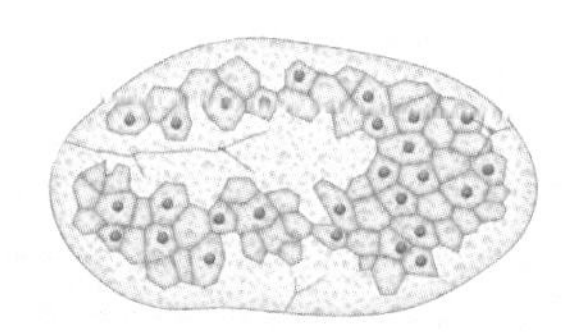

B세포(β세포)
인슐린(insulin)을 분비해 혈당치를 떨어뜨린다. 인슐린은 혈당을 낮추는 유일한 호르몬이다.

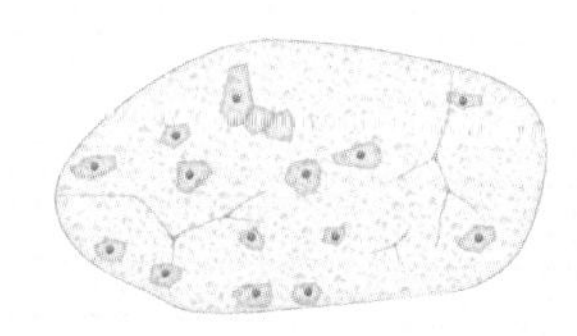

D세포(δ세포)
소마토스타틴(somatostatin)을 분비해 인슐린과 글루카곤의 분비를 억제한다.

배막과 그물막주머니 ① *peritoneum and omental bursa ①*

위치와 특징

배벽의 가장 안쪽 층은 배막이라 불리는 매끄러운 단층편평상피로 이루어져 있다. 배막은 배벽 안쪽면을 싸고 있으며 뒤벽에서 창자나 위 등 배안 장기의 표면을 감싸는 장막이 된다. 배막이 이중으로 된 부분을 간막이라고 하는데, 작은창자와 큰창자로 가는 신경과 혈관이 이 속을 지난다.

배막의 구성(배의 수평단면을 밑에서 본 그림)

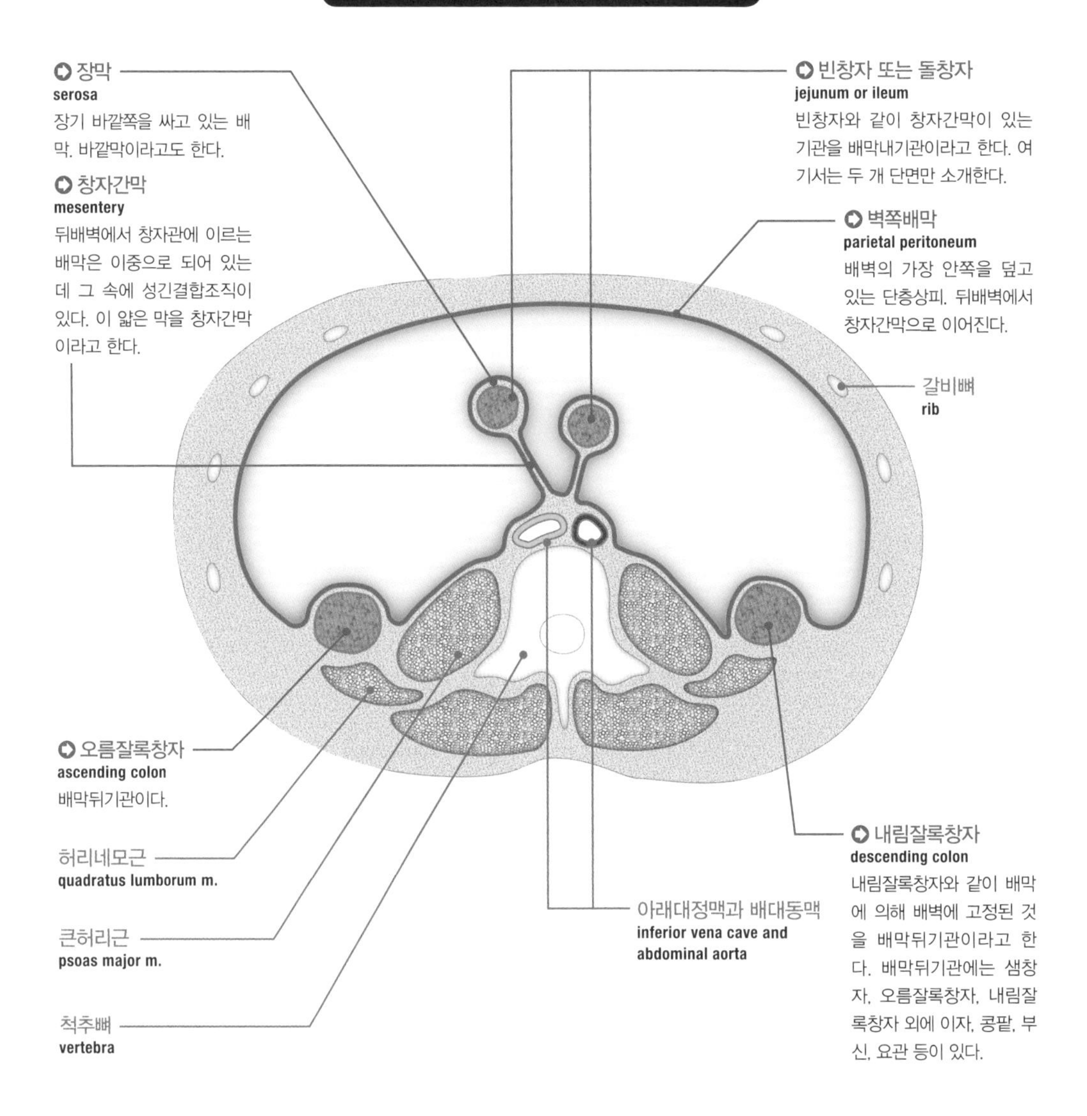

장막
serosa
장기 바깥쪽을 싸고 있는 배막. 바깥막이라고도 한다.
창자간막
mesentery
뒤배벽에서 창자관에 이르는 배막은 이중으로 되어 있는데 그 속에 성긴결합조직이 있다. 이 얇은 막을 창자간막이라고 한다.
빈창자 또는 돌창자
jejunum or ileum
빈창자와 같이 창자간막이 있는 기관을 배막내기관이라고 한다. 여기서는 두 개 단면만 소개한다.
벽쪽배막
parietal peritoneum
배벽의 가장 안쪽을 덮고 있는 단층상피. 뒤배벽에서 창자간막으로 이어진다.
갈비뼈
rib
오름잘록창자
ascending colon
배막뒤기관이다.
허리네모근
quadratus lumborum m.
큰허리근
psoas major m.
척추뼈
vertebra
아래대정맥과 배대동맥
inferior vena cave and
abdominal aorta
내림잘록창자
descending colon
내림잘록창자와 같이 배막에 의해 배벽에 고정된 것을 배막뒤기관이라고 한다. 배막뒤기관에는 샘창자, 오름잘록창자, 내림잘록창자 외에 이자, 콩팥, 부신, 요관 등이 있다.

배막의 구성(위의 아래부분 가로단면)

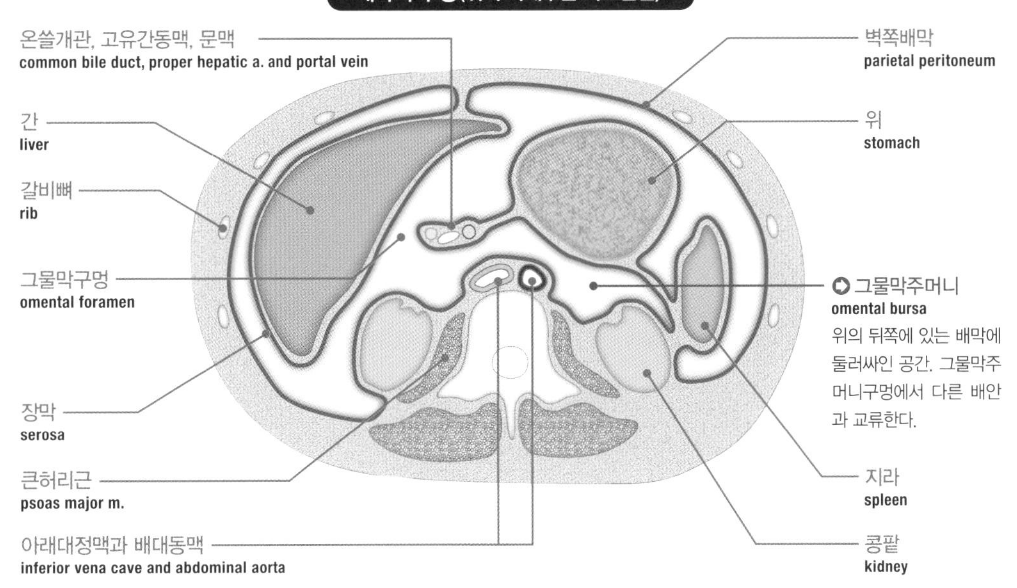

온쓸개관, 고유간동맥, 문맥
common bile duct, proper hepatic a. and portal vein
간
liver
갈비뼈
rib
그물막구멍
omental foramen
장막
serosa
큰허리근
psoas major m.
아래대정맥과 배대동맥
inferior vena cave and abdominal aorta
벽쪽배막
parietal peritoneum
위
stomach
그물막주머니
omental bursa
위의 뒤쪽에 있는 배막에 둘러싸인 공간. 그물막주머니구멍에서 다른 배안과 교류한다.
지라
spleen
콩팥
kidney

배막의 구성(배의 시상단면)

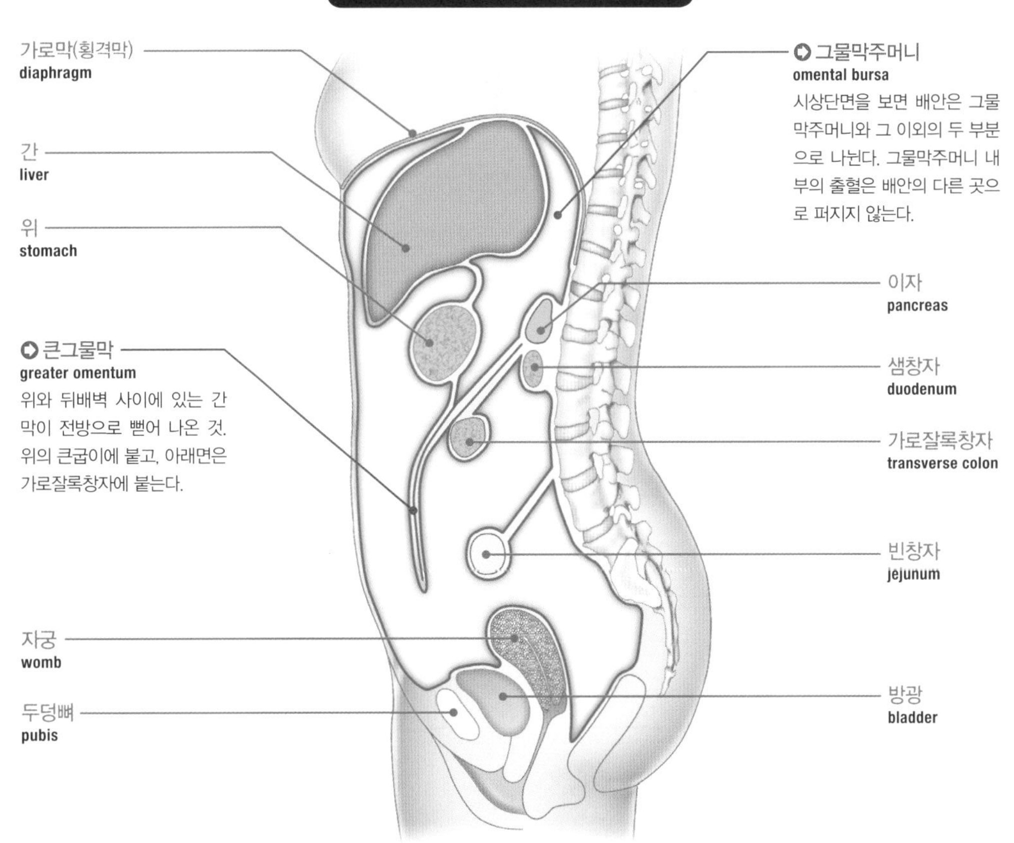

가로막(횡격막)
diaphragm
간
liver
위
stomach
큰그물막
greater omentum
위와 뒤배벽 사이에 있는 간막이 전방으로 뻗어 나온 것. 위의 큰굽이에 붙고, 아래면은 가로잘록창자에 붙는다.
자궁
womb
두덩뼈
pubis
그물막주머니
omental bursa
시상단면을 보면 배안은 그물막주머니와 그 이외의 두 부분으로 나뉜다. 그물막주머니 내부의 출혈은 배안의 다른 곳으로 퍼지지 않는다.
이자
pancreas
샘창자
duodenum
가로잘록창자
transverse colon
빈창자
jejunum
방광
bladder

배막과 그물막주머니 ② *peritoneum and omental bursa ②*

위치와 특징

큰그물막은 발생기의 등쪽위간막이 앞쪽으로 뻗어 나와 새로 형성된 간막 두 층이 서로 결합해 생기며, 배안에 차 있는 복수를 흡수하는 기능을 지니고 있다. 아래 그림은 배안에서 간, 위, 빈창자, 돌창자, 막창자, 잘록창자, 곧창자, 지라 등을 빼냈을 때 배벽에 남겨지는 배막을 나타낸다. 배막뒤기관 가운데 샘창자, 이자, 콩팥 등은 배벽에 남아 있다. 아래 그림에서 어둡게 표시된 부분은 배벽으로 막혀 있는 곳이다.

큰그물막의 형성

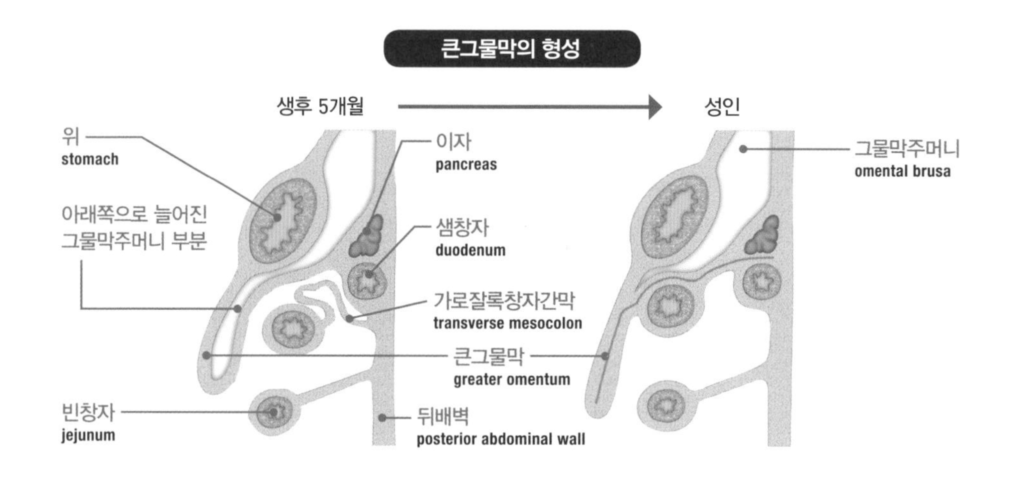
생후 5개월
성인
위
stomach
아래쪽으로 늘어진
그물막주머니 부분
이자
pancreas
샘창자
duodenum
가로잘록창자간막
transverse mesocolon
큰그물막
greater omentum
빈창자
jejunum
뒤배벽
posterior abdominal wall
그물막주머니
omental brusa

배벽에 붙어 있는 배막

배안 속 내장을 모두 빼냈을 때 빠지는 배막 부분을 나타낸 그림이다.

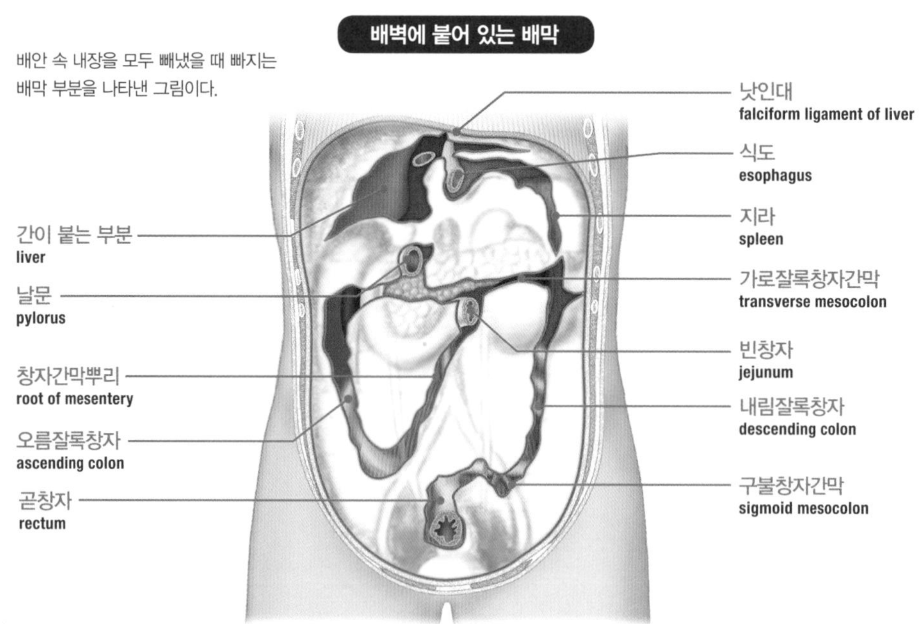
낫인대
falciform ligament of liver
식도
esophagus
지라
spleen
가로잘록창자간막
transverse mesocolon
빈창자
jejunum
내림잘록창자
descending colon
구불창자간막
sigmoid mesocolon
간이 붙는 부분
liver
날문
pylorus
창자간막뿌리
root of mesentery
오름잘록창자
ascending colon
곧창자
rectum

제4장

혈관과 순환계통

Circulatory system

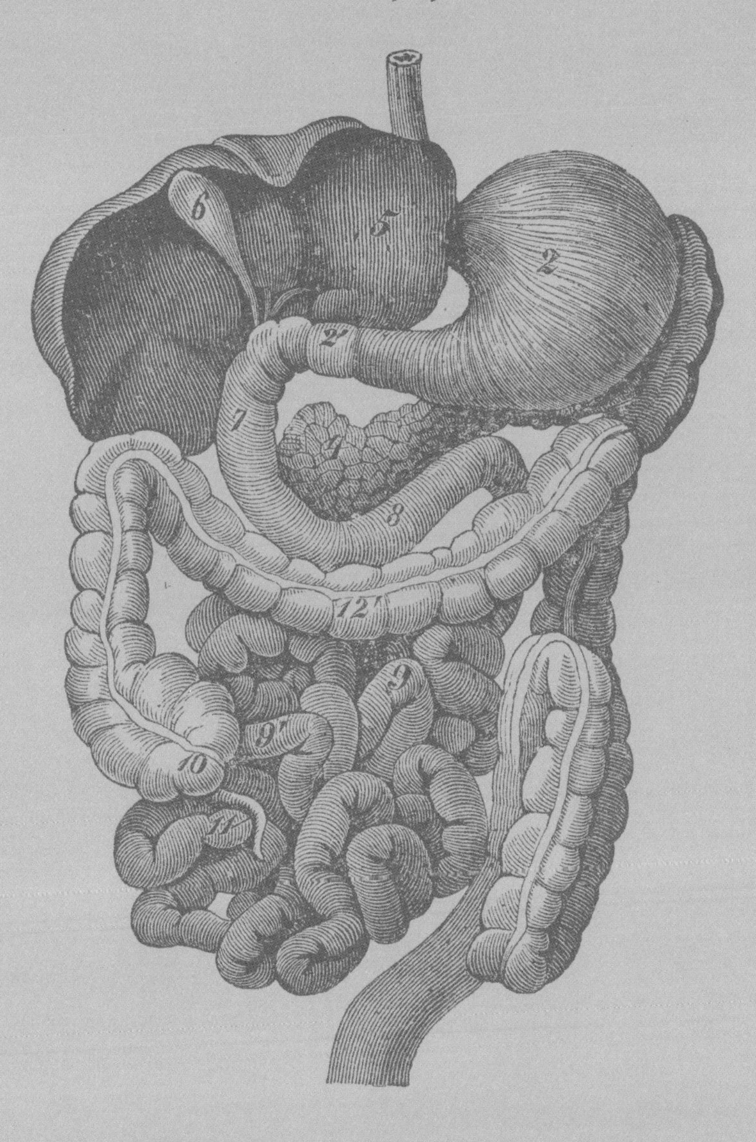
6
5
2
2'
7
4
8
12'
9
9'
10
11

심장의 위치 *position of heart*

위치와 특징

심장은 주먹보다 조금 크며 무게는 남성이 280~340g, 여성이 230~280g 정도다. 좌우 가슴안을 나누는 세로선의 가운데 부분에 심장막으로 싸여 있다. 심장의 오른모서리는 가슴뼈 오른쪽에서 2cm 정도 떨어진 곳에, 왼모서리는 빗장중간선에 위치한다. 위모서리는 심장바닥이라고 하며 3번 갈비연골에 있다. 아래모서리는 심장꼭대기로 5번 갈비뼈의 빗장중간선(빗장뼈 가운데를 지나는 수직선)에 해당한다.

심장의 위치

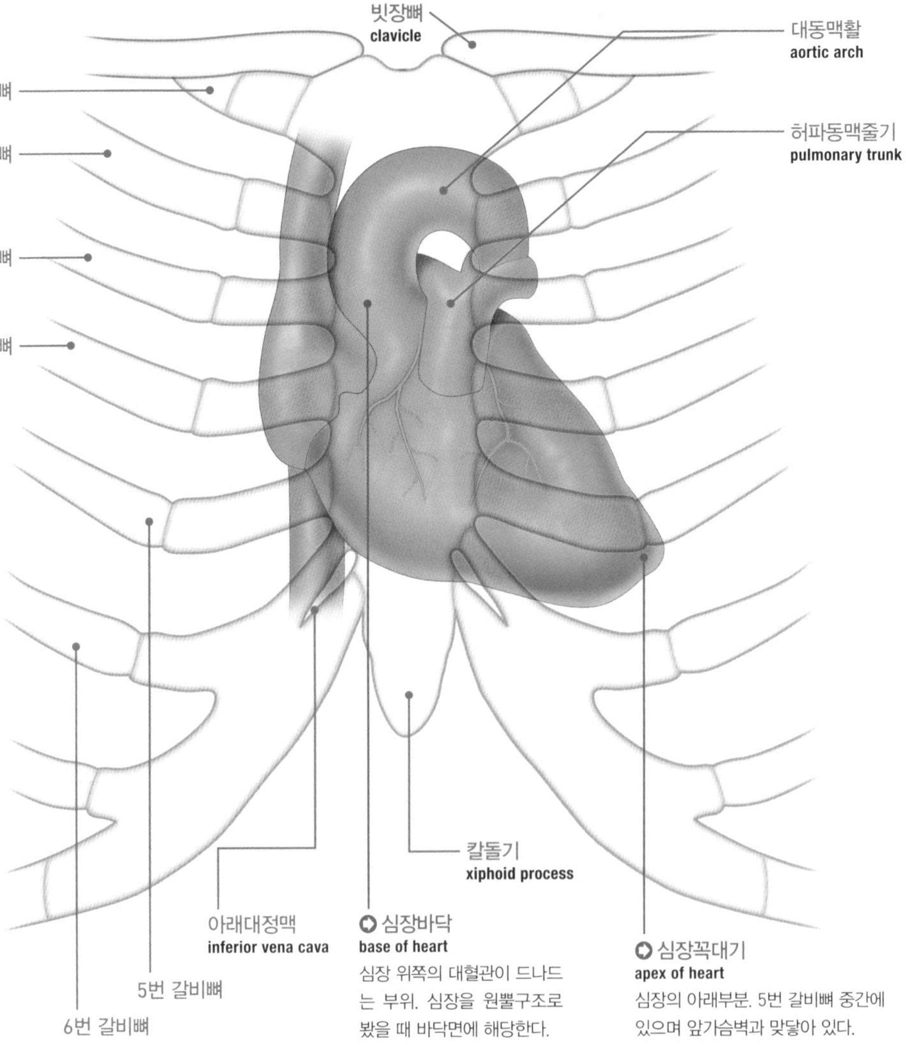

빗장뼈
clavicle
대동맥활
aortic arch
1번 갈비뼈
2번 갈비뼈
허파동맥줄기
pulmonary trunk
3번 갈비뼈
4번 갈비뼈
칼돌기
xiphoid process
아래대정맥
inferior vena cava
심장바닥
base of heart
심장 위쪽의 대혈관이 드나드는 부위. 심장을 원뿔구조로 봤을 때 바닥면에 해당한다.
심장꼭대기
apex of heart
심장의 아래부분. 5번 갈비뼈 중간에 있으며 앞가슴벽과 맞닿아 있다.
5번 갈비뼈
6번 갈비뼈

X선으로 본 심장의 위치

X선 사진에서 대혈관과 심장은 밀도가 같아 그림처럼 두 부위가 겹친 실루엣을 볼 수 있다.

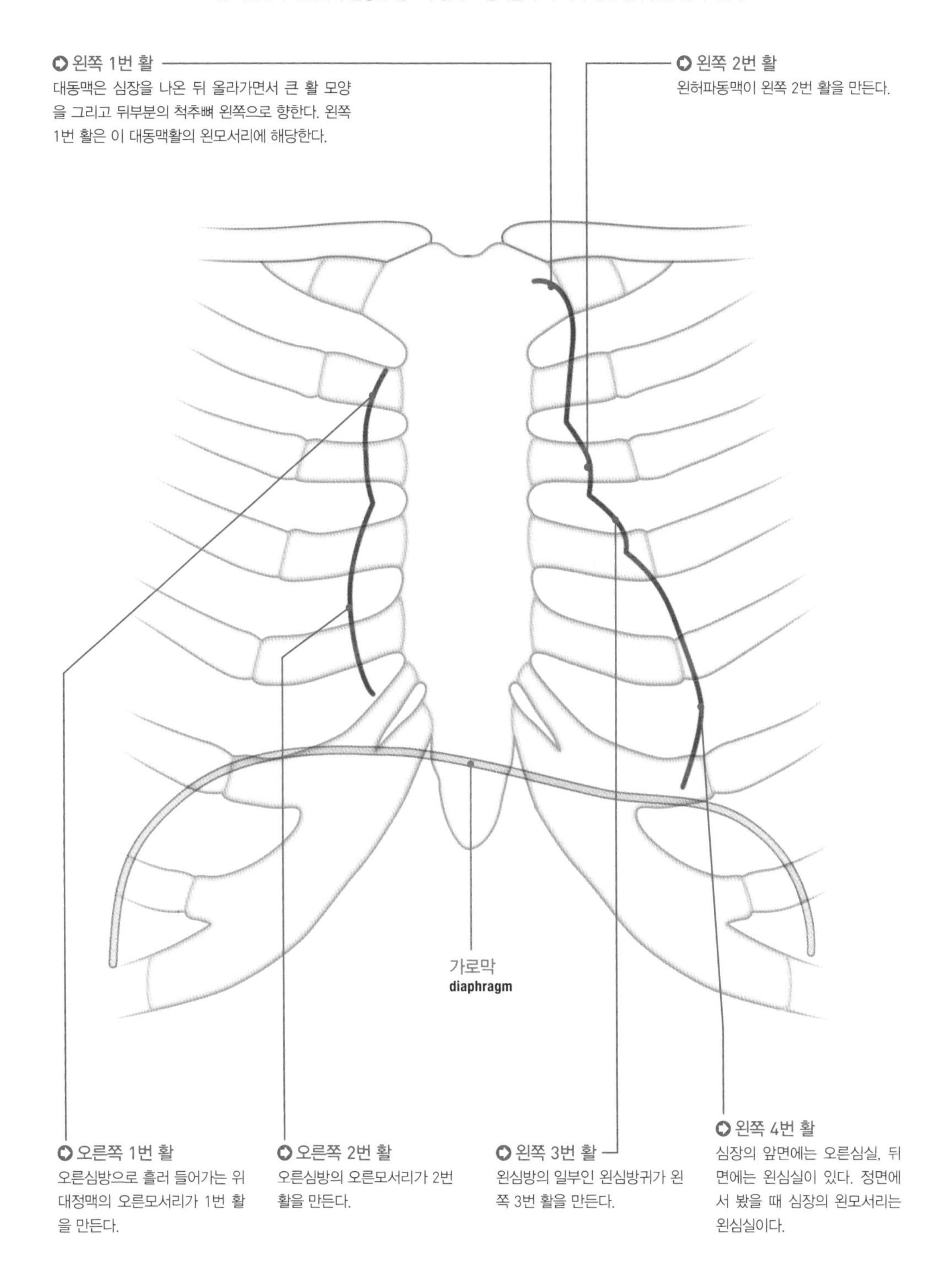

가로막
diaphragm

왼쪽 1번 활
대동맥은 심장을 나온 뒤 올라가면서 큰 활 모양을 그리고 뒤부분의 척추뼈 왼쪽으로 향한다. 왼쪽 1번 활은 이 대동맥활의 왼모서리에 해당한다.

왼쪽 2번 활
왼허파동맥이 왼쪽 2번 활을 만든다.

오른쪽 1번 활
오른심방으로 흘러 들어가는 위대정맥의 오른모서리가 1번 활을 만든다.

오른쪽 2번 활
오른심방의 오른모서리가 2번 활을 만든다.

왼쪽 3번 활
왼심방의 일부인 왼심방귀가 왼쪽 3번 활을 만든다.

왼쪽 4번 활
심장의 앞면에는 오른심실, 뒤면에는 왼심실이 있다. 정면에서 봤을 때 심장의 왼모서리는 왼심실이다.

심장막 *pericardium*

위치와 특징

심장바깥막은 단층편평상피로 이루어지며 장막심장막이라고 한다. 장막심장막은 대혈관의 시작마디에서 반대로 돌아가, 결합조직성 섬유인 심장막과 결합해 심장을 넣는 주머니를 만든다. 이를 벽쪽심장막(심낭)이라고 한다. 장막심장막에 싸인 공간을 심장막안이라고 하며, 적은 양의 심장막액이 들어 있다. 심장은 심장막안에서 주위 조직에 구속되지 않고 자유롭게 운동할 수 있다.

벽쪽심장막의 앞면, 내장쪽심장막, 일부 지방조직을 제거한 그림

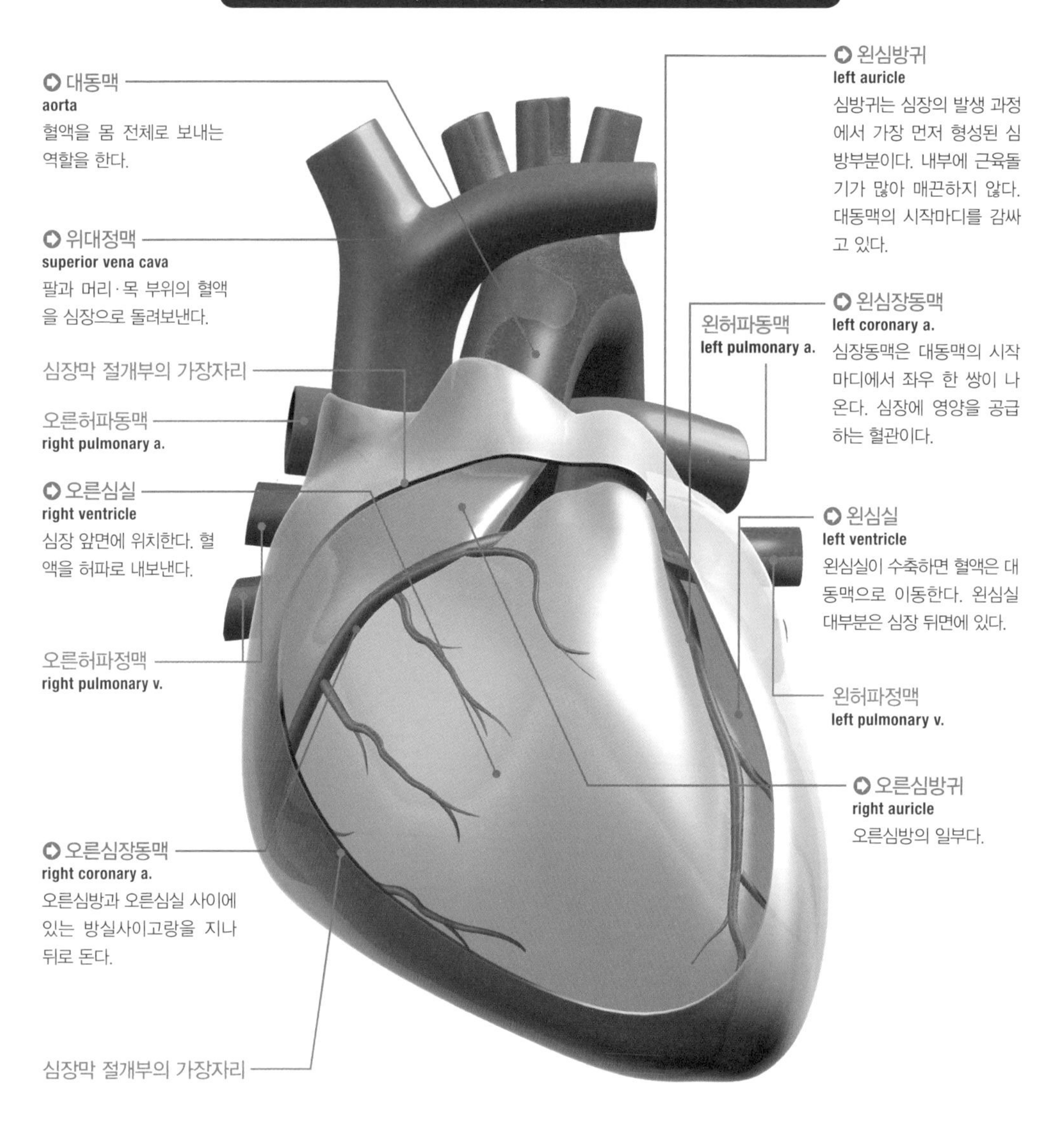

대동맥
aorta
혈액을 몸 전체로 보내는 역할을 한다.
위대정맥
superior vena cava
팔과 머리·목 부위의 혈액을 심장으로 돌려보낸다.
심장막 절개부의 가장자리
오른허파동맥
right pulmonary a.
오른심실
right ventricle
심장 앞면에 위치한다. 혈액을 허파로 내보낸다.
오른허파정맥
right pulmonary v.
오른심장동맥
right coronary a.
오른심방과 오른심실 사이에 있는 방실사이고랑을 지나 뒤로 돈다.
심장막 절개부의 가장자리
왼심방귀
left auricle
심방귀는 심장의 발생 과정에서 가장 먼저 형성된 심방부분이다. 내부에 근육돌기가 많아 매끈하지 않다. 대동맥의 시작마디를 감싸고 있다.
왼허파동맥
left pulmonary a.
왼심장동맥
left coronary a.
심장동맥은 대동맥의 시작마디에서 좌우 한 쌍이 나온다. 심장에 영양을 공급하는 혈관이다.
왼심실
left ventricle
왼심실이 수축하면 혈액은 대동맥으로 이동한다. 왼심실 대부분은 심장 뒤면에 있다.
왼허파정맥
left pulmonary v.
오른심방귀
right auricle
오른심방의 일부다.

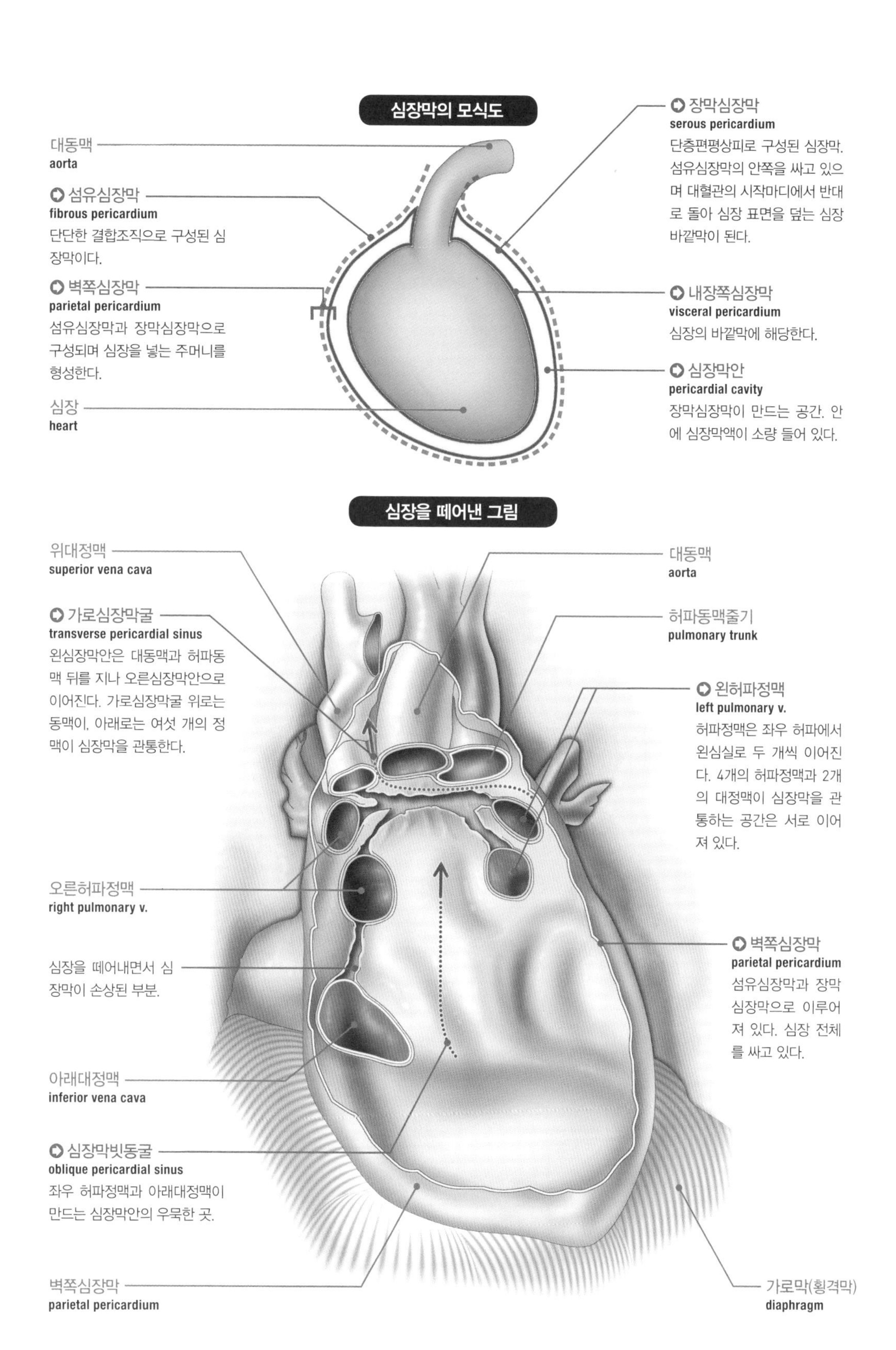
심장막의 모식도
대동맥
aorta
섬유심장막
fibrous pericardium
단단한 결합조직으로 구성된 심장막이다.
벽쪽심장막
parietal pericardium
섬유심장막과 장막심장막으로 구성되며 심장을 넣는 주머니를 형성한다.
심장
heart
장막심장막
serous pericardium
단층편평상피로 구성된 심장막. 섬유심장막의 안쪽을 싸고 있으며 대혈관의 시작마디에서 반대로 돌아 심장 표면을 덮는 심장 바깥막이 된다.
내장쪽심장막
visceral pericardium
심장의 바깥막에 해당한다.
심장막안
pericardial cavity
장막심장막이 만드는 공간. 안에 심장막액이 소량 들어 있다.
심장을 떼어낸 그림
위대정맥
superior vena cava
가로심장막굴
transverse pericardial sinus
왼심장막안은 대동맥과 허파동맥 뒤를 지나 오른심장막안으로 이어진다. 가로심장막굴 위로는 동맥이, 아래로는 여섯 개의 정맥이 심장막을 관통한다.
오른허파정맥
right pulmonary v.
심장을 떼어내면서 심장막이 손상된 부분.
아래대정맥
inferior vena cava
심장막빗동굴
oblique pericardial sinus
좌우 허파정맥과 아래대정맥이 만드는 심장막안의 우묵한 곳.
벽쪽심장막
parietal pericardium
대동맥
aorta
허파동맥줄기
pulmonary trunk
왼허파정맥
left pulmonary v.
허파정맥은 좌우 허파에서 왼심실로 두 개씩 이어진다. 4개의 허파정맥과 2개의 대정맥이 심장막을 관통하는 공간은 서로 이어져 있다.
벽쪽심장막
parietal pericardium
섬유심장막과 장막심장막으로 이루어져 있다. 심장 전체를 싸고 있다.
가로막(횡격막)
diaphragm

심장의 구성

위치와 특징

심장은 오른심방, 오른심실, 왼심방, 왼심실로 구성되어 있으며 혈액을 보내는 펌프 기능을 한다. 심장 앞면에는 오른심실과 오른심방이, 뒤면에는 왼심실과 왼심방이 위치한다. 오른심방과 왼심방 일부는 앞면으로 돌출된 심방귀(오른심방귀와 왼심방귀)를 만든다. 심장 표면은 심장바깥막에 싸여 있다. 안에는 심장에 영양을 공급하는 심장동맥이 있다.

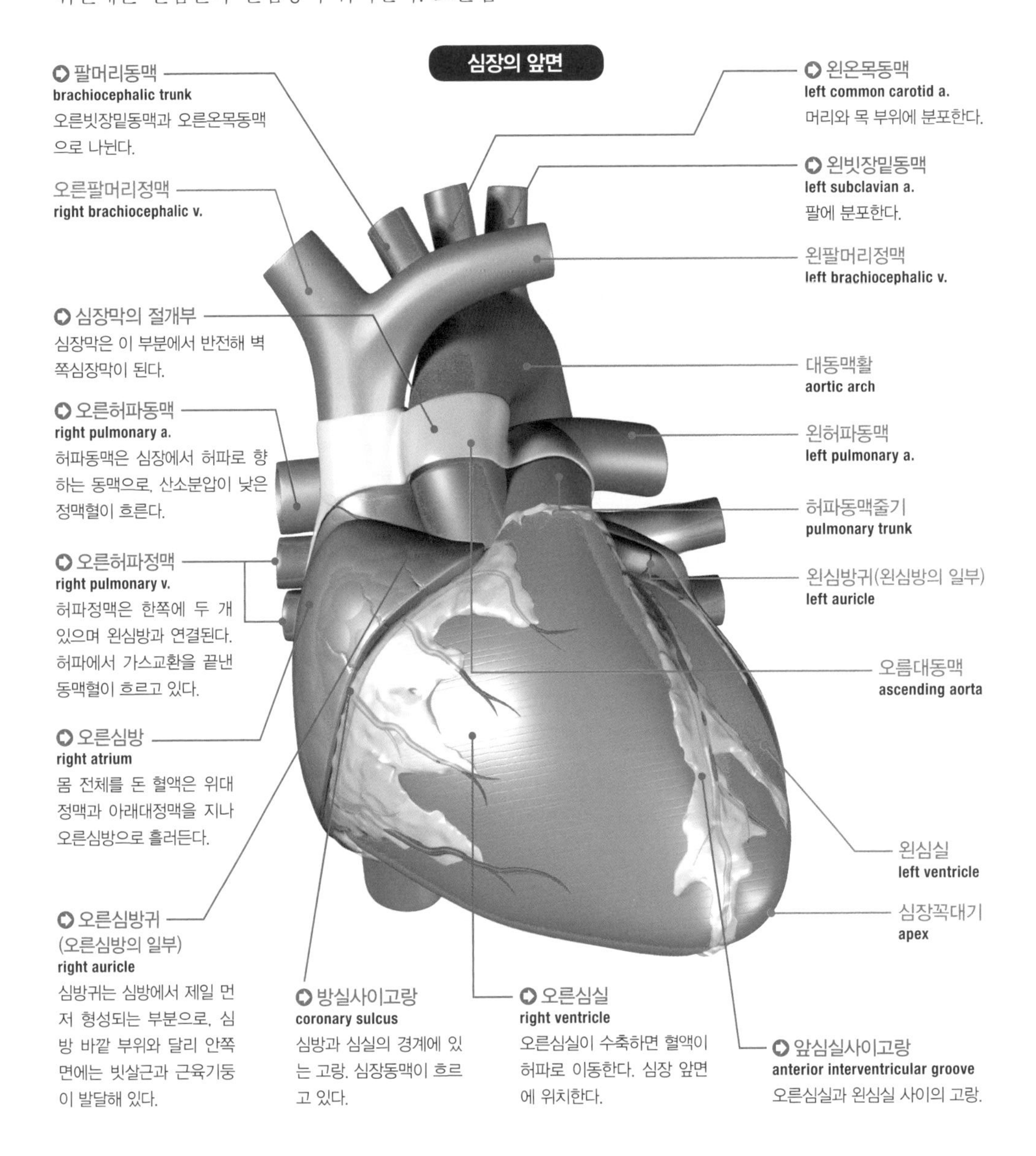

심장의 앞면
팔머리동맥
brachiocephalic trunk
오른빗장밑동맥과 오른온목동맥으로 나뉜다.
오른팔머리정맥
right brachiocephalic v.
심장막의 절개부
심장막은 이 부분에서 반전해 벽쪽심장막이 된다.
오른허파동맥
right pulmonary a.
허파동맥은 심장에서 허파로 향하는 동맥으로, 산소분압이 낮은 정맥혈이 흐른다.
오른허파정맥
right pulmonary v.
허파정맥은 한쪽에 두 개 있으며 왼심방과 연결된다. 허파에서 가스교환을 끝낸 동맥혈이 흐르고 있다.
오른심방
right atrium
몸 전체를 돈 혈액은 위대정맥과 아래대정맥을 지나 오른심방으로 흘러든다.
오른심방귀
(오른심방의 일부)
right auricle
심방귀는 심방에서 제일 먼저 형성되는 부분으로, 심방 바깥 부위와 달리 안쪽 면에는 빗살근과 근육기둥이 발달해 있다.
방실사이고랑
coronary sulcus
심방과 심실의 경계에 있는 고랑. 심장동맥이 흐르고 있다.
오른심실
right ventricle
오른심실이 수축하면 혈액이 허파로 이동한다. 심장 앞면에 위치한다.
앞심실사이고랑
anterior interventricular groove
오른심실과 왼심실 사이의 고랑.
왼온목동맥
left common carotid a.
머리와 목 부위에 분포한다.
왼빗장밑동맥
left subclavian a.
팔에 분포한다.
왼팔머리정맥
left brachiocephalic v.
대동맥활
aortic arch
왼허파동맥
left pulmonary a.
허파동맥줄기
pulmonary trunk
왼심방귀(왼심방의 일부)
left auricle
오름대동맥
ascending aorta
왼심실
left ventricle
심장꼭대기
apex

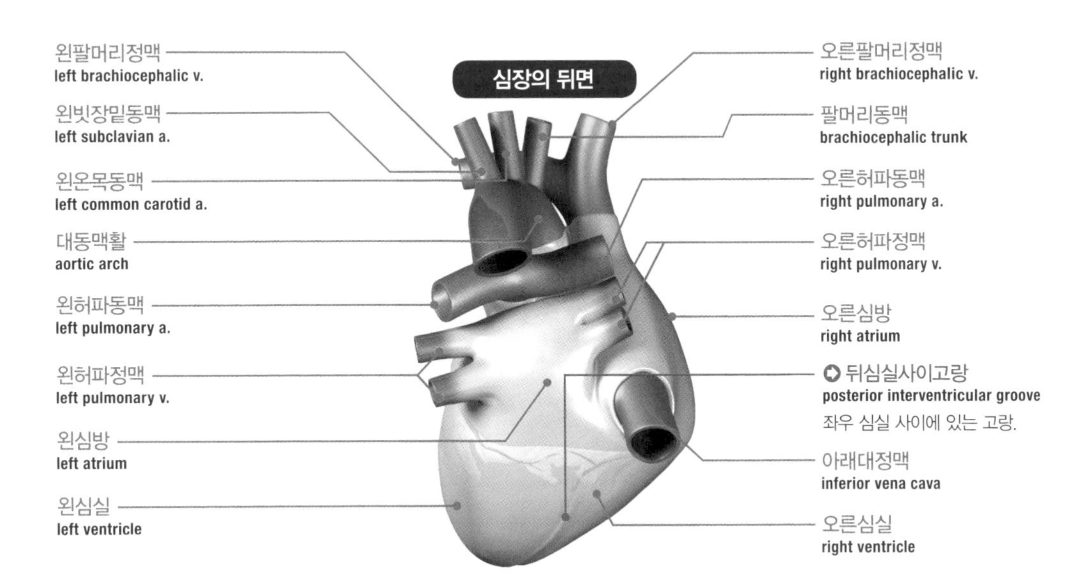
심장의 뒤면
왼팔머리정맥
left brachiocephalic v.
왼빗장밑동맥
left subclavian a.
왼온목동맥
left common carotid a.
대동맥활
aortic arch
왼허파동맥
left pulmonary a.
왼허파정맥
left pulmonary v.
왼심방
left atrium
왼심실
left ventricle
오른팔머리정맥
right brachiocephalic v.
팔머리동맥
brachiocephalic trunk
오른허파동맥
right pulmonary a.
오른허파정맥
right pulmonary v.
오른심방
right atrium
뒤심실사이고랑
posterior interventricular groove
좌우 심실 사이에 있는 고랑.
아래대정맥
inferior vena cava
오른심실
right ventricle

심폐순환 *cardiopulmonary circulation*

위치와 특징

사람의 심장은 2심방 2심실로 이루어져 있다. 오른쪽 심방과 심실은 정맥혈을 모아 허파로 보내고, 왼쪽은 허파에서 동맥혈을 받아 온몸으로 내보낸다. 동맥혈의 흐름은 빨간 화살표로, 정맥혈의 흐름은 파란 화살표로 나타냈다.

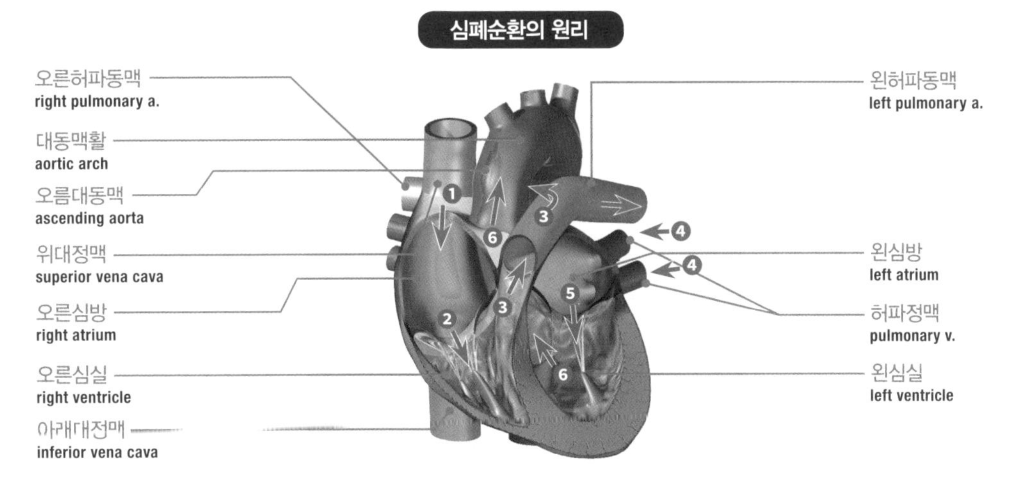
심폐순환의 원리
오른허파동맥
right pulmonary a.
대동맥활
aortic arch
오름대동맥
ascending aorta
위대정맥
superior vena cava
오른심방
right atrium
오른심실
right ventricle
아래대정맥
inferior vena cava
왼허파동맥
left pulmonary a.
왼심방
left atrium
허파정맥
pulmonary v.
왼심실
left ventricle

❶ 온몸의 조직에서 되돌아온 정맥혈(산소분압이 낮은 혈액)이 아래대정맥과 위대정맥을 거쳐 오른심방으로 돌아온다.

❷ 오른심방의 수축으로 혈액은 삼첨판(우심방과 우심실 사이의 판)을 지나 오른심실로 이동한다.

❸ 오른심실의 수축으로 허파동맥을 지나 허파로 이동한다. 허파동맥에는 정맥혈이 흐른다.

❹ 허파에서 가스교환을 마치면 혈액은 산소분압이 높은 동맥혈이 된다. 그 뒤 좌우 두 개씩 있는 허파정맥에 의해 왼심방으로 돌아온다. 허파정맥에는 동맥혈이 흐른다.

❺ 왼심방의 수축으로 혈액은 왼심방에서 왼심실로 이동한다.

❻ 왼심실의 수축으로 혈액은 대동맥을 지나 온몸으로 보내진다.

심장의 내부 ①

위치와 특징

오른방실구멍에 있는 오른방실판은 오른방실판막(삼첨판), 왼방실판은 왼방실판막이라고 부르며 이첨판 또는 승모판이라고도 한다. 허파동맥과 대동맥의 시작마디에 3장의 첨판으로 이루어진 판이 있다. 심실이 수축할 때는 방실판막이 닫히고 대동맥판막과 허파동맥판막이 열린다. 심실에는 많은 꼭지근육이 있는데, 그 끝에 있는 힘줄끈은 심실이 수축할 때 방실판막이 뒤집히는 것을 막아준다. 또 좌우 심방을 나누는 것은 심방사이막, 심실을 나누는 것은 심실사이막이라고 한다. 심방사이막에는 타원오목이 있다.

오른심방을 허파동맥방향으로 잘라서 연 그림

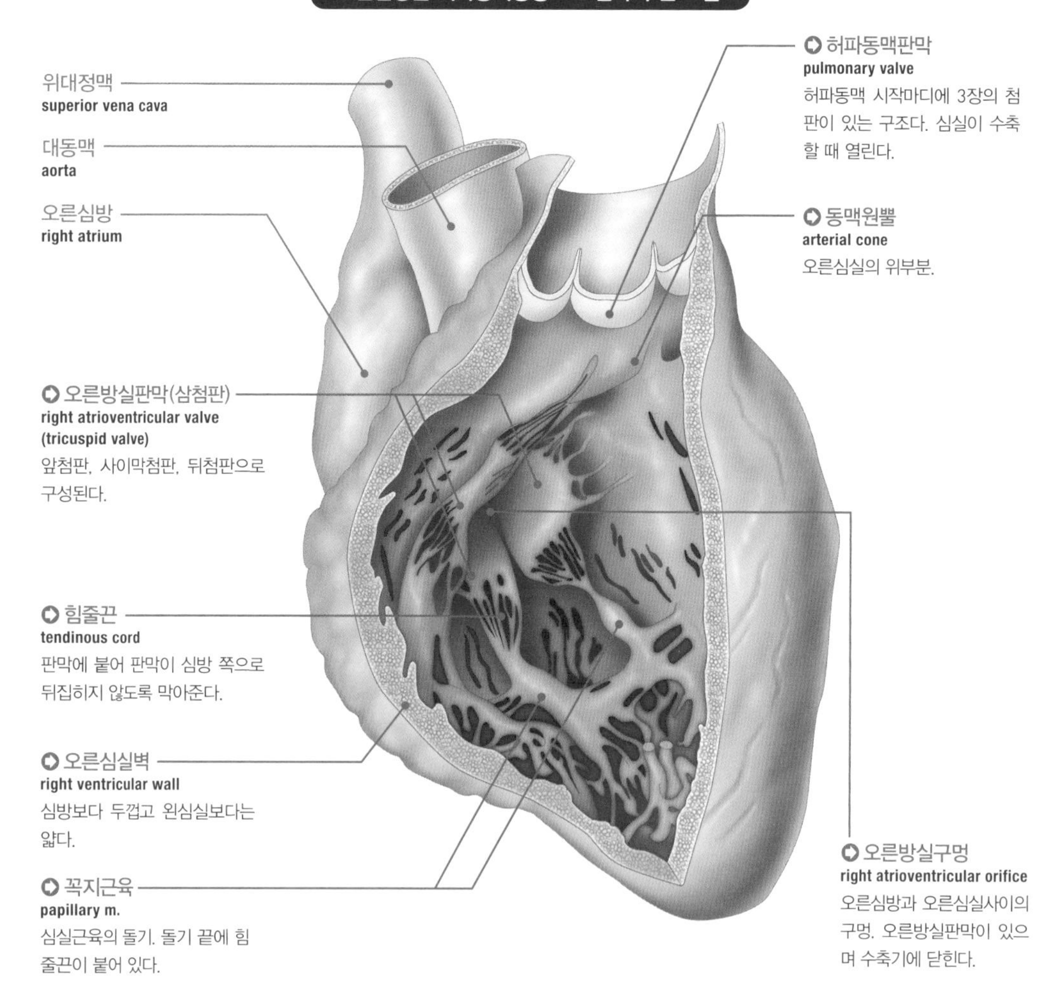

위대정맥
superior vena cava
대동맥
aorta
오른심방
right atrium
오른방실판막(삼첨판)
right atrioventricular valve
(tricuspid valve)
앞첨판, 사이막첨판, 뒤첨판으로 구성된다.
힘줄끈
tendinous cord
판막에 붙어 판막이 심방 쪽으로 뒤집히지 않도록 막아준다.
오른심실벽
right ventricular wall
심방보다 두껍고 왼심실보다는 얇다.
꼭지근육
papillary m.
심실근육의 돌기. 돌기 끝에 힘줄끈이 붙어 있다.
허파동맥판막
pulmonary valve
허파동맥 시작마디에 3장의 첨판이 있는 구조다. 심실이 수축할 때 열린다.
동맥원뿔
arterial cone
오른심실의 위부분.
오른방실구멍
right atrioventricular orifice
오른심방과 오른심실사이의 구멍. 오른방실판막이 있으며 수축기에 닫힌다.

오른심방과 오른심실벽의 일부를 떼어낸 내부 모습

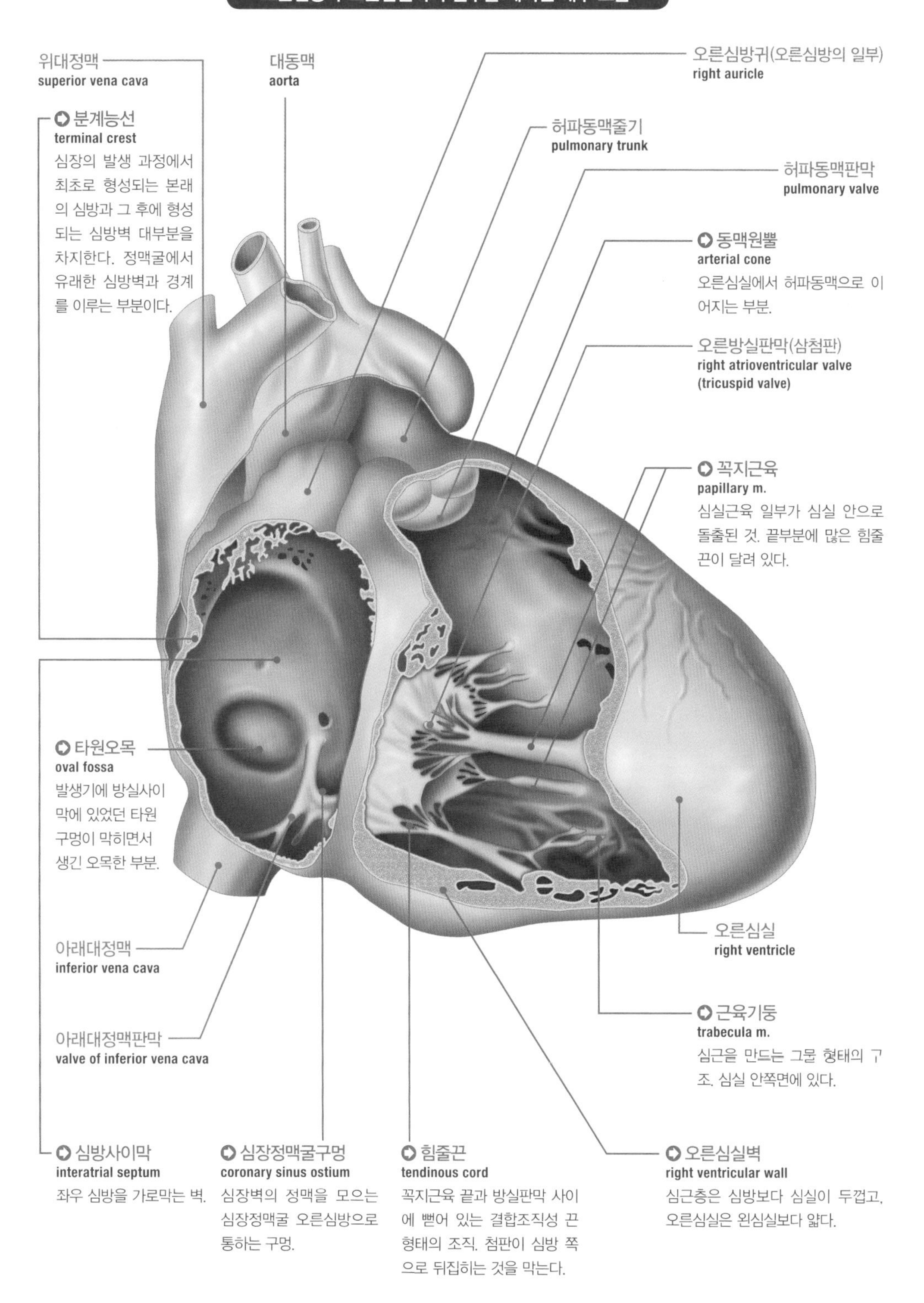
위대정맥
superior vena cava
대동맥
aorta
오른심방귀(오른심방의 일부)
right auricle
분계능선
terminal crest
심장의 발생 과정에서 최초로 형성되는 본래의 심방과 그 후에 형성되는 심방벽 대부분을 차지한다. 정맥굴에서 유래한 심방벽과 경계를 이루는 부분이다.
허파동맥줄기
pulmonary trunk
허파동맥판막
pulmonary valve
동맥원뿔
arterial cone
오른심실에서 허파동맥으로 이어지는 부분.
오른방실판막(삼첨판)
right atrioventricular valve
(tricuspid valve)
꼭지근육
papillary m.
심실근육 일부가 심실 안으로 돌출된 것. 끝부분에 많은 힘줄끈이 달려 있다.
타원오목
oval fossa
발생기에 방실사이막에 있었던 타원 구멍이 막히면서 생긴 오목한 부분.
아래대정맥
inferior vena cava
오른심실
right ventricle
근육기둥
trabecula m.
심근을 만드는 그물 형태의 구조. 심실 안쪽면에 있다.
아래대정맥판막
valve of inferior vena cava
심방사이막
interatrial septum
좌우 심방을 가로막는 벽.
심장정맥굴구멍
coronary sinus ostium
심장벽의 정맥을 모으는 심장정맥굴 오른심방으로 통하는 구멍.
힘줄끈
tendinous cord
꼭지근육 끝과 방실판막 사이에 뻗어 있는 결합조직성 끈 형태의 조직. 첨판이 심방 쪽으로 뒤집히는 것을 막는다.
오른심실벽
right ventricular wall
심근층은 심방보다 심실이 두껍고, 오른심실은 왼심실보다 얇다.

심장의 내부 ②

위치와 특징

심장의 벽은 안쪽부터 심장속막, 심장근육층, 심장바깥막의 세 층으로 이루어진다. 심장속막은 내피세포와 그 바깥쪽에 있는 소량의 결합조직으로 구성되어 있다. 심장전도계통의 섬유가 이 심장속막을 지난다. 심장근육이 다양한 방향으로 뻗어 가장 두꺼운 층을 형성한 것을 심장근육층이라고 한다. 심장근육층은 심방보다 심실 쪽이 두껍다. 왼심방은 오른심방보다, 왼심실은 오른심실보다 두껍다. 심장바깥막은 단층상피로 이루어진 장막심장막이다. 심장바깥막에는 심장동맥이 분포하며 지방조직이 발달한다.

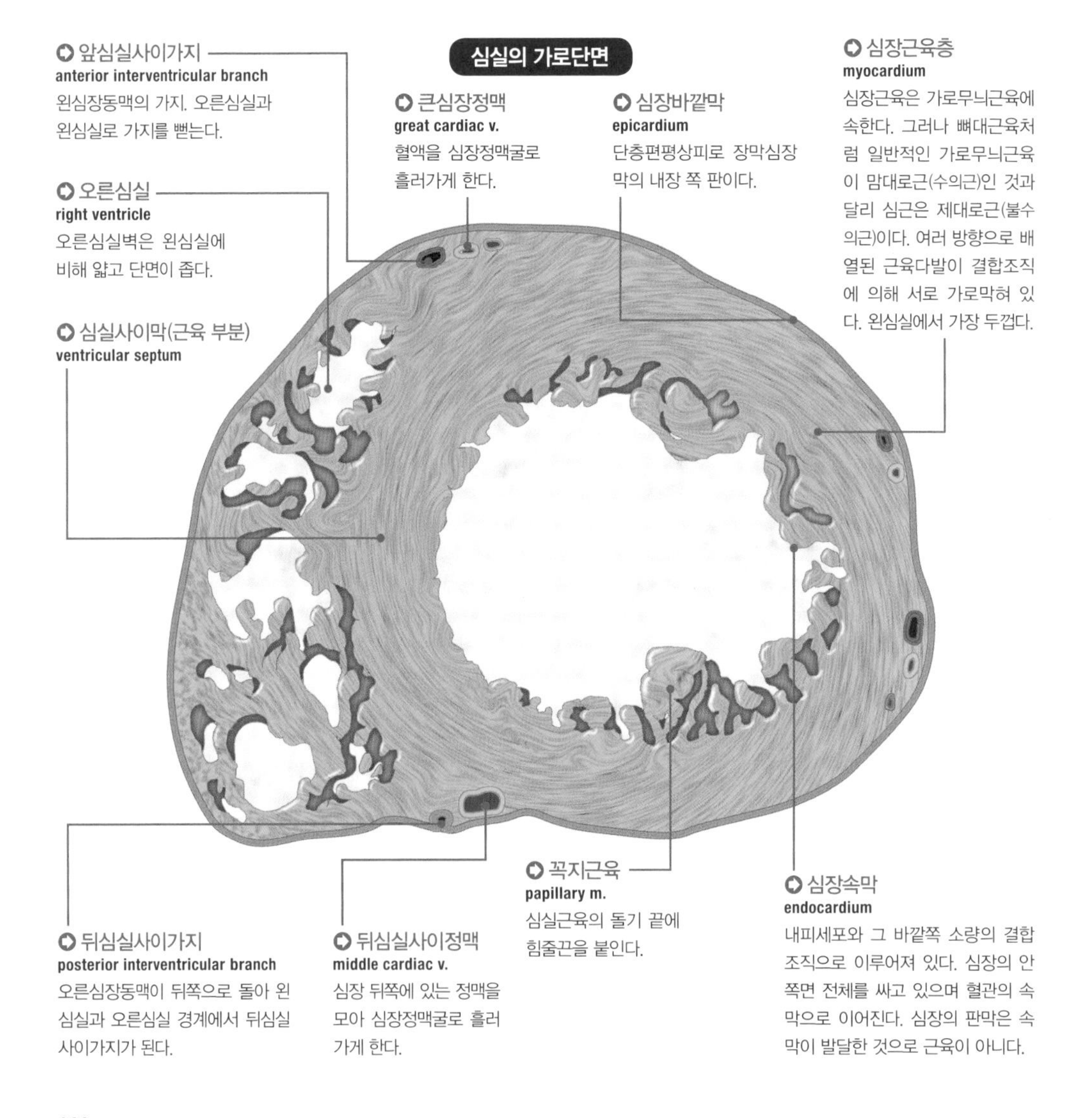

심실의 가로단면
앞심실사이가지
anterior interventricular branch
왼심장동맥의 가지. 오른심실과 왼심실로 가지를 뻗는다.
큰심장정맥
great cardiac v.
혈액을 심장정맥굴로 흘러가게 한다.
심장바깥막
epicardium
단층편평상피로 장막심장막의 내장 쪽 판이다.
심장근육층
myocardium
심장근육은 가로무늬근육에 속한다. 그러나 뼈대근육처럼 일반적인 가로무늬근육이 맘대로근(수의근)인 것과 달리 심근은 제대로근(불수의근)이다. 여러 방향으로 배열된 근육다발이 결합조직에 의해 서로 가로막혀 있다. 왼심실에서 가장 두껍다.
오른심실
right ventricle
오른심실벽은 왼심실에 비해 얇고 단면이 좁다.
심실사이막(근육 부분)
ventricular septum
꼭지근육
papillary m.
심실근육의 돌기 끝에 힘줄끈을 붙인다.
심장속막
endocardium
내피세포와 그 바깥쪽 소량의 결합조직으로 이루어져 있다. 심장의 안쪽면 전체를 싸고 있으며 혈관의 속막으로 이어진다. 심장의 판막은 속막이 발달한 것으로 근육이 아니다.
뒤심실사이가지
posterior interventricular branch
오른심장동맥이 뒤쪽으로 돌아 왼심실과 오른심실 경계에서 뒤심실사이가지가 된다.
뒤심실사이정맥
middle cardiac v.
심장 뒤쪽에 있는 정맥을 모아 심장정맥굴로 흘러가게 한다.

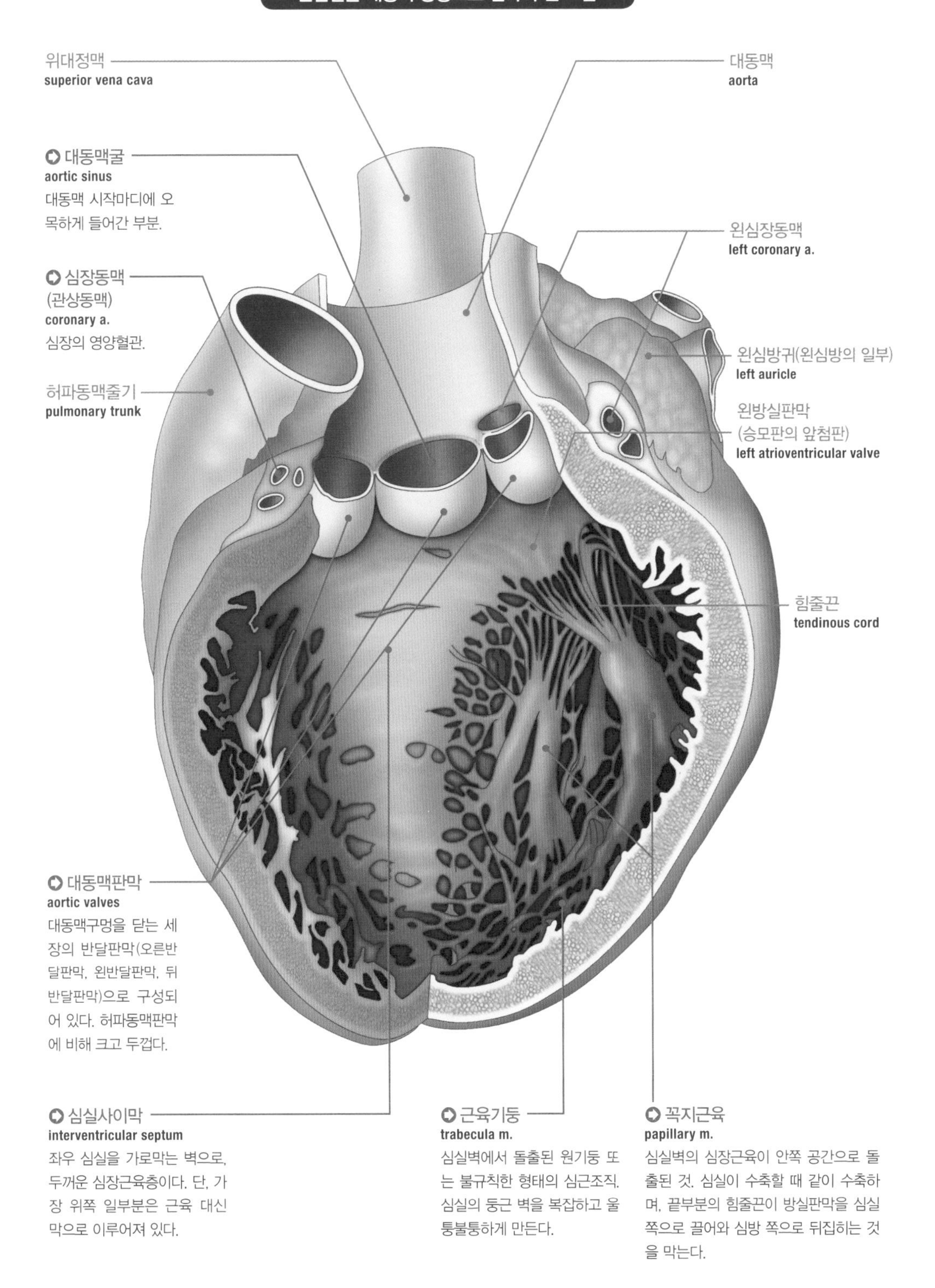
왼심실을 대동맥 방향으로 잘라서 연 그림
위대정맥
superior vena cava
대동맥
aorta
대동맥굴
aortic sinus
대동맥 시작마디에 오
목하게 들어간 부분.
왼심장동맥
left coronary a.
심장동맥
(관상동맥)
coronary a.
심장의 영양혈관.
왼심방귀(왼심방의 일부)
left auricle
허파동맥줄기
pulmonary trunk
왼방실판막
(승모판의 앞첨판)
left atrioventricular valve
힘줄끈
tendinous cord
대동맥판막
aortic valves
대동맥구멍을 닫는 세
장의 반달판막(오른반
달판막, 왼반달판막, 뒤
반달판막)으로 구성되
어 있다. 허파동맥판막
에 비해 크고 두껍다.
심실사이막
interventricular septum
좌우 심실을 가로막는 벽으로,
두꺼운 심장근육층이다. 단, 가
장 위쪽 일부분은 근육 대신
막으로 이루어져 있다.
근육기둥
trabecula m.
심실벽에서 돌출된 원기둥 또
는 불규칙한 형태의 심근조직.
심실의 둥근 벽을 복잡하고 울
퉁불퉁하게 만든다.
꼭지근육
papillary m.
심실벽의 심장근육이 안쪽 공간으로 돌
출된 것. 심실이 수축할 때 같이 수축하
며, 끝부분의 힘줄끈이 방실판막을 심실
쪽으로 끌어와 심방 쪽으로 뒤집히는 것
을 막는다.

심방과 심실 사이

위치와 특징

심방과 심실 사이는 결합조직으로 막혀 있어 근육섬유가 지나지 않는다. 따라서 심방근육의 수축은 특수한 푸르킨예섬유를 통해 심실로 전달된다. 이 결합조직은 방실판막 주위와 대동맥 주위에서 특히 발달해 섬유테 또는 섬유삼각을 형성한다. 이들 결합조직은 판막을 보강해주는 동시에 심장근육이 붙는 부위기도 하다. 판막은 혈액의 역류를 막는 구조로, 심장속막이 부풀어 형성되며 심장근육층은 없다.

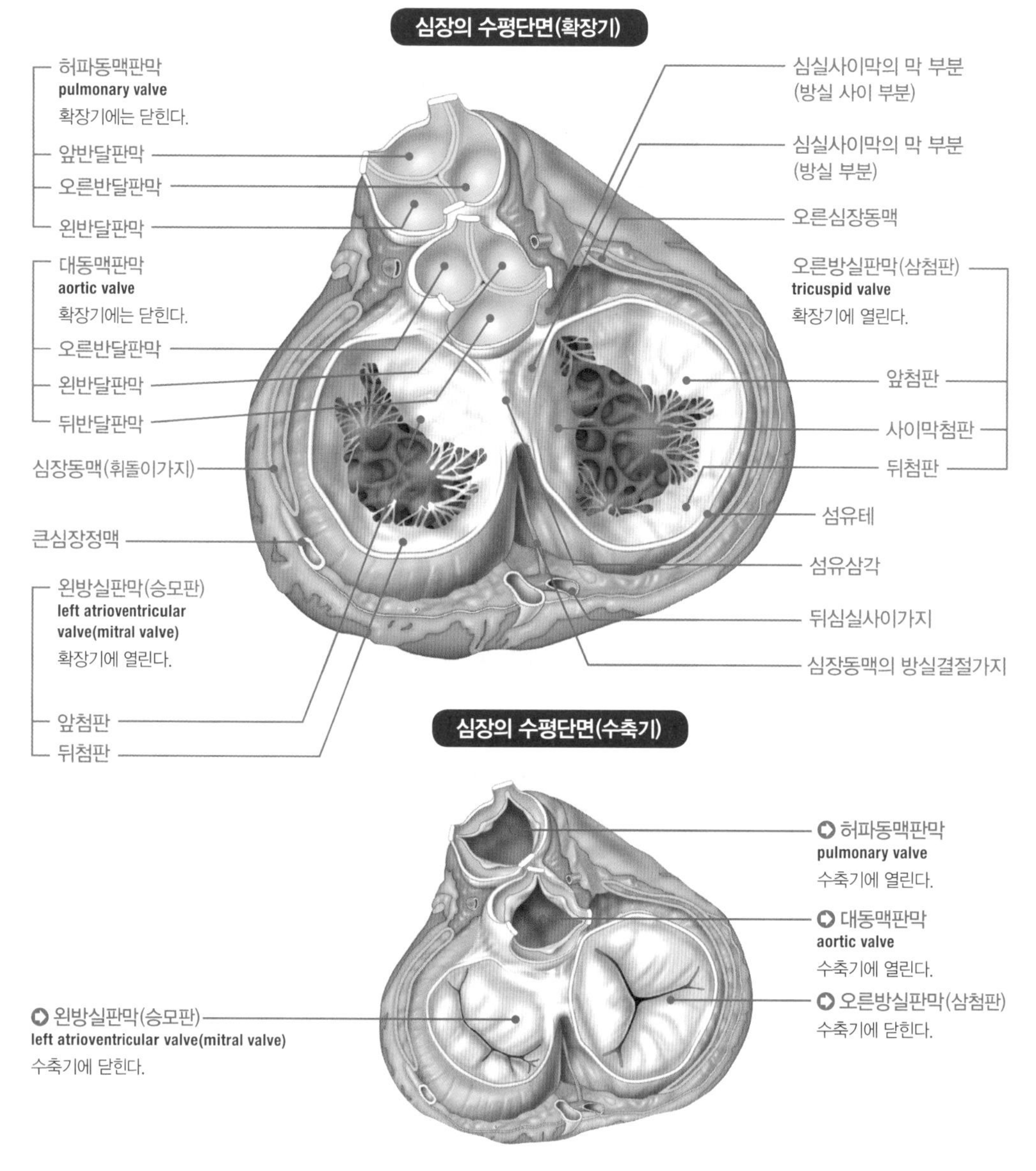

심장의 수평단면(확장기)
허파동맥판막
pulmonary valve
확장기에는 닫힌다.
앞반달판막
오른반달판막
왼반달판막
대동맥판막
aortic valve
확장기에는 닫힌다.
오른반달판막
왼반달판막
뒤반달판막
심장동맥(휘돌이가지)
큰심장정맥
왼방실판막(승모판)
left atrioventricular valve(mitral valve)
확장기에 열린다.
앞첨판
뒤첨판
심실사이막의 막 부분 (방실 사이 부분)
심실사이막의 막 부분 (방실 부분)
오른심장동맥
오른방실판막(삼첨판)
tricuspid valve
확장기에 열린다.
앞첨판
사이막첨판
뒤첨판
섬유테
섬유삼각
뒤심실사이가지
심장동맥의 방실결절가지
심장의 수평단면(수축기)
허파동맥판막
pulmonary valve
수축기에 열린다.
대동맥판막
aortic valve
수축기에 열린다.
오른방실판막(삼첨판)
수축기에 닫힌다.
왼방실판막(승모판)
left atrioventricular valve(mitral valve)
수축기에 닫힌다.

심장전도계통 *conducting system*

위치와 특징

심장은 중추신경계통의 통제 없이도 박동 리듬을 기억하고 그에 맞게 작동한다. 이것은 심장이 고유의 전도계통을 갖추고 있기 때문이다. 심장전도계통은 굴심방결절(페이스메이커)에 따라 일정 간격으로 탈분극을 반복해 조직과 그 자극을 심장 전체에 전달하는 특수 심근섬유로 이루어져 있다.

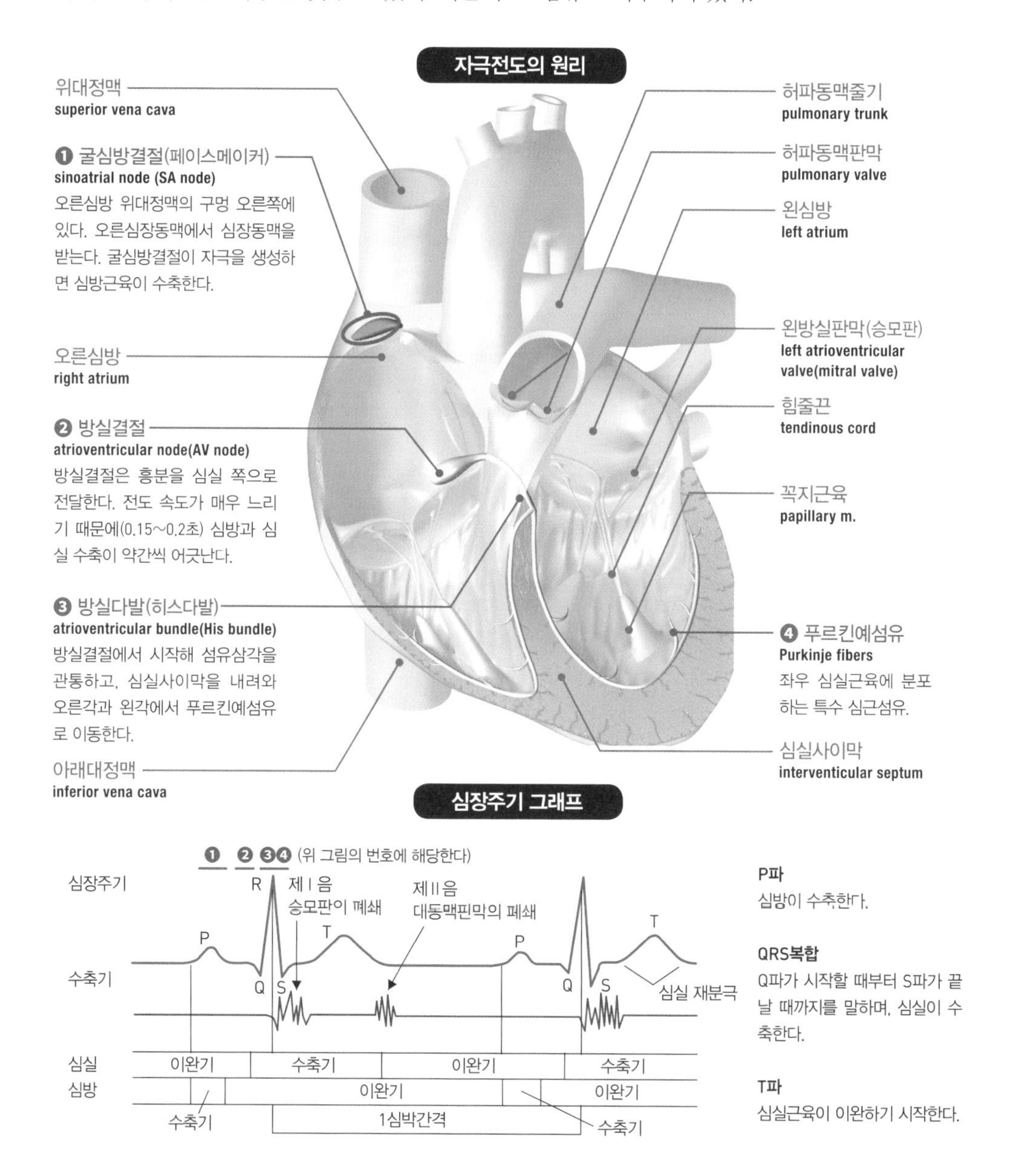

자극전도의 원리
위대정맥
superior vena cava
❶ 굴심방결절(페이스메이커)
sinoatrial node (SA node)
오른심방 위대정맥의 구멍 오른쪽에 있다. 오른심장동맥에서 심장동맥을 받는다. 굴심방결절이 자극을 생성하면 심방근육이 수축한다.
오른심방
right atrium
❷ 방실결절
atrioventricular node(AV node)
방실결절은 흥분을 심실 쪽으로 전달한다. 전도 속도가 매우 느리기 때문에(0.15~0.2초) 심방과 심실 수축이 약간씩 어긋난다.
❸ 방실다발(히스다발)
atrioventricular bundle(His bundle)
방실결절에서 시작해 섬유삼각을 관통하고, 심실사이막을 내려와 오른각과 왼각에서 푸르킨예섬유로 이동한다.
아래대정맥
inferior vena cava
허파동맥줄기
pulmonary trunk
허파동맥판막
pulmonary valve
왼심방
left atrium
왼방실판막(승모판)
left atrioventricular valve(mitral valve)
힘줄끈
tendinous cord
꼭지근육
papillary m.
❹ 푸르킨예섬유
Purkinje fibers
좌우 심실근육에 분포하는 특수 심근섬유.
심실사이막
interventicular septum
심장주기 그래프
❶ ❷ ❸❹ (위 그림의 번호에 해당한다)
심장주기
수축기
R
P
Q
S
T
제Ⅰ음
승모판이 폐쇄
제Ⅱ음
대동맥핀막의 폐쇄
심실 재분극
심실
심방
이완기
수축기
1심박간격
P파
심방이 수축한다.
QRS복합
Q파가 시작할 때부터 S파가 끝날 때까지를 말하며, 심실이 수축한다.
T파
심실근육이 이완하기 시작한다.

심장혈관 *coronary vessel*

위치와 특징

심장에 영양을 공급하는 심장동맥은 좌우 한 쌍이며 대동맥 시작마디에서 나온다. 심장바깥막의 결합조직 속을 흐르면서 심장근육에 영양과 산소를 공급하는 역할을 한다. 심장정맥은 등쪽 방실사이고랑에 있는 심장정맥굴에 모여 오른심방으로 되돌아온다. 심장동맥은 동맥가지가 서로 연결되지 않는 끝동맥이므로, 동맥이 협착하거나 경색되면 혈류 저하와 괴사에 직접적인 영향을 준다.

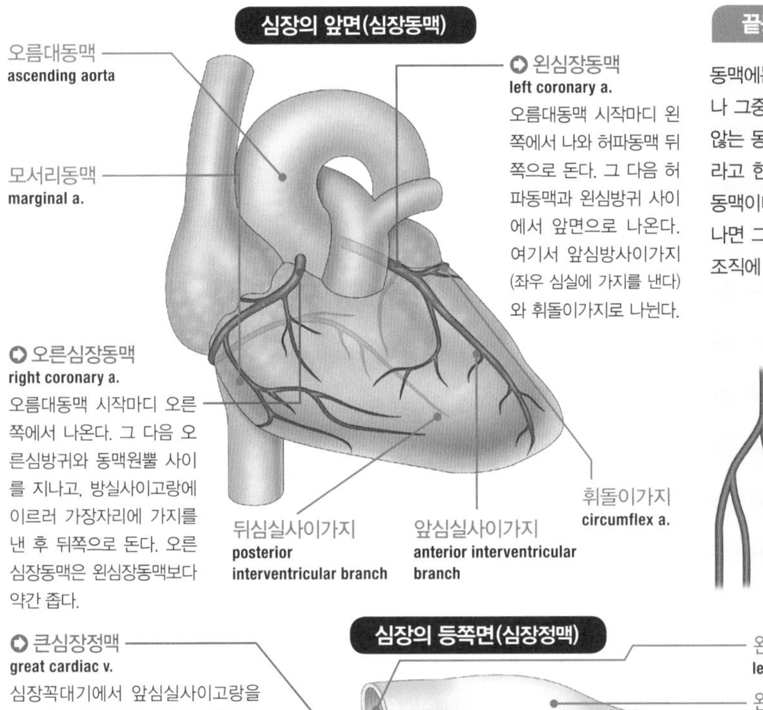

심장의 앞면(심장동맥)
오름대동맥
ascending aorta
모서리동맥
marginal a.
오른심장동맥
right coronary a.
오름대동맥 시작마디 오른쪽에서 나온다. 그 다음 오른심방귀와 동맥원뿔 사이를 지나고, 방실사이고랑에 이르러 가장자리에 가지를 낸 후 뒤쪽으로 돈다. 오른심장동맥은 왼심장동맥보다 약간 좁다.
왼심장동맥
left coronary a.
오름대동맥 시작마디 왼쪽에서 나와 허파동맥 뒤쪽으로 돈다. 그 다음 허파동맥과 왼심방귀 사이에서 앞면으로 나온다. 여기서 앞심방사이가지(좌우 심실에 가지를 낸다)와 휘돌이가지로 나뉜다.
휘돌이가지
circumflex a.
뒤심실사이가지
posterior interventricular branch
앞심실사이가지
anterior interventricular branch

끝동맥이란?

동맥에는 보통 연결성이 있다. 그러나 그중 동맥가지가 서로 연결되지 않는 동맥이 있는데 이를 끝동맥이라고 한다. 심장동맥이 바로 이 끝동맥이며 한 군데라도 경색이 일어나면 그 지배 범위 안의 모든 심근조직에 괴사를 불러일으킨다.

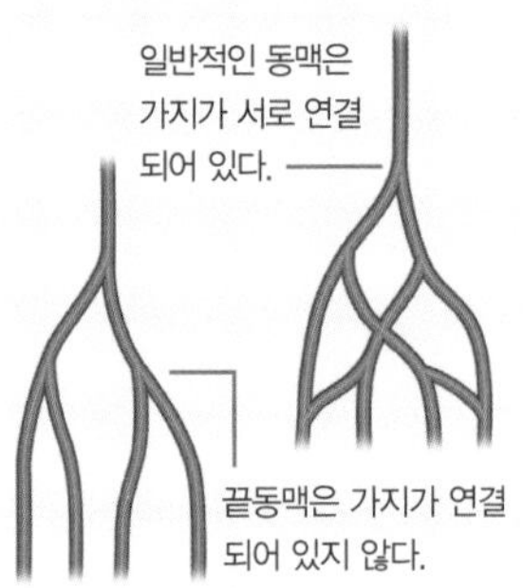

일반적인 동맥은 가지가 서로 연결되어 있다.
끝동맥은 가지가 연결되어 있지 않다.

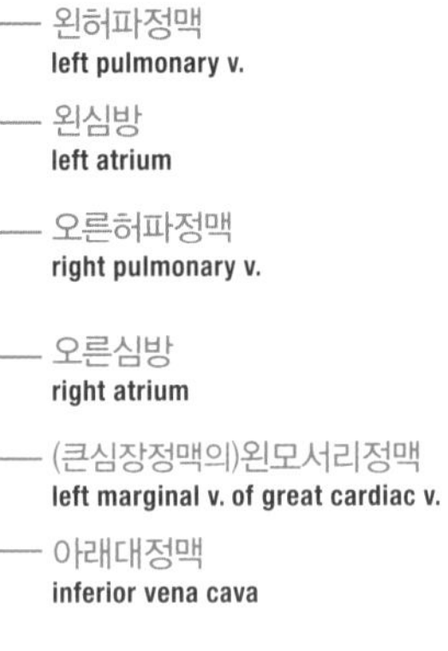

심장의 등쪽면(심장정맥)
큰심장정맥
great cardiac v.
심장꼭대기에서 앞심실사이고랑을 오르다가 방실사이고랑을 왼쪽으로 돌아 뒤면의 정맥굴로 흘러든다.
왼심방빗정맥
oblique v. of left atrium
심장의 형성과정에서 주요 정맥이었던 왼위대정맥의 흔적이다.
심장정맥굴
coronary sinus
방실사이고랑 뒤쪽에 있는 정맥굴로, 오른심방과 연결된다. 구멍 부분에는 판막이 있다. 심장의 정맥 대부분이 이곳으로 모인다.
왼심실
left ventricle
가운데심장정맥
middle cardiac v.
심장꼭대기에서 뒤심실사이고랑으로 올라가 심장정맥굴로 이어진다.
왼허파정맥
left pulmonary v.
왼심방
left atrium
오른허파정맥
right pulmonary v.
오른심방
right atrium
(큰심장정맥의)왼모서리정맥
left marginal v. of great cardiac v.
아래대정맥
inferior vena cava
작은심장정맥
small cardiac v.
오른심실, 오른심방 뒤벽의 정맥을 모은다.

온몸의 순환계통 *circulatory system*

위치와 특징

심장에서 온몸으로 혈액을 나르는 동맥은 소동맥으로 갈라지고 다시 모세혈관으로 이어진다. 혈액은 모세혈관에서 소정맥을 거쳐 심장으로 돌아가는데, 이것을 온몸순환(대순환 또는 체순환)이라고 한다. 심장으로 돌아온 혈액은 허파동맥에 의해 허파로 보내지고 모세혈관에서 가스교환을 한 뒤, 허파정맥을 지나 왼심방으로 돌아온다. 이것을 허파순환(소순환)이라고 부른다.

혈액순환의 모식도

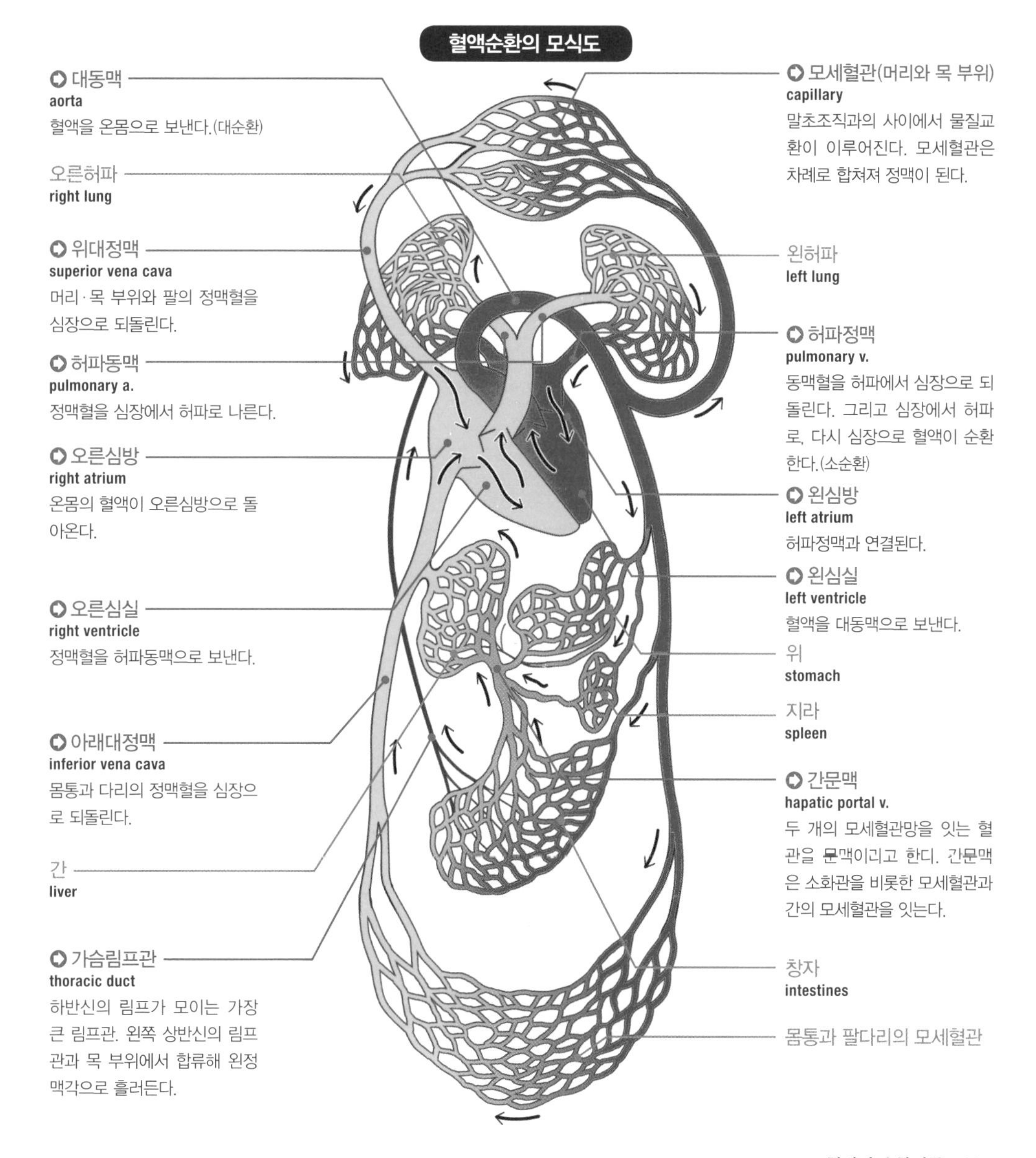

대동맥
aorta
혈액을 온몸으로 보낸다.(대순환)
오른허파
right lung
위대정맥
superior vena cava
머리·목 부위와 팔의 정맥혈을 심장으로 되돌린다.
허파동맥
pulmonary a.
정맥혈을 심장에서 허파로 나른다.
오른심방
right atrium
온몸의 혈액이 오른심방으로 돌아온다.
오른심실
right ventricle
정맥혈을 허파동맥으로 보낸다.
아래대정맥
inferior vena cava
몸통과 다리의 정맥혈을 심장으로 되돌린다.
간
liver
가슴림프관
thoracic duct
하반신의 림프가 모이는 가장 큰 림프관. 왼쪽 상반신의 림프관과 목 부위에서 합류해 왼정맥각으로 흘러든다.
모세혈관(머리와 목 부위)
capillary
말초조직과의 사이에서 물질교환이 이루어진다. 모세혈관은 차례로 합쳐져 정맥이 된다.
왼허파
left lung
허파정맥
pulmonary v.
동맥혈을 허파에서 심장으로 되돌린다. 그리고 심장에서 허파로, 다시 심장으로 혈액이 순환한다.(소순환)
왼심방
left atrium
허파정맥과 연결된다.
왼심실
left ventricle
혈액을 대동맥으로 보낸다.
위
stomach
지라
spleen
간문맥
hapatic portal v.
두 개의 모세혈관망을 잇는 혈관을 문맥이라고 한다. 간문맥은 소화관을 비롯한 모세혈관과 간의 모세혈관을 잇는다.
창자
intestines
몸통과 팔다리의 모세혈관

혈관 *blood vessels*

위치와 특징

혈관은 내피세포와 결합조직으로 구성된 속막, 민무늬근육층으로 구성된 중간막, 결합조직인 바깥막으로 이루어져 있다. 동맥은 중간막이 잘 발달해 있고, 탄력섬유가 있어 가소성이 높다. 대동맥, 허파동맥, 팔머리동맥을 비롯한 탄력동맥은 중소동맥(근육형동맥)과 탄력섬유의 분포가 다르다. 정맥은 중간막이 얇고 혈관벽의 탄력이 낮으며 판막이 있다.

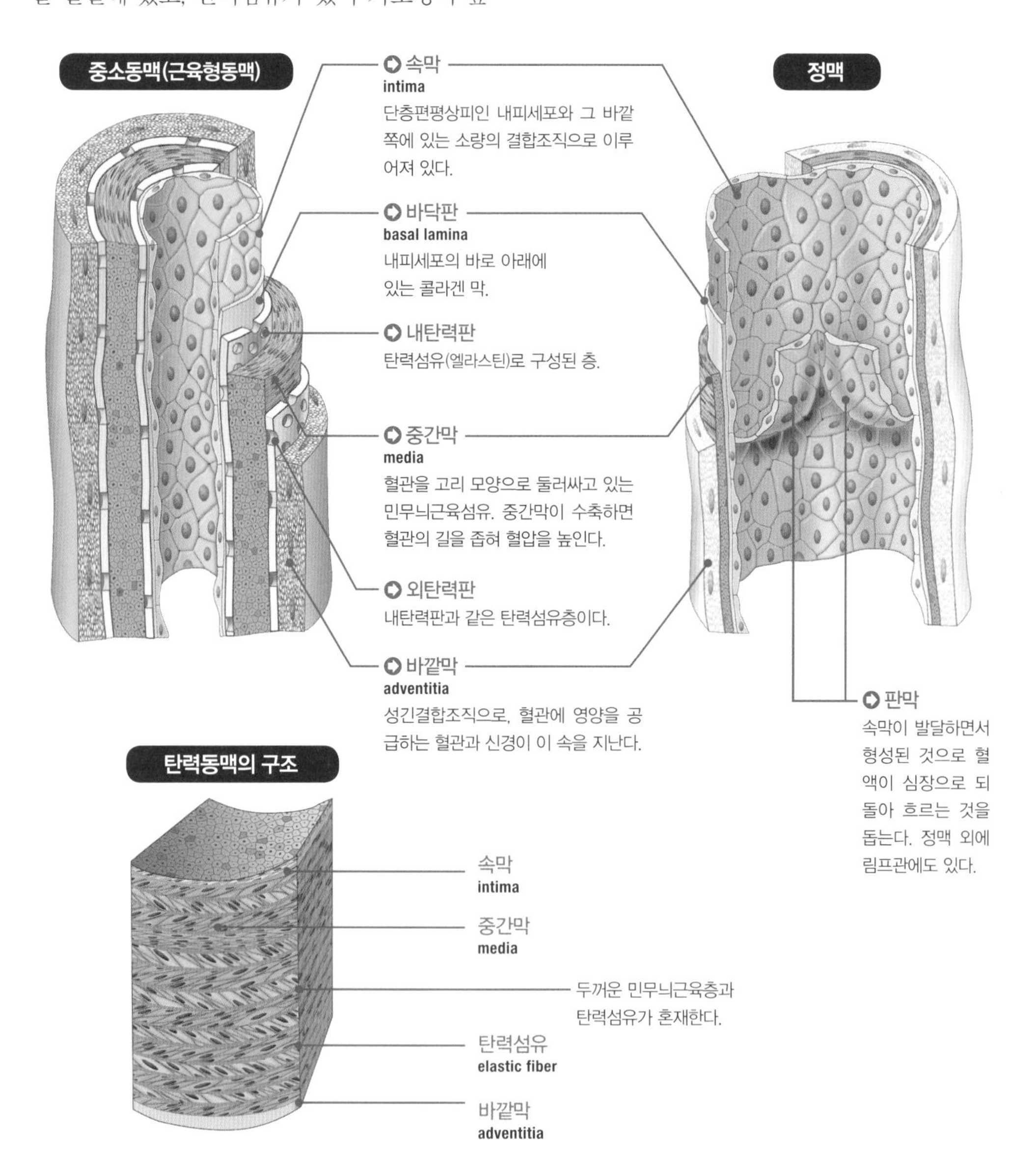

중소동맥(근육형동맥)
정맥
속막
intima
단층편평상피인 내피세포와 그 바깥쪽에 있는 소량의 결합조직으로 이루어져 있다.
바닥판
basal lamina
내피세포의 바로 아래에 있는 콜라겐 막.
내탄력판
탄력섬유(엘라스틴)로 구성된 층.
중간막
media
혈관을 고리 모양으로 둘러싸고 있는 민무늬근육섬유. 중간막이 수축하면 혈관의 길을 좁혀 혈압을 높인다.
외탄력판
내탄력판과 같은 탄력섬유층이다.
바깥막
adventitia
성긴결합조직으로, 혈관에 영양을 공급하는 혈관과 신경이 이 속을 지난다.
판막
속막이 발달하면서 형성된 것으로 혈액이 심장으로 되돌아 흐르는 것을 돕는다. 정맥 외에 림프관에도 있다.
탄력동맥의 구조
속막
intima
중간막
media
두꺼운 민무늬근육층과 탄력섬유가 혼재한다.
탄력섬유
elastic fiber
바깥막
adventitia

모세혈관 *capillary*

위치와 특징

모세혈관은 적혈구가 지날 수 있는 정도의 좁은 길로, 내피세포와 바닥판으로 구성되어 있으며 근육은 없다. 보통 내피세포는 서로 틈새 없이 결합되어 있지만, 창문이 있는 경우도 있어 혈관 안팎으로 물질을 수송하기 쉬운 구조를 지니고 있다.

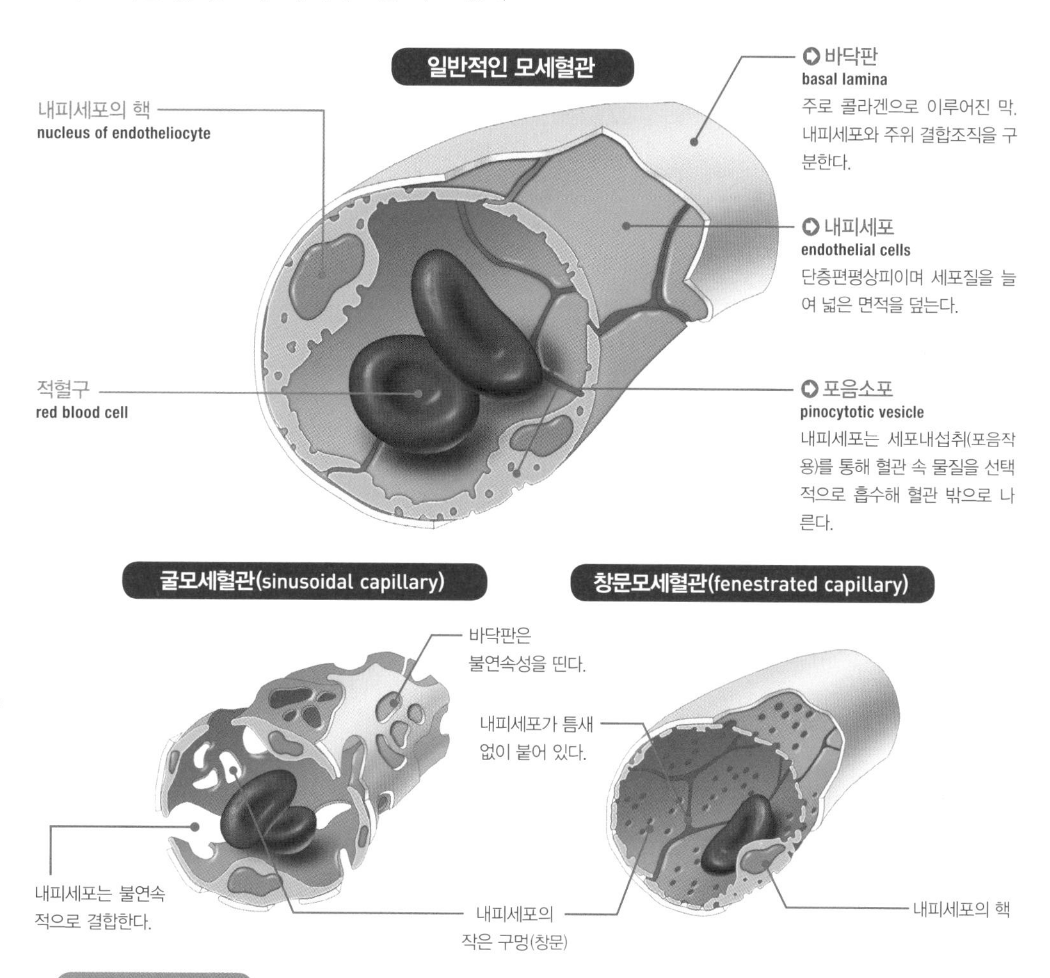

일반적인 모세혈관
내피세포의 핵
nucleus of endotheliocyte
적혈구
red blood cell
바닥판
basal lamina
주로 콜라겐으로 이루어진 막. 내피세포와 주위 결합조직을 구분한다.
내피세포
endothelial cells
단층편평상피이며 세포질을 늘여 넓은 면적을 덮는다.
포음소포
pinocytotic vesicle
내피세포는 세포내섭취(포음작용)를 통해 혈관 속 물질을 선택적으로 흡수해 혈관 밖으로 나른다.
굴모세혈관(sinusoidal capillary)
창문모세혈관(fenestrated capillary)
바닥판은 불연속성을 띤다.
내피세포가 틈새 없이 붙어 있다.
내피세포는 불연속적으로 결합한다.
내피세포의 작은 구멍(창문)
내피세포의 핵

모세혈관의 특징

일반적인 모세혈관 : 내피세포는 서로 틈새 없이 결합되어 있으며 바깥쪽으로 바닥막이 있다. 큰 분자는 세포내섭취(22쪽)에 의해 혈관 밖으로 수송된다.

굴모세혈관 : 간의 유동(모세혈관의 종말에 나타나는 결합부)에 주로 나타난다. 내피에는 창문이 있어 결합이 느슨하며 바닥판은 불연속적이다.

창문모세혈관 : 콩팥의 토리(사구체)나 내분비샘 등에 나타난다. 내피세포에 작은 구멍이 많이 나 있어 물질이 이동하기 쉽다.

몸통의 동맥 *arteries of trunk*

위치와 특징

몸통 중앙에 위치한 대동맥활에서 팔머리정맥, 왼온목동맥, 왼빗장밑동맥이 나온다. 팔머리동맥은 오른온목동맥과 오른빗장밑동맥으로 나뉜다. 온목동맥은 머리와 얼굴 부위로 가고, 빗장밑동맥은 겨드랑동맥과 위팔동맥이 되어 팔에 분포한다. 내림대동맥은 몸통에 영양을 공급하는 가슴대동맥과 배대동맥이 된다. 그 후 다시 좌우 온엉덩동맥으로 나뉘어 골반과 다리에 분포하는 혈관을 뻗는다.

❶ 대동맥활
aortic arch
오름대동맥에 이어져 뒤쪽으로 휜 부분. 오른쪽에서 팔머리동맥, 왼온목동맥, 왼빗장밑동맥이 나온다.

❷ 척추동맥
vertebral a.
6번 목뼈에서 상위 목뼈의 가로구멍(횡돌공)을 지나, 큰구멍(대후두공)에서 머리뼈 안으로 들어간다.

❸ 오른빗장밑동맥
right subclavian a.
팔머리동맥에서 나뉘어 1번 갈비뼈를 넘을 때까지를 빗장밑동맥이라고 한다. 목, 등, 가슴, 뇌에 분포하는 가지를 낸다.

❹ 팔머리동맥
brachiocephalic trunk
오른쪽에만 있다. 오른빗장밑동맥과 오른온목동맥으로 나뉜다.

❺ 겨드랑동맥
axillary a.
1번 갈비뼈 바깥모서리에서 큰가슴근의 바깥모서리까지를 말하며 빗장밑동맥으로 이어진다.

❻ 식도동맥
esophageal branches

❼ 속가슴동맥
internal thoracic a.
빗장밑동맥에서 아래로 나뉜다. 가슴뼈 바깥쪽 가장자리를 내려와 배곧은근으로 들어가 위배벽동맥이 된다.

❽ 갈비사이동맥
intercostal a.
가슴대동맥의 가지로, 갈비뼈를 따라 앞으로 돈다. 갈비사이근육에 영양을 공급한다.

❾ 아래가로막동맥
inferior phrenic a.
배대동맥의 가지로 가로막의 주요 동맥이다.

❿ 콩팥동맥
renal a.
2번 허리뼈 위치 배대동맥에서 나와 콩팥으로 들어간다. 부신(콩팥위샘)으로도 가지를 뻗는다.

⓫ 온엉덩동맥
common iliac a.
배대동맥이 4번 허리뼈 위치에서 좌우 온엉덩동맥으로 갈라진다.

⓬ 바깥엉덩동맥
external iliac a.
샅고랑인대 밑의 혈관칸을 지나 넙다리동맥이 된다.

⓭ 속엉덩동맥
internal iliac a.
골반 안의 내장과 엉덩이근육에 분포한다.

⓮ 속목동맥
internal carotid a.
목 부분에서는 가지를 내지 않으며, 목동맥관을 지나 머리뼈 안으로 들어간다.

⓯ 바깥목동맥
external carotid a.
목과 얼굴에 영양을 공급한다.

⓰ 왼온목동맥
left common carotid a.
방패연골 위모서리에서 속·바깥목동맥으로 나뉜다.

⓱ 위갑상동맥
superior thyroid a.
갑상샘과 후두에 분포한다.

⓲ 아래갑상동맥
inferior thyroid a.
갑상목동맥의 가지. 갑상샘으로 이어진다.

⓳ 갑상목동맥
thyrocervical trunk
어깨위동맥, 가로목동맥, 아래갑상동맥을 낸다.

⓴ 어깨위동맥
suprascapular a.
어깨뼈패임 위를 넘어 어깨뼈 등쪽 근육에 영양을 공급한다.

㉑ 왼빗장밑동맥
left subclavian a.

㉒ 위가슴동맥
superior thoracic a.
빗장밑근과 상부 갈비사이근육에 분포한다.

㉓ 가슴봉우리동맥
thoracoacromial a.
어깨세모근과 큰가슴근에 분포한다.

㉔ 가쪽가슴동맥
lateral thoracic a.
앞톱니근에 분포한다. 젖샘가지를 낸다.

㉕ 어깨밑동맥
subscapular a.
어깨휘돌이동맥과 가슴등동맥으로 나뉜다.

㉖ 기관지동맥
bronchial a.
허파문에 2~3개가 들어 있다. 허파에 영양을 공급하는 혈관이다.

㉗ 어깨휘돌이동맥
circumflex scapular a.
어깨뼈를 등쪽으로 돌아 그대로 어깨뼈 등쪽 근육에 분포한다.

㉘ 내림대동맥(가슴대동맥)
descending aorta(thoracic aorta)
4번 등뼈 높이에서 내림대동맥(하행대동맥)이 되어 내려간다. 가로막을 관통하는 지점까지를 가슴대동맥이라고 한다.

㉙ 가슴등동맥
thoracodorsal a.
넓은등근에 분포한다.

㉚ 복강동맥
celiac trunk
배대동맥으로부터 가로막 바로 밑에서 갈라진다. 지라동맥, 온간동맥, 왼위동맥으로 나뉜다.

㉛ 위창자간막동맥
superior mesenteric a.
샘창자 아래부터 가로잘록창자에 걸쳐 분포한다.

㉜ 내림대동맥(배대동맥)
descending aorta (abdominal aorta)
내림대동맥이 가로막을 관통하는 위치부터, 4번 허리뼈에서 좌우 온엉덩동맥으로 갈라지는 부위까지를 말한다.

㉝ 고환(난소)동맥
testicular(ovarian) a.
배대동맥에서 직접 갈라져 나와 생식샘에 분포한다.

㉞ 아래창자간막동맥
inferior mesenteric a.
내림잘록창자에서 곧창자 아래 부분에 걸쳐 분포한다.

몸통의 동맥

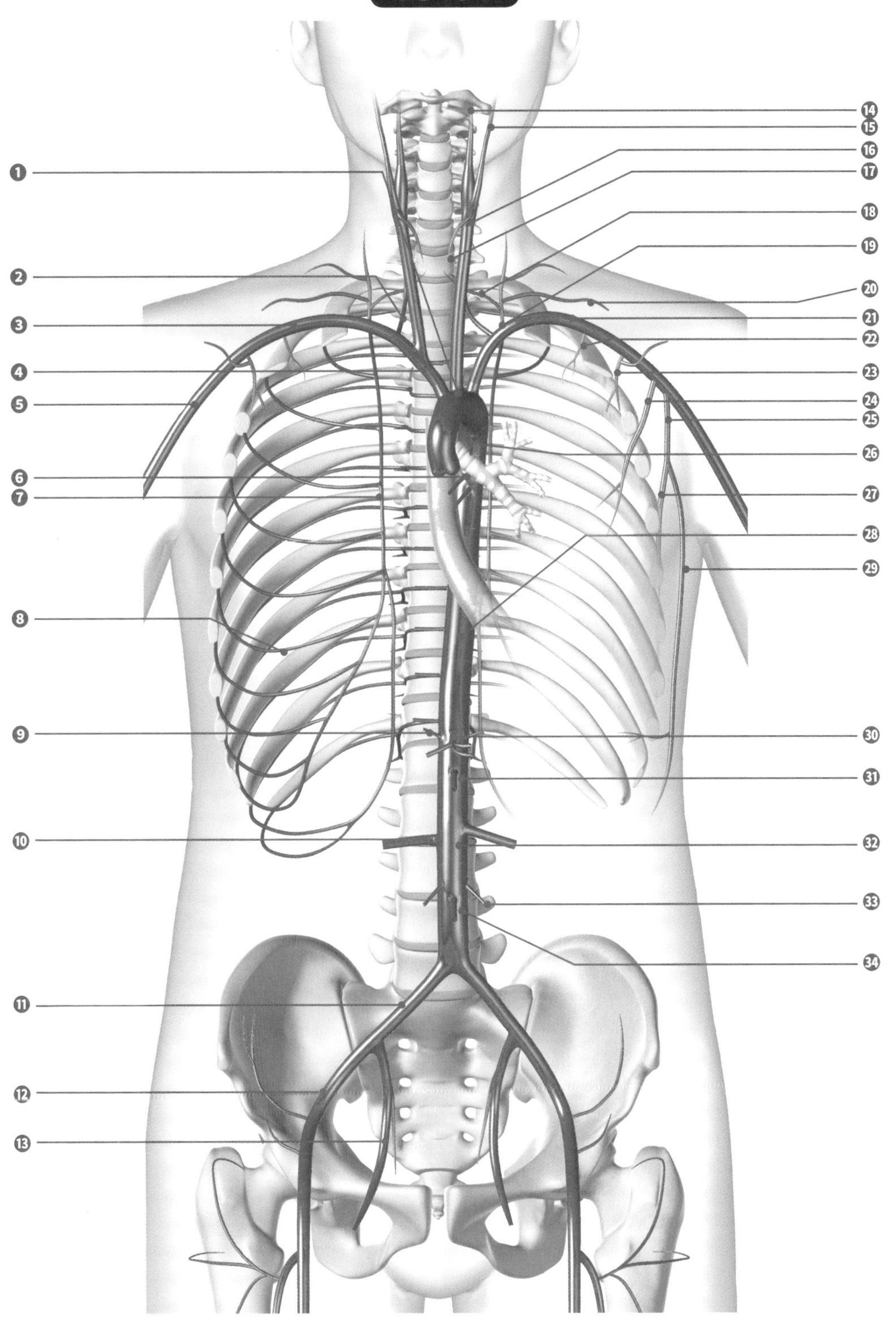
1
2
3
4
5
6
7
8
9
10
11
12
13
14
15
16
17
18
19
20
21
22
23
24
25
26
27
28
29
30
31
32
33
34

몸통의 정맥 *veins of trunk*

위치와 특징

정맥은 혈액을 심장으로 보내는 혈관이다. 정맥은 대부분 같은 이름의 동맥과 함께 흐르는데, 뇌의 정맥굴이나 홑정맥계통, 문맥계통처럼 독특하게 흐르는 것도 있다. 정맥은 피부밑조직을 흐르는 피부정맥과 깊은 곳을 흐르는 깊은정맥으로 나눌 수 있다. 대부분 판막이 있으며 주위 조직의 압력을 이용해 혈액을 순환시킨다. 문맥과 같이 예외인 것도 있다.

❶ 바깥목정맥
external jugular v.
얼굴과 목 부위의 정맥이 합쳐진 것으로 빗장밑정맥으로 흘러든다.

❷ 속목정맥
internal jugular v.
머리뼈 속의 정맥을 모아 팔머리정맥으로 들어간다.

❸ 목정맥활
juglar venous arch
좌우 앞목정맥이 지난다.

❹ 빗장밑정맥
subclavian v.

❺ 팔머리정맥
brachiocephalic v.

❻ 위대정맥
superior vena cava
좌우 팔머리정맥이 합류해서 형성된다. 오른심방으로 열린다.

❼ 속가슴정맥
internal thoracic v.

❽ 갈비사이정맥
intercostal v.

❾ 위배벽정맥
superior epigastric v.

❿ 아래대정맥
inferior vena cava

⓫ 아래배벽정맥
inferior epigastric v.
배벽을 올라와 피부정맥이 흘러든다.

⓬ 깊은엉덩휘돌이정맥
deep circumflex iliac v.

⓭ 바깥엉덩정맥
external iliac v.

⓮ 위갑상정맥
superior thyroid v.

⓯ 앞목정맥
anterior jugular v.
목뿔뼈 부근에서 생겨나 앞목부분을 내려온다.

⓰ 맨위갈비사이정맥
supreme intercostal v.
3~4번 갈비뼈 사이의 혈액을 모아 오른쪽은 홑정맥으로, 왼쪽은 팔머리정맥으로 흘러든다.

⓱ 덧반홑정맥
accessory hemiazygos v.
반홑정맥보다 위쪽에 있는 갈비사이정맥을 모아 홑정맥으로 흘러든다.

⓲ 반홑정맥
hemiazygos v.
왼오름허리정맥에서 시작해 등뼈 앞면을 올라오다가, 9번 등뼈 높이에서 홑정맥으로 흘러든다.

⓳ 홑정맥
azygos v.
오른오름허리정맥에서 생겨나 등뼈 앞면을 올라온다. 오른쪽 갈비사이정맥과 합류해 3번 등뼈의 높이에서 위대정맥으로 흘러든다.

⓴ 오름허리정맥
ascending lumber v.
온엉덩정맥에서 나와 올라가 홑정맥 또는 반홑정맥이 된다.

㉑ 허리정맥
lumbar v.
좌우 합쳐 네 쌍이 있다. 배벽의 혈액을 모아 오름허리정맥으로 흘러든다.

㉒ 속엉덩정맥
internal iliac v.

㉓ 넙다리정맥
femoral v.

홑정맥계통

홑정맥은 몸통벽의 정맥을 모아 위대정맥을 거쳐 심장으로 되돌아오는 정맥계통으로, 발생기에 주정맥이 있었던 곳과 일치한다. 홑정맥계통은 우반신의 홑정맥, 좌반신의 반홑정맥과 덧반홑정맥으로 구성된다. 홑정맥은 온엉덩정맥에서 나오는 오른쪽 오름허리정맥에서 시작한다. 그 다음 척추 오른쪽에서 점차 등뼈 앞을 올라가면서 오른쪽 갈비사이정맥을 받고, 3번 등뼈의 높이에서 위대정맥으로 흘러든다. 따라서 홑정맥은 아래대정맥(❿)과 위대정맥(❻)을 잇는 곁통로 역할을 한다. 반홑정맥은 왼쪽의 온엉덩동맥에서 나오는 왼오름허리동맥에서 시작해 왼쪽의 가슴 뒤벽을 올라간다. 그리고 9번 등뼈 높이에서 척추를 가로질러 홑정맥으로 들어간다. 좌반신 위부분에는 덧반홑정맥이 있는데, 이것은 홑정맥으로 직접 흘러들거나 팔머리정맥으로 이어진다.

몸통의 정맥

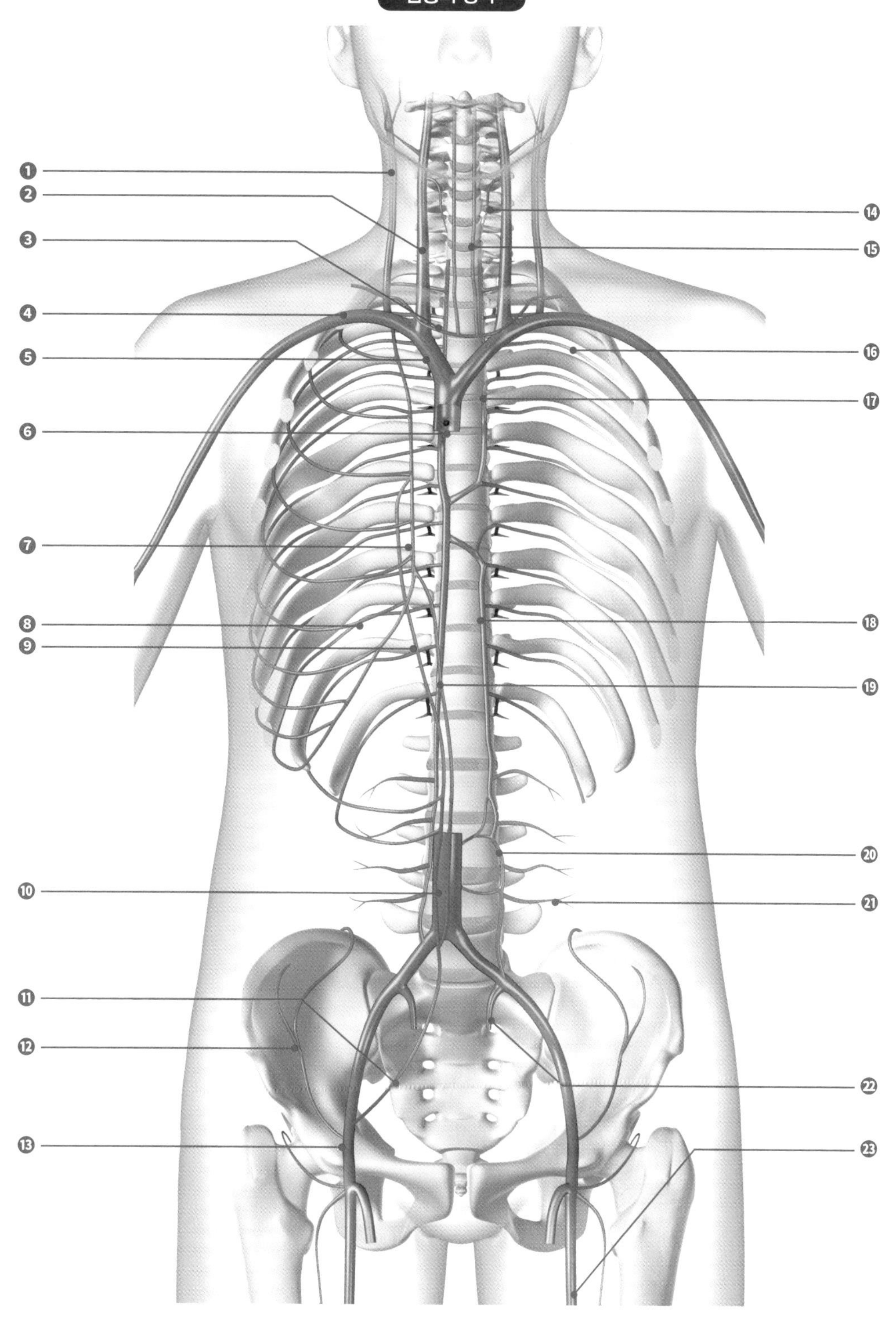
1
2
3
4
5
6
7
8
9
10
11
12
13
14
15
16
17
18
19
20
21
22
23

대뇌동맥고리 *cerebral arterial circle*

위치와 특징

좌우 척추동맥은 목뼈의 가로돌기구멍을 지나고, 큰구멍에서 머리뼈 안으로 들어와 숨뇌(연수) 배쪽을 올라가면서 뒤아래소뇌동맥을 뻗는다. 그 후 하나의 뇌바닥동맥이 되어 다리뇌(교뇌) 배쪽 한가운데를 지난다. 뇌바닥동맥은 좌우 뒤대뇌동맥으로 나뉘는데, 이것은 뒤교통동맥을 통해 속목동맥으로 이어지는 중간대뇌동맥과 연결된다. 중간대뇌동맥에서는 앞쪽으로 앞대뇌동맥이 나온다. 이들은 앞교통동맥으로 이어진다.

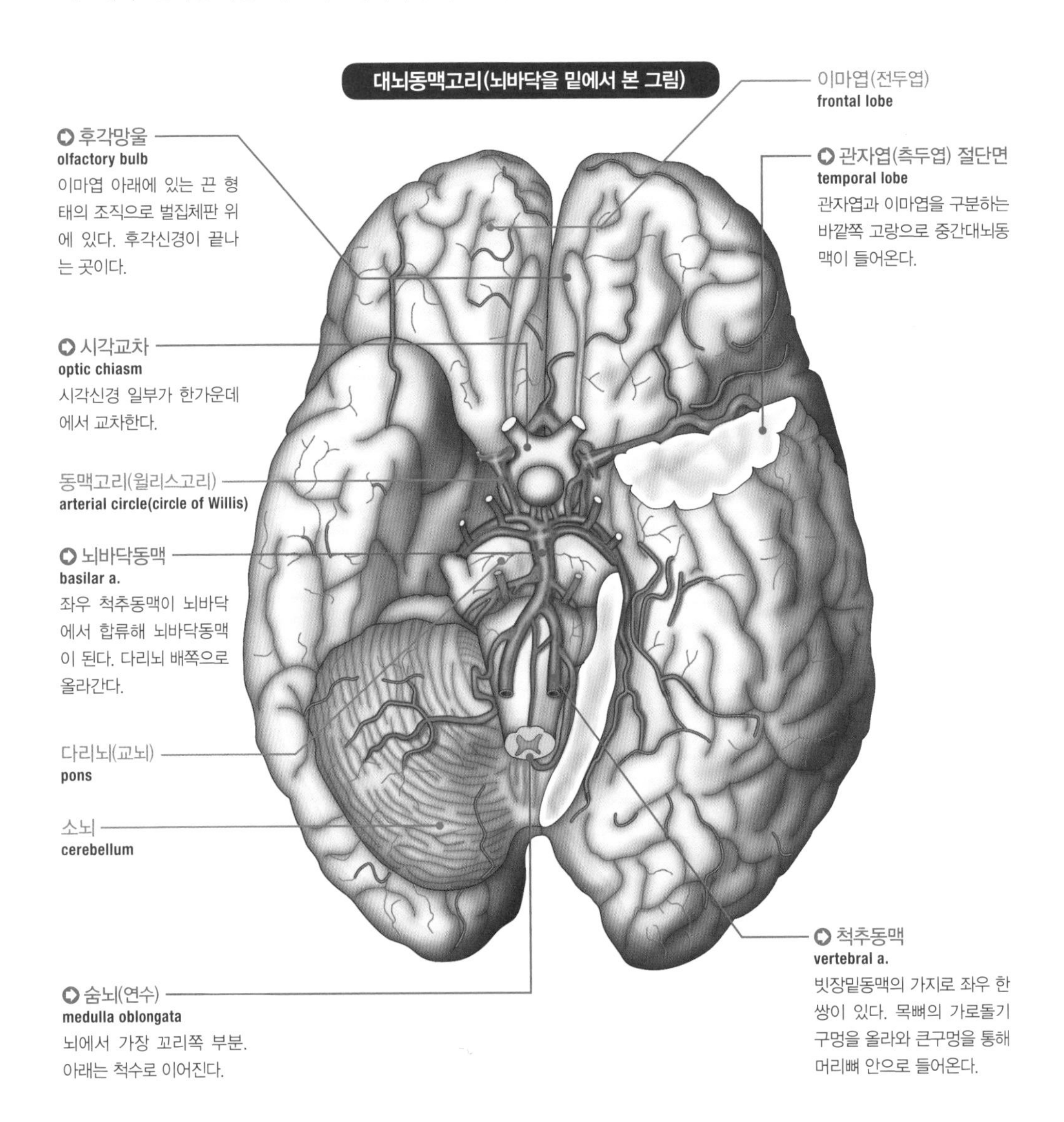

대뇌동맥고리(뇌바닥을 밑에서 본 그림)
이마엽(전두엽)
frontal lobe
후각망울
olfactory bulb
이마엽 아래에 있는 끈 형태의 조직으로 벌집체판 위에 있다. 후각신경이 끝나는 곳이다.
관자엽(측두엽) 절단면
temporal lobe
관자엽과 이마엽을 구분하는 바깥쪽 고랑으로 중간대뇌동맥이 들어온다.
시각교차
optic chiasm
시각신경 일부가 한가운데에서 교차한다.
동맥고리(윌리스고리)
arterial circle(circle of Willis)
뇌바닥동맥
basilar a.
좌우 척추동맥이 뇌바닥에서 합류해 뇌바닥동맥이 된다. 다리뇌 배쪽으로 올라간다.
다리뇌(교뇌)
pons
소뇌
cerebellum
척추동맥
vertebral a.
빗장밑동맥의 가지로 좌우 한 쌍이 있다. 목뼈의 가로돌기구멍을 올라와 큰구멍을 통해 머리뼈 안으로 들어온다.
숨뇌(연수)
medulla oblongata
뇌에서 가장 꼬리쪽 부분. 아래는 척수로 이어진다.

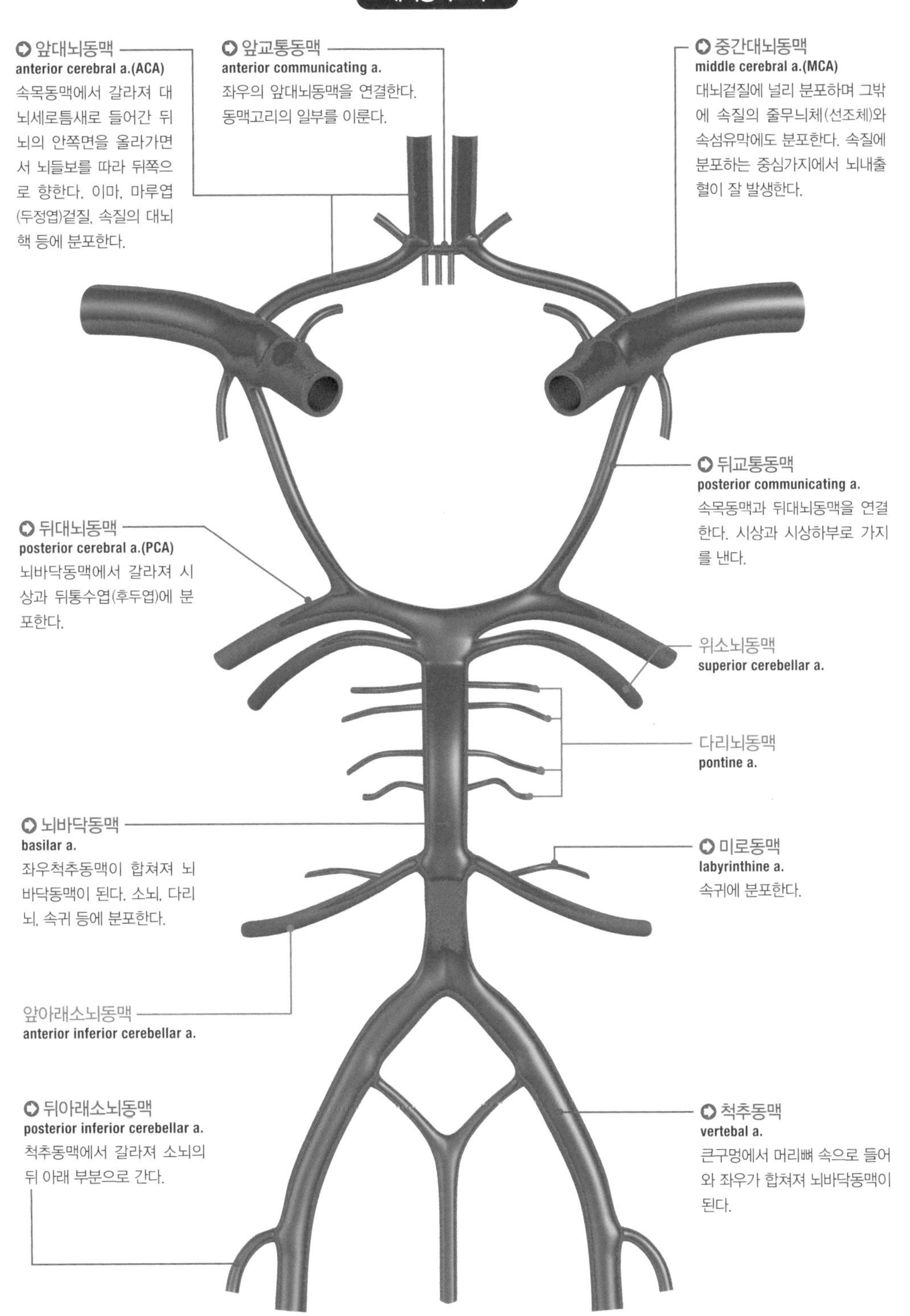
대뇌동맥고리
앞대뇌동맥
anterior cerebral a.(ACA)
속목동맥에서 갈라져 대뇌세로틈새로 들어간 뒤 뇌의 안쪽면을 올라가면서 뇌들보를 따라 뒤쪽으로 향한다. 이마, 마루엽(두정엽)겉질, 속질의 대뇌핵 등에 분포한다.
앞교통동맥
anterior communicating a.
좌우의 앞대뇌동맥을 연결한다. 동맥고리의 일부를 이룬다.
중간대뇌동맥
middle cerebral a.(MCA)
대뇌겉질에 널리 분포하며 그밖에 속질의 줄무늬체(선조체)와 속섬유막에도 분포한다. 속질에 분포하는 중심가지에서 뇌내출혈이 잘 발생한다.
뒤교통동맥
posterior communicating a.
속목동맥과 뒤대뇌동맥을 연결한다. 시상과 시상하부로 가지를 낸다.
뒤대뇌동맥
posterior cerebral a.(PCA)
뇌바닥동맥에서 갈라져 시상과 뒤통수엽(후두엽)에 분포한다.
위소뇌동맥
superior cerebellar a.
다리뇌동맥
pontine a.
뇌바닥동맥
basilar a.
좌우척추동맥이 합쳐져 뇌바닥동맥이 된다. 소뇌, 다리뇌, 속귀 등에 분포한다.
미로동맥
labyrinthine a.
속귀에 분포한다.
앞아래소뇌동맥
anterior inferior cerebellar a.
뒤아래소뇌동맥
posterior inferior cerebellar a.
척추동맥에서 갈라져 소뇌의 뒤 아래 부분으로 간다.
척추동맥
vertebal a.
큰구멍에서 머리뼈 속으로 들어와 좌우가 합쳐져 뇌바닥동맥이 된다.

머리와 목 부위의 동맥

위치와 특징

머리와 목 부위에 영양을 공급하는 주요 동맥은 온목동맥이다. 온목동맥의 오른쪽은 팔머리동맥에서, 왼쪽은 대동맥활에서 갈라진다. 온목동맥이 방패연골 위쪽 가장자리 높이에 이르면 속목동맥과 바깥목동맥으로 나뉜다. 속목동맥은 가지를 내지 않고 목동맥관을 통과해 머리뼈 안으로 들어가고, 척추동맥과 함께 뇌에 분포하며 뇌바닥의 동맥고리를 형성한다. 바깥목동맥은 목 부위와 얼굴, 관자 부위, 혀, 이틀, 입천장 등에 가지를 낸다. 중간뇌막동맥은 바깥목동맥의 가지로, 가시구멍을 통해 머리뼈 안으로 들어간다.

머리와 목 부위의 동맥(단면)

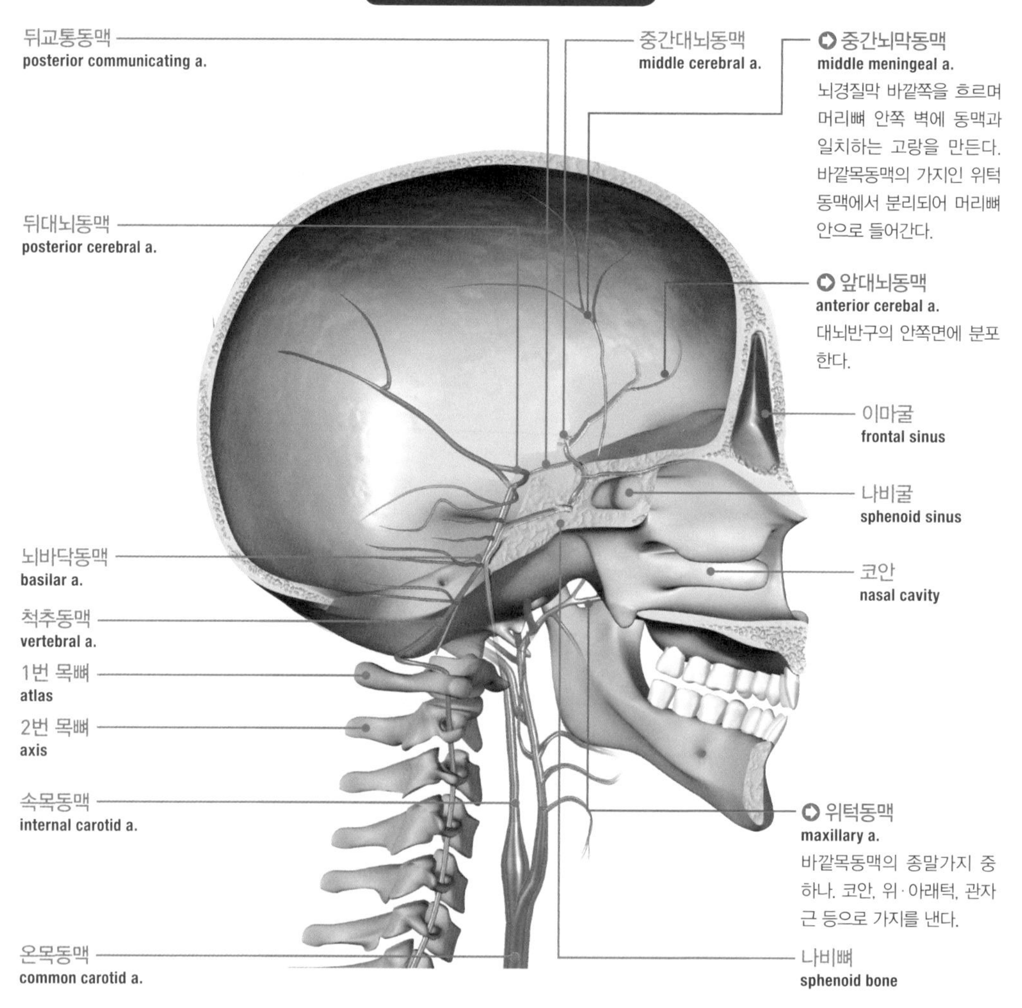
뒤교통동맥
posterior communicating a.
중간대뇌동맥
middle cerebral a.
중간뇌막동맥
middle meningeal a.
뇌경질막 바깥쪽을 흐르며 머리뼈 안쪽 벽에 동맥과 일치하는 고랑을 만든다. 바깥목동맥의 가지인 위턱동맥에서 분리되어 머리뼈 안으로 들어간다.
뒤대뇌동맥
posterior cerebral a.
앞대뇌동맥
anterior cerebal a.
대뇌반구의 안쪽면에 분포한다.
이마굴
frontal sinus
나비굴
sphenoid sinus
뇌바닥동맥
basilar a.
코안
nasal cavity
척추동맥
vertebral a.
1번 목뼈
atlas
2번 목뼈
axis
속목동맥
internal carotid a.
위턱동맥
maxillary a.
바깥목동맥의 종말가지 중 하나. 코안, 위·아래턱, 관자근 등으로 가지를 낸다.
온목동맥
common carotid a.
나비뼈
sphenoid bone

머리와 목 부위의 동맥

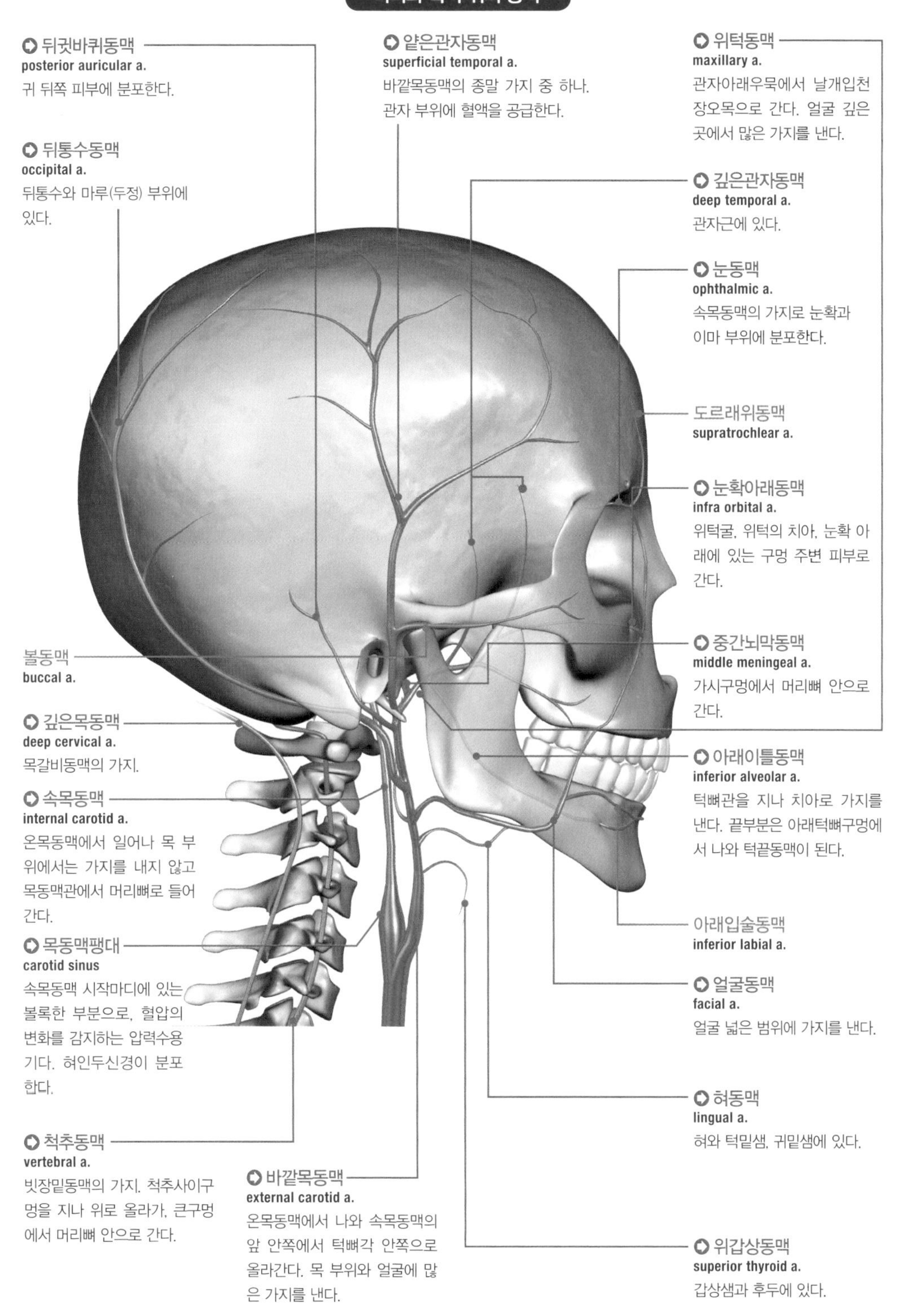

뒤귓바퀴동맥
posterior auricular a.
귀 뒤쪽 피부에 분포한다.
뒤통수동맥
occipital a.
뒤통수와 마루(두정) 부위에 있다.
얕은관자동맥
superficial temporal a.
바깥목동맥의 종말 가지 중 하나. 관자 부위에 혈액을 공급한다.
위턱동맥
maxillary a.
관자아래우묵에서 날개입천장오목으로 간다. 얼굴 깊은 곳에서 많은 가지를 낸다.
깊은관자동맥
deep temporal a.
관자근에 있다.
눈동맥
ophthalmic a.
속목동맥의 가지로 눈확과 이마 부위에 분포한다.
도르래위동맥
supratrochlear a.
눈확아래동맥
infra orbital a.
위턱굴, 위턱의 치아, 눈확 아래에 있는 구멍 주변 피부로 간다.
중간뇌막동맥
middle meningeal a.
가시구멍에서 머리뼈 안으로 간다.
볼동맥
buccal a.
깊은목동맥
deep cervical a.
목갈비동맥의 가지.
속목동맥
internal carotid a.
온목동맥에서 일어나 목 부위에서는 가지를 내지 않고 목동맥관에서 머리뼈로 들어간다.
아래이틀동맥
inferior alveolar a.
턱뼈관을 지나 치아로 가지를 낸다. 끝부분은 아래턱뼈구멍에서 나와 턱끝동맥이 된다.
목동맥팽대
carotid sinus
속목동맥 시작마디에 있는 볼록한 부분으로, 혈압의 변화를 감지하는 압력수용기다. 혀인두신경이 분포한다.
아래입술동맥
inferior labial a.
얼굴동맥
facial a.
얼굴 넓은 범위에 가지를 낸다.
혀동맥
lingual a.
혀와 턱밑샘, 귀밑샘에 있다.
척추동맥
vertebral a.
빗장밑동맥의 가지. 척추사이구멍을 지나 위로 올라가, 큰구멍에서 머리뼈 안으로 간다.
바깥목동맥
external carotid a.
온목동맥에서 나와 속목동맥의 앞 안쪽에서 턱뼈각 안쪽으로 올라간다. 목 부위와 얼굴에 많은 가지를 낸다.
위갑상동맥
superior thyroid a.
갑상샘과 후두에 있다.

머리와 목 부위의 정맥

위치와 특징

뇌의 혈액은 뇌 표면을 싸고 있는 연질막 속의 중소정맥을 거쳐, 뇌경질막 속을 흐르는 큰 정맥인 경질막정맥굴로 흘러든다. 경질막정맥굴은 속목정맥이 되고 목정맥굴을 지나 머리뼈로 나온다. 속목정맥은 머리 부위와 얼굴의 정맥을 모아 빗장밑정맥에 합류해 팔머리정맥이 된다.

머리와 목 부위의 정맥

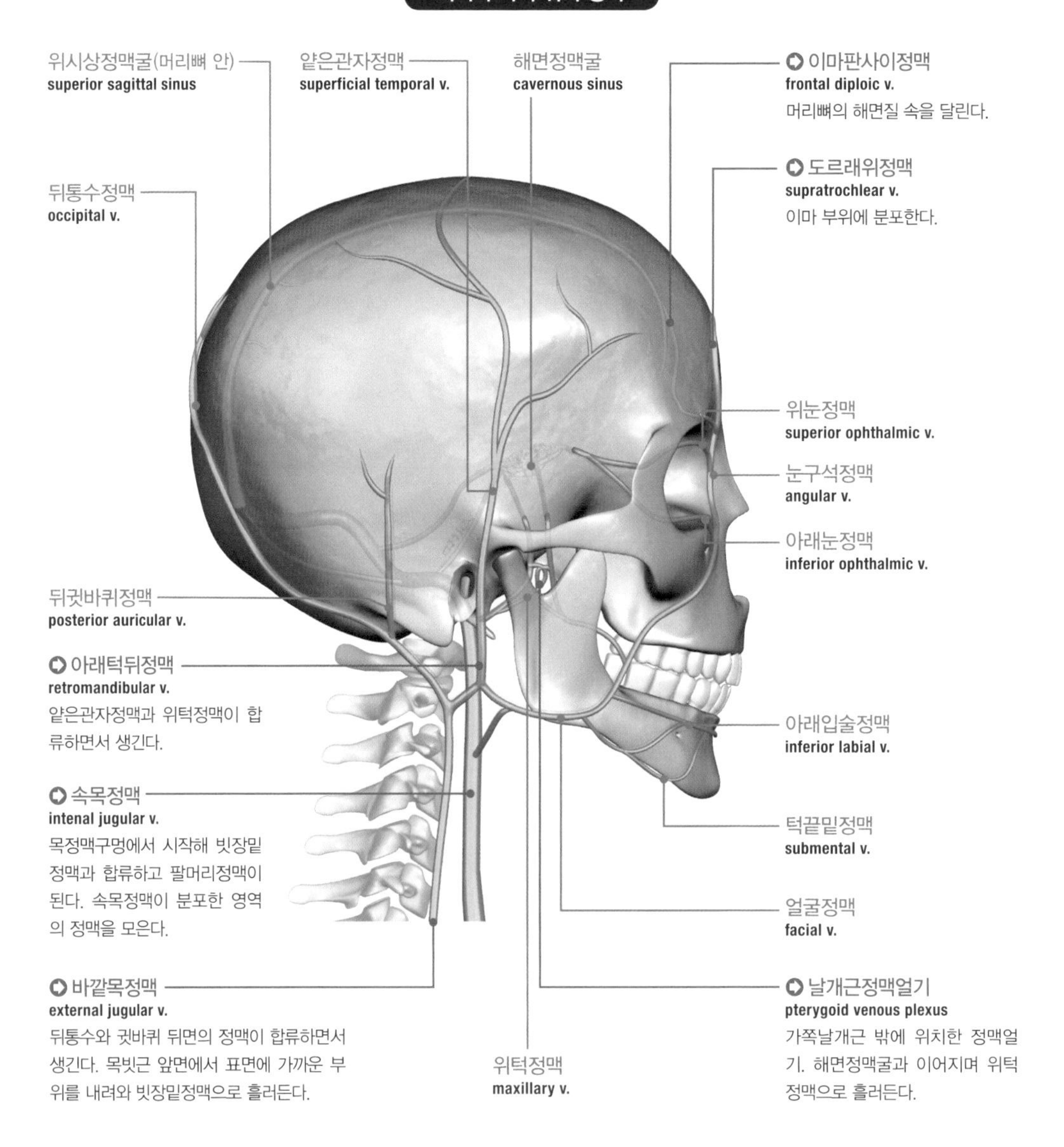

위시상정맥굴(머리뼈 안)
superior sagittal sinus
얕은관자정맥
superficial temporal v.
해면정맥굴
cavernous sinus
이마판사이정맥
frontal diploic v.
머리뼈의 해면질 속을 달린다.
뒤통수정맥
occipital v.
도르래위정맥
supratrochlear v.
이마 부위에 분포한다.
위눈정맥
superior ophthalmic v.
눈구석정맥
angular v.
아래눈정맥
inferior ophthalmic v.
뒤귓바퀴정맥
posterior auricular v.
아래턱뒤정맥
retromandibular v.
얕은관자정맥과 위턱정맥이 합류하면서 생긴다.
아래입술정맥
inferior labial v.
속목정맥
intenal jugular v.
목정맥구멍에서 시작해 빗장밑정맥과 합류하고 팔머리정맥이 된다. 속목정맥이 분포한 영역의 정맥을 모은다.
턱끝밑정맥
submental v.
얼굴정맥
facial v.
바깥목정맥
external jugular v.
뒤통수와 귓바퀴 뒤면의 정맥이 합류하면서 생긴다. 목빗근 앞면에서 표면에 가까운 부위를 내려와 빗장밑정맥으로 흘러든다.
날개근정맥얼기
pterygoid venous plexus
가쪽날개근 밖에 위치한 정맥얼기. 해면정맥굴과 이어지며 위턱정맥으로 흘러든다.
위턱정맥
maxillary v.

머리와 목 부위의 정맥(단면)

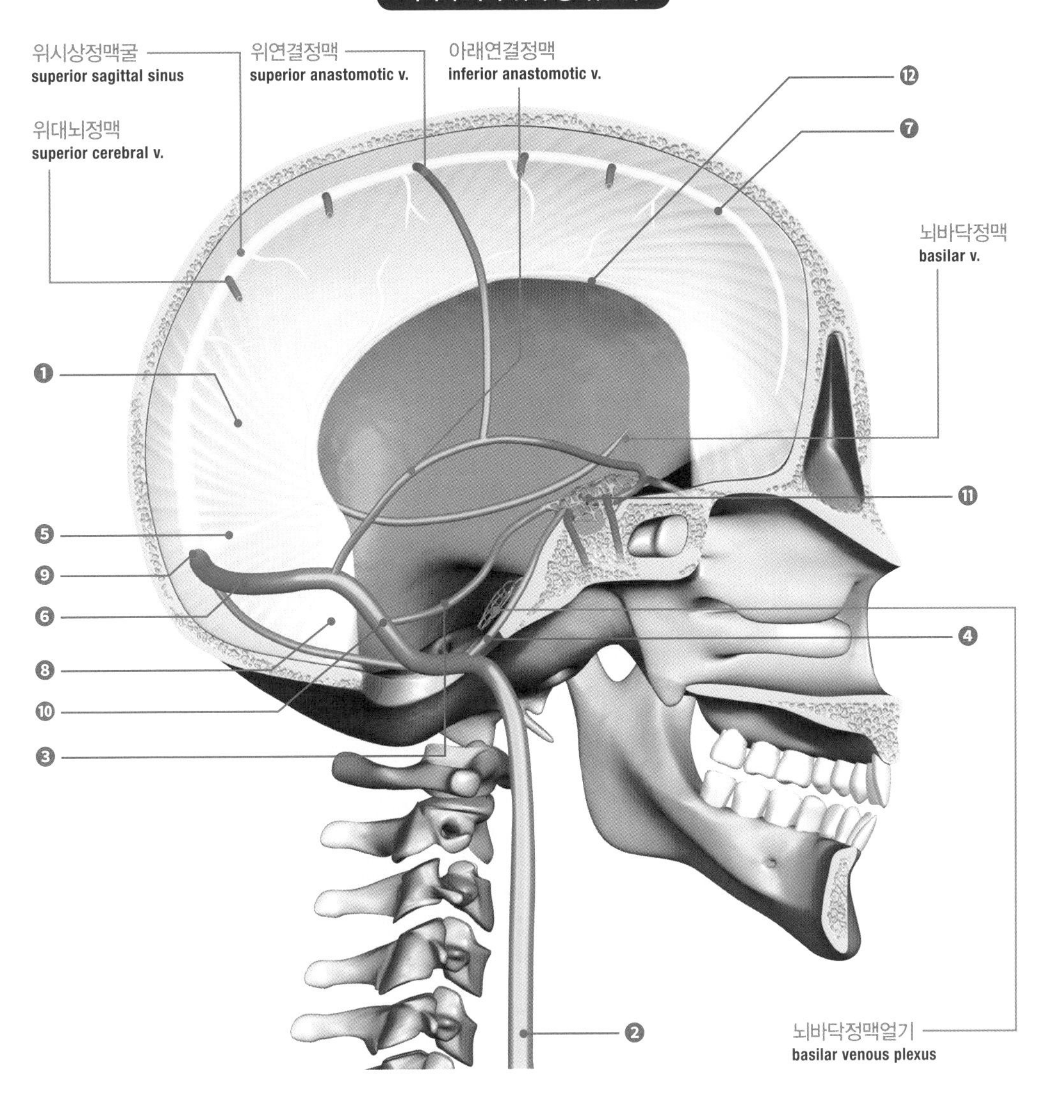

위시상정맥굴
superior sagittal sinus
위연결정맥
superior anastomotic v.
아래연결정맥
inferior anastomotic v.
위대뇌정맥
superior cerebral v.
뇌바닥정맥
basilar v.
뇌바닥정맥얼기
basilar venous plexus

❶ 대뇌낫
cerebral falx
경질막의 내엽이 대뇌세로틈새 속으로 뻗어 나간 것.

❷ 속목정맥
internal jugular v.
머리뼈 속의 정맥은 대부분 속목동맥으로 흘러든다.

❸ 위바위정맥굴
superior petrosal sinus
해면정맥굴에서 관자뼈바위 위모서리를 달려 가로정맥굴로 간다.

❹ 아래바위정맥굴
inferior petrosal sinus
해면정맥굴에서 관자뼈바위 바닥 부분을 지나 목정맥구멍 부근에서 속목정맥으로 흘러든다

❺ 곧은정맥굴
straight sinus
아래시상정맥굴과 가로정맥굴 사이에 있다.

❻ 가로정맥굴
transverse sinus
정맥굴 합류점에서 좌우로 뻗어 구불정맥굴로 이어진다.

❼ 위시상정맥굴
superior sagittal sinus
대뇌낫의 위모서리를 앞쪽에서 뒤쪽으로 지나 뒤통수의 가로정맥굴로 흘러든다.

❽ 소뇌천막
tentorium cerebelli
소뇌를 감싸고 있는 경질막.

❾ 정맥굴합류
confluence of the sinuses
위시상정맥굴과 곧은정맥굴의 합류점.

❿ 구불정맥굴
sigmoid sinus
좌우에 있는 구불정맥굴고랑을 지나 목정맥구멍에서 속목정맥으로 이어진다.

⓫ 해면정맥굴
cavernous sinus
나비뼈의 뇌하수체오목 양쪽으로 퍼져 있는 정맥굴.

⓬ 아래시상정맥굴
inferior sagittal sinus
대뇌낫의 아래모서리에서 뒤쪽으로 간다.

팔동맥 *arteries of arm*

위치와 특징

큰가슴근의 가쪽모서리를 지나는 겨드랑동맥을 위팔동맥이라 부르며 팔에 영양을 공급한다. 위팔동맥은 위팔뼈 앞면, 위팔두갈래근 뒤를 내려와 팔오금에서 노동맥과 자동맥으로 갈라진다. 노동맥과 자동맥은 손바닥에서 얕은손바닥동맥활과 깊은손바닥동맥활을 형성하고 손가락으로 가지를 뻗는다. 위팔동맥에서 갈라져 나온 위팔깊은동맥과 뒤뼈사이동맥은 팔 뒤면을 내려온다.

팔동맥(앞면과 뒤면)

❶ 가슴봉우리동맥
thoracoacromial a.
겨드랑동맥의 가지에서 큰가슴근과 작은가슴근, 어깨세모근으로 가지를 낸다.

❷ 뒤위팔휘돌이동맥
posterior humeral circumflex a.
겨드랑동맥의 가지로, 위팔뼈의 외과목(두 결절의 먼쪽 부위에 지름이 좁아진 부분) 뒤면을 돌아 겨드랑신경과 함께 등쪽으로 나온다. 어깨세모근과 어깨관절에 분포한다.

❸ 앞위팔휘돌이동맥
anterior humeral circumflex a.
겨드랑동맥에서 갈라져 나와 어깨관절 주위의 근육에 분포한다. 뒤위팔휘돌이동맥으로 이어진다.

❹ 어깨밑동맥
subscapular a.
겨드랑동맥의 가지로, 넓은등근에 분포하는 가슴등신경과 어깨뼈 등쪽에 분포하는 어깨밑휘돌이동맥으로 나뉜다.

❺ 가슴등동맥
thoracodorsal a.
어깨밑동맥에서 갈라져 나와 넓은등근에 분포한다.

❻ 위팔동맥
brachial a.
겨드랑동맥이 큰가슴근의 가쪽모서리를 넘으면 위팔동맥이 된다. 위팔동맥은 위팔두갈래근의 안쪽모서리를 내려가며, 팔오금에서 자동맥과 노동맥으로 나뉜다.

❼ 깊은위팔동맥
deep brachial a.
위팔동맥의 가지로, 노신경과 함께 위팔의 등쪽을 내려온다. 주로 위팔세갈래근에 분포한다.

❽ 노쪽곁동맥
radial collateral a.
위팔깊은동맥에서 갈라져 나와 노쪽되돌이동맥과 만난다.

❾ 노쪽되돌이동맥
radial recurrent a.
노동맥의 가지로, 위쪽으로 뻗어 노쪽곁동맥과 만난다.

❿ 온뼈사이동맥
common interosseous a.
자동맥의 가지로, 앞뒤의 뼈사이동맥으로 나뉜다.

⓫ 어깨휘돌이동맥
circumflex scapular a.
어깨밑동맥에서 갈라져 나와 어깨뼈 등쪽으로 돈다. 어깨뼈패임을 지나온 어깨위동맥과 만나 어깨뼈 등쪽 근육에 영양을 공급한다.

⓬ 가쪽가슴동맥
lateral thoracic a.
겨드랑동맥의 가지. 앞톱니근 외에 젖샘에도 분포한다.

⓭ 위자쪽곁동맥
superior ulnar collateral a.
자동맥의 곁통로.

⓮ 자쪽되돌이동맥
ulnar recurrent a.
자동맥의 곁통로.

⓯ 자동맥
ulnar a.
아래팔 자뼈 쪽을 내려간다. 손바닥에서 노동맥과 만나 얕은손바닥동맥활과 깊은손바닥동맥활을 형성한다.

⓰ 앞뼈사이동맥
anterior interosseous a.
자동맥의 가지인 온뼈사이동맥에서 나뉜다. 아래팔뼈사이막의 앞면을 내려간다.

⓱ 노동맥
radial a.
아래팔 노뼈 쪽을 내려가 손바닥에서 얕은손바닥동맥활과 깊은손바닥동맥활을 형성한다. 손목에서 박동을 느낄 수 있다.

⓲ 깊은손바닥동맥활
deep palmar arterial arch
자동맥과 노동맥의 가지가 손바닥 깊은 곳에서 만드는 동맥활.

⓳ 얕은손바닥동맥활
superficial palmar arterial arch
자동맥과 노동맥의 가지가 손바닥 얕은 곳에서 만드는 동맥활. 여기서 나오는 온바닥쪽손가락동맥은 깊은손바닥동맥활에서 나오는 바닥쪽손허리동맥과 이어지며 손가락에 영양을 공급한다.

⓴ 온바닥쪽손가락동맥
common palmar digital a.

㉑ 뒤뼈사이동맥
posterior interosseous a.
온뼈사이동맥의 가지로 아래팔뼈사이막 뒤면을 내려간다.

㉒ 등쪽손목동맥그물
dorsal carpal network

㉓ 등쪽손허리동맥
dorsal metacarpal a.

㉔ 등쪽손가락동맥
dorsal digital a.

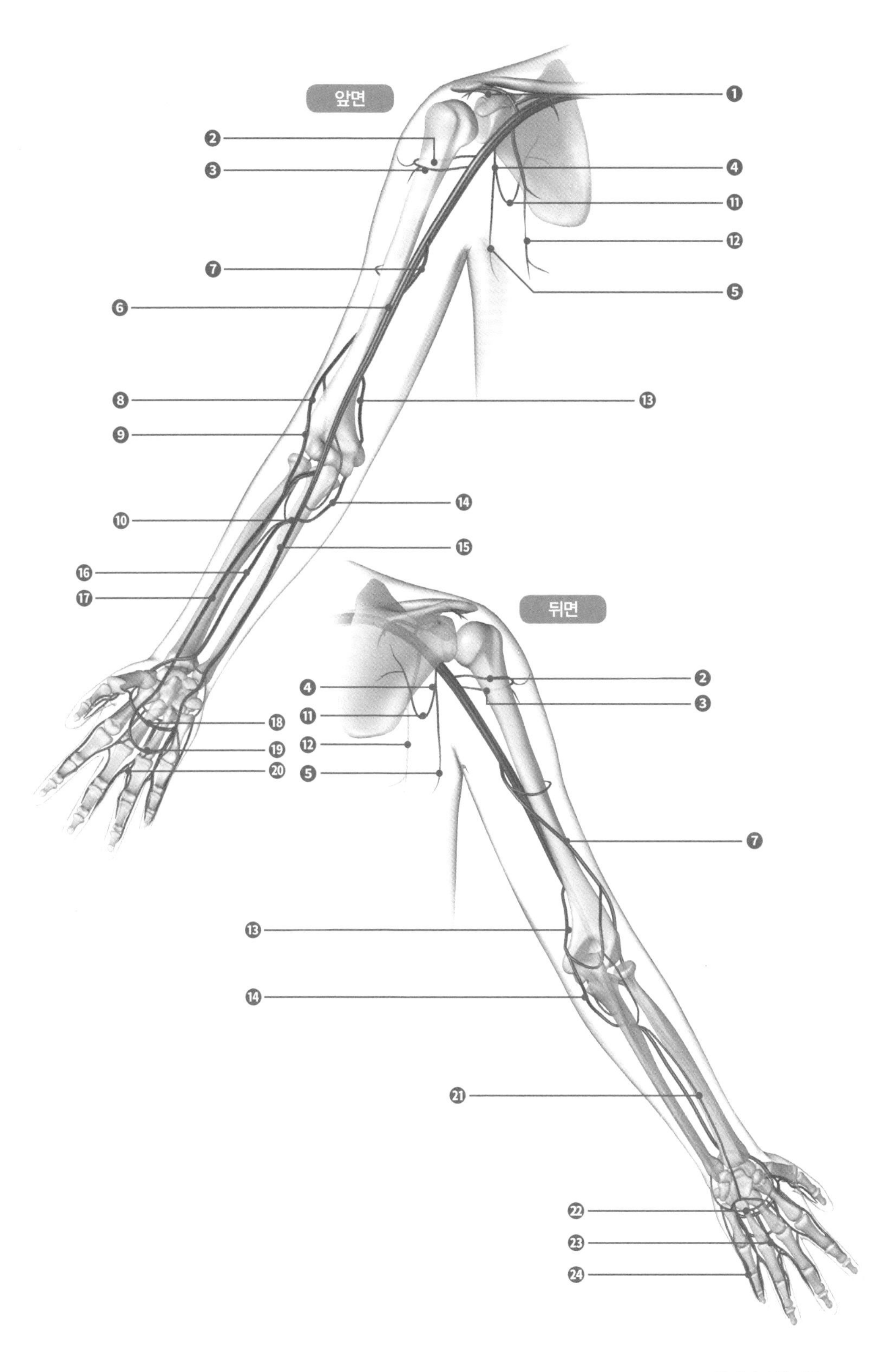
앞면
1
2
3
4
11
12
7
5
6
8
13
9
14
10
15
16
17
뒤면
18
19
20
4
2
11
3
12
5
7
13
14
21
22
23
24

팔정맥 *veins of arm*

위치와 특징

팔정맥(깊은정맥)은 손바닥정맥얼기에서 생겨난 자정맥과 노정맥이 팔오금에서 합류한다. 이를 위팔정맥이라고 한다. 정맥은 보통 두 줄기이며, 같은 이름의 동맥 양쪽과 같은 결합조직에 둘러싸여 흐른다. 두 줄기의 정맥은 곳곳에서 가로로 뻗는 가지로 연결된다.

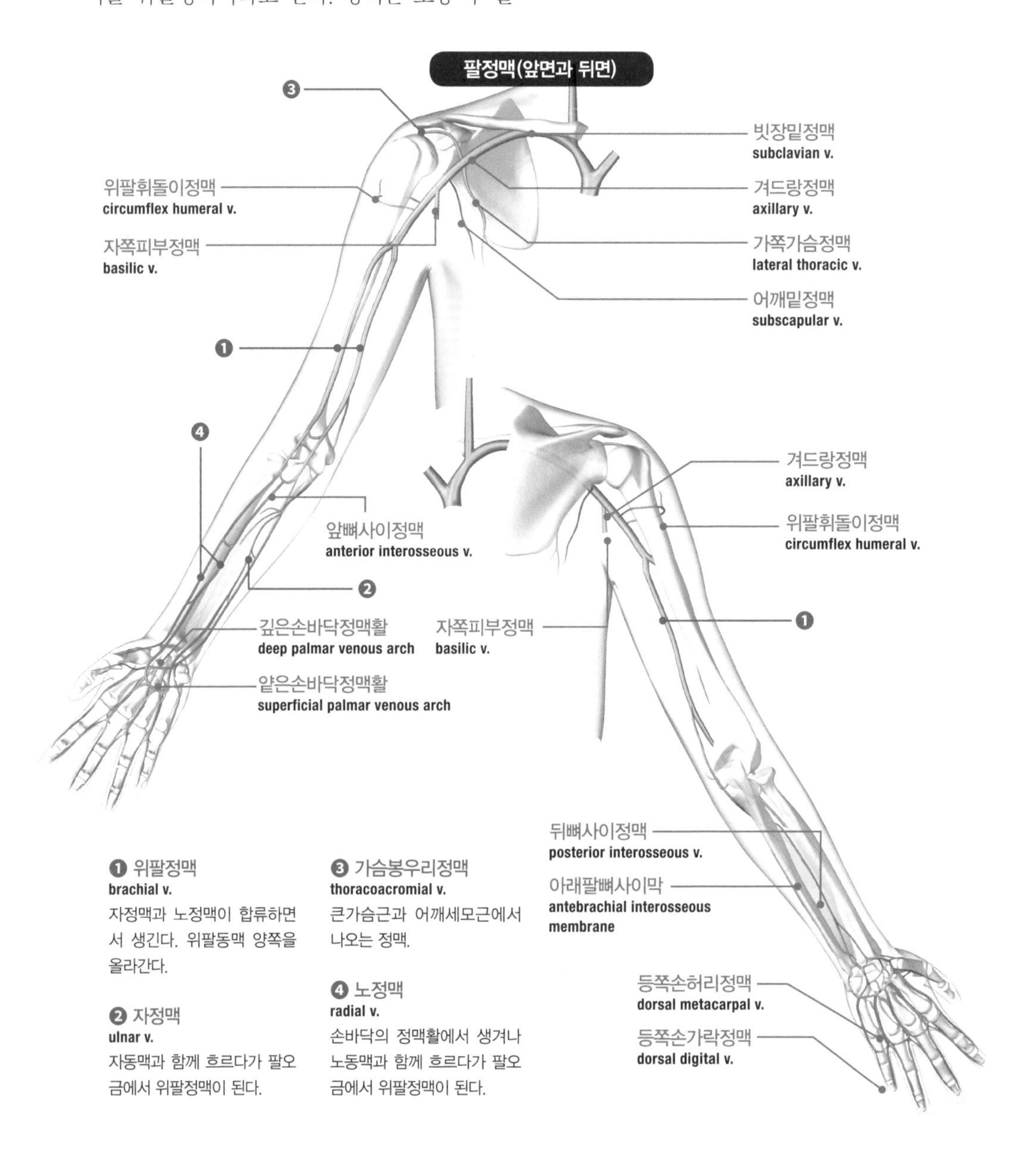
팔정맥(앞면과 뒤면)
❸
빗장밑정맥
subclavian v.
위팔휘돌이정맥
circumflex humeral v.
겨드랑정맥
axillary v.
자쪽피부정맥
basilic v.
가쪽가슴정맥
lateral thoracic v.
어깨밑정맥
subscapular v.
❶
❹
겨드랑정맥
axillary v.
앞뼈사이정맥
anterior interosseous v.
위팔휘돌이정맥
circumflex humeral v.
❷
깊은손바닥정맥활
deep palmar venous arch
자쪽피부정맥
basilic v.
❶
얕은손바닥정맥활
superficial palmar venous arch
뒤뼈사이정맥
posterior interosseous v.
아래팔뼈사이막
antebrachial interosseous membrane
등쪽손허리정맥
dorsal metacarpal v.
등쪽손가락정맥
dorsal digital v.

❶ 위팔정맥
brachial v.
자정맥과 노정맥이 합류하면서 생긴다. 위팔동맥 양쪽을 올라간다.

❷ 자정맥
ulnar v.
자동맥과 함께 흐르다가 팔오금에서 위팔정맥이 된다.

❸ 가슴봉우리정맥
thoracoacromial v.
큰가슴근과 어깨세모근에서 나오는 정맥.

❹ 노정맥
radial v.
손바닥의 정맥활에서 생겨나 노동맥과 함께 흐르다가 팔오금에서 위팔정맥이 된다.

팔의 피부정맥 *cutaneous veins of arm*

위치와 특징

노쪽피부정맥과 자쪽피부정맥은 모두 손등의 정맥그물에서 생겨나 각각 아래팔 노뼈와 자뼈 쪽을 오른다. 노쪽피부정맥은 세모가슴근고랑을 지나 겨드랑정맥으로 흐른다. 자쪽피부정맥은 위팔에서 위팔정맥으로 흐른다. 팔오금에는 흔히 채혈이나 정맥주사에 사용되는 팔오금중간정맥이 있으며, 노쪽 및 자쪽피부정맥과 이어져 있다.

팔의 피부정맥(앞면과 뒤면)

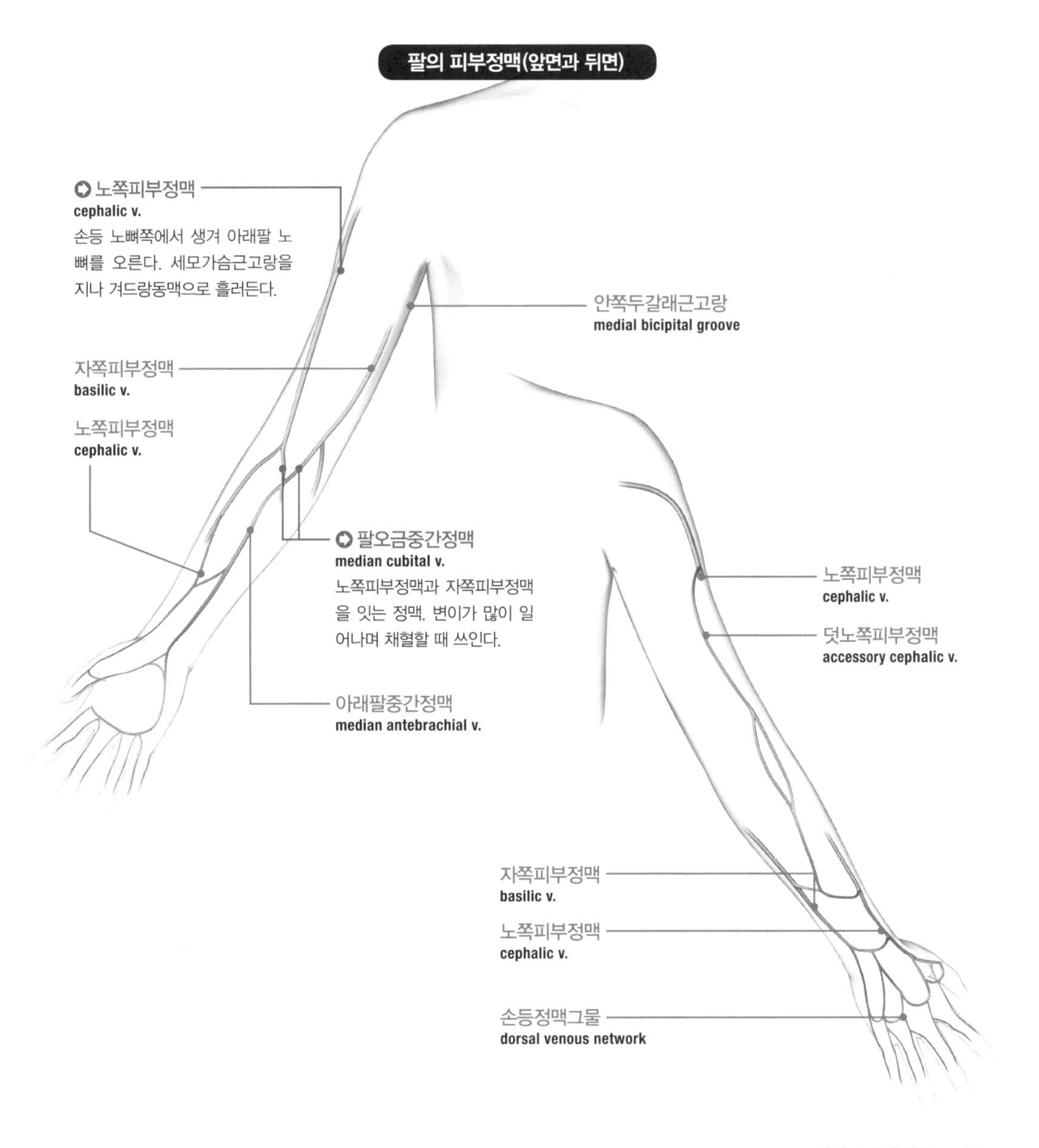
노쪽피부정맥
cephalic v.
손등 노뼈쪽에서 생겨 아래팔 노뼈를 오른다. 세모가슴근고랑을 지나 겨드랑동맥으로 흘러든다.
안쪽두갈래근고랑
medial bicipital groove
자쪽피부정맥
basilic v.
노쪽피부정맥
cephalic v.
팔오금중간정맥
median cubital v.
노쪽피부정맥과 자쪽피부정맥을 잇는 정맥. 변이가 많이 일어나며 채혈할 때 쓰인다.
아래팔중간정맥
median antebrachial v.
노쪽피부정맥
cephalic v.
덧노쪽피부정맥
accessory cephalic v.
자쪽피부정맥
basilic v.
노쪽피부정맥
cephalic v.
손등정맥그물
dorsal venous network

배안의 동맥 *arteries of abdominal cavity*

위치와 특징

배안(복강)의 위쪽에 있는 기관인 위, 간, 쓸개, 지라, 샘창자의 동맥은 배대동맥의 가지인 복강동맥에서 공급된다. 복강동맥은 배대동맥에서 갈라져 바로 온간동맥, 지라동맥, 왼위동맥으로 갈라진다. 온간동맥은 간, 위, 샘창자 등으로, 지라동맥에서는 주로 이자, 위에 분포하는 가지가 나온다. 복강동맥이 지나는 기관들의 정맥은 문맥으로 흘러든다.

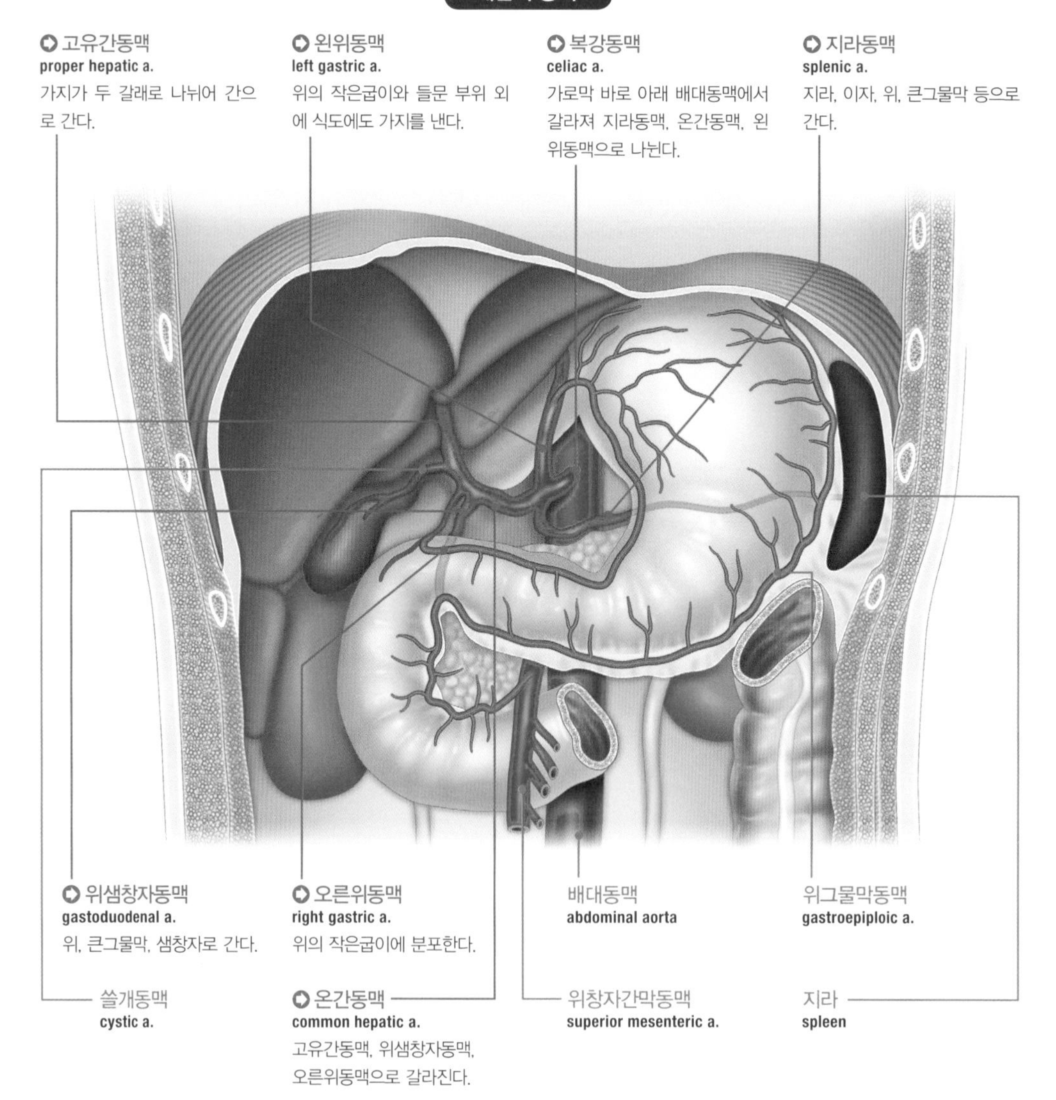
배안의 동맥
고유간동맥
proper hepatic a.
가지가 두 갈래로 나뉘어 간으로 간다.
왼위동맥
left gastric a.
위의 작은굽이와 들문 부위 외에 식도에도 가지를 낸다.
복강동맥
celiac a.
가로막 바로 아래 배대동맥에서 갈라져 지라동맥, 온간동맥, 왼위동맥으로 나뉜다.
지라동맥
splenic a.
지라, 이자, 위, 큰그물막 등으로 간다.
위샘창자동맥
gastoduodenal a.
위, 큰그물막, 샘창자로 간다.
오른위동맥
right gastric a.
위의 작은굽이에 분포한다.
배대동맥
abdominal aorta
위그물막동맥
gastroepiploic a.
쓸개동맥
cystic a.
온간동맥
common hepatic a.
고유간동맥, 위샘창자동맥, 오른위동맥으로 갈라진다.
위창자간막동맥
superior mesenteric a.
지라
spleen

골반안동맥 *arteries of pelvic cavity*

위치와 특징

배대동맥은 4번 허리뼈 위치에서 좌우 온엉덩동맥으로 갈라지고, 바깥엉덩동맥과 속엉덩동맥으로 나뉜다. 바깥엉덩동맥은 샅고랑인대 밑을 지나 넙다리로 나와 넙다리동맥이 된다. 속엉덩동맥은 골반에 있는 장기와 엉덩근육에 영양을 공급한다.

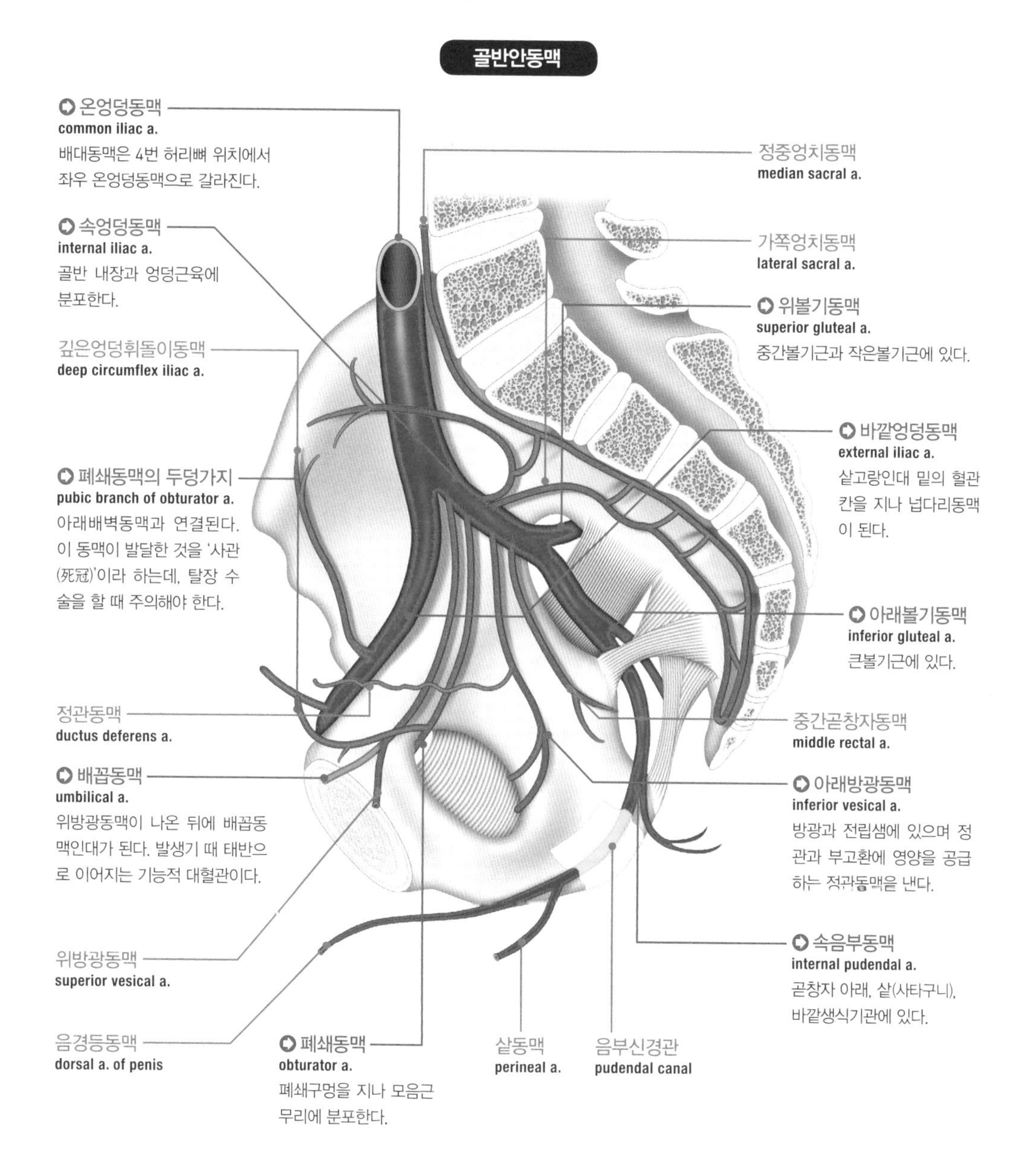
골반안동맥
온엉덩동맥
common iliac a.
배대동맥은 4번 허리뼈 위치에서 좌우 온엉덩동맥으로 갈라진다.
속엉덩동맥
internal iliac a.
골반 내장과 엉덩근육에 분포한다.
깊은엉덩휘돌이동맥
deep circumflex iliac a.
폐쇄동맥의 두덩가지
pubic branch of obturator a.
아래배벽동맥과 연결된다. 이 동맥이 발달한 것을 '사관(死冠)'이라 하는데, 탈장 수술을 할 때 주의해야 한다.
정관동맥
ductus deferens a.
배꼽동맥
umbilical a.
위방광동맥이 나온 뒤에 배꼽동맥인대가 된다. 발생기 때 태반으로 이어지는 기능적 대혈관이다.
위방광동맥
superior vesical a.
음경등동맥
dorsal a. of penis
폐쇄동맥
obturator a.
폐쇄구멍을 지나 모음근 무리에 분포한다.
샅동맥
perineal a.
음부신경관
pudendal canal
정중엉치동맥
median sacral a.
가쪽엉치동맥
lateral sacral a.
위볼기동맥
superior gluteal a.
중간볼기근과 작은볼기근에 있다.
바깥엉덩동맥
external iliac a.
샅고랑인대 밑의 혈관칸을 지나 넙다리동맥이 된다.
아래볼기동맥
inferior gluteal a.
큰볼기근에 있다.
중간곧창자동맥
middle rectal a.
아래방광동맥
inferior vesical a.
방광과 전립샘에 있으며 정관과 부고환에 영양을 공급하는 정관동맥을 낸다.
속음부동맥
internal pudendal a.
곧창자 아래, 샅(사타구니), 바깥생식기관에 있다.

작은창자와 큰창자의 동맥

위치와 특징

위창자간막동맥과 아래창자간막동맥은 샘창자부터 곧창자에 이르는 창자관에 영양을 공급한다. 위창자간막동맥은 가로잘록창자까지를 담당하며, 그 후에는 아래창자간막동맥에서 동맥이 공급된다. 곧창자 아래쪽에는 속엉덩동맥의 가지인 중간곧창자동맥 또는 아래곧창자동맥이 분포해 있다.

작은창자의 동맥

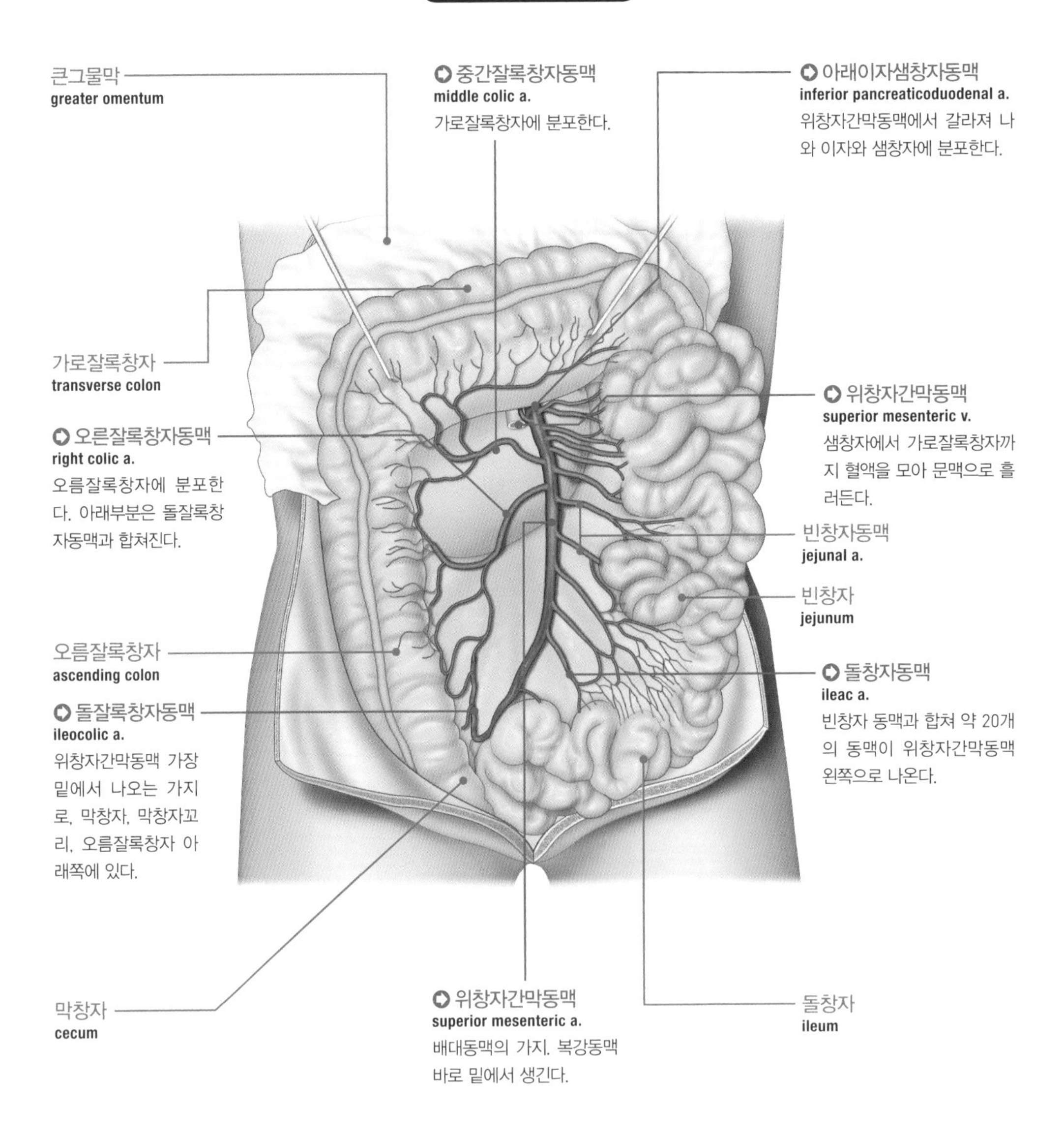

큰그물막
greater omentum
중간잘록창자동맥
middle colic a.
가로잘록창자에 분포한다.
아래이자샘창자동맥
inferior pancreaticoduodenal a.
위창자간막동맥에서 갈라져 나와 이자와 샘창자에 분포한다.
가로잘록창자
transverse colon
위창자간막동맥
superior mesenteric v.
샘창자에서 가로잘록창자까지 혈액을 모아 문맥으로 흘러든다.
오른잘록창자동맥
right colic a.
오름잘록창자에 분포한다. 아래부분은 돌잘록창자동맥과 합쳐진다.
빈창자동맥
jejunal a.
빈창자
jejunum
오름잘록창자
ascending colon
돌창자동맥
ileac a.
빈창자 동맥과 합쳐 약 20개의 동맥이 위창자간막동맥 왼쪽으로 나온다.
돌잘록창자동맥
ileocolic a.
위창자간막동맥 가장 밑에서 나오는 가지로, 막창자, 막창자꼬리, 오름잘록창자 아래쪽에 있다.
막창자
cecum
위창자간막동맥
superior mesenteric a.
배대동맥의 가지. 복강동맥 바로 밑에서 생긴다.
돌창자
ileum

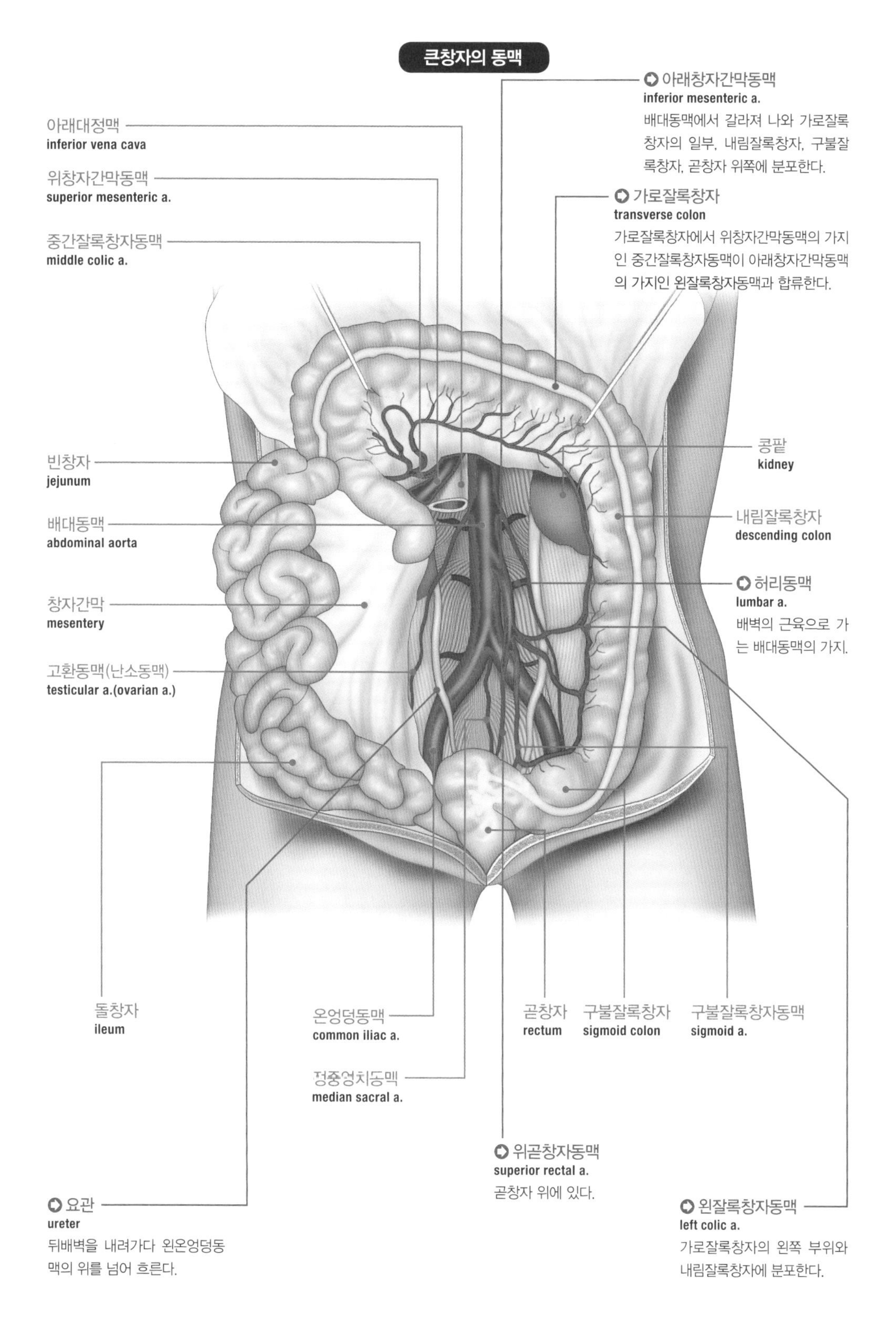

큰창자의 동맥
아래창자간막동맥
inferior mesenteric a.
배대동맥에서 갈라져 나와 가로잘록창자의 일부, 내림잘록창자, 구불잘록창자, 곧창자 위쪽에 분포한다.
아래대정맥
inferior vena cava
위창자간막동맥
superior mesenteric a.
가로잘록창자
transverse colon
가로잘록창자에서 위창자간막동맥의 가지인 중간잘록창자동맥이 아래창자간막동맥의 가지인 왼잘록창자동맥과 합류한다.
중간잘록창자동맥
middle colic a.
빈창자
jejunum
콩팥
kidney
배대동맥
abdominal aorta
내림잘록창자
descending colon
허리동맥
lumbar a.
배벽의 근육으로 가는 배대동맥의 가지.
창자간막
mesentery
고환동맥(난소동맥)
testicular a.(ovarian a.)
돌창자
ileum
온엉덩동맥
common iliac a.
곧창자
rectum
구불잘록창자
sigmoid colon
구불잘록창자동맥
sigmoid a.
정중엉치동맥
median sacral a.
위곧창자동맥
superior rectal a.
곧창자 위에 있다.
요관
ureter
뒤배벽을 내려가다 왼온엉덩동맥의 위를 넘어 흐른다.
왼잘록창자동맥
left colic a.
가로잘록창자의 왼쪽 부위와 내림잘록창자에 분포한다.

문맥계통 *portal vein*

위치와 특징

위에서 곧창자 아래부분까지의 소화관, 지라, 이자의 정맥이 합쳐져 문맥이 되고 간으로 흘러든다. 문맥이란 두 개의 모세혈관망을 잇는 혈관을 말하며, 간으로 들어간 문맥은 간문맥이라고 한다. 간경변 같은 간 관련 질환이 있으면 문맥의 흐름에 장애가 생긴다. 이 경우 문맥혈은 곁통로를 이용해 심장으로 되돌아 흐른다.

문맥계통

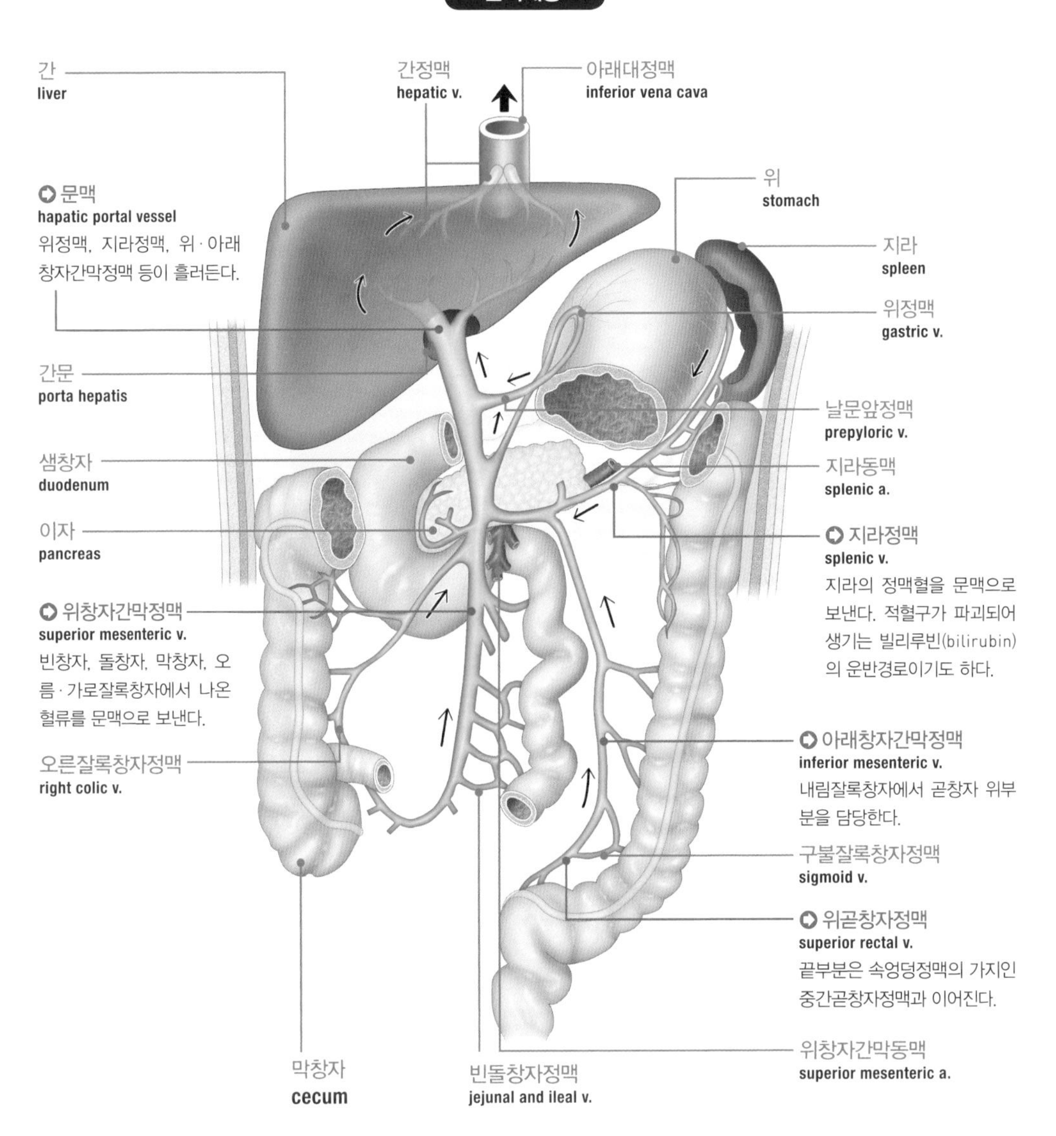

간
liver
간정맥
hepatic v.
아래대정맥
inferior vena cava
문맥
hapatic portal vessel
위정맥, 지라정맥, 위·아래 창자간막정맥 등이 흘러든다.
위
stomach
지라
spleen
위정맥
gastric v.
간문
porta hepatis
날문앞정맥
prepyloric v.
샘창자
duodenum
지라동맥
splenic a.
이자
pancreas
지라정맥
splenic v.
지라의 정맥혈을 문맥으로 보낸다. 적혈구가 파괴되어 생기는 빌리루빈(bilirubin)의 운반경로이기도 하다.
위창자간막정맥
superior mesenteric v.
빈창자, 돌창자, 막창자, 오름·가로잘록창자에서 나온 혈류를 문맥으로 보낸다.
오른잘록창자정맥
right colic v.
아래창자간막정맥
inferior mesenteric v.
내림잘록창자에서 곧창자 위부분을 담당한다.
구불잘록창자정맥
sigmoid v.
위곧창자정맥
superior rectal v.
끝부분은 속엉덩정맥의 가지인 중간곧창자정맥과 이어진다.
위창자간막동맥
superior mesenteric a.
막창자
cecum
빈돌창자정맥
jejunal and ileal v.

문맥의 곁통로 *collateral pathways of portal vein*

위치와 특징

간의 섬유화나 간경변이 진행되면 문맥혈이 간을 지날 때 저항이 커져 문맥의 압력이 높아진다. 이때 문맥혈은 기존 경로 대신 몇 가지 곁통로를 통해 심장으로 돌아온다. 문맥과 문맥으로 들어가는 정맥에는 판막이 발달하지 않기 때문에 가능한 경로다.

문맥의 곁통로

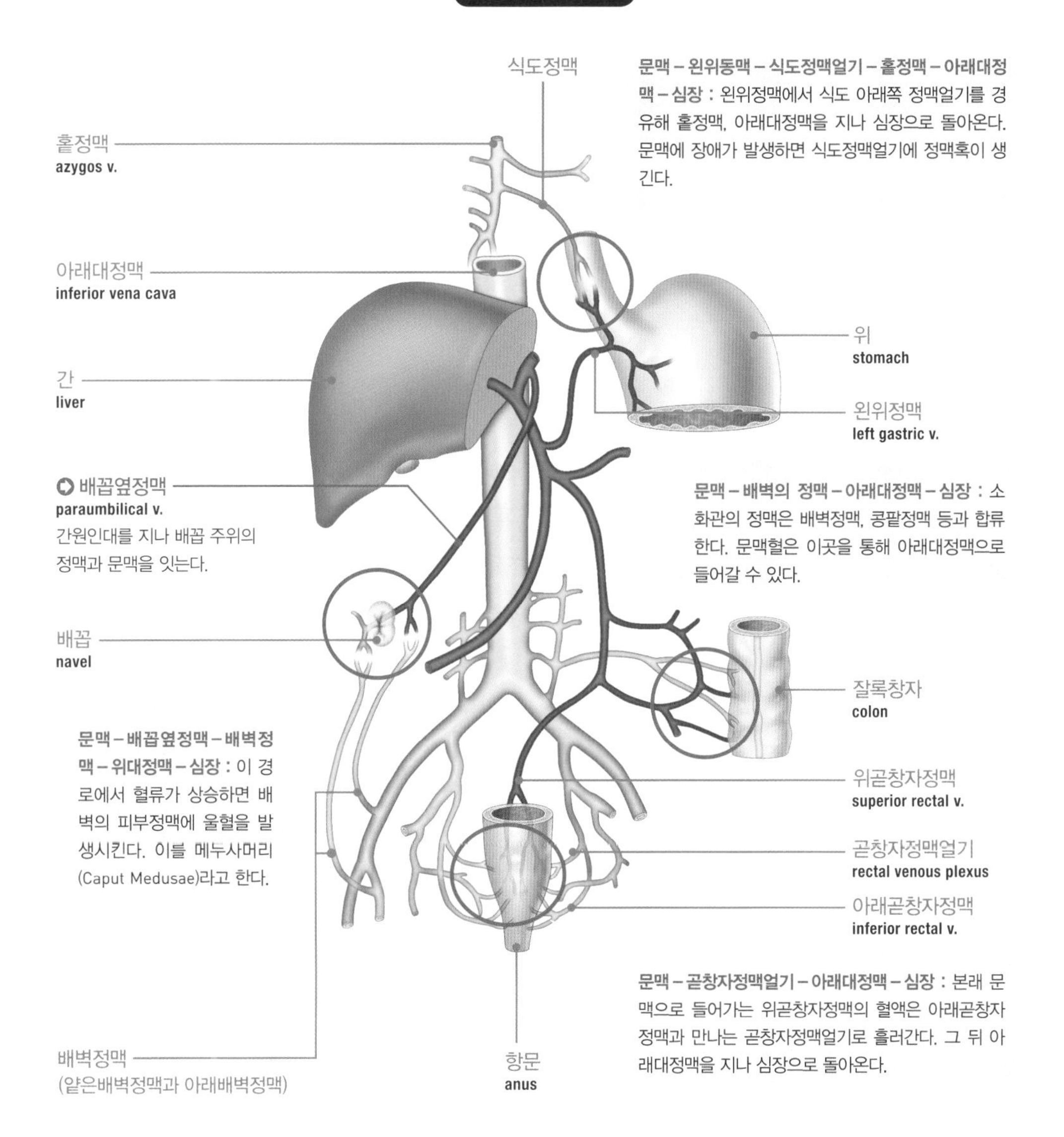

식도정맥
문맥 – 왼위동맥 – 식도정맥얼기 – 홑정맥 – 아래대정맥 – 심장 : 왼위정맥에서 식도 아래쪽 정맥얼기를 경유해 홑정맥, 아래대정맥을 지나 심장으로 돌아온다. 문맥에 장애가 발생하면 식도정맥얼기에 정맥혹이 생긴다.
홑정맥
azygos v.
아래대정맥
inferior vena cava
간
liver
위
stomach
왼위정맥
left gastric v.
배꼽옆정맥
paraumbilical v.
간원인대를 지나 배꼽 주위의 정맥과 문맥을 잇는다.
문맥 – 배벽의 정맥 – 아래대정맥 – 심장 : 소화관의 정맥은 배벽정맥, 콩팥정맥 등과 합류한다. 문맥혈은 이곳을 통해 아래대정맥으로 들어갈 수 있다.
배꼽
navel
잘록창자
colon
문맥 – 배꼽옆정맥 – 배벽정맥 – 위대정맥 – 심장 : 이 경로에서 혈류가 상승하면 배벽의 피부정맥에 울혈을 발생시킨다. 이를 메두사머리(Caput Medusae)라고 한다.
위곧창자정맥
superior rectal v.
곧창자정맥얼기
rectal venous plexus
아래곧창자정맥
inferior rectal v.
문맥 – 곧창자정맥얼기 – 아래대정맥 – 심장 : 본래 문맥으로 들어가는 위곧창자정맥의 혈액은 아래곧창자정맥과 만나는 곧창자정맥얼기로 흘러간다. 그 뒤 아래대정맥을 지나 심장으로 돌아온다.
배벽정맥
(얕은배벽정맥과 아래배벽정맥)
항문
anus

다리동맥 *arteries of leg*

위치와 특징

바깥엉덩동맥이 샅고랑인대 밑 혈관칸을 빠져 나와 넙다리에 이르면 넙다리동맥이 된다. 넙다리동맥은 넙다리깊은동맥을 낸 뒤 앞면을 내려오면서 모음근굴을 통과해 오금동맥이 된다. 이 과정에서 넙다리 앞면을 내려가는 앞정강동맥과 뒤면의 뒤정강동맥도 생기며 각각 발등과 발바닥에 도달한다. 넙다리 앞면의 근육은 넙다리동맥, 뒤면의 근육은 넙다리동맥의 가지인 관통동맥, 넙다리 앞면은 앞정강동맥, 뒤면은 뒤정강동맥의 가지에서 영양을 공급받는다. 모음근 무리는 주로 속엉덩동맥의 가지인 폐쇄동맥에서 영양을 공급받는다.

다리동맥(앞면과 뒤면)

❶ 바깥엉덩동맥
external iliac a.
혈관칸을 지나 넙다리동맥이 된다.

❷ 넙다리동맥
femoral a.
넙다리 앞면의 근육 무리로 가는 가지와 넙다리깊은동맥을 낸 뒤 모음근굴을 지나 오금으로 나온다. 그림에는 표시하지 않았지만 샅고랑인대 바로 아래에서 얕은배벽동맥과 바깥음부동맥을 낸다.

❸ 안쪽넙다리휘돌이동맥
medial circumflex femoral a.
큰모음근과 넙다리네모근에 분포하며, 그밖에 넙다리뼈머리에 영양을 공급하는 절구가지를 낸다.

❹ 가쪽넙다리휘돌이동맥
lateral circumflex femoral a.
넙다리곧은근 아래를 지나 넙다리바깥쪽의 근육 무리에 분포한다. 위로 올라가는 가지는 안쪽 넙다리휘돌이동맥과 이어진다.

❺ 넙다리깊은동맥
deep femoral a.
안쪽·바깥쪽 넙다리휘돌이동맥을 낸 뒤 몇 개의 관통동맥이 되어 넙다리뒤근육(햄스트링)에 분포한다.

❻ 오금동맥
popliteal a.
오금동맥의 가지는 무릎관절을 둘러싸는 동맥그물을 구성한다. 앞·뒤 정강동맥으로 나뉜다.

❼ 가쪽위무릎동맥
lateral superior genicular a.

❽ 가쪽아래무릎동맥
lateral inferior genicular a.

❾ 앞정강동맥
anterior tibial a.
오금동맥에서 갈라진 뒤 종아리뼈사이 위쪽 구멍을 지나 종아리 앞면의 근육에 분포한다. 내려가 발등동맥이 된다.

❿ 발등동맥
dorsal a. of foot
앞정강동맥의 연장으로 발등에서 맥을 잡을 수 있다. 활꼴동맥을 낸다.

⓫ 등쪽발허리동맥
dorsal metatarsal a.

⓬ 등쪽발가락동맥
dorsal digital a.

⓭ 관통동맥
perforating a.
넙다리뒤근육으로 간다.

⓮ 무릎내림동맥
descending genicular a.
넙다리근육 가장 아래에 있는 가지로 안쪽넓은근에 분포한다. 그밖에도 무릎관절동맥그물에 관절가지를 낸다.

⓯ 안쪽위무릎동맥
medial superior genicular a.

⓰ 안쪽아래무릎동맥
medial inferior genicular a.

⓱ 활꼴동맥
arcuate a.

⓲ 종아리동맥
peroneal a.
뒤정강동맥에서 갈라져 나와 종아리뼈 쪽을 내려온 후 그 주위 근육에 분포한다.

⓳ 가쪽발바닥동맥
external plantar a.
발바닥동맥을 형성하며 발가락에 분포한다.

⓴ 종아리뼈사이막
crural inteosseous membrane

㉑ 뒤정강동맥
posterior tibial a.
종아리동맥이나 종아리 뒤면의 근육으로 가지를 뻗은 뒤, 안쪽 복사 뒤쪽을 지나 발바닥으로 와서 안쪽·가쪽발바닥동맥이 된다.

㉒ 안쪽발바닥동맥
medial plantar a.
발바닥근육, 특히 엄지발가락 쪽에 분포한다.

㉓ 발바닥동맥활
plantar arch

㉔ 바닥쪽발허리동맥
plantar metatarsal a.

㉕ 바닥쪽발가락동맥
plantar digital a.

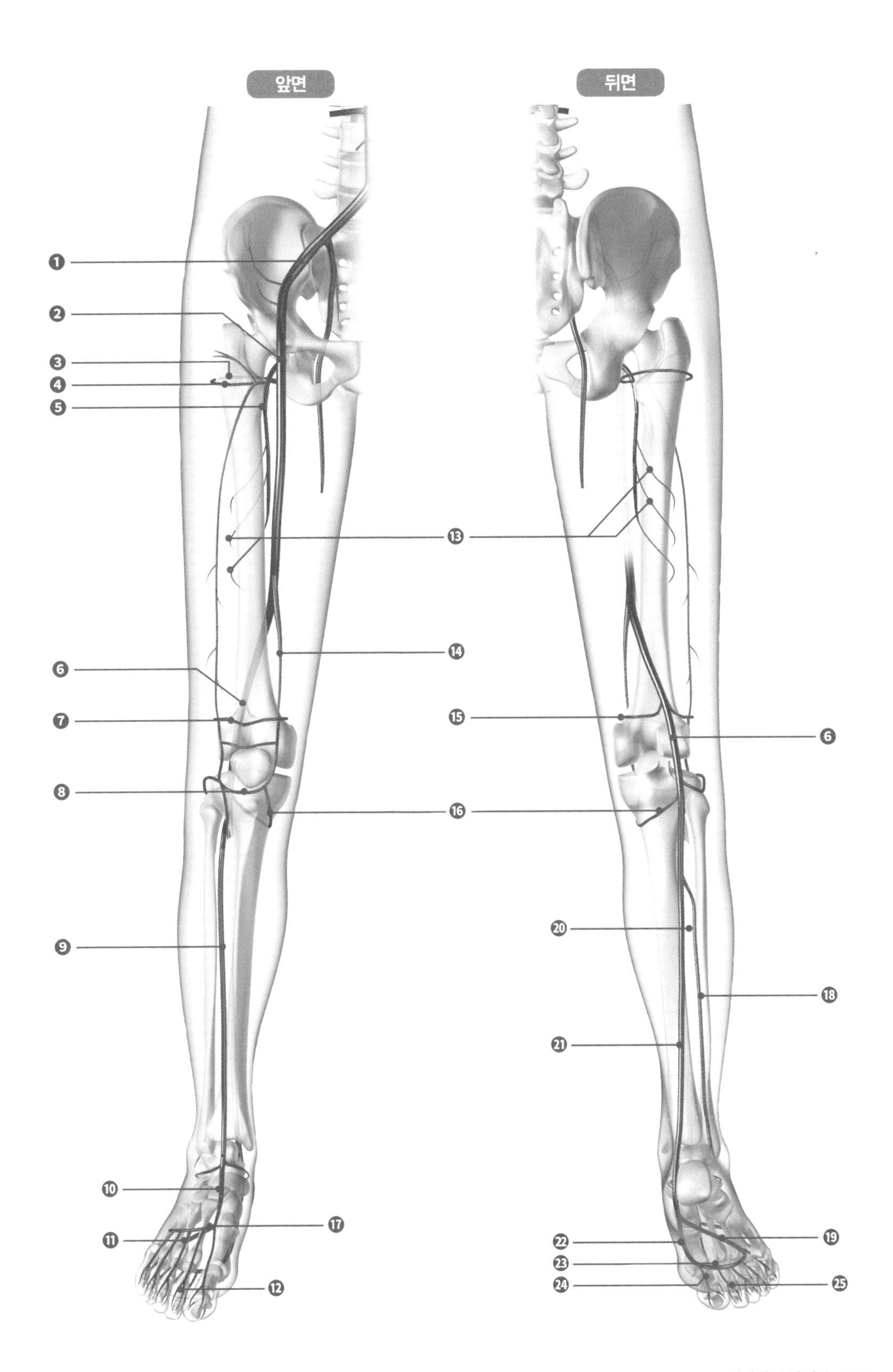
앞면
뒤면
1
2
3
4
5
6
7
8
9
10
11
12
13
14
15
16
17
18
19
20
21
22
23
24
25

다리정맥 *veins of leg*

위치와 특징

다리정맥은 대부분 같은 이름의 동맥과 함께 흐른다. 각각 두 줄기인 앞정강정맥과 뒤정강정맥은 오금에서 만나 오금정맥이 된다. 오금정맥은 작은두렁정맥에 합류해 넙다리정맥이 되고, 넙다리동맥과 함께 넙다리를 올라가 큰두렁정맥에 합류해 혈관칸으로 들어간다. 넙다리정맥에는 많은 판막이 있다.

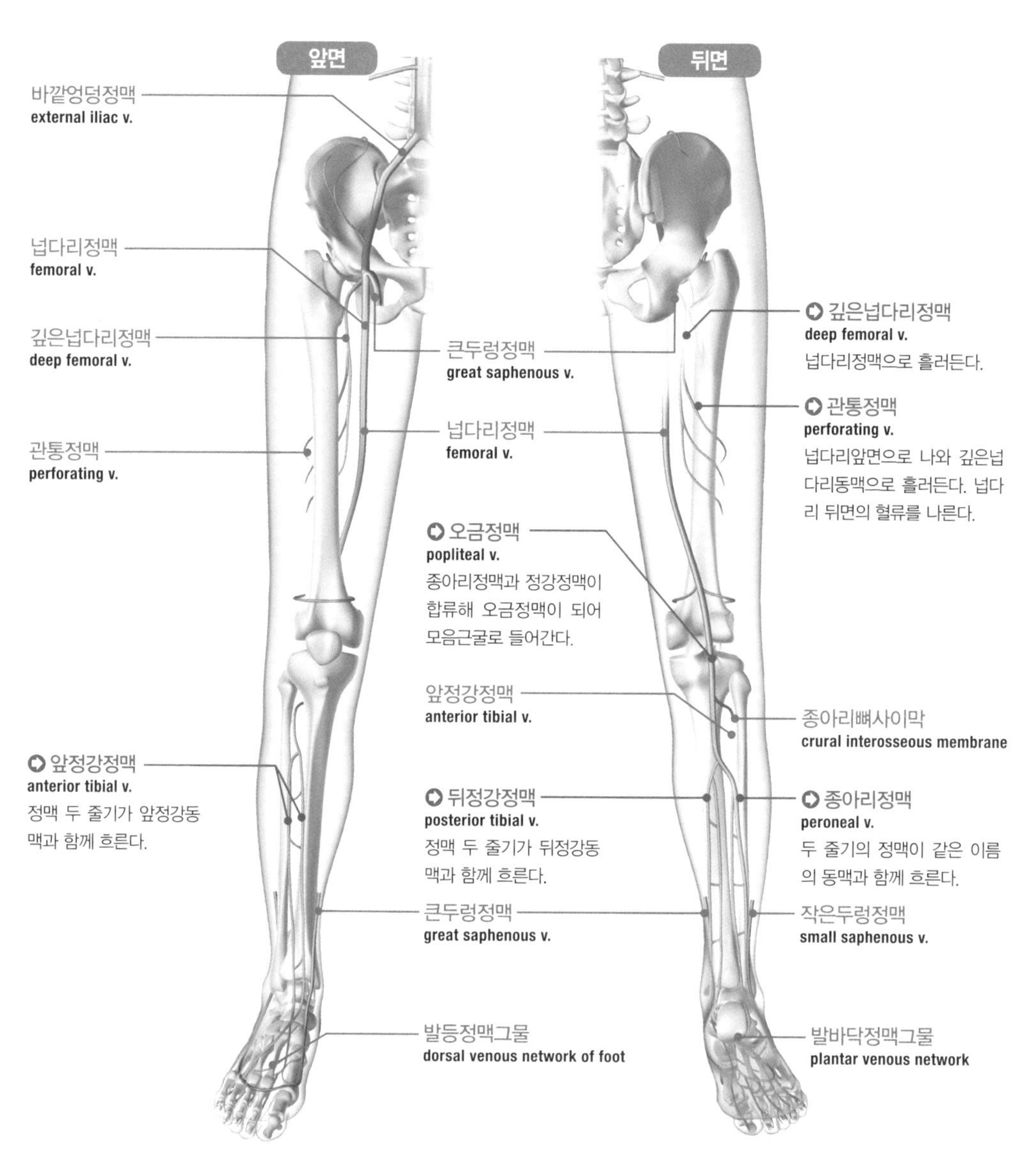

다리정맥(앞면과 뒤면)
앞면
뒤면
바깥엉덩정맥
external iliac v.
넙다리정맥
femoral v.
깊은넙다리정맥
deep femoral v.
관통정맥
perforating v.
앞정강정맥
anterior tibial v.
정맥 두 줄기가 앞정강동맥과 함께 흐른다.
큰두렁정맥
great saphenous v.
넙다리정맥
femoral v.
오금정맥
popliteal v.
종아리정맥과 정강정맥이 합류해 오금정맥이 되어 모음근굴로 들어간다.
앞정강정맥
anterior tibial v.
뒤정강정맥
posterior tibial v.
정맥 두 줄기가 뒤정강동맥과 함께 흐른다.
큰두렁정맥
great saphenous v.
발등정맥그물
dorsal venous network of foot
깊은넙다리정맥
deep femoral v.
넙다리정맥으로 흘러든다.
관통정맥
perforating v.
넙다리앞면으로 나와 깊은넙다리동맥으로 흘러든다. 넙다리 뒤면의 혈류를 나른다.
종아리뼈사이막
crural interosseous membrane
종아리정맥
peroneal v.
두 줄기의 정맥이 같은 이름의 동맥과 함께 흐른다.
작은두렁정맥
small saphenous v.
발바닥정맥그물
plantar venous network

다리의 피부정맥 *cutaneous veins of leg*

위치와 특징

다리에는 큰두렁정맥과 작은두렁정맥이라는 큰 피부정맥이 있다. 큰두렁정맥은 다리 안쪽의 정맥그물에서 나와 넙다리 안쪽면을 오르고, 두렁정맥구멍으로 들어가 넙다리정맥으로 흐른다. 작은두렁정맥은 발 바깥쪽의 정맥그물에서 생겨나 종아리 뒤면을 올라가면서 오금정맥으로 흐른다.

다리의 피부정맥(앞면과 뒤면)

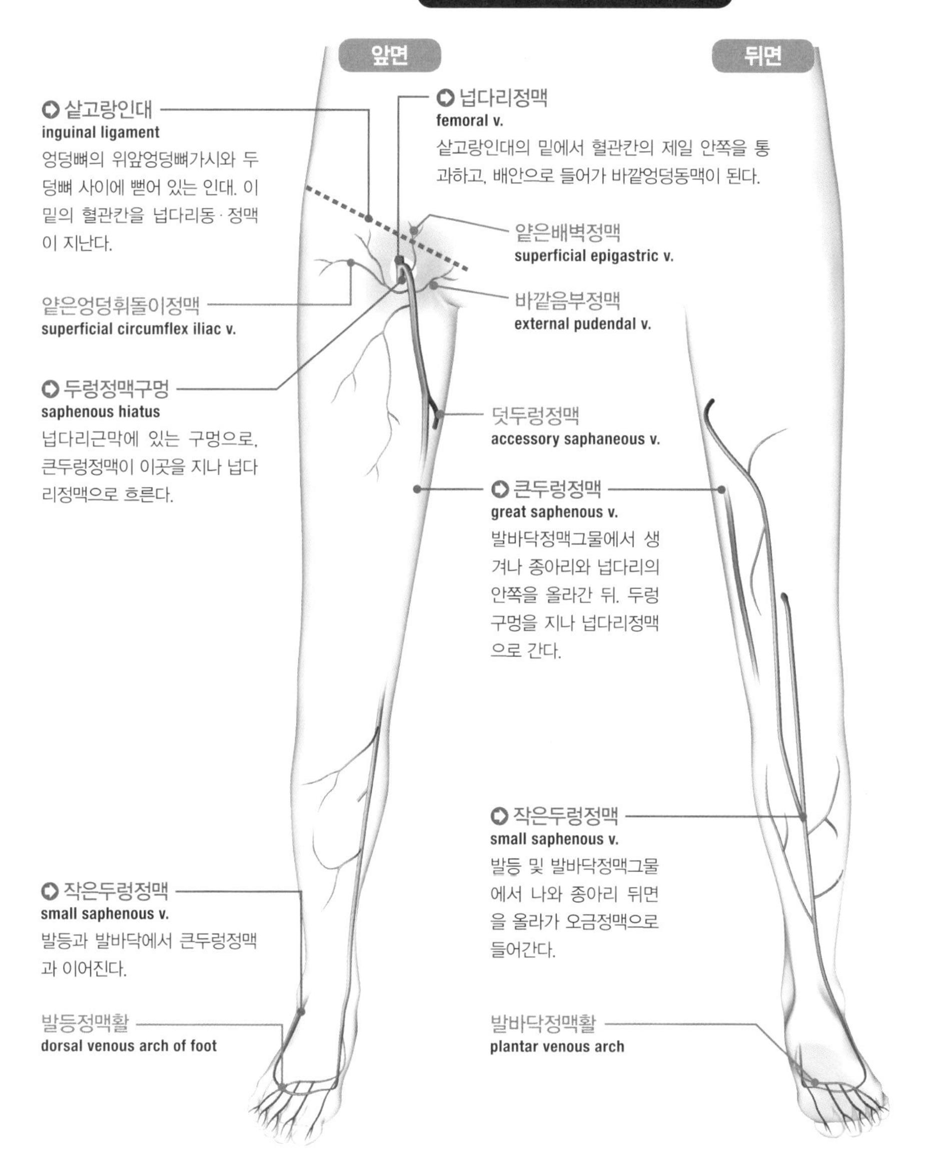

앞면
뒤면
샅고랑인대
inguinal ligament
엉덩뼈의 위앞엉덩뼈가시와 두덩뼈 사이에 뻗어 있는 인대. 이 밑의 혈관칸을 넙다리동·정맥이 지난다.
넙다리정맥
femoral v.
샅고랑인대의 밑에서 혈관칸의 제일 안쪽을 통과하고, 배안으로 들어가 바깥엉덩동맥이 된다.
얕은배벽정맥
superficial epigastric v.
얕은엉덩휘돌이정맥
superficial circumflex iliac v.
바깥음부정맥
external pudendal v.
두렁정맥구멍
saphenous hiatus
넙다리근막에 있는 구멍으로, 큰두렁정맥이 이곳을 지나 넙다리정맥으로 흐른다.
덧두렁정맥
accessory saphaneous v.
큰두렁정맥
great saphenous v.
발바닥정맥그물에서 생겨나 종아리와 넙다리의 안쪽을 올라간 뒤, 두렁구멍을 지나 넙다리정맥으로 간다.
작은두렁정맥
small saphenous v.
발등 및 발바닥정맥그물에서 나와 종아리 뒤면을 올라가 오금정맥으로 들어간다.
작은두렁정맥
small saphenous v.
발등과 발바닥에서 큰두렁정맥과 이어진다.
발등정맥활
dorsal venous arch of foot
발바닥정맥활
plantar venous arch

태아순환 *fetal circulation*

위치와 특징

좌우의 배꼽동맥은 탯줄을 지나 태반에서 가스를 교환한다. 한 줄기로 이루어진 배꼽정맥은 정맥관을 지나 곧바로 아래대정맥으로 흐르거나, 문맥과 간을 거쳐 아래대정맥에 이른다. 발생기에는 또 하나의 독특한 혈관이 있는데, 바로 허파동맥과 대동맥을 잇는 동맥관이다. 생후 정맥관은 정맥관인대로, 동맥관은 동맥관인대로 바뀐다.

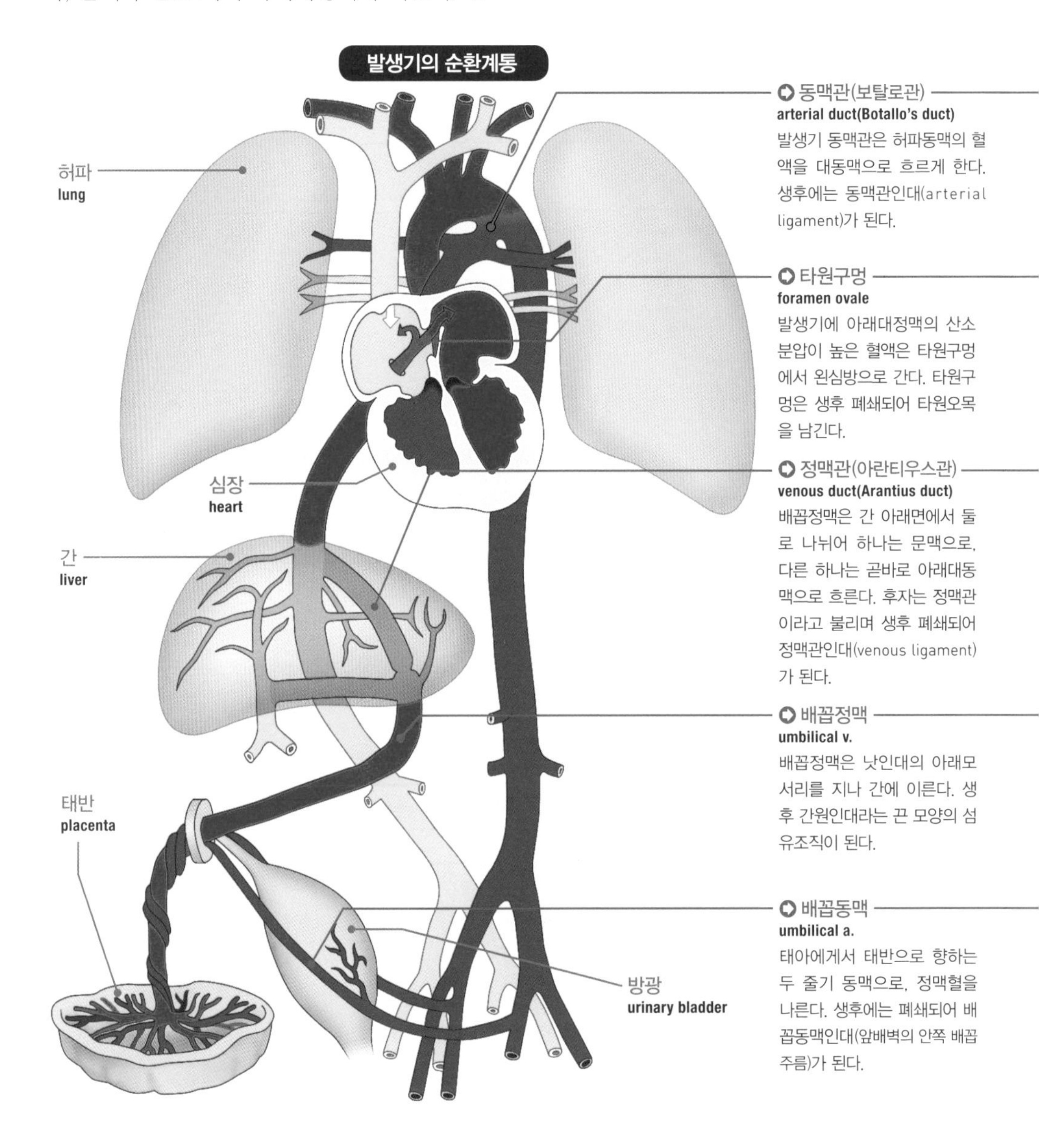
발생기의 순환계통
허파
lung
심장
heart
간
liver
태반
placenta
방광
urinary bladder
동맥관(보탈로관)
arterial duct(Botallo's duct)
발생기 동맥관은 허파동맥의 혈액을 대동맥으로 흐르게 한다. 생후에는 동맥관인대(arterial ligament)가 된다.
타원구멍
foramen ovale
발생기에 아래대정맥의 산소분압이 높은 혈액은 타원구멍에서 왼심방으로 간다. 타원구멍은 생후 폐쇄되어 타원오목을 남긴다.
정맥관(아란티우스관)
venous duct(Arantius duct)
배꼽정맥은 간 아래면에서 둘로 나뉘어 하나는 문맥으로, 다른 하나는 곧바로 아래대동맥으로 흐른다. 후자는 정맥관이라고 불리며 생후 폐쇄되어 정맥관인대(venous ligament)가 된다.
배꼽정맥
umbilical v.
배꼽정맥은 낫인대의 아래모서리를 지나 간에 이른다. 생후 간원인대라는 끈 모양의 섬유조직이 된다.
배꼽동맥
umbilical a.
태아에게서 태반으로 향하는 두 줄기 동맥으로, 정맥혈을 나른다. 생후에는 폐쇄되어 배꼽동맥인대(앞배벽의 안쪽 배꼽주름)가 된다.

발생기 순환계통의 특징

발생기에는 태반이 가스교환을 담당한다. 태반에서 태아로 돌아오는 하나의 배꼽정맥에는 동맥혈이 흐른다. 이것은 정맥관을 지나 아래대정맥으로 들어가 심장으로 향한다. 심장에는 아래대정맥판막이 있고 타원구멍은 아래대정맥구멍과 마주보고 있다. 따라서 아래대정맥의 혈액 대부분은 타원구멍을 통과해 왼심방으로 들어간다는 것을 알 수 있다.

혈액은 왼심실에서 대동맥으로 들어가 팔머리동맥, 왼온목동맥, 왼빗장밑동맥으로 흘러든다. 위대정맥에서 오른심방으로 돌아온 정맥혈은 아래대정맥에서 나온 동맥혈과 거의 혼합되지 않은 채 오른심실로 들어가고, 허파동맥에서 동맥관을 지나 대동맥활로 흐른다.

동맥관은 왼빗장밑동맥이 갈라지는 지점보다 하류에 있다. 따라서 동맥관을 통과한 정맥혈은 머리 · 목 부위나 팔로는 돌아가지 않는다. 즉 태아순환에서는 태반으로부터 수송된 동맥혈이 가장 먼저 머리 · 목 부위와 팔로 간다. 태아가 성인에 비해 머리 부분이 잘 발달하는 것도 그 때문이다.

성인의 순환계통

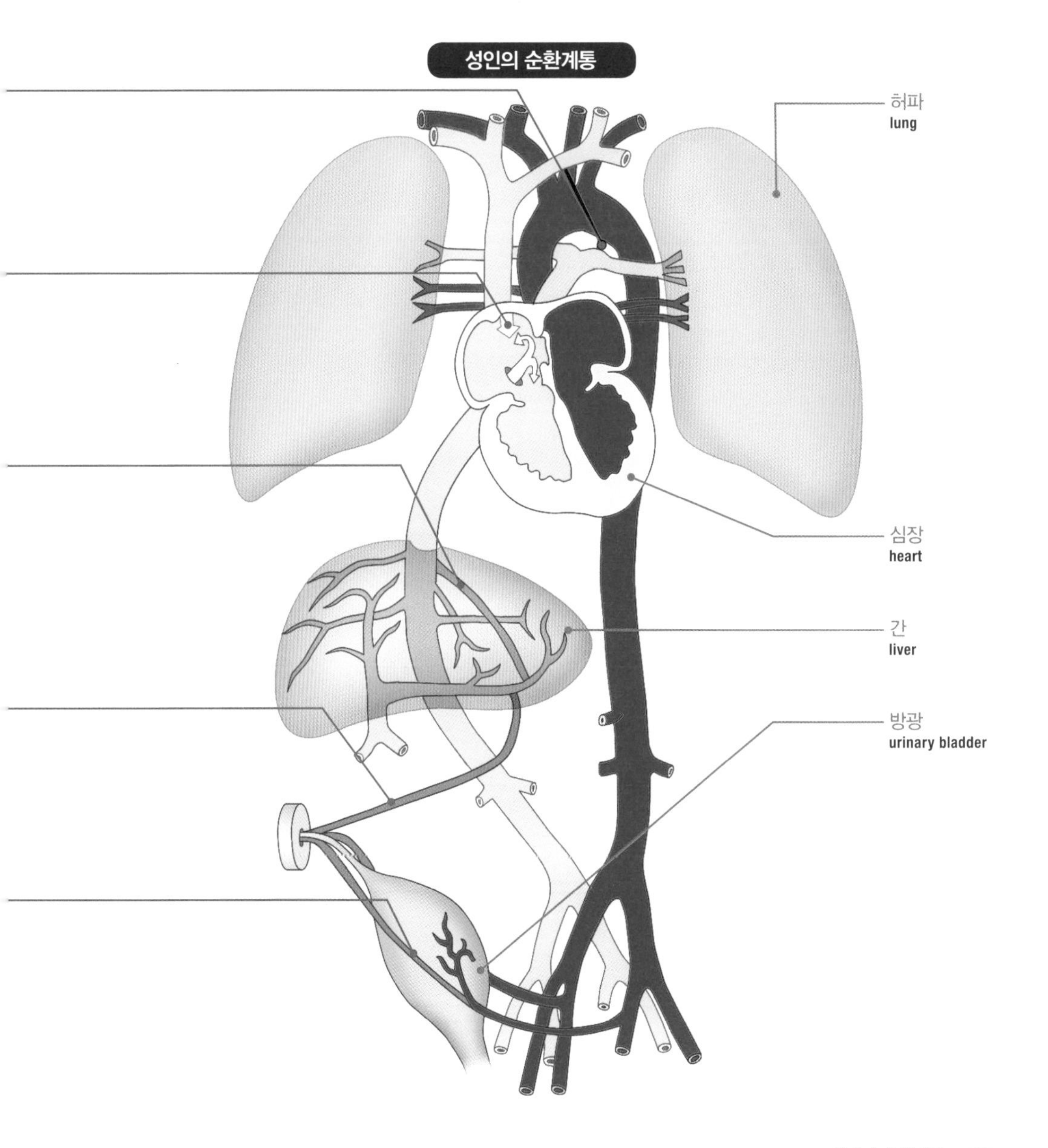
허파
lung
심장
heart
간
liver
방광
urinary bladder

림프계통 *lymph system*

위치와 특징

혈관 밖으로 삼출(혈액성분이 스며 나오는 것)된 혈장은 세포사이질액(세포액)이 된다. 세포사이질액의 약 90%는 다시 혈관으로 돌아가고 나머지 약 10%는 림프관으로 들어간다. 림프관은 말초모세림프관에서 시작해, 림프절을 거쳐 오른림프줄기(오른쪽 상반신)와 왼림프줄기(가슴관, 하반신과 왼쪽 상반신)에 모인다. 좌우 림프줄기는 각각 정맥각에서 정맥으로 들어온다.

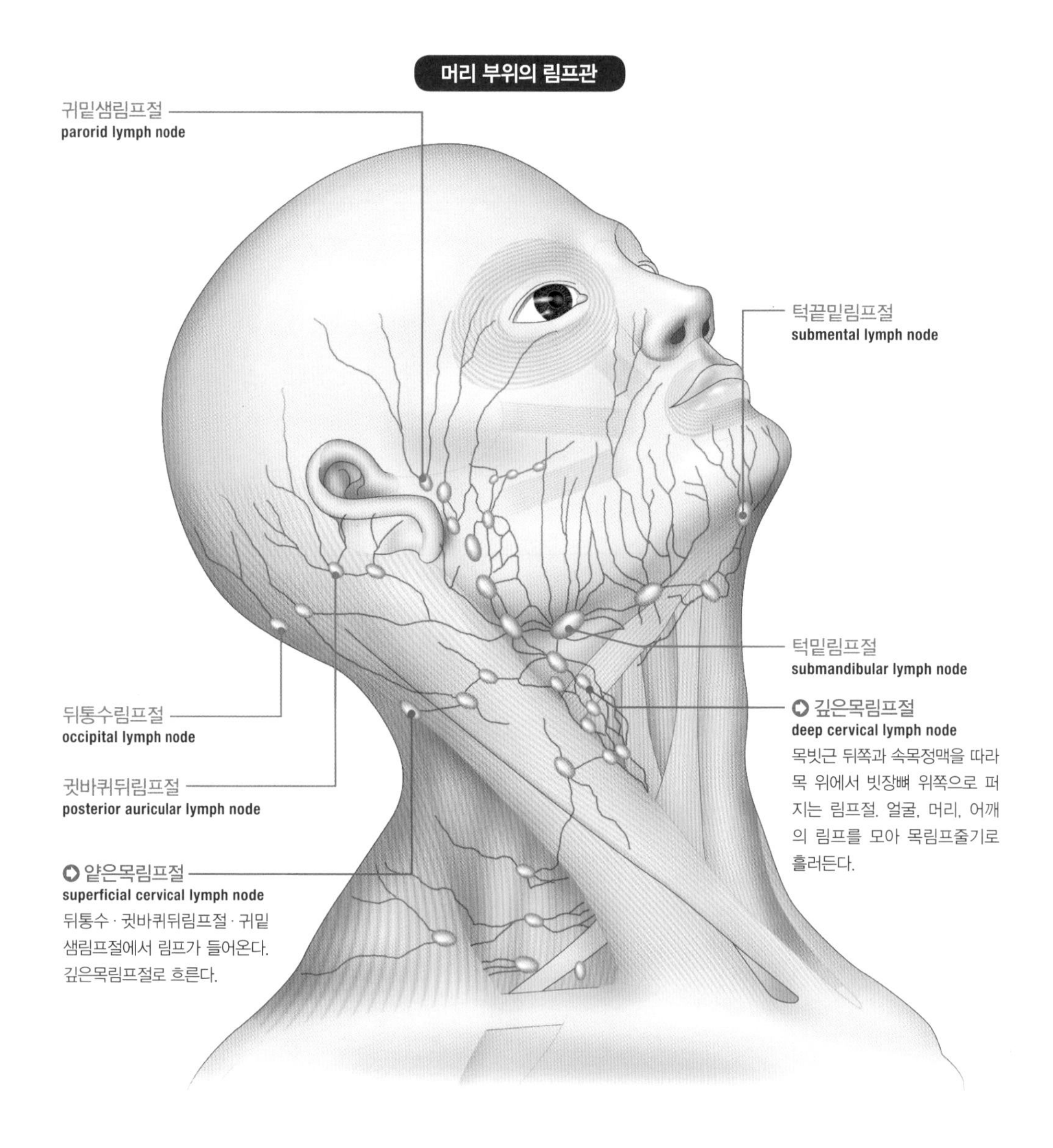
머리 부위의 림프관
귀밑샘림프절
parorid lymph node
턱끝밑림프절
submental lymph node
턱밑림프절
submandibular lymph node
깊은목림프절
deep cervical lymph node
목빗근 뒤쪽과 속목정맥을 따라 목 위에서 빗장뼈 위쪽으로 퍼지는 림프절. 얼굴, 머리, 어깨의 림프를 모아 목림프줄기로 흘러든다.
뒤통수림프절
occipital lymph node
귓바퀴뒤림프절
posterior auricular lymph node
얕은목림프절
superficial cervical lymph node
뒤통수 · 귓바퀴뒤림프절 · 귀밑샘림프절에서 림프가 들어온다. 깊은목림프절로 흐른다.

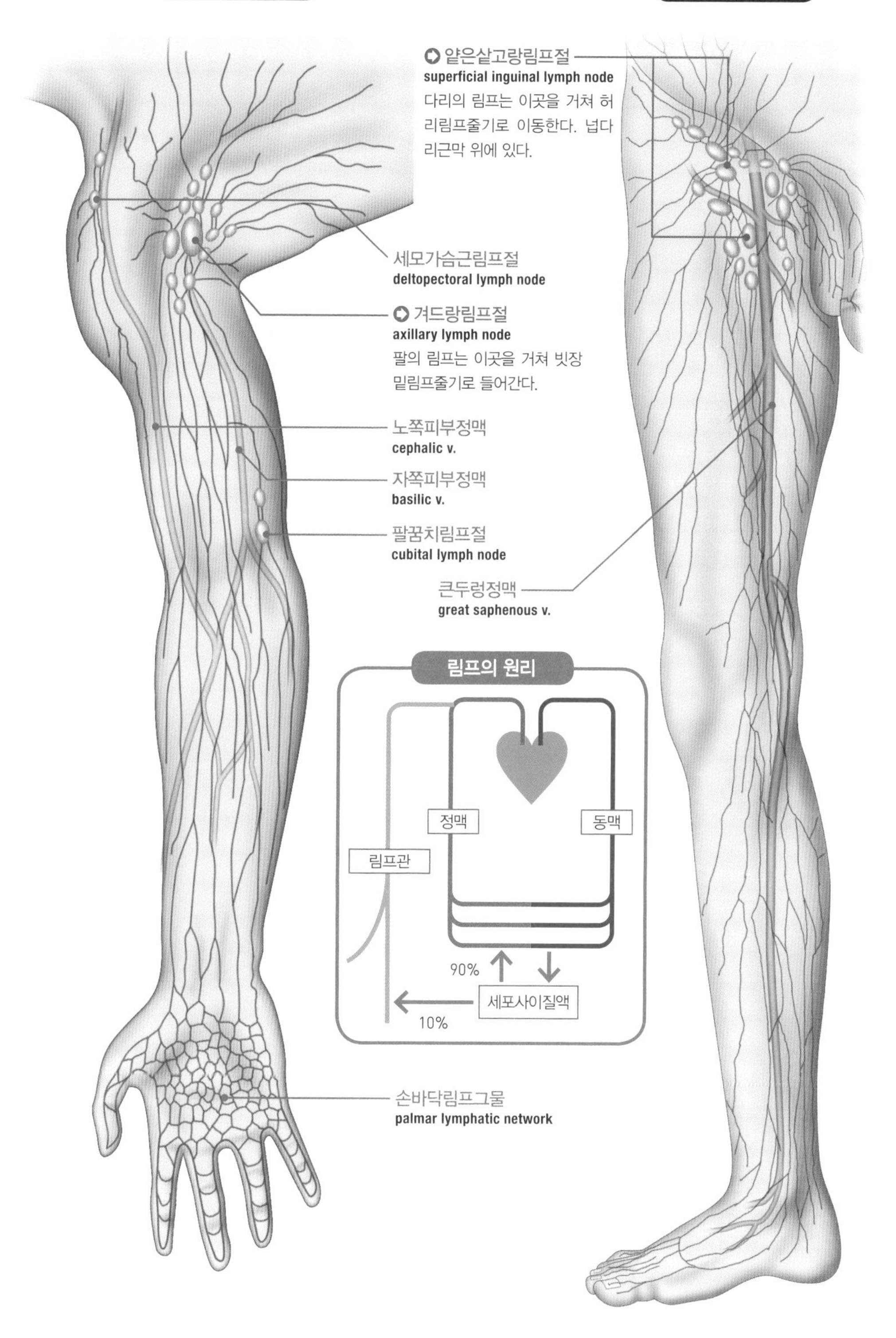
팔의 림프관
다리의 림프관
얕은샅고랑림프절
superficial inguinal lymph node
다리의 림프는 이곳을 거쳐 허리림프줄기로 이동한다. 넙다리근막 위에 있다.
세모가슴근림프절
deltopectoral lymph node
겨드랑림프절
axillary lymph node
팔의 림프는 이곳을 거쳐 빗장밑림프줄기로 들어간다.
노쪽피부정맥
cephalic v.
자쪽피부정맥
basilic v.
팔꿈치림프절
cubital lymph node
큰두렁정맥
great saphenous v.
림프의 원리
정맥
동맥
림프관
90%
세포사이질액
10%
손바닥림프그물
palmar lymphatic network

몸통의 림프계통 *lymph of the body*

위치와 특징

몸 전체의 림프관은 차례로 합류해 목림프줄기, 빗장밑림프줄기 등을 만든다. 오른쪽 상반신의 다양한 림프줄기는 오른림프줄기로 흘러들고, 이것은 다시 오른빗장밑동맥과 속목동맥의 합류점인 정맥각에서 정맥으로 흘러든다. 좌우 하반신 림프를 모은 창자림프줄기는 2번 허리뼈 앞면에서 허리림프줄기와 함께 가슴림프관팽대로 들어간다. 여기에서 시작된 가슴림프관은 왼쪽 상반신의 림프줄기를 모아 왼정맥각으로 들어간다.

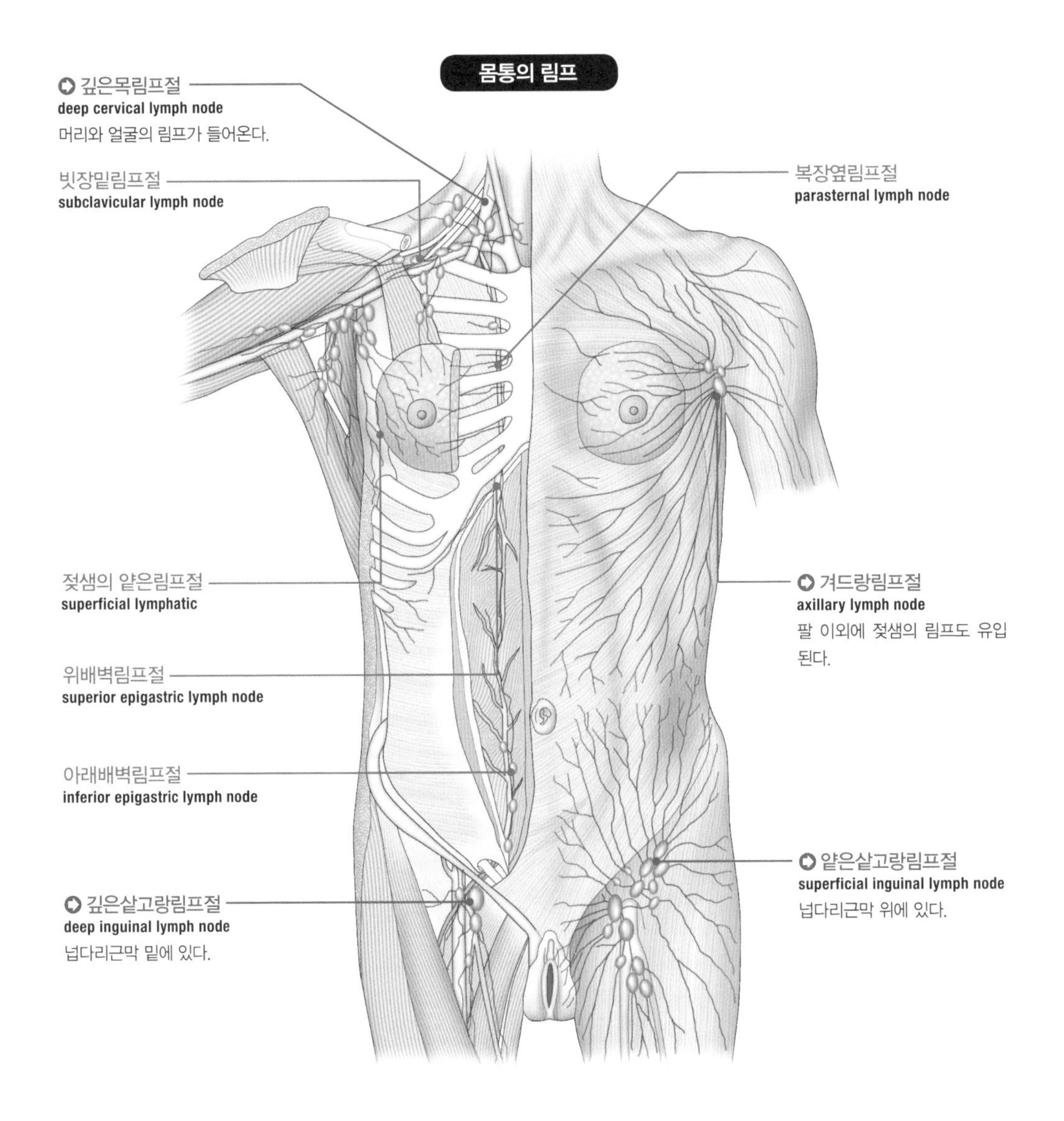
몸통의 림프
깊은목림프절
deep cervical lymph node
머리와 얼굴의 림프가 들어온다.
빗장밑림프절
subclavicular lymph node
복장옆림프절
parasternal lymph node
젖샘의 얕은림프절
superficial lymphatic
겨드랑림프절
axillary lymph node
팔 이외에 젖샘의 림프도 유입된다.
위배벽림프절
superior epigastric lymph node
아래배벽림프절
inferior epigastric lymph node
얕은샅고랑림프절
superficial inguinal lymph node
넙다리근막 위에 있다.
깊은샅고랑림프절
deep inguinal lymph node
넙다리근막 밑에 있다.

몸통의 림프(내부)

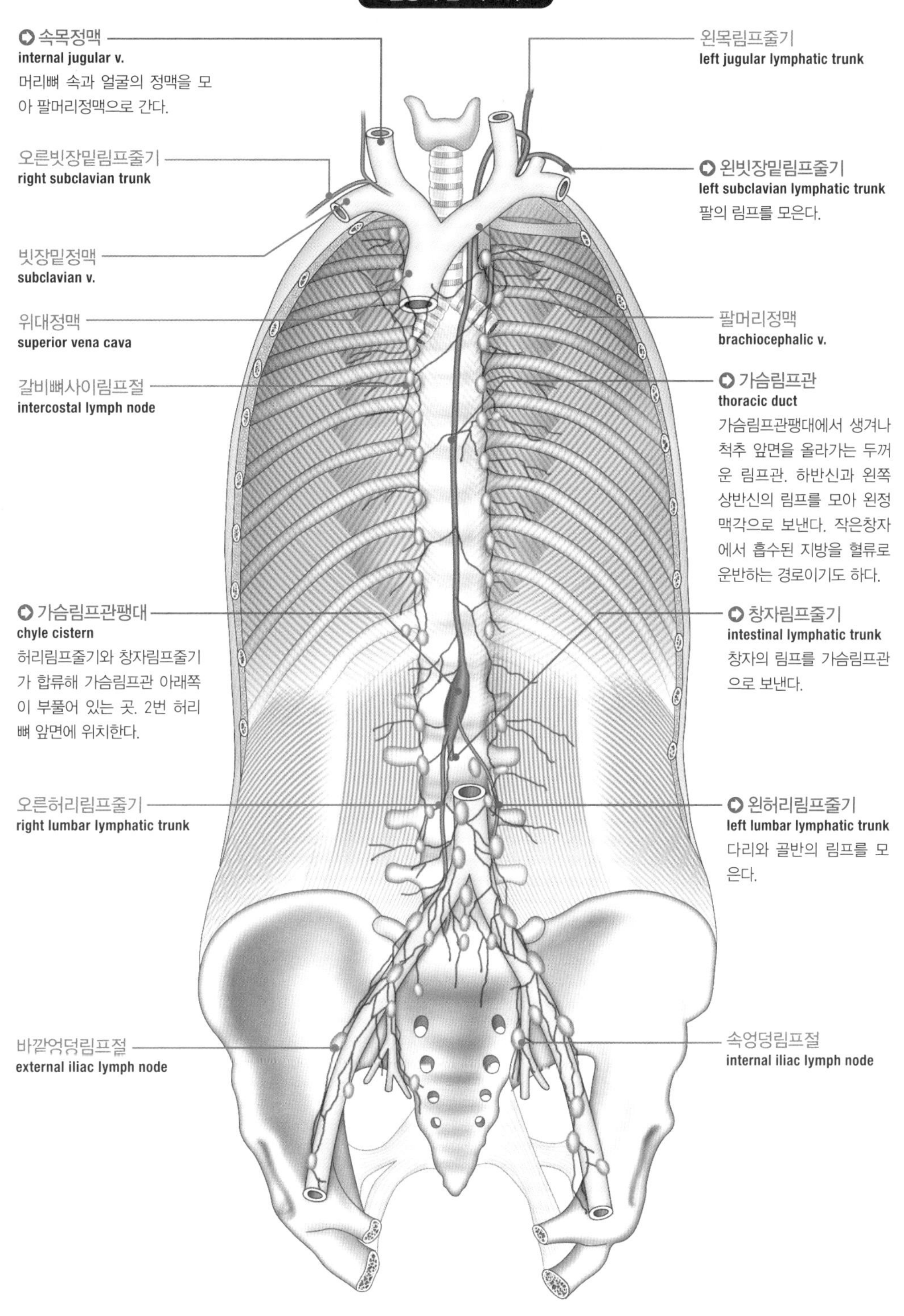
속목정맥
internal jugular v.
머리뼈 속과 얼굴의 정맥을 모아 팔머리정맥으로 간다.
오른빗장밑림프줄기
right subclavian trunk
빗장밑정맥
subclavian v.
위대정맥
superior vena cava
갈비뼈사이림프절
intercostal lymph node
가슴림프관팽대
chyle cistern
허리림프줄기와 창자림프줄기가 합류해 가슴림프관 아래쪽이 부풀어 있는 곳. 2번 허리뼈 앞면에 위치한다.
오른허리림프줄기
right lumbar lymphatic trunk
바깥엉덩림프절
external iliac lymph node
왼목림프줄기
left jugular lymphatic trunk
왼빗장밑림프줄기
left subclavian lymphatic trunk
팔의 림프를 모은다.
팔머리정맥
brachiocephalic v.
가슴림프관
thoracic duct
가슴림프관팽대에서 생겨나 척추 앞면을 올라가는 두꺼운 림프관. 하반신과 왼쪽 상반신의 림프를 모아 왼정맥각으로 보낸다. 작은창자에서 흡수된 지방을 혈류로 운반하는 경로이기도 하다.
창자림프줄기
intestinal lymphatic trunk
창자의 림프를 가슴림프관으로 보낸다.
왼허리림프줄기
left lumbar lymphatic trunk
다리와 골반의 림프를 모은다.
속엉덩림프절
internal iliac lymph node

혈액의 성분 *components of blood*

위치와 특징

혈액은 혈장(55%)과 혈구(45%)로 구성되어 있다. 혈장은 혈청, 섬유소원(피브리노겐) 등 혈액 응고성분으로 이루어진다. 혈청에는 단백질, 지질, 아미노산, 당, 무기질이 포함된다. 혈구에는 적혈구(450~500×10^4/μL), 백혈구(6,000~8,000/μL), 혈소판(28~76×10^4/μL)이 있다.

혈액의 성분

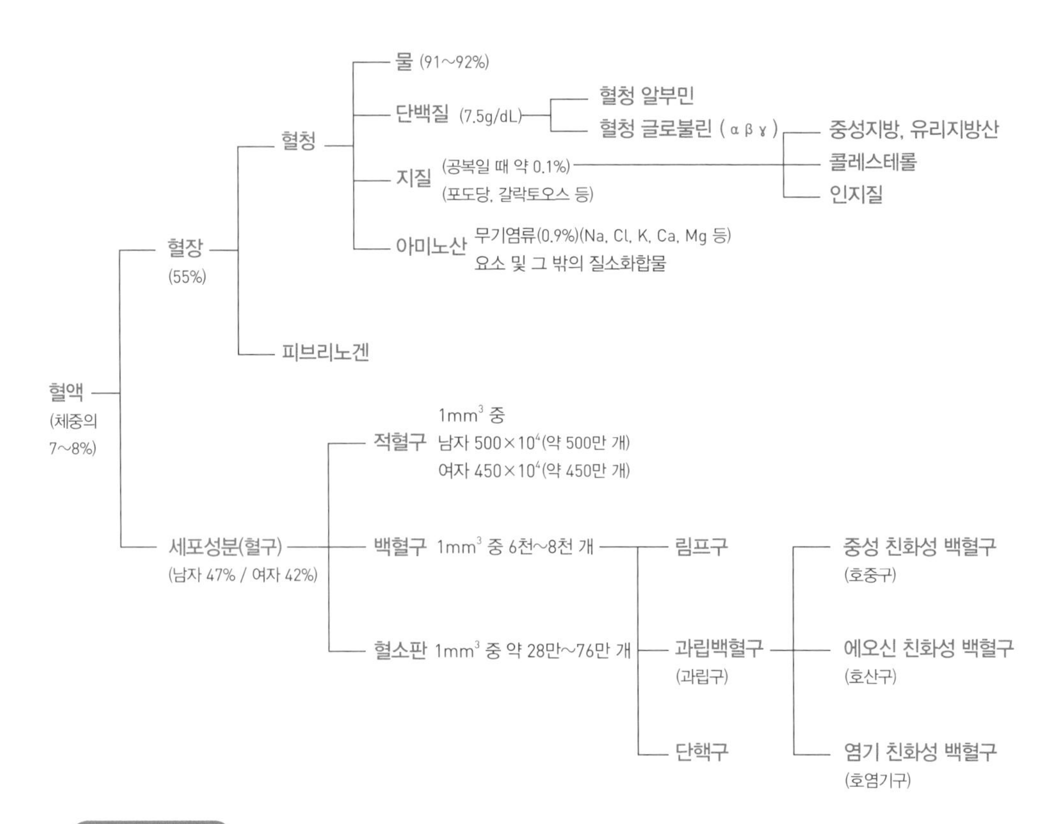

혈액
(체중의 7~8%)
혈장
(55%)
혈청
물 (91~92%)
단백질 (7.5g/dL)
혈청 알부민
혈청 글로불린 (α β γ)
지질 (공복일 때 약 0.1%)
(포도당, 갈락토오스 등)
중성지방, 유리지방산
콜레스테롤
인지질
아미노산
무기염류(0.9%)(Na, Cl, K, Ca, Mg 등)
요소 및 그 밖의 질소화합물
피브리노겐
세포성분(혈구)
(남자 47% / 여자 42%)
적혈구
1mm³ 중
남자 500×10⁴(약 500만 개)
여자 450×10⁴(약 450만 개)
백혈구 1mm³ 중 6천~8천 개
혈소판 1mm³ 중 약 28만~76만 개
림프구
과립백혈구
(과립구)
단핵구
중성 친화성 백혈구
(호중구)
에오신 친화성 백혈구
(호산구)
염기 친화성 백혈구
(호염기구)

혈액의 역할

혈액은 몸속을 순환하면서 산소와 이산화탄소의 가스교환을 돕고 영양을 말초로 운반하는 역할을 한다. 혈액에는 호르몬을 운반해 대사의 균형을 맞추고 자기 개체를 지키는 면역계통이 있으며, 몸속에서 따뜻해진 혈액을 말초로 보내면서 온도를 유지해주는 효과도 있다. 이러한 역할은 순환계통의 통제를 받는다.

혈장과 혈소판은 지혈 기능을 갖추고 있다. 혈장에는 응고인자가 들어 있어 내피세포가 상해를 입었을 때 섬유소(피브린)를 형성해 지혈한다. 이와 동시에 혈소판이 활성화되면서 다친 부위에 모여 달라붙는 방식으로 지혈시킨다. 이러한 역할은 혈액세포 성분과 액성 성분이 담당하고 있다.

혈액세포 *blood cells*

위치와 특징

조혈줄기세포는 골수버팀세포(스트로마세포)의 영향을 받아 다양한 인자에 의해 적혈구, 백혈구, 혈소판이 된다. 줄기세포는 골수계 세포와 림프계 세포로 분화된다. 골수계 세포로 분화한 세포는 다시 과립백혈구계와 적혈모세포계 세포로 분화된다. 적혈모세포계 세포에서 적혈구가 분화하고, 일부는 거대핵세포가 된다. 거대핵세포의 세포질에서는 혈소판이 합성된다. 과립백혈구계 세포로부터 단핵구(큰포식세포로 분화), 호중구, 호염기구, 호산구가 만들어진다. 골수에서 나오는 B림프구는 형질세포가 되어 항체를 생산하는 세포가 되고, T세포는 가슴샘을 거쳐 세포성면역반응을 수행한다.

혈액세포

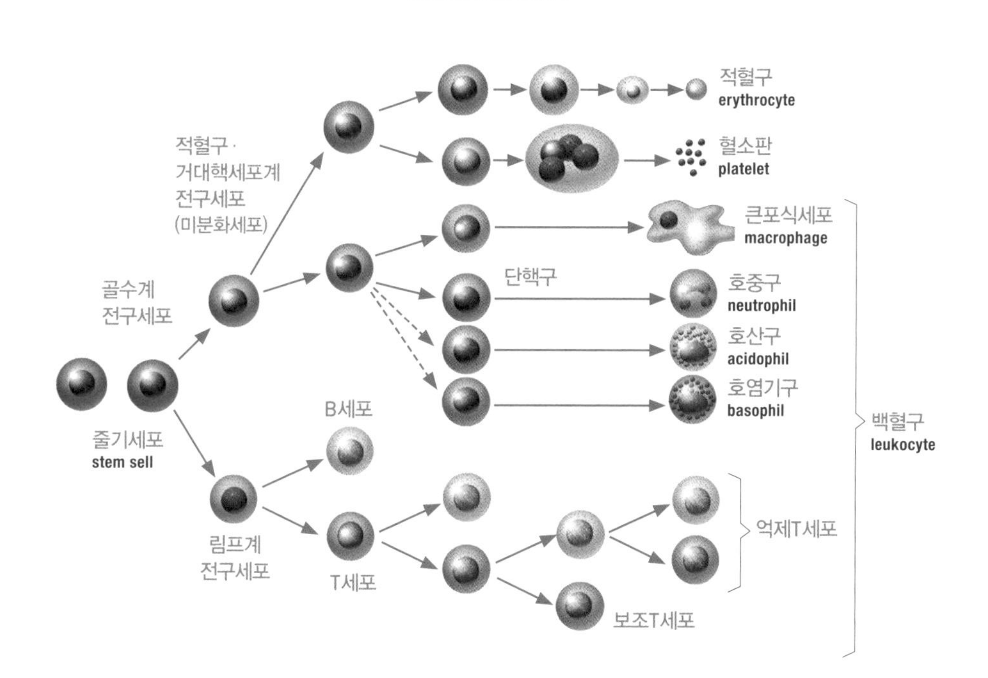

적혈구
erythrocyte
혈소판
platelet
적혈구·
거대핵세포계
전구세포
(미분화세포)
큰포식세포
macrophage
단핵구
호중구
neutrophil
호산구
acidophil
호염기구
basophil
골수계
전구세포
B세포
줄기세포
stem sell
백혈구
leukocyte
억제T세포
림프계
전구세포
T세포
보조T세포

적혈구와 혈소판

혈액에서 핵을 갖고 있지 않은 세포는 적혈구와 혈소판이다. 적혈구는 유약한 적혈모세포일 때 핵을 잃어 탈핵 상태가 된다. 혈소판은 탈핵된 것이 아니라 골수에 있는 거대핵세포의 세포질이 작게 흩어져 순환혈 속에서 나타나는 세포 조각의 일종이다. 거대핵세포는 세포주기인 S기에 핵의 개수가 점점 증가해 수십 배에 달하는 수준으로 거핵화되며 적혈구와 반대로 핵의 수를 늘린다. 조류와 어류의 몸에서 혈소판에 해당하는 세포(트롬보사이토)는 핵을 지닌 상태로 혈액 속에 존재하며 지혈 작용을 한다.

혈장과 혈구의 분리 *separation of blood cells*

위치와 특징

혈액에 헤파린을 넣어 응고를 막고 원심분리를 하면 아래층은 혈구성분, 위층은 혈장성분으로 분리된다. 저속원심(800rpm · 15분)으로 분리하면 상청액(윗물)에서 혈소판을 포함한 혈장인 다혈소판혈장을 얻을 수 있다. 또 이것을 3,000rpm · 10분으로 원심분리하면 상청액에서 순수한 혈장만을 얻을 수 있다. 백혈구와 적혈구는 세포밀도의 차를 이용해 밀도구배원심(밀도기울기원심)으로 분리한다.

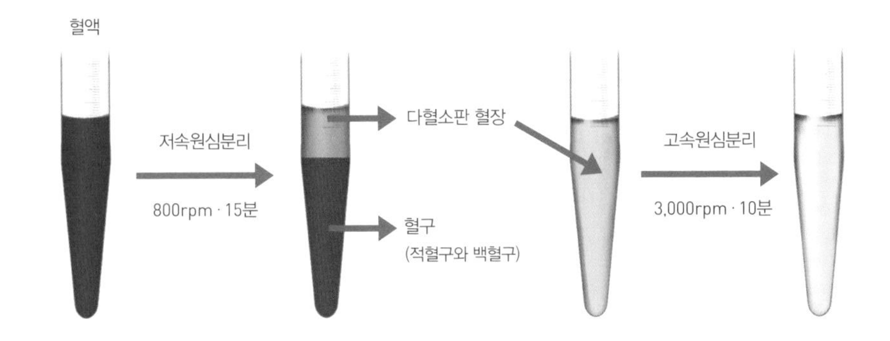

혈액
저속원심분리
800rpm · 15분
다혈소판 혈장
혈구
(적혈구와 백혈구)
고속원심분리
3,000rpm · 10분

적혈구

핵이 없으며 지름 7~8μm 정도로, 중앙 부분이 오목한 원반 모양이다. 성인 남성이 450~650만 개/μL, 여성이 380~580만 개/μL 정도 지니고 있다. 수명은 약 120일이며 지라와 간에서 큰포식세포에 의해 분해된다. 적혈구막은 변형 능력이 뛰어나 2~3μm의 좁은 모세혈관도 비집고 들어갈 수 있다. 미토콘드리아가 없으므로 해당과정을 통해 당을 분해하는 방식으로 에너지를 얻는다. 혈구 속에는 헤모글로빈이 들어 있으며 산소를 몸의 말초조직으로 운반하고 이산화탄소와 교환한다. 순환계통에 속하며 허파에서 얻은 산소를 헤모글로빈이 흡입해 말초신경의 세포로 공급하는 역할을 한다. 이산화탄소 배출에도 관여한다.

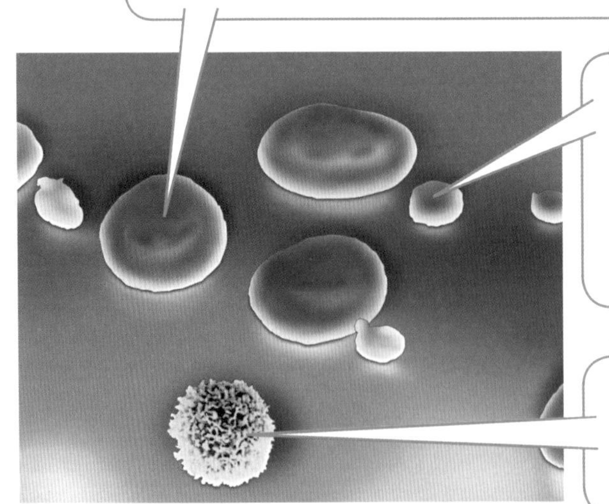

혈소판

거대핵세포의 세포질 일부가 잘려 생긴 세포조각으로 핵이 없다. 활성화되지 않은 혈소판은 디스크 모양의 원반 형태를 띤다. 크기는 2~3μm다. 활성화하면 의족이 나와 변형되고, 지혈 작용을 한다. 순환 중인 혈소판의 수명은 10일로 지라에서 파괴 및 처리된다.

백혈구

적혈구와 혈소판을 제외한 혈액세포의 총칭이다. 림프구, 호중구, 호산구, 호염기구, 단핵구를 말한다.

백혈구의 분류 *leukocytes*

위치와 특징

백혈구는 적혈구·혈소판을 제외한 나머지 혈액세포로, 분화 과정부터 골수계열과 림프계열의 두 종류로 나뉜다.(129쪽 참조) 혈중 세포 수는 6,000~8,000개/μL다. 세포를 김자액(에오신과 메틸린블루의 화합물로 염색약의 일종)으로 염색하면 형태로 종류를 구분할 수 있다. 림프구는 T세포와 B세포가 있다. 이 둘을 형태로 구별하기는 어려우며 각 세포의 표면분자구조를 나타내는 세포 표면 마커로 분류한다.

단핵구

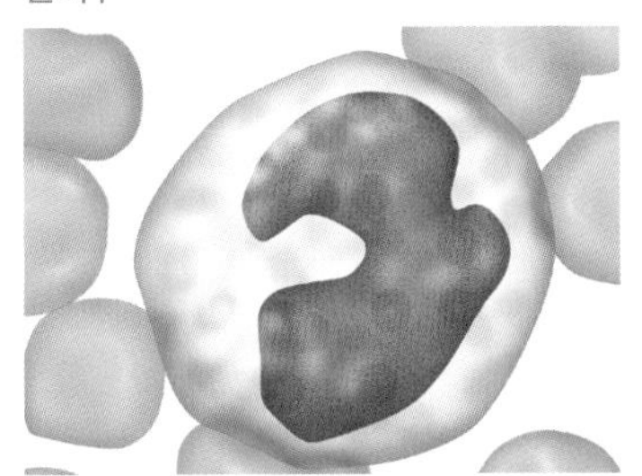

대형 세포로 밖에서 들어온 세균, 이물질, 노폐물을 흡수 및 소화한다. 또한 그 정보를 보조T세포에 전달하고 림프구와 함께 병원미생물을 공격한다.

큰포식세포(macrophage)

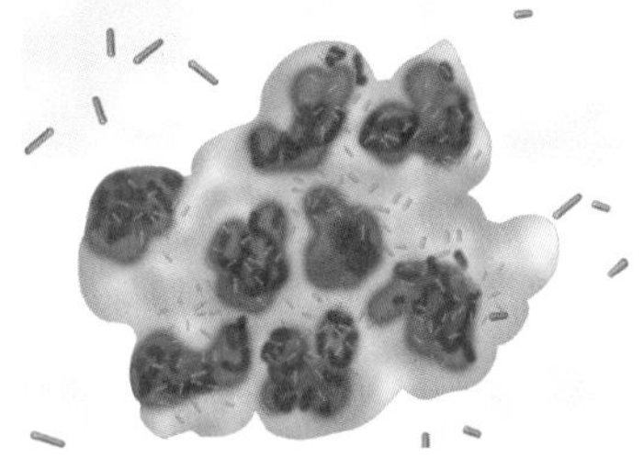

단핵구가 조직으로 분화·적응하여 큰포식세포가 된다. 이물질을 소화해 체액성 면역반응을 위한 항원 제시, 불필요해진 체세포의 처리, 각종 시토카인(cytokine)의 방출 및 골수에서 적혈구를 육성하는 역할을 한다.

림프구

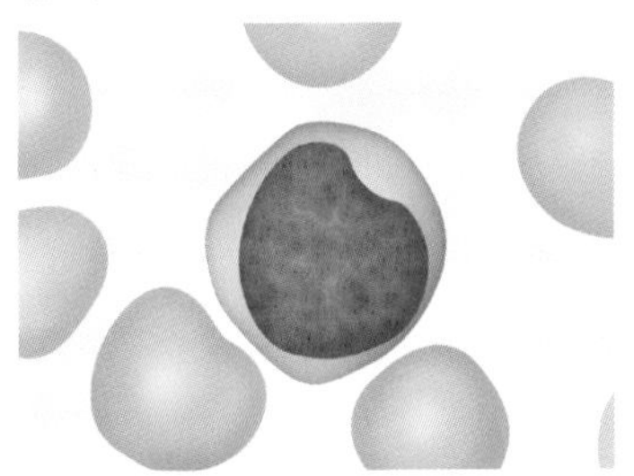

보조T세포, 세포독성T세포, B세포, 자연살해세포(NK세포)가 있다. 형태가 같아 세포 표면 마커를 지표로 분류한다.

호중구(neutrophil)

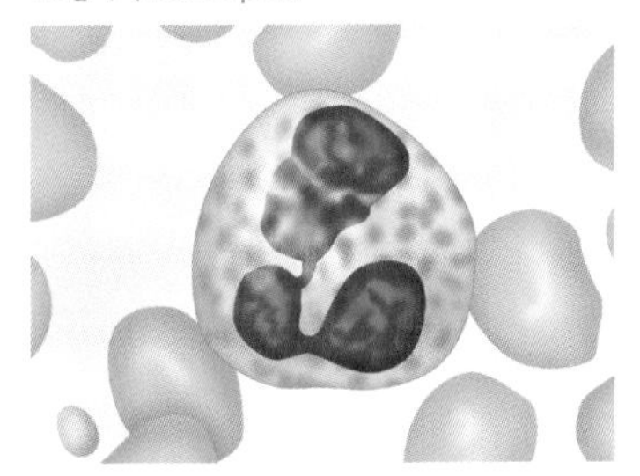

백혈구 중 그 수가 가장 많다. 식균 작용을 통해 병원미생물을 리소좀으로 녹여 생체방어세포 역할을 한다.

호산구(acidophil)와 호염기구(basophil)

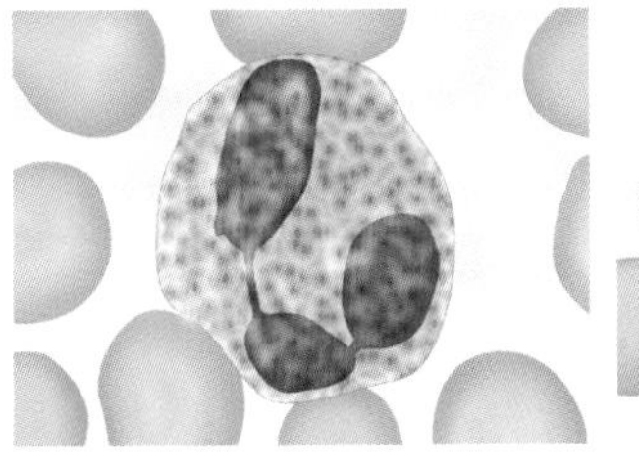

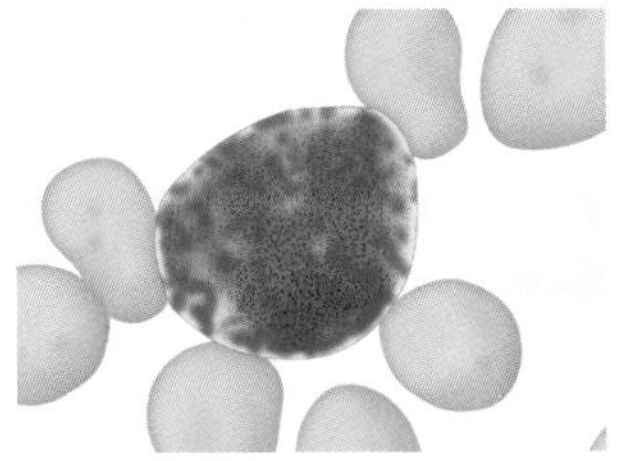

호산구는 탐식작용과 살균 작용을 통해 기생충과 세균 등을 손상시킨다. 호염기구에는 히스타민이나 헤파린을 함유한 과립이 있다. 둘 모두 알레르기 반응에 관여한다.

COLUMN

혈액형과 성격

아직까지도 혈액형으로 사람의 성격을 알아보는 심리테스트를 흔히 들을 수 있다. 사람의 성격을 A, B, O, AB의 네 가지로 분류한다는 발상은 매우 재미있지만 잘 알다시피 과학적으로는 전혀 근거 없는 이야기다.

애당초 고대에는 혈액의 분류라는 개념이 없었다. 그러다 전쟁에서 피를 흘려 죽어가는 사람에게 '출혈한 양만큼 수혈을 하면 살릴 수 있지 않을까?'라는 발상을 한 것이다. 아기 염소의 혈액도 써보고 사람의 혈액으로도 수혈해봤지만 전사자는 계속 늘었다. 다른 종의 혈액을 수혈하면 혈액이 굳어 혈전이 생기고 혈관을 파괴한다. 동종 혈액을 수혈했을 때도 같은 결과가 생길 수 있다는 것이 확인되었다.

그 비밀을 밝혀낸 사람이 오스트리아 빈 출신의 카를 란트슈타이너(1868~1943)다. 그는 사람의 혈액을 혼합했을 때 응집하는 경우와 응집하지 않는 경우가 있다는 것을 발견했는데, 이것이 바로 ABO 혈액형이다. 이때부터 사람의 혈액을 수혈할 수 있게 되었고 군인뿐 아니라 많은 환자들이 목숨을 구할 수 있게 되었다. 이 위대한 발견은 범죄 현장에 남겨진 혈흔에서 혈액형을 판단하는 수사에 사용되기도 했으며, 친자 감별에도 이용되었다. 그는 이 업적을 인정받아 1902년에 노벨 화학상을 받았다.

그 후 혈액형이 다른 이유는 적혈구막에 존재하는 당사슬의 구조가 다르기 때문이라는 것도 밝혀졌다. 사람은 자신이 가지고 있는 당사슬 구조에 대한 항체는 만들어내지 않지만 다른 종의 당사슬에 대한 항체는 당연히 보유하고 있다. 따라서 수혈을 통해 이종 당사슬 항원이 들어왔을 때 항원 항체 반응이 일어나 적혈구의 응집이 발생한다는 사실도 알려지게 되었다. 이것은 생물이 가지고 있는 매우 중요한 반응으로 자신과 타자를 구별하는 면역 기구다.

오늘날 혈액형이 성격을 판단하거나 인간관계를 넓히는 커뮤니케이션 도구로도 사용되고 있다는 것을 란트슈타이너 박사가 안다면 뭐라고 할까? 과학적인 데이터를 상세하게 분석하던 그의 꼼꼼한 성격으로 보아 이렇게 말했을 것이다. "나는 전형적인 A형이군."

제5장

호흡계통

Respiratory system

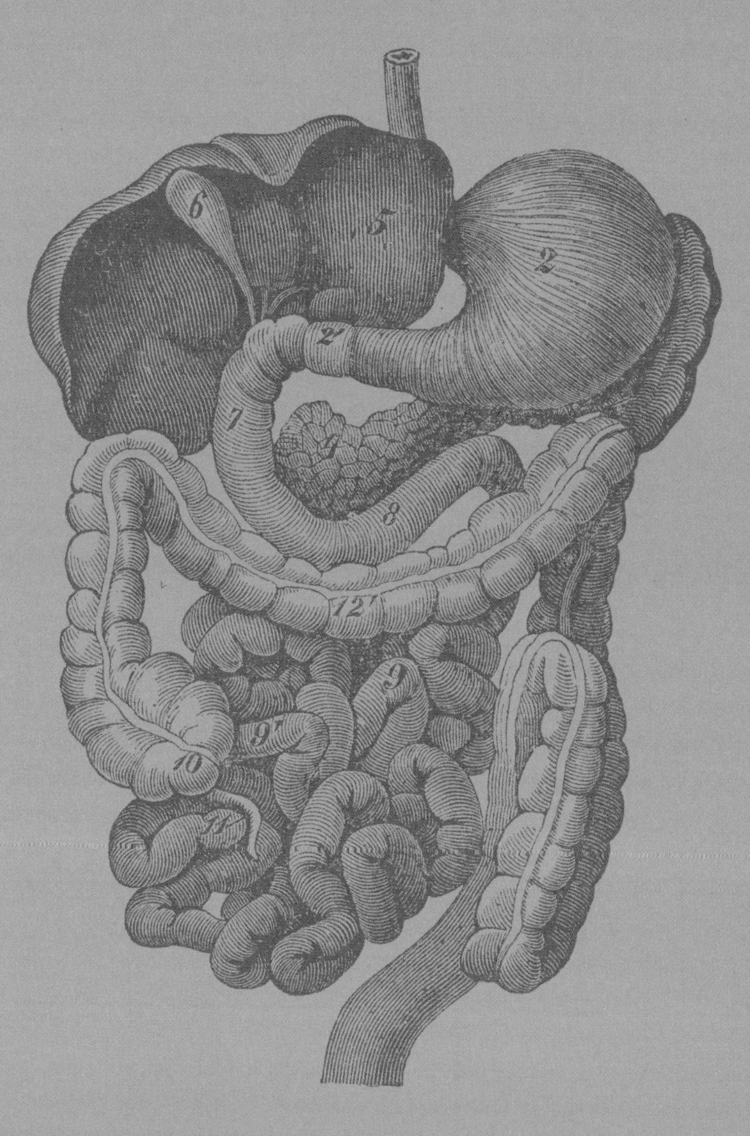

6
5
2
2'
7
4
8
12'
9
9'
10
11

코안 *nasal cavity*

위치와 특징

코안은 벌집뼈와 보습뼈가 만드는 정중의 코사이막에 의해 좌우 코안으로 나뉘어 있다. 코안의 앞쪽 입구는 바깥콧구멍으로, 가장 뒤쪽은 인두로 이어진다. 안쪽의 코사이막은 평면이지만 가쪽벽에는 위·중간·아래코선반이 돌출되어 있다. 코안에는 코선반이 있어 점막의 표면적이 크고, 들숨 속의 이물질을 제거하며 들숨에 일정한 습도와 온도를 제공한다.

코안의 구조

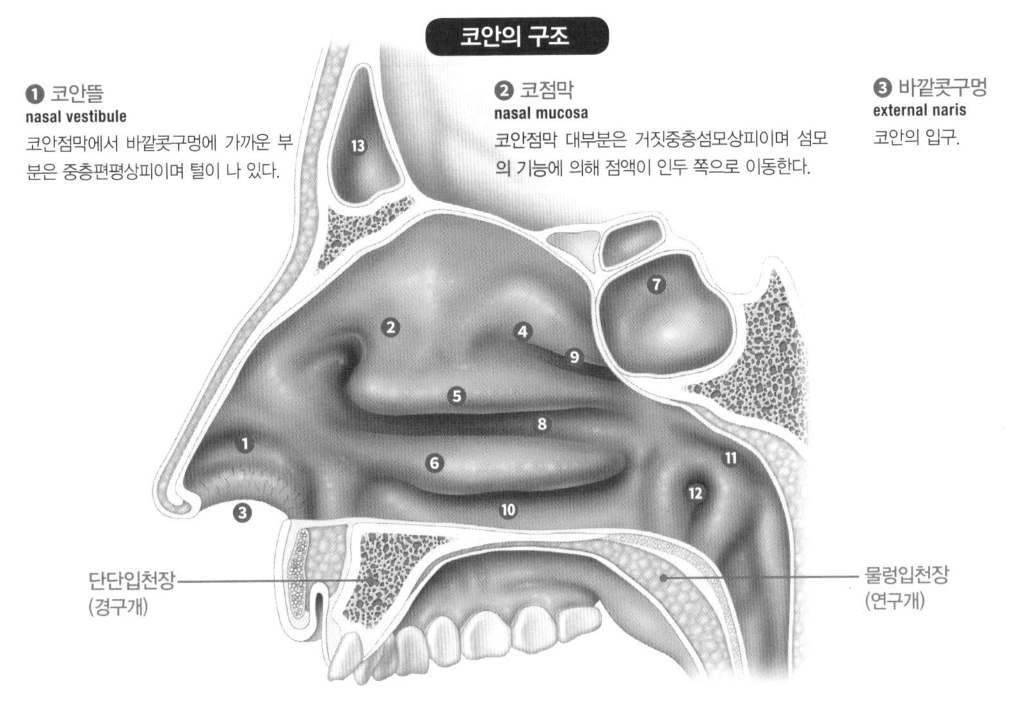

13
2
4
9
7
5
8
1
6
11
12
3
10
단단입천장
(경구개)
물렁입천장
(연구개)

❶ 코안뜰
nasal vestibule
코안점막에서 바깥콧구멍에 가까운 부분은 중층편평상피이며 털이 나 있다.

❷ 코점막
nasal mucosa
코안점막 대부분은 거짓중층섬모상피이며 섬모의 기능에 의해 점액이 인두 쪽으로 이동한다.

❸ 바깥콧구멍
external naris
코안의 입구.

❹ 위코선반
superior nasal concha
코안의 바깥쪽 벽에서 돌출해 선반과 같은 구조를 띠고 있어 코선반이라고 하며, 위코선반이 제일 위에 자리한다. 벌집뼈의 일부다.

❺ 중간코선반
middle nasal concha
위코선반보다 앞뒤로 길며 아래쪽 모서리는 바깥쪽 벽을 향해 활처럼 휘어져 있다. 벌집뼈의 일부다.

❻ 아래코선반
inferior nasal concha
코안의 바깥쪽 벽에 있다. 한 쌍의 아래코선반뼈에 의해 만들어진다.

❼ 나비굴
sphenoid sinus
나비뼈에 있는 코곁굴로 얇은 격벽이 좌우를 가르고 있다. 위쪽은 뇌하수체, 좌우에는 해면정맥굴이 있으며 위콧길과 이어진다.

❽ 중간콧길
middle meatus
중간코선반과 아래코선반 사이의 오목한 부분. 이마굴, 벌집굴 앞부분, 위턱굴로 열린다.

❾ 위콧길
superior meatus
위코선반 밑에 있는 오목한 부분. 이 부근에 후각부위가 있다. 벌집굴로 이어진다.

❿ 아래콧길
inferior meatus
아래코선반 밑에 있다. 눈물주머니에서 내려와 코눈물뼈관으로 이어진다.

⓫ 귀관융기
eustachian tuber
귀관인두 쪽에 있는 연골이 인두벽에 돌출된 것. 귀관인두구멍을 둘러싸고 있다.

⓬ 귀관인두구멍
pharyngeal orifice of auditory tube
고실과 인두를 잇는 귀관의 인두 쪽 구멍.

⓭ 이마굴
frontal sinus
코곁굴의 하나로 눈확 위모서리 안쪽의 이마뼈에 있다. 중간콧길로 이어진다.

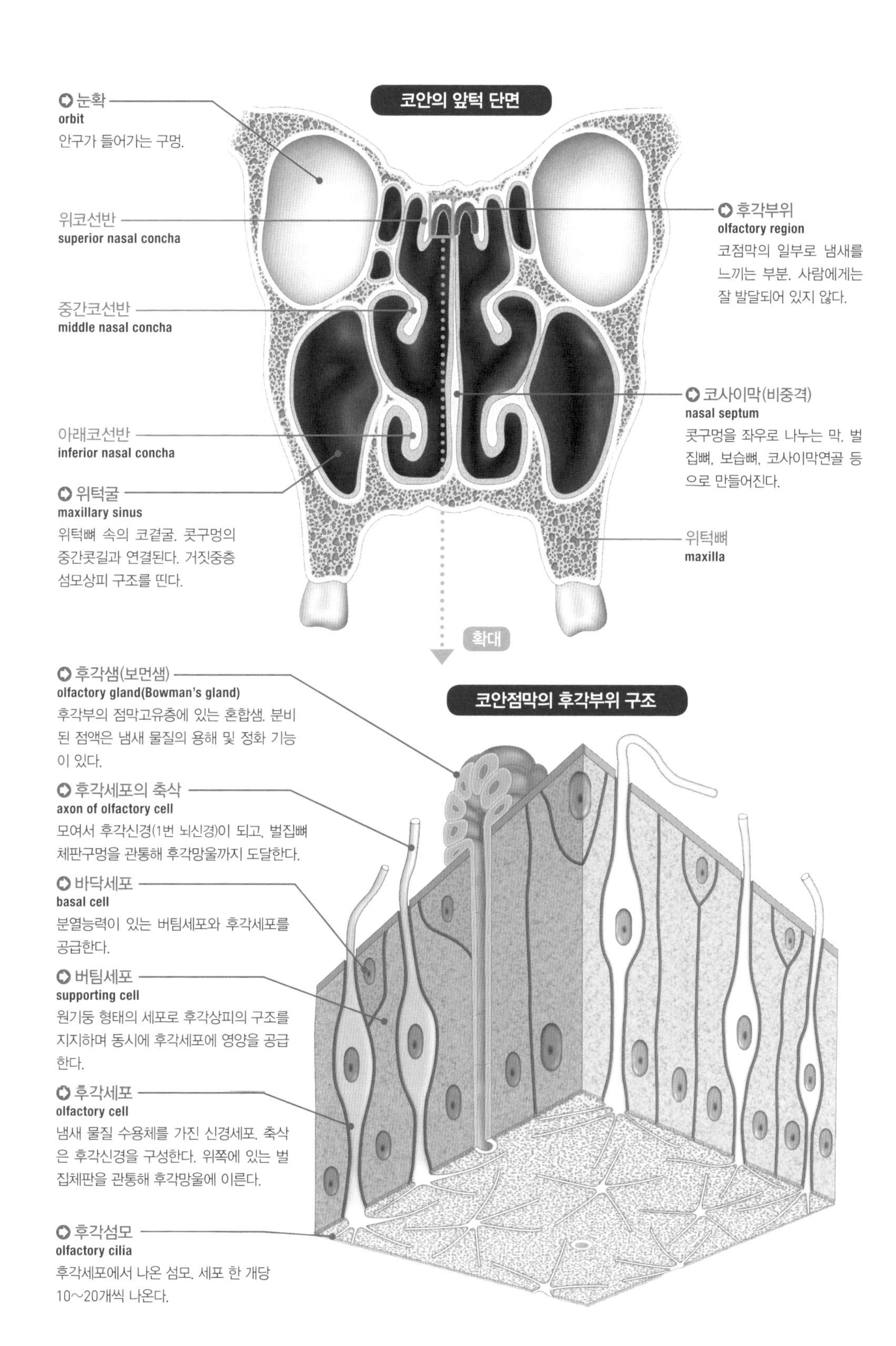
코안의 앞턱 단면
눈확
orbit
안구가 들어가는 구멍.
위코선반
superior nasal concha
중간코선반
middle nasal concha
아래코선반
inferior nasal concha
위턱굴
maxillary sinus
위턱뼈 속의 코곁굴. 콧구멍의 중간콧길과 연결된다. 거짓중층 섬모상피 구조를 띤다.
후각부위
olfactory region
코점막의 일부로 냄새를 느끼는 부분. 사람에게는 잘 발달되어 있지 않다.
코사이막(비중격)
nasal septum
콧구멍을 좌우로 나누는 막. 벌집뼈, 보습뼈, 코사이막연골 등으로 만들어진다.
위턱뼈
maxilla
확대
코안점막의 후각부위 구조
후각샘(보먼샘)
olfactory gland(Bowman's gland)
후각부의 점막고유층에 있는 혼합샘. 분비된 점액은 냄새 물질의 용해 및 정화 기능이 있다.
후각세포의 축삭
axon of olfactory cell
모여서 후각신경(1번 뇌신경)이 되고, 벌집뼈 체판구멍을 관통해 후각망울까지 도달한다.
바닥세포
basal cell
분열능력이 있는 버팀세포와 후각세포를 공급한다.
버팀세포
supporting cell
원기둥 형태의 세포로 후각상피의 구조를 지지하며 동시에 후각세포에 영양을 공급한다.
후각세포
olfactory cell
냄새 물질 수용체를 가진 신경세포. 축삭은 후각신경을 구성한다. 위쪽에 있는 벌집체판을 관통해 후각망울에 이른다.
후각섬모
olfactory cilia
후각세포에서 나온 섬모. 세포 한 개당 10~20개씩 나온다.

후두(喉頭) · 기관(氣管) · 기관지 *larynx, trachea and bronchus*

위치와 특징

인두에 이어지는 후두는 대략 4번~6번 목뼈 사이 높이에 위치해 있으며 그 밑으로 기관이 이어진다. 기관은 5번 등뼈 높이에서 양옆 기관지로 갈라져 기도의 일부를 구성한다.

코안의 구조

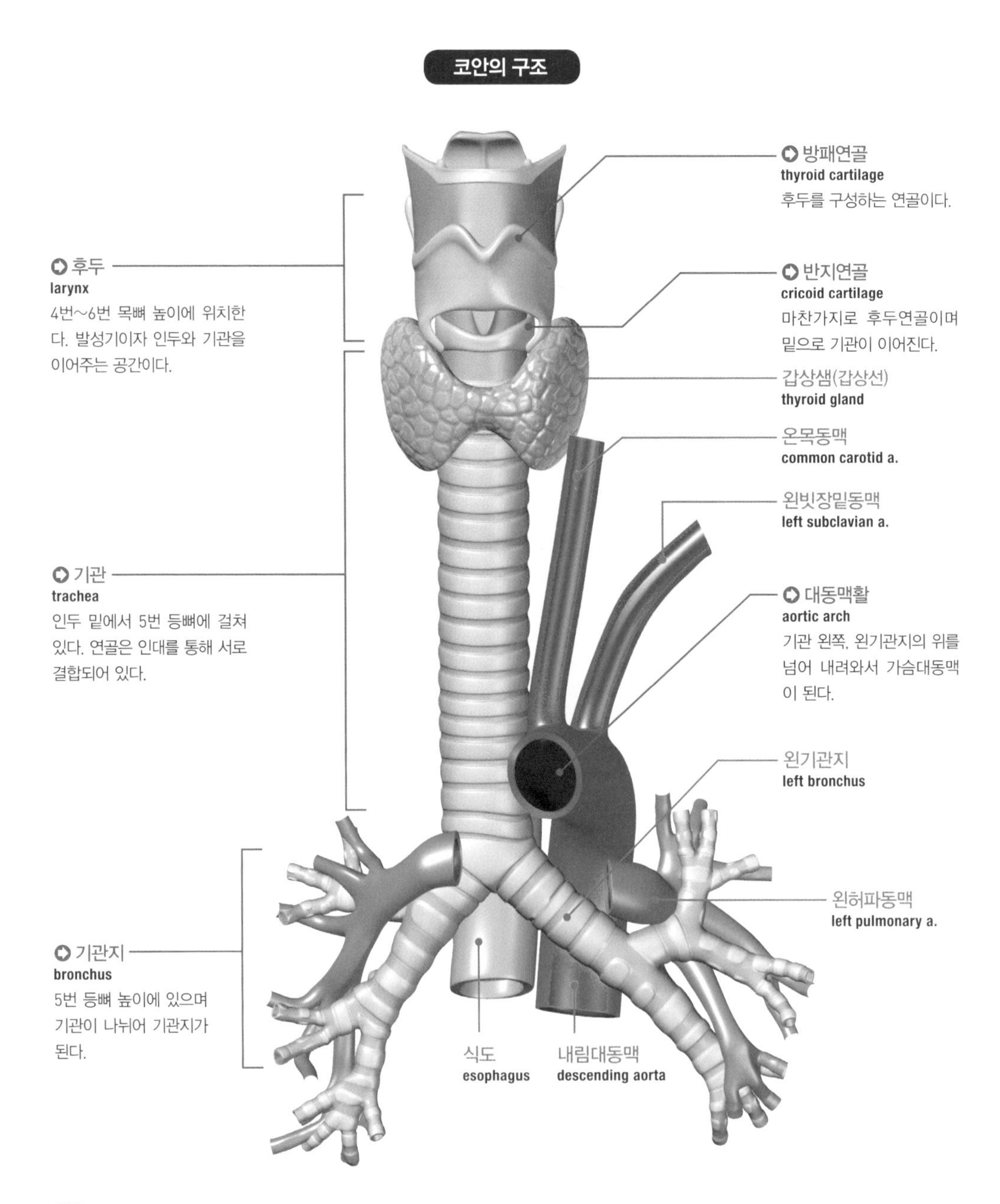

방패연골
thyroid cartilage
후두를 구성하는 연골이다.
후두
larynx
4번~6번 목뼈 높이에 위치한다. 발성기이자 인두와 기관을 이어주는 공간이다.
반지연골
cricoid cartilage
마찬가지로 후두연골이며 밑으로 기관이 이어진다.
갑상샘(갑상선)
thyroid gland
온목동맥
common carotid a.
왼빗장밑동맥
left subclavian a.
기관
trachea
인두 밑에서 5번 등뼈에 걸쳐 있다. 연골은 인대를 통해 서로 결합되어 있다.
대동맥활
aortic arch
기관 왼쪽, 왼기관지의 위를 넘어 내려와서 가슴대동맥이 된다.
왼기관지
left bronchus
왼허파동맥
left pulmonary a.
기관지
bronchus
5번 등뼈 높이에 있으며 기관이 나뉘어 기관지가 된다.
식도
esophagus
내림대동맥
descending aorta

후두 *larynx*

위치와 특징

후두에는 발성기인 성대가 있다. 후두덮개 바로 밑에 있는 안뜰주름(실주름)에는 후두 점막을 둘러싼 점액을 분비하는 점액샘이 있다. 그 밑의 성대주름에는 성대근이 있고, 그 안쪽모서리에는 성대인대가 있다. 발성을 조절하는 신경은 미주신경에서 나온 위후두신경과 아래후두신경(되돌이후두신경)이다.

후두를 왼쪽 앞에서 본 모습

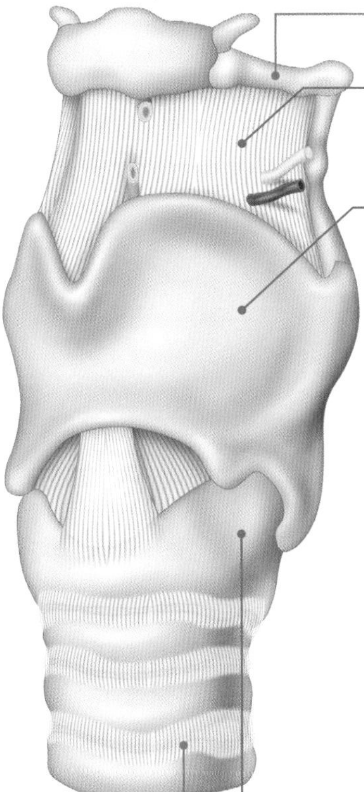

목뿔뼈
hyoid bone

방패목뿔막
thyrohyoid membrane
4~6번 목뼈 위치에 있다. 목뿔뼈와 방패연골을 잇는다.

방패연골
thyroid cartilage
방패연골과 모뿔연골 사이에 성대근이 뻗어 있다. 울대뼈를 만드는 연골이다.

기관연골
tracheal cartilage

반지연골
cricoid cartilage
반지연골과 모뿔연골 사이에는 성대를 여닫는 근육 무리가 붙어 있다.

위면

후두를 위에서 본 모습

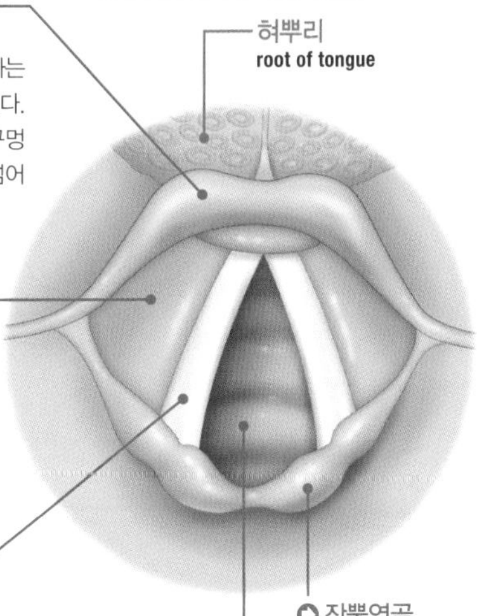

후두덮개
epiglottis
후두구멍의 앞벽을 형성하는 평평한 판 모양의 기관이다. 삼킴운동을 할 때 후두구멍을 닫아 음식물이 잘못 넘어가는 것을 막는다.

혀뿌리
root of tongue

안뜰주름
vestibular fold
후두점막에 있는 주름 두 개 중 위에 있는 것이다. 내부에 후두샘이 있다.

성대주름
vocal fold
안뜰주름 밑에 있으며 내부에 성대근과 성대인대를 가지고 있다. 좌우 성대주름 사이를 성대문틈새라고 한다.

성대문틈새(성문열)
rima glottidis
안정호흡을 할 때는 열려 있고 발성할 때 닫힌다.

잔뿔연골
corniculate cartilage
잔뿔연골 바로 밑에 모뿔연골이 있다. 모뿔연골의 운동으로 성대문틈새가 여닫힌다.

가슴막안 *pleural cavity*

위치와 특징

갈비뼈, 척추, 가슴뼈로 구성된 가슴우리와, 근육 및 결합조직으로 만들어진 가슴벽과 가로근으로 둘러싸인 공간을 가슴안이라고 한다. 가슴안은 세로칸이 좌우를 구분하고 있으며 각각 허파로 채워져 있다. 가슴막은 가슴벽 안쪽을 싸고, 허파문에서는 허파 표면을 감싸는 허파가슴막이 된다. 가슴막으로 둘러싸인 공간을 가슴막안이라고 한다.

가슴막안의 앞면(회색 부분)

허파꼭대기와 위가슴문
위가슴문은 가슴우리의 위모서리를 가리키며 기관, 빗장밑동맥, 온목동맥 등이 드나든다. 허파꼭대기는 허파에서 빗장뼈 위로 몇 cm 올라온 지점에 있다.

어깨뼈
scapula

갈비가로막오목
costodiaphragmatic recess
가슴벽과 가로막 사이의 넓은 가슴막안 공간이다.

빗장뼈(쇄골)
clavicle

1번 갈비뼈
1st rib

복장뼈
sternum

칼돌기
xiphoid process

가슴막안의 뒤면(회색 부분)

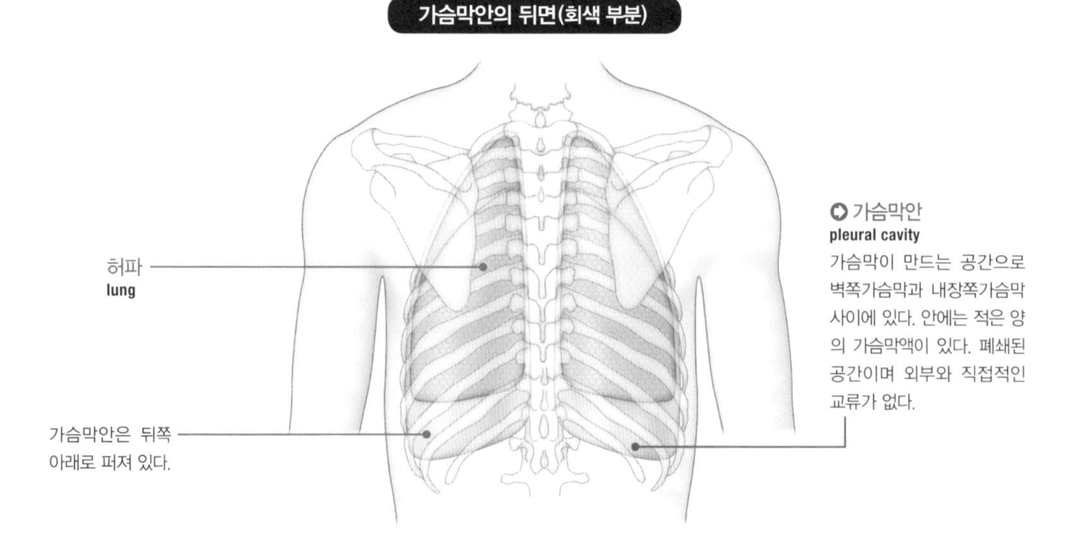

허파
lung
가슴막안은 뒤쪽
아래로 퍼져 있다.
가슴막안
pleural cavity
가슴막이 만드는 공간으로 벽쪽가슴막과 내장쪽가슴막 사이에 있다. 안에는 적은 양의 가슴막액이 있다. 폐쇄된 공간이며 외부와 직접적인 교류가 없다.

허파(폐) *lung*

위치와 특징

허파는 세로칸으로 구분되는 좌우 가슴안 대부분을 빈틈없이 메우고 있다. 심장이 왼쪽으로 치우쳐 있기 때문에 왼허파가 오른허파에 비해 약간 작다. 기관은 양쪽 기관지로 나뉘어 허파로 들어온다. 기관지는 계속 갈라져 최종적으로 편평한 상피를 지닌 세포가 된다. 허파꽈리에서는 들숨과 모세혈관이 가스교환을 한다.

허파의 구조

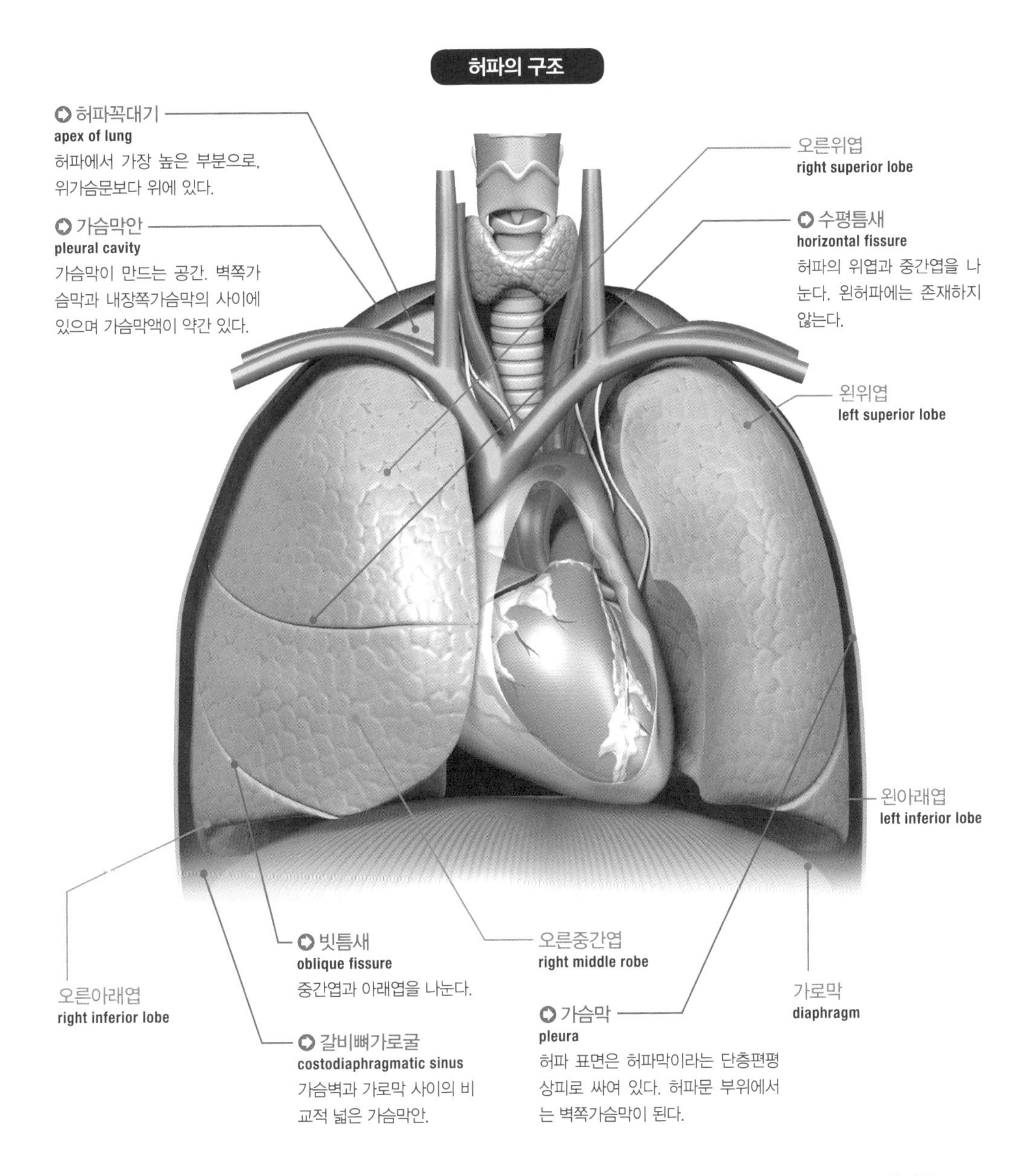

허파꼭대기
apex of lung
허파에서 가장 높은 부분으로, 위가슴문보다 위에 있다.
가슴막안
pleural cavity
가슴막이 만드는 공간. 벽쪽가슴막과 내장쪽가슴막의 사이에 있으며 가슴막액이 약간 있다.
오른위엽
right superior lobe
수평틈새
horizontal fissure
허파의 위엽과 중간엽을 나눈다. 왼허파에는 존재하지 않는다.
왼위엽
left superior lobe
왼아래엽
left inferior lobe
오른아래엽
right inferior lobe
빗틈새
oblique fissure
중간엽과 아래엽을 나눈다.
갈비뼈가로굴
costodiaphragmatic sinus
가슴벽과 가로막 사이의 비교적 넓은 가슴막안.
오른중간엽
right middle robe
가슴막
pleura
허파 표면은 허파막이라는 단층편평상피로 싸여 있다. 허파문 부위에서는 벽쪽가슴막이 된다.
가로막
diaphragm

기관지와 꽈리 *bronchus and alveoli*

위치와 특징

기관은 복장뼈각 높이(5번 등뼈)에서 좌우 기관지로 나뉜다. 오른쪽 주기관지는 왼쪽 주기관지에 비해 짧고 굵으며 갈라지는 각이 작다. 주기관지는 오른쪽 3개, 왼쪽 2개의 엽기관지로 나뉜다. 기관지는 계속 나뉘면서 가스교환이 이루어지는 허파꽈리에 도달한다.

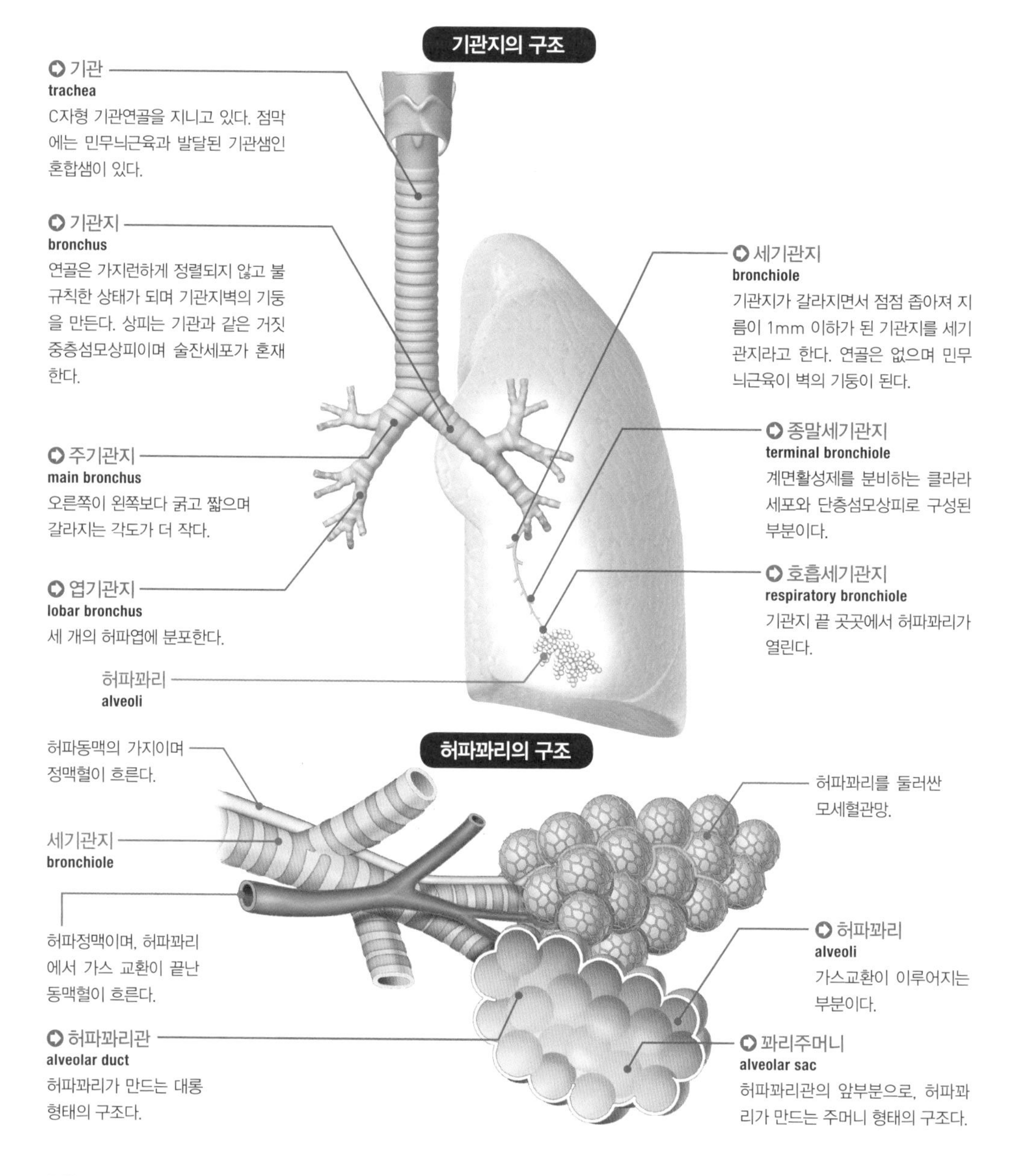
기관지의 구조
기관
trachea
C자형 기관연골을 지니고 있다. 점막에는 민무늬근육과 발달된 기관샘인 혼합샘이 있다.
기관지
bronchus
연골은 가지런하게 정렬되지 않고 불규칙한 상태가 되며 기관지벽의 기둥을 만든다. 상피는 기관과 같은 거짓중층섬모상피이며 술잔세포가 혼재한다.
주기관지
main bronchus
오른쪽이 왼쪽보다 굵고 짧으며 갈라지는 각도가 더 작다.
엽기관지
lobar bronchus
세 개의 허파엽에 분포한다.
허파꽈리
alveoli
세기관지
bronchiole
기관지가 갈라지면서 점점 좁아져 지름이 1mm 이하가 된 기관지를 세기관지라고 한다. 연골은 없으며 민무늬근육이 벽의 기둥이 된다.
종말세기관지
terminal bronchiole
계면활성제를 분비하는 클라라 세포와 단층섬모상피로 구성된 부분이다.
호흡세기관지
respiratory bronchiole
기관지 끝 곳곳에서 허파꽈리가 열린다.
허파꽈리의 구조
허파동맥의 가지이며 정맥혈이 흐른다.
세기관지
bronchiole
허파정맥이며, 허파꽈리에서 가스 교환이 끝난 동맥혈이 흐른다.
허파꽈리관
alveolar duct
허파꽈리가 만드는 대롱 형태의 구조다.
허파꽈리를 둘러싼 모세혈관망.
허파꽈리
alveoli
가스교환이 이루어지는 부분이다.
꽈리주머니
alveolar sac
허파꽈리관의 앞부분으로, 허파꽈리가 만드는 주머니 형태의 구조다.

허파의 미세구조와 가스교환

위치와 특징

허파꽈리는 바깥공기와 혈액 사이에 가스교환이 이루어지는 곳이다. 허파꽈리상피는 매우 얇고 잘 늘어나 상피 바로 아래에 있는 모세혈관과 바깥공기가 약 0.5μm까지 가까워진다. 이때 바깥공기 속 산소는 확산에 의해 혈액 속으로 흡수되고, 혈중 탄산가스는 확산에 의해 밖으로 배출된다. 허파꽈리상피 일부는 계면활성제를 분비해 허파꽈리벽의 표면장력을 떨어뜨린다. 이 과정을 통해 허파꽈리는 저항 없이 확장과 수축운동을 할 수 있다.

허파의 미세구조와 가스교환의 원리

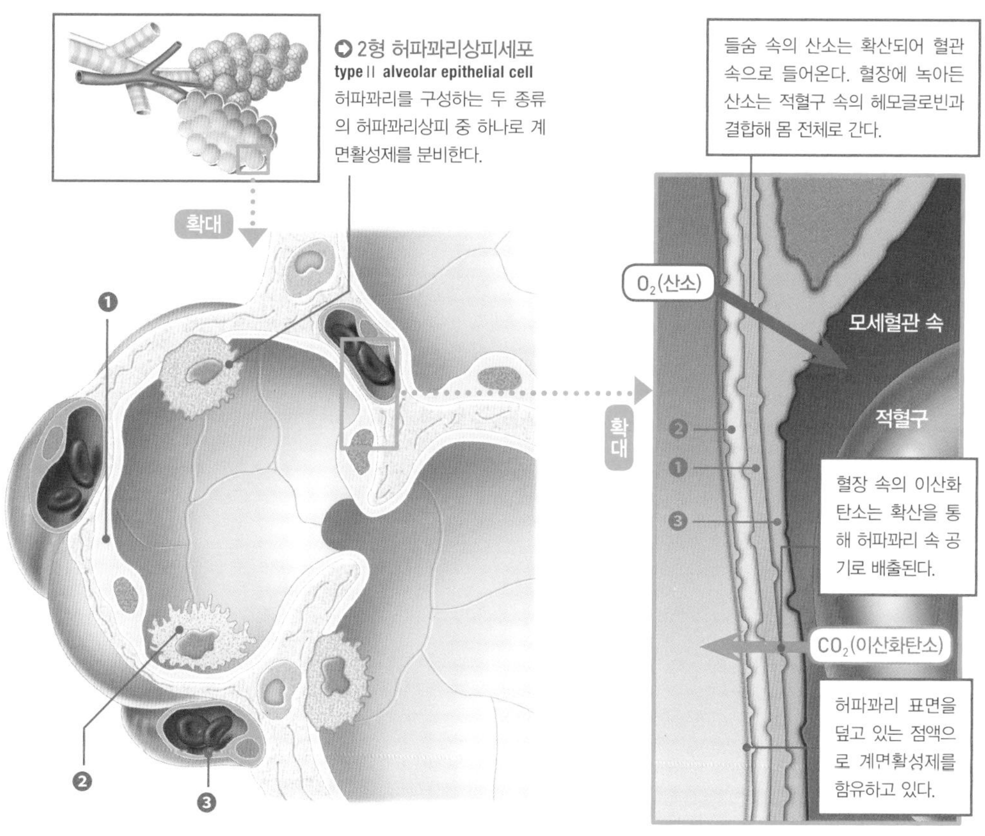

2형 허파꽈리상피세포
type II alveolar epithelial cell
허파꽈리를 구성하는 두 종류의 허파꽈리상피 중 하나로 계면활성제를 분비한다.
확대
들숨 속의 산소는 확산되어 혈관 속으로 들어온다. 혈장에 녹아든 산소는 적혈구 속의 헤모글로빈과 결합해 몸 전체로 간다.
O_2(산소)
모세혈관 속
적혈구
확대
혈장 속의 이산화탄소는 확산을 통해 허파꽈리 속 공기로 배출된다.
CO_2(이산화탄소)
허파꽈리 표면을 덮고 있는 점액으로 계면활성제를 함유하고 있다.

❶ 1형 허파꽈리상피세포
type I alveolar epithelial cell
편평하고 얇은 세포질을 지닌 상피세포로, 허파꽈리의 표면 대부분을 덮고 있다.

❷ 허파꽈리큰포식세포
alveolar macrophage
혈액 속을 흐르는 단핵구가 허파꽈리에 스며든 것으로, 허파꽈리로 빨려 들어오는 이물질을 탐식한다.

❸ 모세혈관
capillary
허파동맥의 끝부분에서 만들어진 모세혈관망으로, 이곳에서 가스교환이 이루어진다.

허파꽈리의 벽은 다음과 같이 세 층으로 구성되어 있다.

❶ 바닥판
허파꽈리상피세포와 모세혈관의 내피세포 바닥판이 결합해 한 장의 바닥판을 형성한다.

❷ 1형 허파꽈리상피세포 ❸ 내피세포

가로막(횡격막) *diaphragm*

위치와 특징

가로막은 위쪽이 부풀어 있는 얇은 막 형태의 뼈대근육으로 가슴안과 배안을 가로막고 있다. 주요 들숨근육이며 횡격막이라고도 한다. 허리뼈 부분, 갈비뼈 부분의 안쪽 및 복장뼈 안쪽면(복장뼈 부분)에서 만들어져 중앙의 중심널힘줄에서 끝난다. 목신경얼기의 가지인 가로막신경(3~5번 목신경)이 지배하고 있다. 이러한 구조는 가로막의 주요한 부분들이 목 부위에서 생겨난다는 사실을 뒷받침하는 증거다.

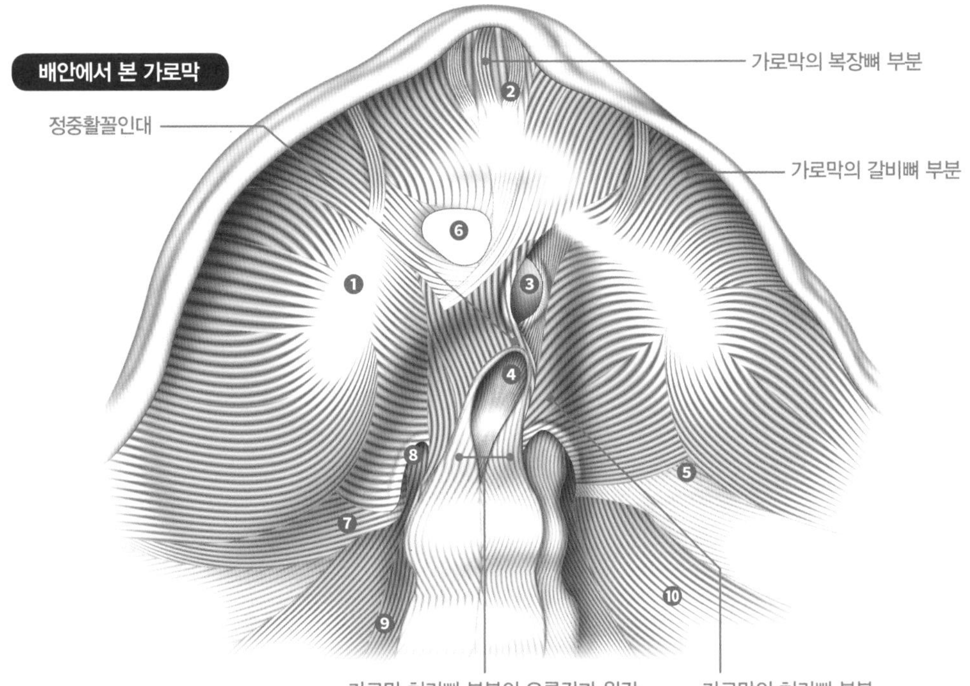
배안에서 본 가로막
가로막의 복장뼈 부분
정중활꼴인대
가로막의 갈비뼈 부분
가로막 허리뼈 부분의 오른각과 왼각
가로막의 허리뼈 부분

❶ 중심널힘줄
central tendon
가로막을 구성하는 근육이 붙어 있는 부분이다.

❷ 복장갈비삼각
sternocostal trigone
가로막의 갈비와 갈비사이에 있으며 가슴배벽동맥이 지난다.

❸ 식도구멍
esophageal hiatus
10번 등뼈 자리에 있으며 식도와 미주신경이 지난다.

❹ 대동맥구멍
aortic hiatus
12번 등뼈 자리에 있으며 대동맥, 홀정맥, 가슴관이 지난다.

❺ 척추갈비삼각
vertebrocostal trigone
가로막의 갈비 부위와 허리뼈 부분 사이로, 근육섬유다발이 없다. 보흐달레크 구멍이라고도 하며 가로막 탈장이 잘 발생하는 부위다.

❻ 대정맥구멍
vena caval foramen
8번 등뼈 자리에 있으며 중심널힘줄 중앙에서 살짝 오른쪽에 있다. 아래대정맥이 지난다.

❼ 가쪽활꼴인대
lateral arcuate ligament
1번 허리뼈의 갈비뼈 돌기와 12번 갈비뼈 사이에 뻗은 인대다. 그 밑을 허리네모근이 지난다.

❽ 안쪽활꼴인대
medial arcuate ligament
1번 허리뼈의 척추몸통과 갈비뼈돌기사이에 뻗은 인대다. 그 밑을 큰허리근과 교감신경관이 지난다.

❾ 큰허리근
psoas major m.
안쪽활꼴인대 밑을 지난다.

❿ 허리네모근
quadratus lumborum m.
가쪽활꼴인대 밑을 지난다.

제6장

비뇨생식계통

Urogenital system

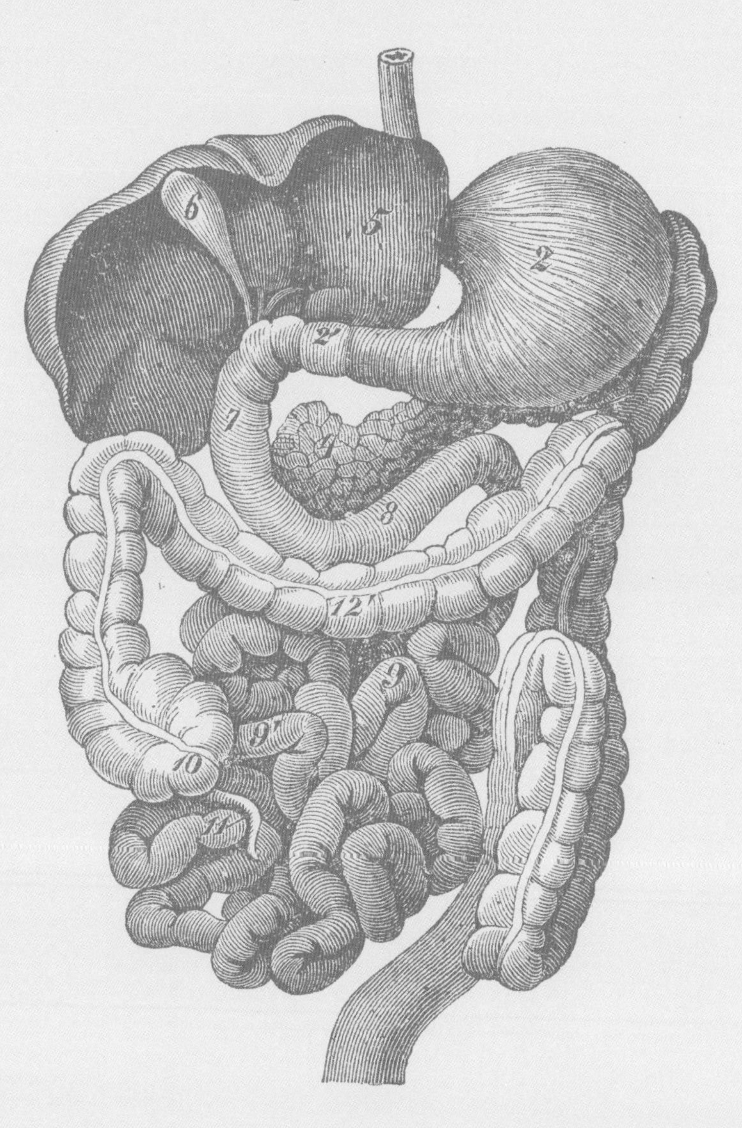
6
5
2
2'
7
8
12'
9
9'
10

콩팥(신장) *kidney*

위치와 특징

비뇨계통은 콩팥, 요관, 방광으로 구성된다. 콩팥은 좌우 한 쌍으로, 뒤배벽의 12번 등뼈에서 2번 허리뼈에 이르는 위치에 있으며 배막과 배벽 사이 공간에 있는 배막뒤기관이다. 오른콩팥은 그 위에 간이 있기 때문에 왼콩팥보다 몇 cm 아래에 있다. 오른콩팥은 간과 맞닿아 있어 간에 콩팥패임을 만든다. 콩팥 안쪽에는 콩팥문이 있어 요관과 콩팥동맥·콩팥정맥이 드나든다. 콩팥동맥은 배대동맥에서 직접 나온 가지이며, 그 앞을 흐르는 콩팥정맥은 아래대정맥으로 합류한다.

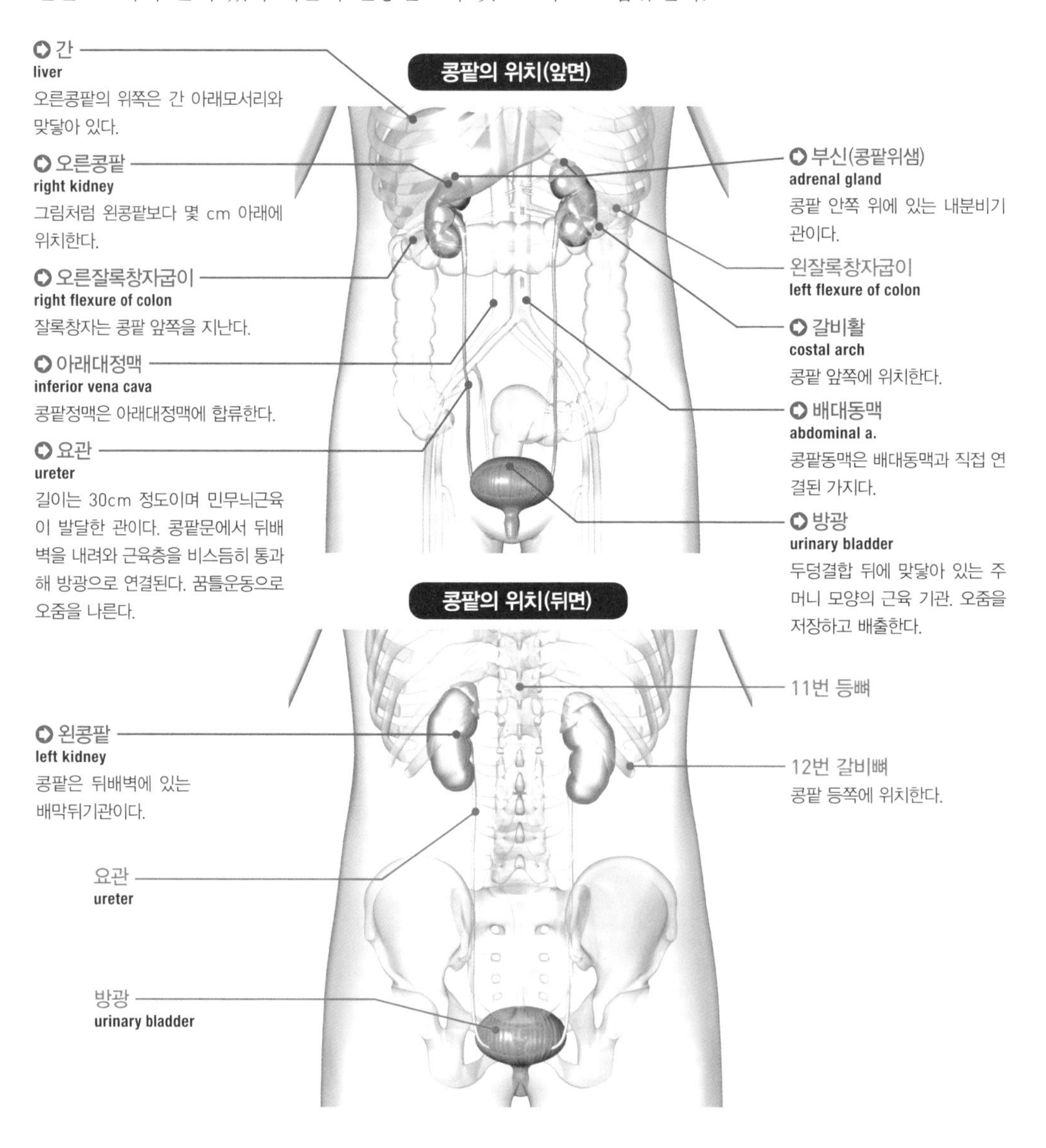

콩팥의 위치(앞면)
간
liver
오른콩팥의 위쪽은 간 아래모서리와 맞닿아 있다.
오른콩팥
right kidney
그림처럼 왼콩팥보다 몇 cm 아래에 위치한다.
오른잘록창자굽이
right flexure of colon
잘록창자는 콩팥 앞쪽을 지난다.
아래대정맥
inferior vena cava
콩팥정맥은 아래대정맥에 합류한다.
요관
ureter
길이는 30cm 정도이며 민무늬근육이 발달한 관이다. 콩팥문에서 뒤배벽을 내려와 근육층을 비스듬히 통과해 방광으로 연결된다. 꿈틀운동으로 오줌을 나른다.
부신(콩팥위샘)
adrenal gland
콩팥 안쪽 위에 있는 내분비기관이다.
왼잘록창자굽이
left flexure of colon
갈비활
costal arch
콩팥 앞쪽에 위치한다.
배대동맥
abdominal a.
콩팥동맥은 배대동맥과 직접 연결된 가지다.
방광
urinary bladder
두덩결합 뒤에 맞닿아 있는 주머니 모양의 근육 기관. 오줌을 저장하고 배출한다.
콩팥의 위치(뒤면)
11번 등뼈
왼콩팥
left kidney
콩팥은 뒤배벽에 있는 배막뒤기관이다.
12번 갈비뼈
콩팥 등쪽에 위치한다.
요관
ureter
방광
urinary bladder

콩팥의 구조와 기능

심장에서 내보내는 혈액의 약 25%는 콩팥으로 운반된다. 콩팥은 불필요한 물질을 오줌으로 배설하는 동시에 혈액의 pH 조절, 전해질 균형, 혈압 조절 등에 관여하는 기관이다. 콩팥은 겉질과 속질로 구성되어 있다. 겉질 일부는 콩팥 안쪽으로 들어가(콩팥기둥이라고 한다) 속질을 몇 개의 콩팥피라미드로 나눈다. 콩팥피라미드는 작은콩팥잔, 큰콩팥잔, 요관으로 이어진다.

오른콩팥의 이마단면(뒤면)

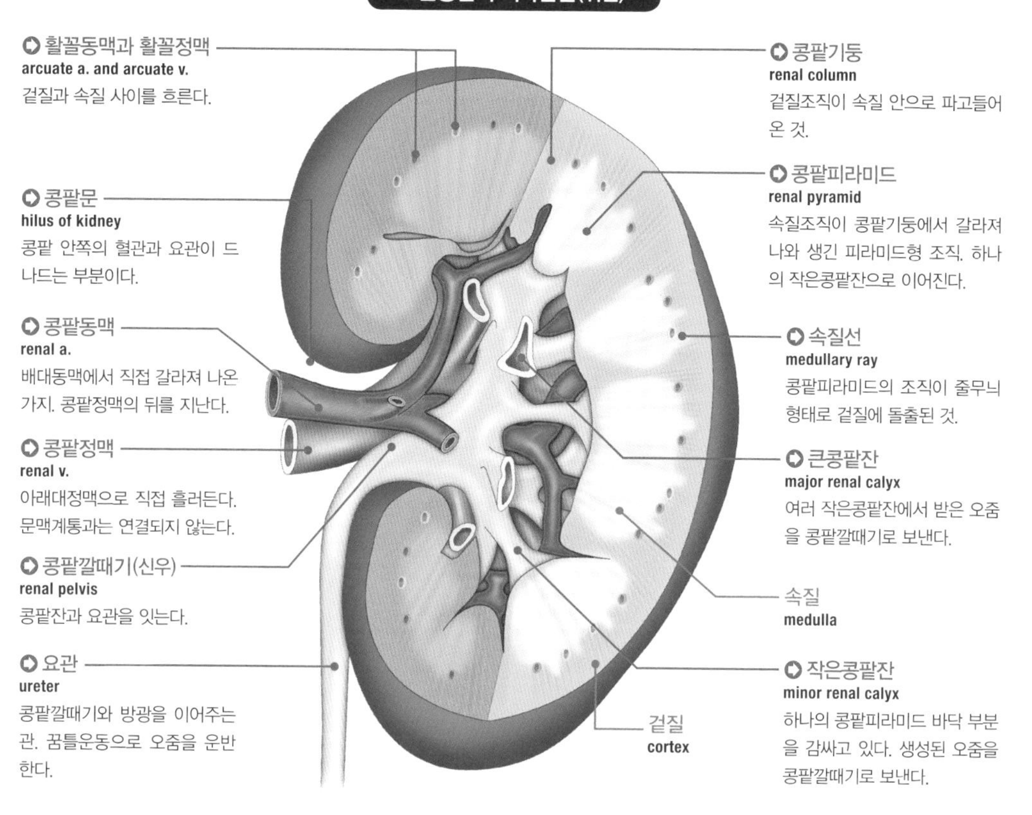

활꼴동맥과 활꼴정맥
arcuate a. and arcuate v.
겉질과 속질 사이를 흐른다.
콩팥문
hilus of kidney
콩팥 안쪽의 혈관과 요관이 드나드는 부분이다.
콩팥동맥
renal a.
배대동맥에서 직접 갈라져 나온 가지. 콩팥정맥의 뒤를 지난다.
콩팥정맥
renal v.
아래대정맥으로 직접 흘러든다. 문맥계통과는 연결되지 않는다.
콩팥깔때기(신우)
renal pelvis
콩팥잔과 요관을 잇는다.
요관
ureter
콩팥깔때기와 방광을 이어주는 관. 꿈틀운동으로 오줌을 운반한다.
콩팥기둥
renal column
겉질조직이 속질 안으로 파고들어온 것.
콩팥피라미드
renal pyramid
속질조직이 콩팥기둥에서 갈라져 나와 생긴 피라미드형 조직. 하나의 작은콩팥잔으로 이어진다.
속질선
medullary ray
콩팥피라미드의 조직이 줄무늬 형태로 겉질에 돌출된 것.
큰콩팥잔
major renal calyx
여러 작은콩팥잔에서 받은 오줌을 콩팥깔때기로 보낸다.
속질
medulla
작은콩팥잔
minor renal calyx
하나의 콩팥피라미드 바닥 부분을 감싸고 있다. 생성된 오줌을 콩팥깔때기로 보낸다.
겉질
cortex

콩팥 속 혈관

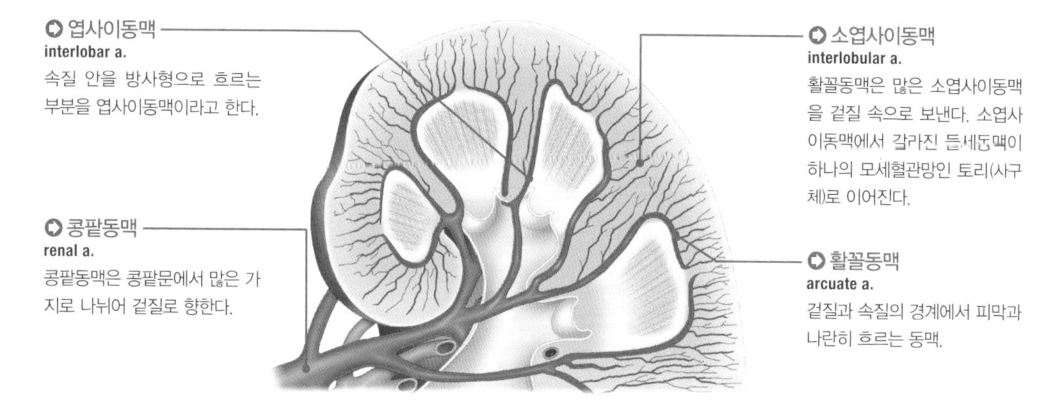

엽사이동맥
interlobar a.
속질 안을 방사형으로 흐르는 부분을 엽사이동맥이라고 한다.
콩팥동맥
renal a.
콩팥동맥은 콩팥문에서 많은 가지로 나뉘어 겉질로 향한다.
소엽사이동맥
interlobular a.
활꼴동맥은 많은 소엽사이동맥을 겉질 속으로 보낸다. 소엽사이동맥에서 갈라진 들세동맥이 하나의 모세혈관망인 토리(사구체)로 이어진다.
활꼴동맥
arcuate a.
겉질과 속질의 경계에서 피막과 나란히 흐르는 동맥.

콩팥소체 *renal corpuscle*

위치와 특징

콩팥소체는 신소체 또는 말피기소체라고도 부르며 토리와 토리주머니로 구성된 조직이다. 이곳에서 원뇨가 생성된다. 콩팥소체에 분포하는 하나의 들세동맥은 토리라는 모세혈관망을 형성하고, 원뇨를 생성한 뒤 콩팥소체를 나와 날세동맥에 합류한다. 콩팥소체는 콩팥의 겉질에 부분적으로 존재하며, 한쪽 콩팥에만 100만 개 정도가 있다. 토리곁장치는 콩팥소체의 혈관끝에 있으며 원뇨의 생성량을 조절한다.

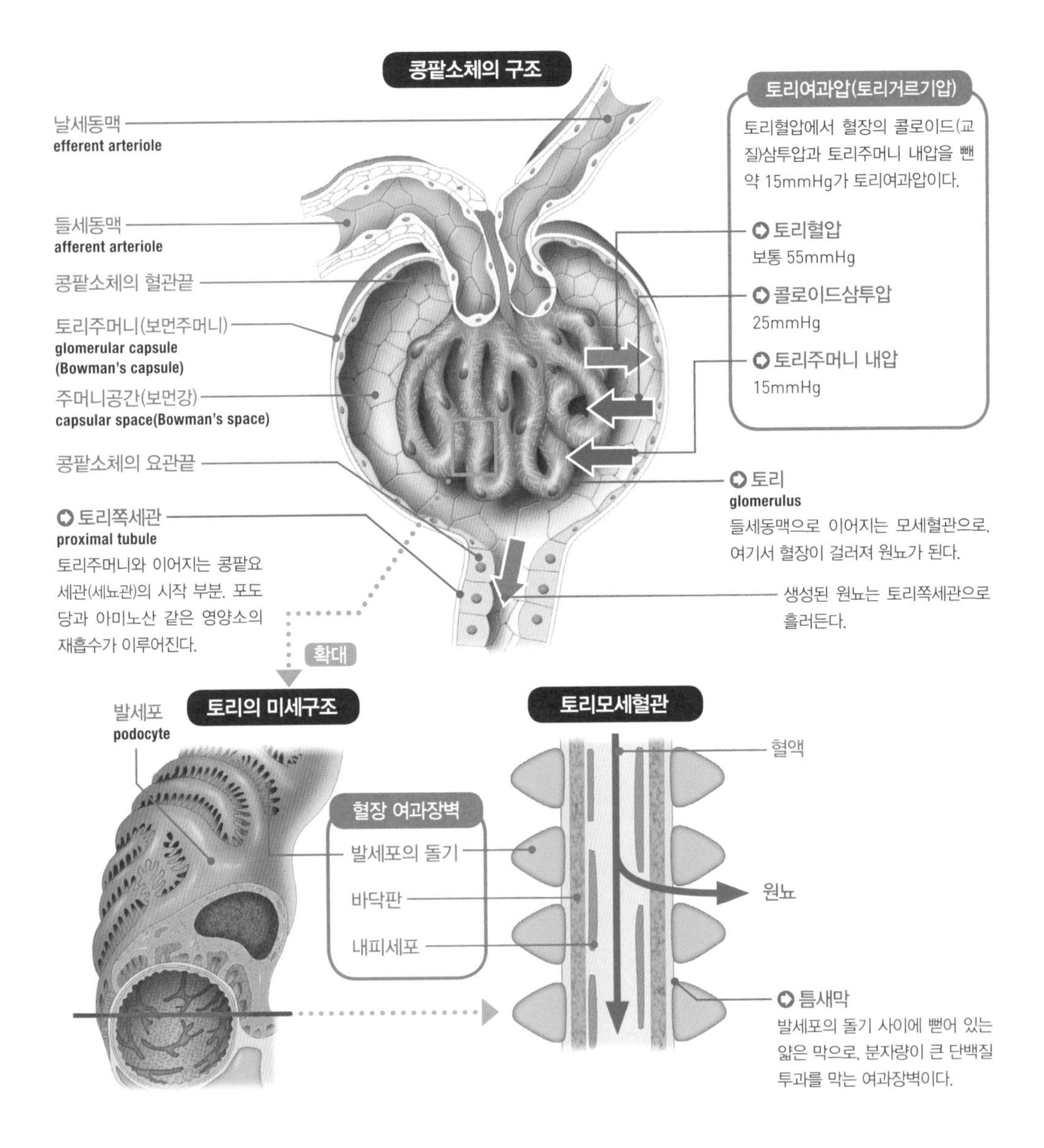

콩팥소체의 구조
날세동맥
efferent arteriole
들세동맥
afferent arteriole
콩팥소체의 혈관끝
토리주머니(보먼주머니)
glomerular capsule
(Bowman's capsule)
주머니공간(보먼강)
capsular space(Bowman's space)
콩팥소체의 요관끝
토리쪽세관
proximal tubule
토리주머니와 이어지는 콩팥요세관(세뇨관)의 시작 부분. 포도당과 아미노산 같은 영양소의 재흡수가 이루어진다.
토리여과압(토리거르기압)
토리혈압에서 혈장의 콜로이드(교질)삼투압과 토리주머니 내압을 뺀 약 15mmHg가 토리여과압이다.
토리혈압
보통 55mmHg
콜로이드삼투압
25mmHg
토리주머니 내압
15mmHg
토리
glomerulus
들세동맥으로 이어지는 모세혈관으로, 여기서 혈장이 걸러져 원뇨가 된다.
생성된 원뇨는 토리쪽세관으로 흘러든다.
확대
토리의 미세구조
발세포
podocyte
혈장 여과장벽
발세포의 돌기
바닥판
내피세포
토리모세혈관
혈액
원뇨
틈새막
발세포의 돌기 사이에 뻗어 있는 얇은 막으로, 분자량이 큰 단백질 투과를 막는 여과장벽이다.

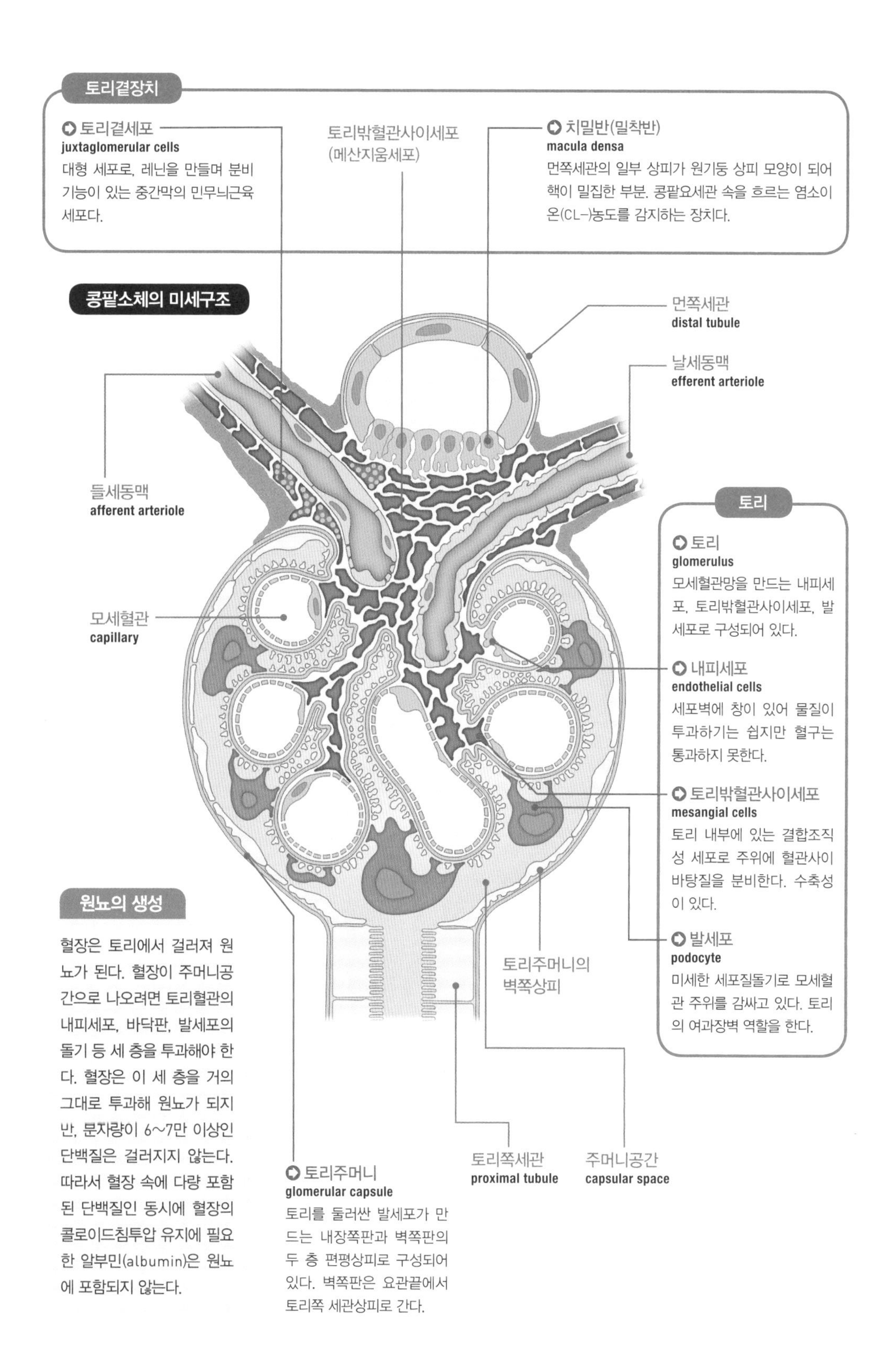
토리곁장치
토리곁세포
juxtaglomerular cells
대형 세포로, 레닌을 만들며 분비 기능이 있는 중간막의 민무늬근육 세포다.
토리밖혈관사이세포
(메산지움세포)
치밀반(밀착반)
macula densa
먼쪽세관의 일부 상피가 원기둥 상피 모양이 되어 핵이 밀집한 부분. 콩팥요세관 속을 흐르는 염소이온(CL−)농도를 감지하는 장치다.
콩팥소체의 미세구조
먼쪽세관
distal tubule
날세동맥
efferent arteriole
들세동맥
afferent arteriole
토리
토리
glomerulus
모세혈관망을 만드는 내피세포, 토리밖혈관사이세포, 발세포로 구성되어 있다.
모세혈관
capillary
내피세포
endothelial cells
세포벽에 창이 있어 물질이 투과하기는 쉽지만 혈구는 통과하지 못한다.
토리밖혈관사이세포
mesangial cells
토리 내부에 있는 결합조직성 세포로 주위에 혈관사이 바탕질을 분비한다. 수축성이 있다.
원뇨의 생성
혈장은 토리에서 걸러져 원뇨가 된다. 혈장이 주머니공간으로 나오려면 토리혈관의 내피세포, 바닥판, 발세포의 돌기 등 세 층을 투과해야 한다. 혈장은 이 세 층을 거의 그대로 투과해 원뇨가 되지만, 분자량이 6~7만 이상인 단백질은 걸러지지 않는다. 따라서 혈장 속에 다량 포함된 단백질인 동시에 혈장의 콜로이드침투압 유지에 필요한 알부민(albumin)은 원뇨에 포함되지 않는다.
토리주머니의 벽쪽상피
발세포
podocyte
미세한 세포질돌기로 모세혈관 주위를 감싸고 있다. 토리의 여과장벽 역할을 한다.
토리주머니
glomerular capsule
토리를 둘러싼 발세포가 만드는 내장쪽판과 벽쪽판의 두 층 편평상피로 구성되어 있다. 벽쪽판은 요관끝에서 토리쪽 세관상피로 간다.
토리쪽세관
proximal tubule
주머니공간
capsular space

네프론(콩팥단위) nephron

위치와 특징

콩팥소체와 콩팥요세관을 합해 네프론이라고 하며, 콩팥의 기능단위다. 세뇨관은 토리쪽세관, 콩팥세관고리, 먼쪽세관으로 구별되며 각각 고유의 기능을 담당한다. 네프론에서 재흡수된 원뇨는 집합관으로 들어간다.

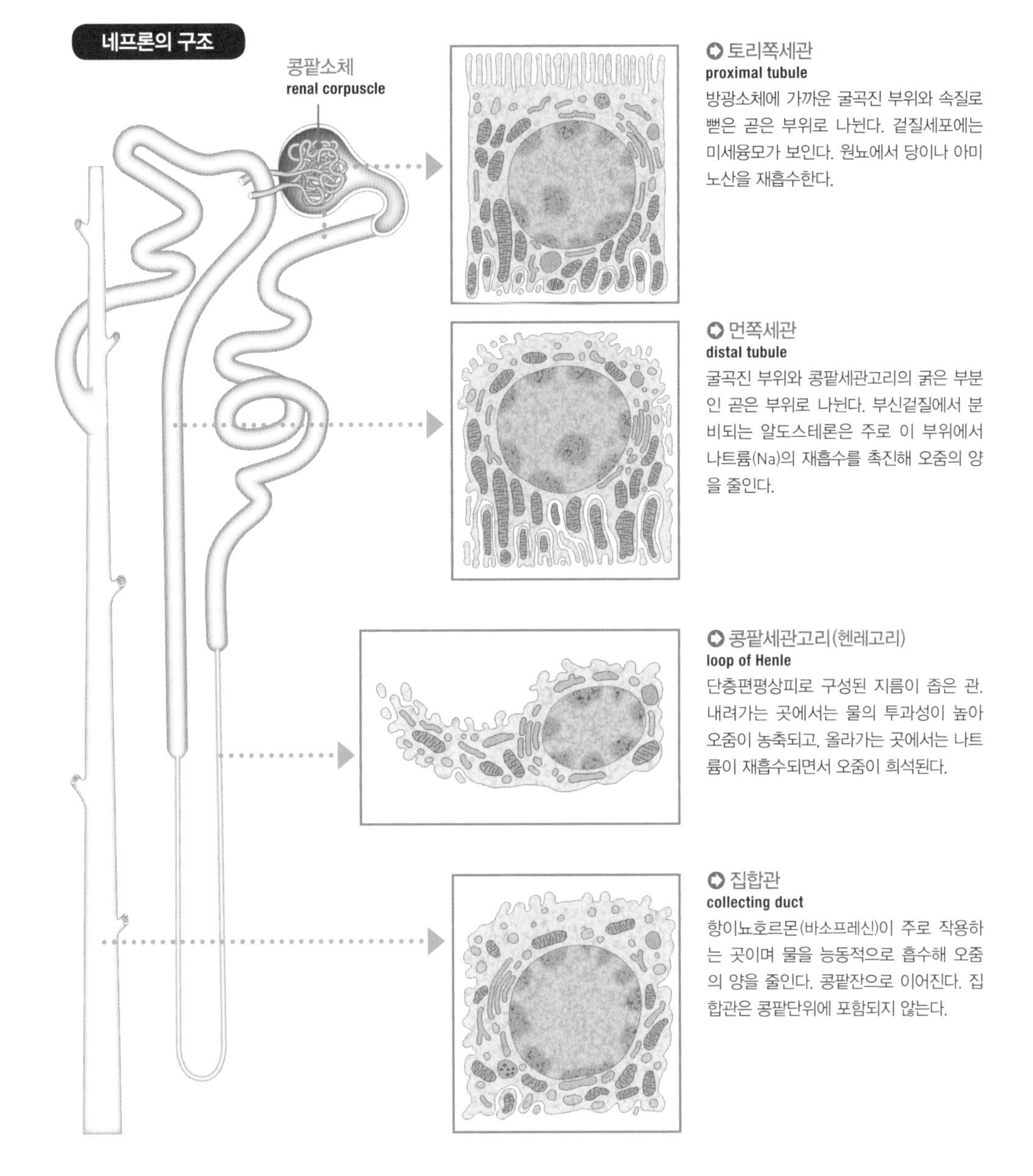

네프론의 구조
콩팥소체
renal corpuscle

토리쪽세관
proximal tubule
방광소체에 가까운 굴곡진 부위와 속질로 뻗은 곧은 부위로 나뉜다. 겉질세포에는 미세융모가 보인다. 원뇨에서 당이나 아미노산을 재흡수한다.

먼쪽세관
distal tubule
굴곡진 부위와 콩팥세관고리의 굵은 부분인 곧은 부위로 나뉜다. 부신겉질에서 분비되는 알도스테론은 주로 이 부위에서 나트륨(Na)의 재흡수를 촉진해 오줌의 양을 줄인다.

콩팥세관고리(헨레고리)
loop of Henle
단층편평상피로 구성된 지름이 좁은 관. 내려가는 곳에서는 물의 투과성이 높아 오줌이 농축되고, 올라가는 곳에서는 나트륨이 재흡수되면서 오줌이 희석된다.

집합관
collecting duct
항이뇨호르몬(바소프레신)이 주로 작용하는 곳이며 물을 능동적으로 흡수해 오줌의 양을 줄인다. 콩팥잔으로 이어진다. 집합관은 콩팥단위에 포함되지 않는다.

방광 *urinary bladder*

위치와 특징

방광은 두덩결합 등쪽에 위치한 근육질의 주머니 모양 기관이다. 요관을 통해 내보낸 오줌을 축적하고, 오줌이 쌓이면 벽의 민무늬근육(배뇨근)의 작용으로 오줌을 요도로 보낸다. 남성은 방광 위쪽과 등 부분에 배막이 있으며 여성은 등 부분에 자궁이 있다.

방광의 이마단면(앞모습)

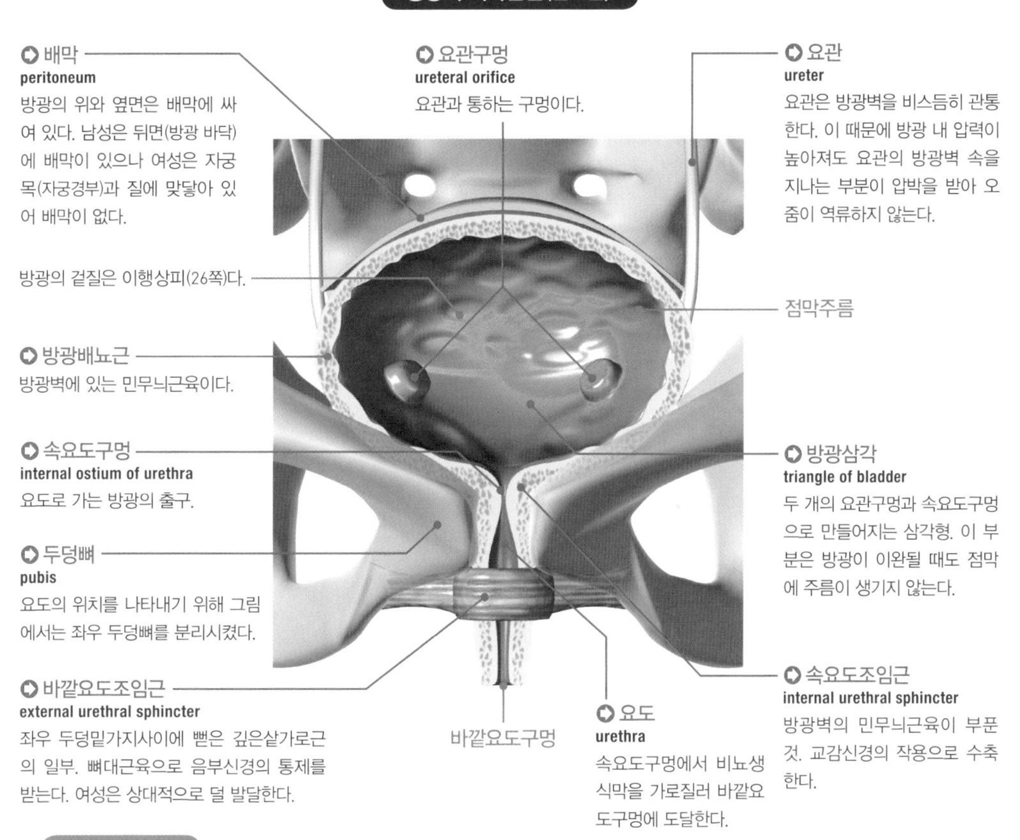

배막
peritoneum
방광의 위와 옆면은 배막에 싸여 있다. 남성은 뒤면(방광 바닥)에 배막이 있으나 여성은 자궁목(자궁경부)과 질에 맞닿아 있어 배막이 없다.
요관구멍
ureteral orifice
요관과 통하는 구멍이다.
요관
ureter
요관은 방광벽을 비스듬히 관통한다. 이 때문에 방광 내 압력이 높아져도 요관의 방광벽 속을 지나는 부분이 압박을 받아 오줌이 역류하지 않는다.
방광의 겉질은 이행상피(26쪽)다.
점막주름
방광배뇨근
방광벽에 있는 민무늬근육이다.
속요도구멍
internal ostium of urethra
요도로 가는 방광의 출구.
방광삼각
triangle of bladder
두 개의 요관구멍과 속요도구멍으로 만들어지는 삼각형. 이 부분은 방광이 이완될 때도 점막에 주름이 생기지 않는다.
두덩뼈
pubis
요도의 위치를 나타내기 위해 그림에서는 좌우 두덩뼈를 분리시켰다.
바깥요도조임근
external urethral sphincter
좌우 두덩밑가지사이에 뻗은 깊은샅가로근의 일부. 뼈대근육으로 음부신경의 통제를 받는다. 여성은 상대적으로 덜 발달한다.
바깥요도구멍
요도
urethra
속요도구멍에서 비뇨생식막을 가로질러 바깥요도구멍에 도달한다.
속요도조임근
internal urethral sphincter
방광벽의 민무늬근육이 부푼 것. 교감신경의 작용으로 수축한다.

요도에 관해

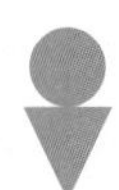

남성의 요도는 약 15~20cm로, 속요도구멍에서 전립샘(전립선)과 비뇨생식막을 가로질러 음경의 요도해면체 속을 지나 바깥요도구멍에 이른다. 전체적으로 S자형이며 전립샘부, 격막부, 해면체부로 나뉜다.

여성의 요도는 2.5~4cm 전후로, 속요도구멍에서 질 앞벽을 내려가 음핵과 질구 사이에서 바깥요도구멍으로 열린다. 요도의 등쪽은 질 앞벽과 결합되어 있다. 남성에 비해 요도가 짧아 신우신염(깔대기콩팥염)을 비롯한 상행성 감염이 발생하기 쉽다.

남성생식기관 *male genital organ*

위치와 특징

고환은 음낭 속에 한 쌍이 있으며 정자를 형성해 남성호르몬을 분비하는 기관이다. 정자는 고환에서 부고환, 정관, 요도를 차례로 지나 몸 밖으로 배출된다. 정관의 부속샘으로는 정낭이 있다. 요도의 시작마디를 둘러싸고 있는 전립샘(전립선)은 정낭과 함께 정액을 분비한다. 이 정액은 정자 운동의 에너지가 되는 과당을 포함하고 있다.

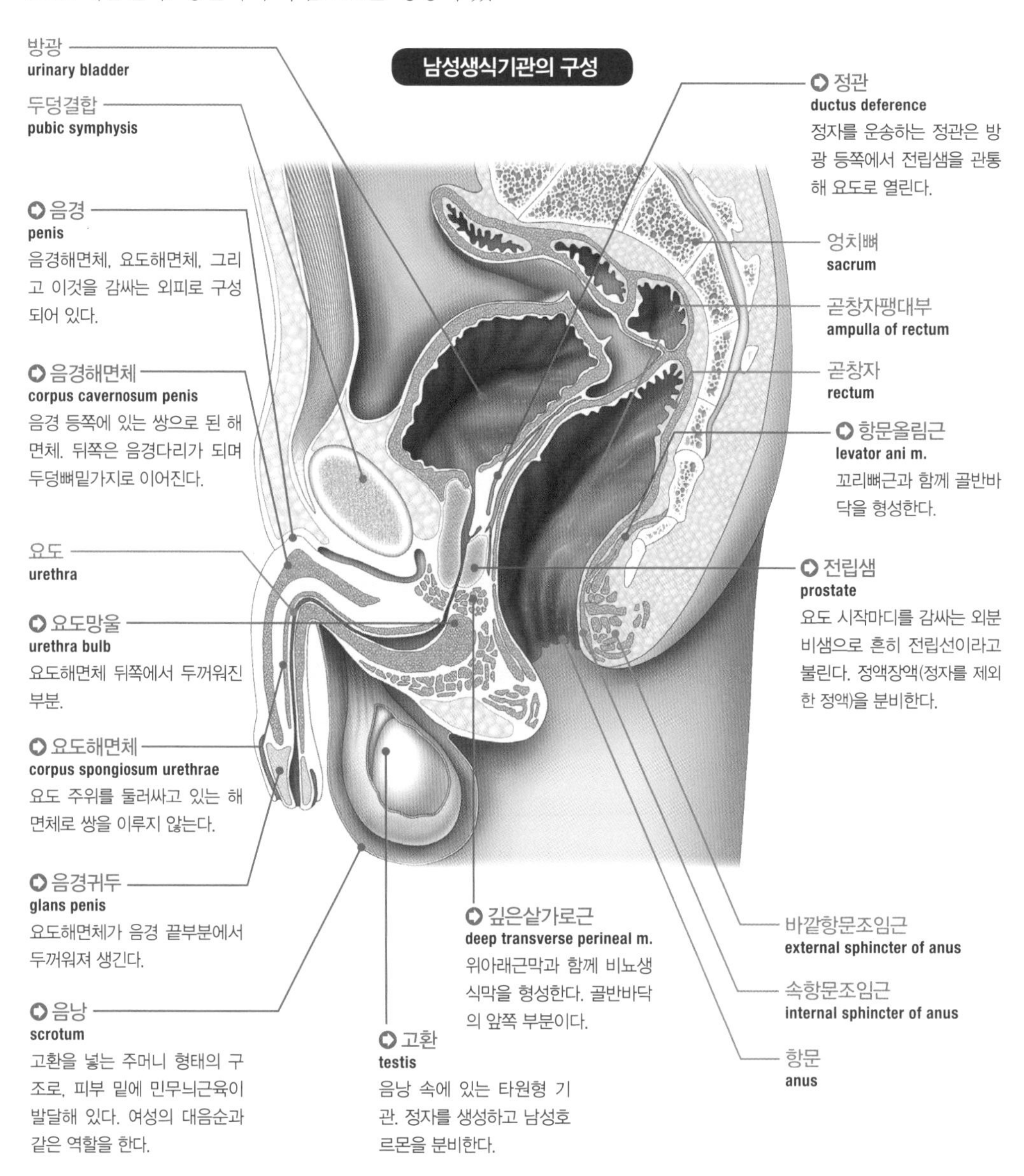

남성생식기관의 구성
방광
urinary bladder
두덩결합
pubic symphysis
음경
penis
음경해면체, 요도해면체, 그리고 이것을 감싸는 외피로 구성되어 있다.
음경해면체
corpus cavernosum penis
음경 등쪽에 있는 쌍으로 된 해면체. 뒤쪽은 음경다리가 되며 두덩뼈밑가지로 이어진다.
요도
urethra
요도망울
urethra bulb
요도해면체 뒤쪽에서 두꺼워진 부분.
요도해면체
corpus spongiosum urethrae
요도 주위를 둘러싸고 있는 해면체로 쌍을 이루지 않는다.
음경귀두
glans penis
요도해면체가 음경 끝부분에서 두꺼워져 생긴다.
음낭
scrotum
고환을 넣는 주머니 형태의 구조로, 피부 밑에 민무늬근육이 발달해 있다. 여성의 대음순과 같은 역할을 한다.
고환
testis
음낭 속에 있는 타원형 기관. 정자를 생성하고 남성호르몬을 분비한다.
깊은샅가로근
deep transverse perineal m.
위아래근막과 함께 비뇨생식막을 형성한다. 골반바닥의 앞쪽 부분이다.
정관
ductus deference
정자를 운송하는 정관은 방광 등쪽에서 전립샘을 관통해 요도로 열린다.
엉치뼈
sacrum
곧창자팽대부
ampulla of rectum
곧창자
rectum
항문올림근
levator ani m.
꼬리뼈근과 함께 골반바닥을 형성한다.
전립샘
prostate
요도 시작마디를 감싸는 외분비샘으로 흔히 전립선이라고 불린다. 정액장액(정자를 제외한 정액)을 분비한다.
바깥항문조임근
external sphincter of anus
속항문조임근
internal sphincter of anus
항문
anus

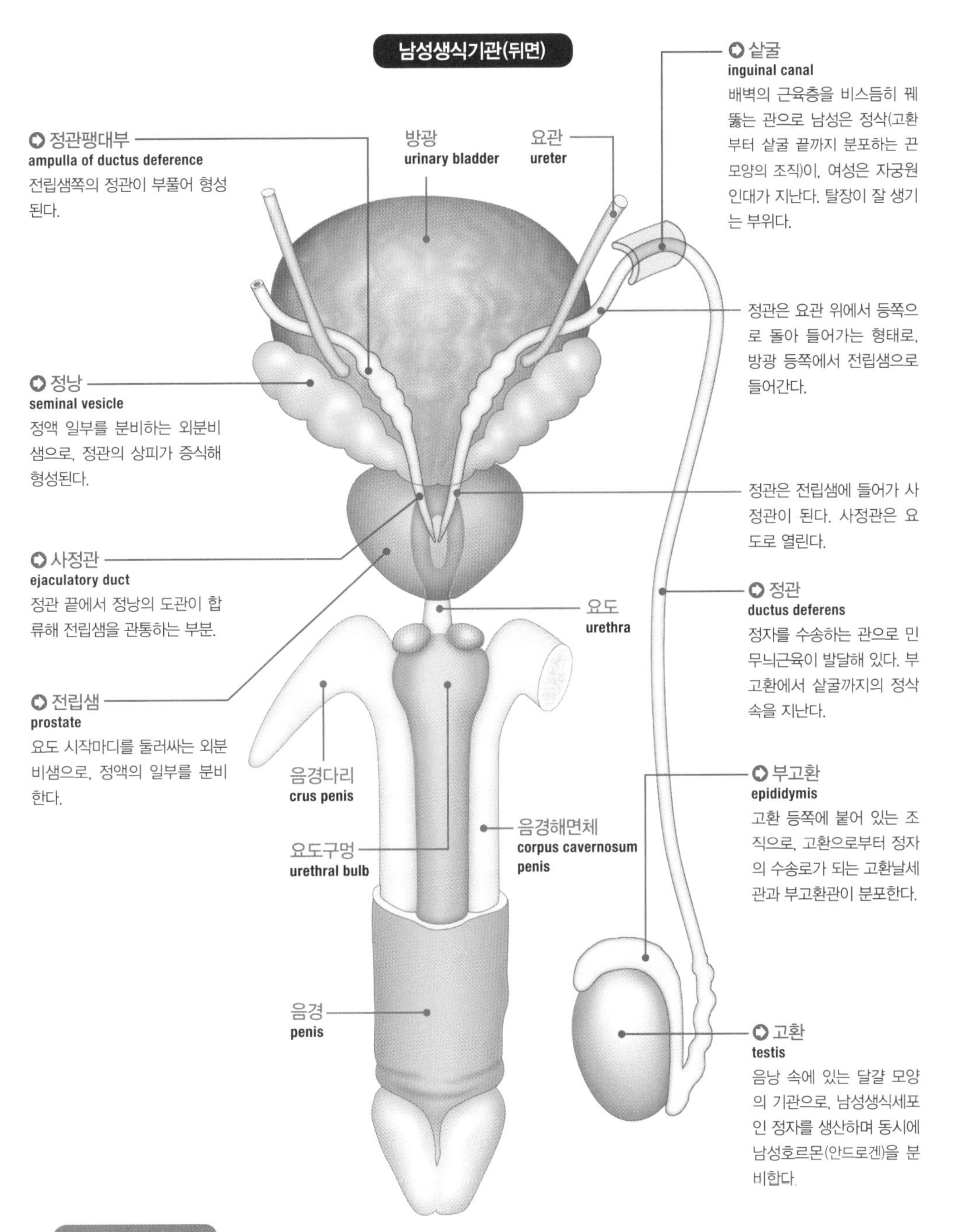
남성생식기관(뒤면)
정관팽대부
ampulla of ductus deference
전립샘쪽의 정관이 부풀어 형성된다.
방광
urinary bladder
요관
ureter
샅굴
inguinal canal
배벽의 근육층을 비스듬히 꿰뚫는 관으로 남성은 정삭(고환부터 샅굴 끝까지 분포하는 끈 모양의 조직)이, 여성은 자궁원인대가 지난다. 탈장이 잘 생기는 부위다.
정관은 요관 위에서 등쪽으로 돌아 들어가는 형태로, 방광 등쪽에서 전립샘으로 들어간다.
정낭
seminal vesicle
정액 일부를 분비하는 외분비샘으로, 정관의 상피가 증식해 형성된다.
정관은 전립샘에 들어가 사정관이 된다. 사정관은 요도로 열린다.
사정관
ejaculatory duct
정관 끝에서 정낭의 도관이 합류해 전립샘을 관통하는 부분.
요도
urethra
정관
ductus deferens
정자를 수송하는 관으로 민무늬근육이 발달해 있다. 부고환에서 샅굴까지의 정삭 속을 지난다.
전립샘
prostate
요도 시작마디를 둘러싸는 외분비샘으로, 정액의 일부를 분비한다.
음경다리
crus penis
부고환
epididymis
고환 등쪽에 붙어 있는 조직으로, 고환으로부터 정자의 수송로가 되는 고환날세관과 부고환관이 분포한다.
음경해면체
corpus cavernosum penis
요도구멍
urethral bulb
음경
penis
고환
testis
음낭 속에 있는 달걀 모양의 기관으로, 남성생식세포인 정자를 생산하며 동시에 남성호르몬(안드로겐)을 분비한다.

정자의 수송로

고환에서 생성된 정자는 부고환을 거쳐 정관으로 들어간다. 정관은 고환동·정맥 또는 배벽의 근육 일부와 끈 형태의 조직인 정삭을 형성하고 샅굴을 통해 배안으로 들어간다. 정관은 배안에서 혈관과 분리되어 전립샘을 관통하는 요도로 이어진다. 전립샘 안으로 진입한 정관을 사정관이라고 한다. 정관은 방광바닥 뒤면에서 정관팽대부를 형성하고, 그 아래 바깥쪽으로는 정낭이 발달한다.

고환 *testis*

위치와 특징

고환은 백막이라는 단단한 섬유질 피막에 둘러 싸여 있다. 백막 일부는 고환세로칸이 되어 고환 안을 여러 구역으로 나눈다. 고환 안은 정자를 만드는 몇 개의 긴 세정관으로 꽉 차 있으며, 그 바깥쪽에 있는 성긴결합조직인 사이질에는 남성호르몬(테스토스테론)을 분비하는 고환사이질세포(라이디히세포)가 있다. 등쪽 부고환에는 정자의 수송로인 고환날세관과 부고환관이 들어 있다.

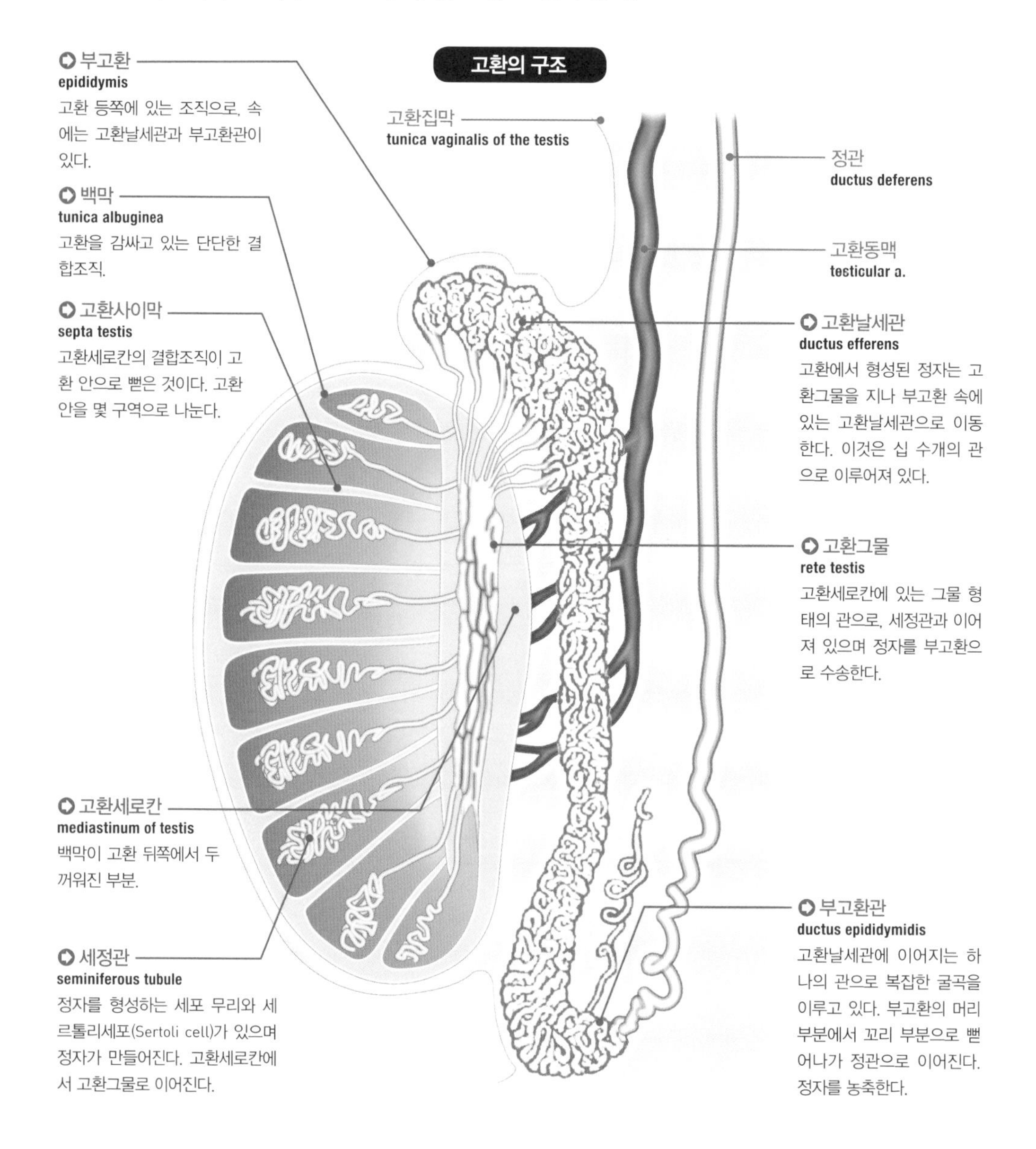

고환의 구조
부고환
epididymis
고환 등쪽에 있는 조직으로, 속에는 고환날세관과 부고환관이 있다.
백막
tunica albuginea
고환을 감싸고 있는 단단한 결합조직.
고환사이막
septa testis
고환세로칸의 결합조직이 고환 안으로 뻗은 것이다. 고환 안을 몇 구역으로 나눈다.
고환세로칸
mediastinum of testis
백막이 고환 뒤쪽에서 두꺼워진 부분.
세정관
seminiferous tubule
정자를 형성하는 세포 무리와 세르톨리세포(Sertoli cell)가 있으며 정자가 만들어진다. 고환세로칸에서 고환그물로 이어진다.
고환집막
tunica vaginalis of the testis
정관
ductus deferens
고환동맥
testicular a.
고환날세관
ductus efferens
고환에서 형성된 정자는 고환그물을 지나 부고환 속에 있는 고환날세관으로 이동한다. 이것은 십 수개의 관으로 이루어져 있다.
고환그물
rete testis
고환세로칸에 있는 그물 형태의 관으로, 세정관과 이어져 있으며 정자를 부고환으로 수송한다.
부고환관
ductus epididymidis
고환날세관에 이어지는 하나의 관으로 복잡한 굴곡을 이루고 있다. 부고환의 머리 부분에서 꼬리 부분으로 뻗어나가 정관으로 이어진다. 정자를 농축한다.

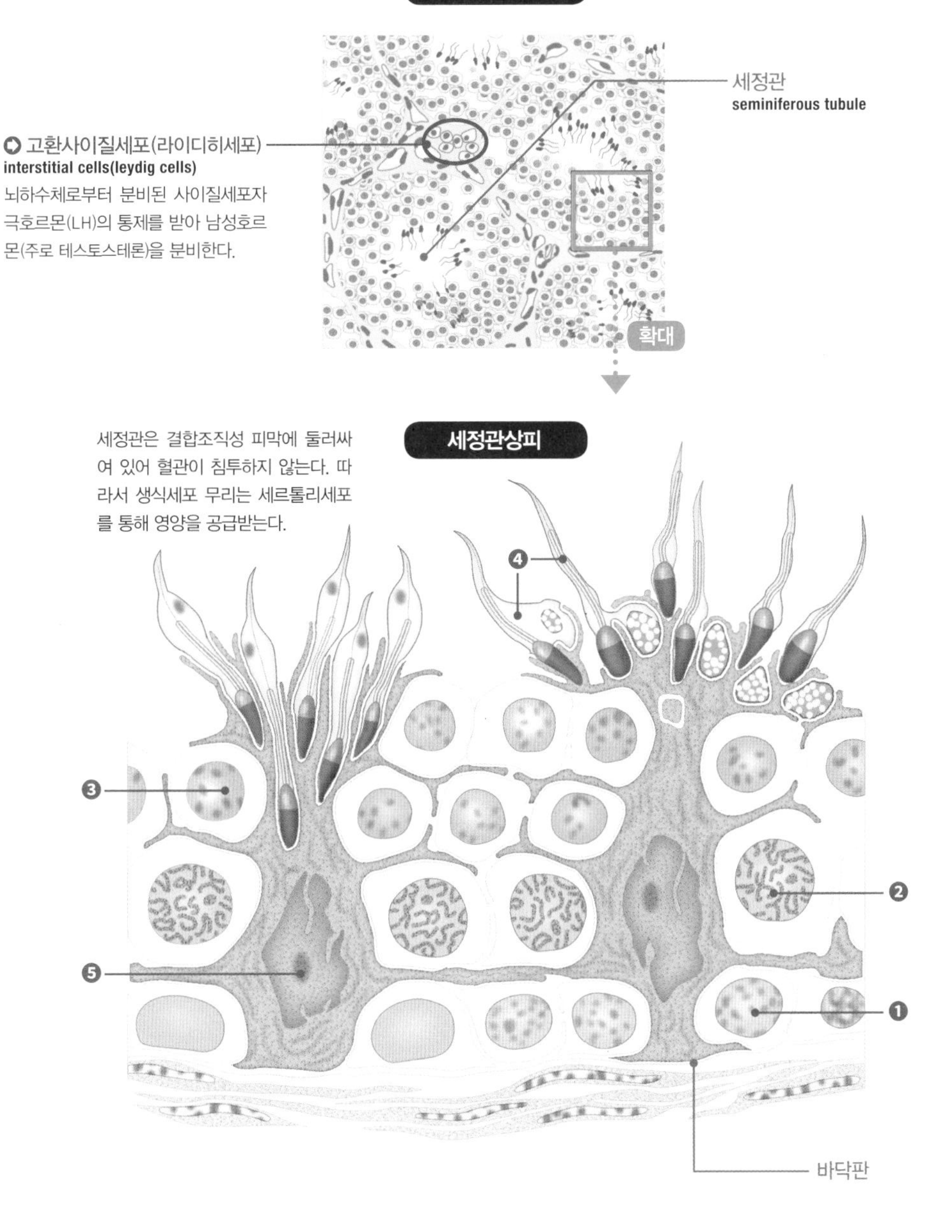
세정관의 단면
세정관
seminiferous tubule
고환사이질세포(라이디히세포)
interstitial cells(leydig cells)
뇌하수체로부터 분비된 사이질세포자극호르몬(LH)의 통제를 받아 남성호르몬(주로 테스토스테론)을 분비한다.
확대
세정관상피
세정관은 결합조직성 피막에 둘러싸여 있어 혈관이 침투하지 않는다. 따라서 생식세포 무리는 세르톨리세포를 통해 영양을 공급받는다.
④
③
②
⑤
①
바닥판

❶ 정조세포
spermatogonium
정자 형성의 기본이 되는 세포로, 항상 세정관의 바닥 부분에 위치하며 체세포분열로 증식한다. 그중 일부는 감수분열을 진행해 정자가 된다.

❷ 일차정모세포
primary spermatocyte
감수분열에 접어든 세포로, 대형화되어 DNA를 복제한다. 정조세포층 안쪽에 위치한다.

❸ 이차정모세포
secondary spermatocyte
1회 감수분열의 결과로 생긴 세포다. 일차정모세포보다 더 안쪽에 위치한다.

❹ 정자로 성숙하는 과정의 정자세포
감수분열을 마친 단계에서 정자세포는 핵을 가진 원형세포지만, 차츰 첨체나 편모를 형성해 세포질을 떼어내고 정자가 된다. 이 과정을 정자 형성이라고 한다.

❺ 세르톨리세포(버팀세포)
Sertoli cell
세정관 속에 있으며 정조세포의 분열과 정자 발생을 돕는 세포다. 혈액고환장벽을 형성한다.

음경 *penis*

위치와 특징

음경은 두덩뼈에 닿아 있는 음경뿌리, 그 앞쪽에 있는 음경몸통, 끝부분이 두꺼워진 음경귀두로 구성된다. 음경뿌리와 음경몸통에는 단단한 백막에 쌓인 2개의 음경해면체가 있다. 이것은 음경몸통에서 만나고, 백막은 음경사이막을 만든다. 요도해면체는 음경 아래에 1개가 있으며 그 속을 요도가 지난다. 음경귀두는 요도해면체가 부푼 부분이며 끝에 있는 바깥요도구멍으로 이어진다.

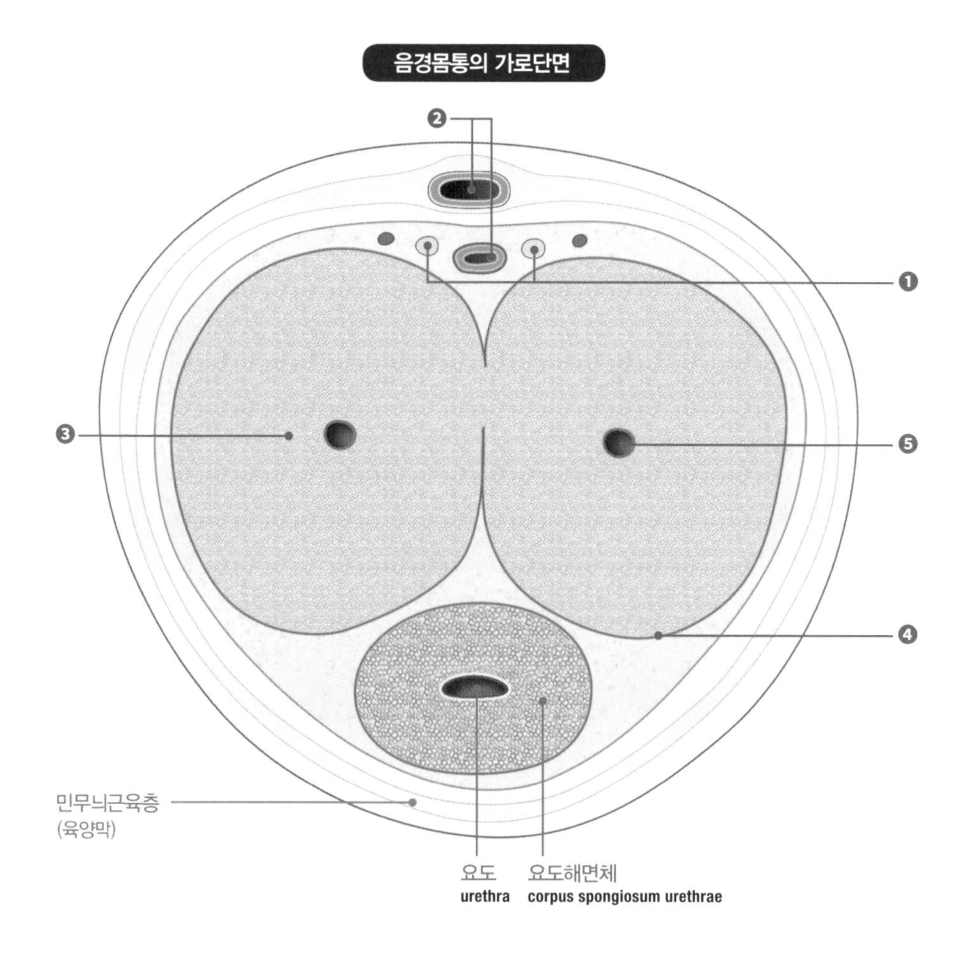

음경몸통의 가로단면
❷
❶
❸
❺
❹
민무늬근육층
(육양막)
요도
urethra
요도해면체
corpus spongiosum urethrae

❶ 음경등동맥
dorsal a. of penis
속음부동맥의 가지. 깊은음경동맥을 낸다.

❷ 음경등정맥
dorsal v. of penis
발기하면 압박되어 해면체굴의 혈액 유출을 억제한다. 발기가 가라앉으면 해면체굴의 혈액을 내보낸다.

❸ 음경해면체
corpus cavernosum penis
결합조직과 민무늬근육으로 이루어진 작은 기둥이 해면체굴을 형성한다. 동정맥 연결의 일종이다.

❹ 백막
tunica albuginia
해면체를 싸고 있는 치밀결합조직성 피막이다.

❺ 깊은음경동맥
deep a. of penis
성적 흥분에 동반하는 부교감신경의 자극으로 확장되며, 해면체굴로 혈액을 공급해 발기를 일으킨다.

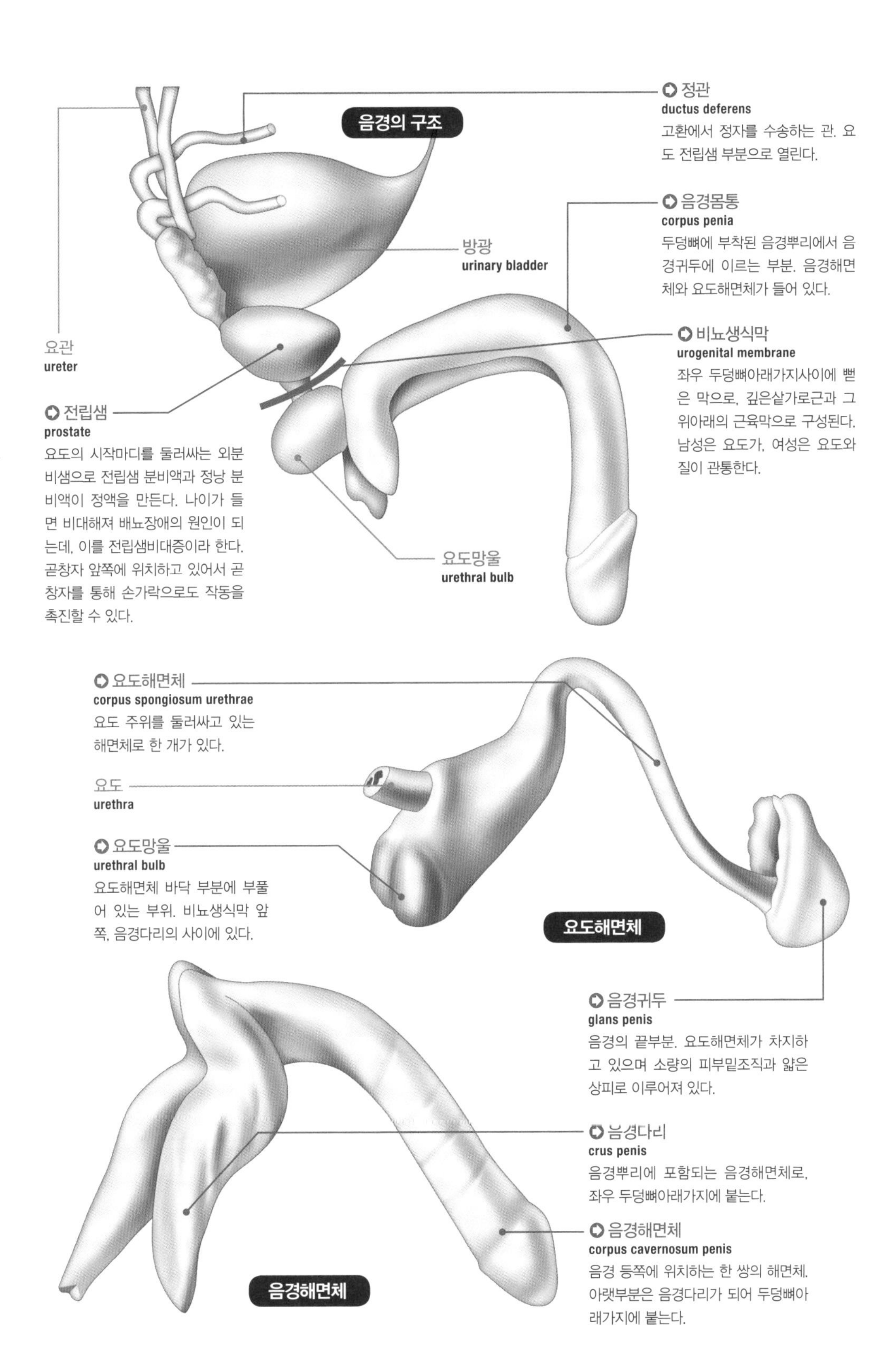
음경의 구조
정관
ductus deferens
고환에서 정자를 수송하는 관. 요도 전립샘 부분으로 열린다.
음경몸통
corpus penia
두덩뼈에 부착된 음경뿌리에서 음경귀두에 이르는 부분. 음경해면체와 요도해면체가 들어 있다.
방광
urinary bladder
비뇨생식막
urogenital membrane
좌우 두덩뼈아래가지사이에 뻗은 막으로, 깊은샅가로근과 그 위아래의 근육막으로 구성된다. 남성은 요도가, 여성은 요도와 질이 관통한다.
요관
ureter
전립샘
prostate
요도의 시작마디를 둘러싸는 외분비샘으로 전립샘 분비액과 정낭 분비액이 정액을 만든다. 나이가 들면 비대해져 배뇨장애의 원인이 되는데, 이를 전립샘비대증이라 한다. 곧창자 앞쪽에 위치하고 있어서 곧창자를 통해 손가락으로도 작동을 촉진할 수 있다.
요도망울
urethral bulb
요도해면체
corpus spongiosum urethrae
요도 주위를 둘러싸고 있는 해면체로 한 개가 있다.
요도
urethra
요도망울
urethral bulb
요도해면체 바닥 부분에 부풀어 있는 부위. 비뇨생식막 앞쪽, 음경다리의 사이에 있다.
요도해면체
음경귀두
glans penis
음경의 끝부분. 요도해면체가 차지하고 있으며 소량의 피부밑조직과 얇은 상피로 이루어져 있다.
음경다리
crus penis
음경뿌리에 포함되는 음경해면체로, 좌우 두덩뼈아래가지에 붙는다.
음경해면체
corpus cavernosum penis
음경 등쪽에 위치하는 한 쌍의 해면체. 아랫부분은 음경다리가 되어 두덩뼈아래가지에 붙는다.
음경해면체

여성생식기관 *female genital organ*

위치와 특징

여성생식기관은 난소, 자궁관(난관), 자궁으로 구성된다. 자궁관은 길이 10~15cm의 관으로 바깥쪽 단은 크게 벌어져 자궁관술이 된다. 난소는 자궁관술이 감싸고 있는 형태로 자궁관 가까이에 위치한다. 난소와 자궁관, 가운데에 있는 자궁은 골반 안에 뻗은 자궁넓은인대로 결합되어 있어 각 기관의 위치는 거의 움직이지 않는다.

골반안의 정중시상단면

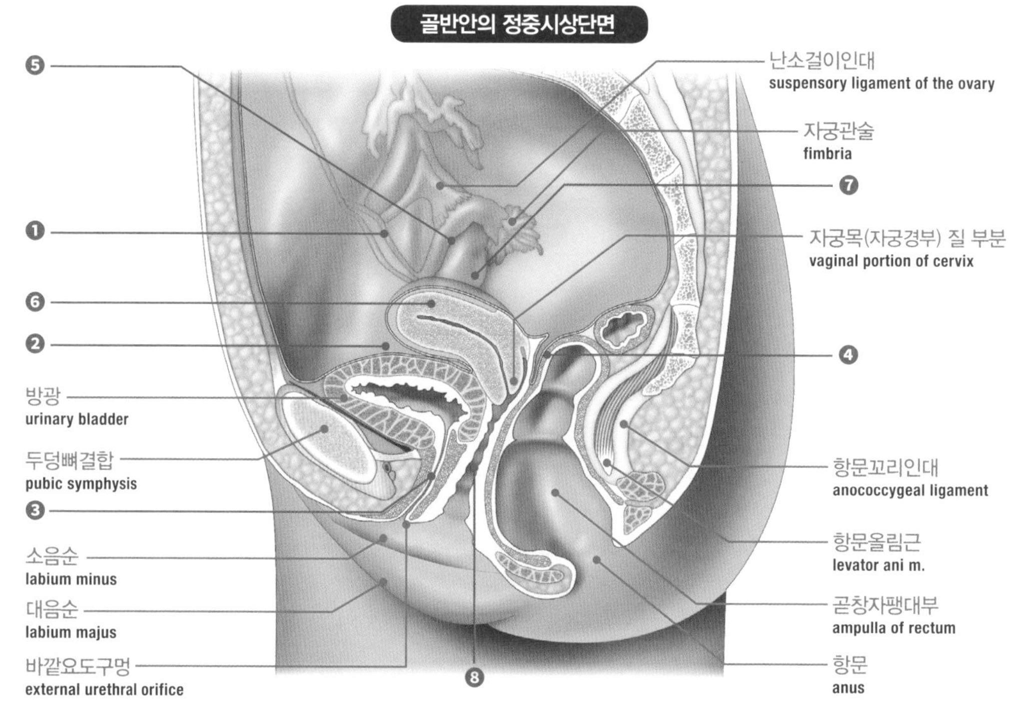

❺
❶
❻
❷
방광
urinary bladder
두덩뼈결합
pubic symphysis
❸
소음순
labium minus
대음순
labium majus
바깥요도구멍
external urethral orifice
❽
난소걸이인대
suspensory ligament of the ovary
자궁관술
fimbria
❼
자궁목(자궁경부) 질 부분
vaginal portion of cervix
❹
항문꼬리인대
anococcygeal ligament
항문올림근
levator ani m.
곧창자팽대부
ampulla of rectum
항문
anus

❶ 자궁원인대
round ligament of the uterus
자궁 앞쪽에서 나와 샅굴을 통과해 대음순 근처 피부까지 이른다. 일부 근육조직을 포함하고 있으며 자궁을 앞으로 기울게 한다.

❷ 방광자궁오목
vesicouterine pouch
방광과 자궁 사이에 있는 배막의 오목한 부분. 곧창자자궁오목만큼 깊지는 않다.

❸ 요도
urethra
여성의 요도 길이는 2.5~4cm 정도다. 뒤벽은 질벽과 결합되어 있다.

❹ 곧창자자궁오목(더글러스낭)
rectouterine pouch (pouch of Douglas)
곧창자와 자궁 사이에 있는 깊은 배안의 오목한 부분으로, 가장 깊은 부분은 질천장과 가깝다.

❺ 자궁관
fallopian tube(uterine tube)
자궁바닥에서 좌우로 뻗어 나가는 10~15cm 정도의 관으로, 자궁넓은인대의 위모서리에 있다. 끝부분은 자궁막술이 되어 배안으로 열린다.

❻ 자궁
uterus
방광과 곧창자 사이에 있으며 두꺼운 근육층을 지닌 주머니 모양의 기관. 길이 7cm, 폭 5cm, 두께 3cm 정도다. 아래쪽의 바깥자궁구멍은 질로 열린다.

❼ 난소
ovary
길이 3~4cm의 타원형 기관. 표면은 배막에 싸여 있으며 난소사이막을 통해 자궁넓은인대로 고정되어 있다. 여성의 생식세포인 난자를 만들며 여성호르몬을 분비한다.

❽ 질
vagina
자궁과 질어귀(전정질)를 잇는 약 7cm의 관으로 앞뒤가 편평하다. 요도 뒤쪽, 곧창자 앞쪽에 있다.

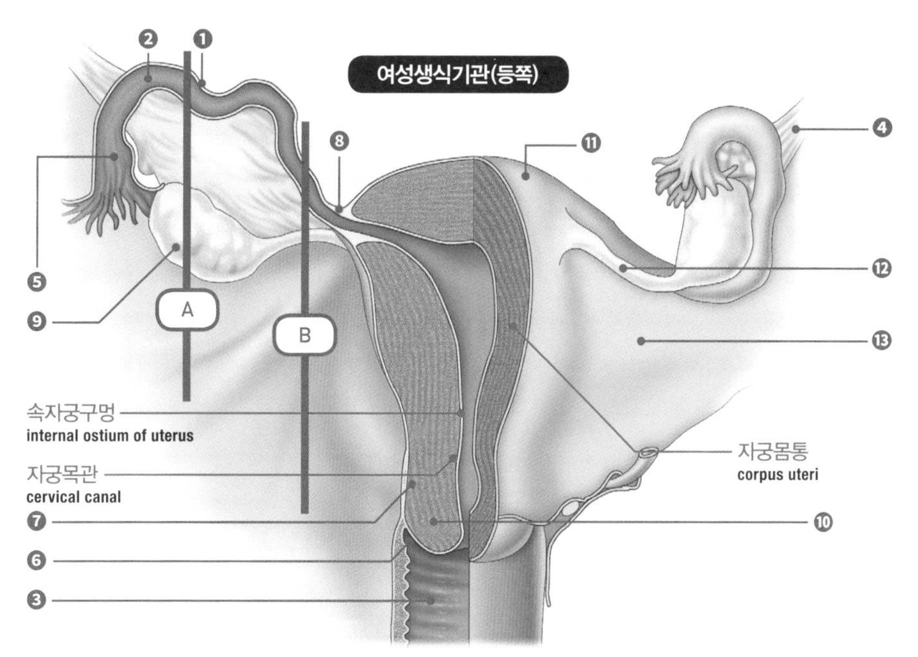
여성생식기관(등쪽)
A
B
속자궁구멍
internal ostium of uterus
자궁목관
cervical canal
자궁몸통
corpus uteri

❶ 자궁관
fallopian tube(uterine tube)
배란된 난자를 자궁으로 옮긴다. 상피는 섬모세포를 포함하고 있으며, 섬모운동과 관의 꿈틀운동으로 난자를 수송한다.

❷ 자궁관팽대부
ampulla of fallopian tube
자궁관 점막이 복잡한 주름을 형성하며 크게 확장된 부분. 보통 난자는 이 부분을 통과하면서 수정된다.

❸ 질
vagina
자궁과 몸 바깥을 잇는 부분. 상피는 중층편평상피로, 난소에서 분비되는 에스트로겐의 작용이 강하면 각질화가 진행된다.

❹ 난소걸이인대
suspensory ligament of the ovary
난소의 위치를 고정하는 두 개의 결합조직성 인대 중 하나로, 난소의 바깥쪽 끝과 배벽을 연결한다.

❺ 자궁관술
fimbria
자궁관 끝이 넓어진 부분. 배란된 난자는 이곳을 통해 자궁관으로 들어온다.

❻ 질천장
fornix of vagina
질 끝부분에서 자궁질부를 둘러싸는 부분. 등쪽 질천장은 얇은 벽을 가로막아 곧창자자궁오목과 가깝다.

❼ 자궁목(자궁경부)
cervix
자궁 아래쪽의 질에 가까운 부분. 이 부분의 상피는 성주기에 따른 변화가 나타나지 않는다.

❽ 자궁관잘룩(난관협부)
isthmus of fallopian tube
자궁관이 자궁으로 열리는 부분. 지름이 작다.

❾ 난소
ovary
여성의 생식세포인 난자를 형성하고 여성호르몬을 분비한다.

❿ 자궁목 질 부분
vaginal portion of cervix
자궁 아래쪽에서 질 안으로 돌출된 부분.

⓫ 자궁바닥
fundus of uterus
자궁의 위부분으로 질 반대쪽에 있다.

⓬ 고유난소인대
proper ligament of ovary
자궁 바깥쪽과 난소 안쪽을 연결하는 결합조직.

⓭ 자궁넓은인대
broad ligament of uterus
골반 부위의 배막이 배막과 자궁 사이에 만드는 사이막으로, 자궁관과 난소를 포함한다.

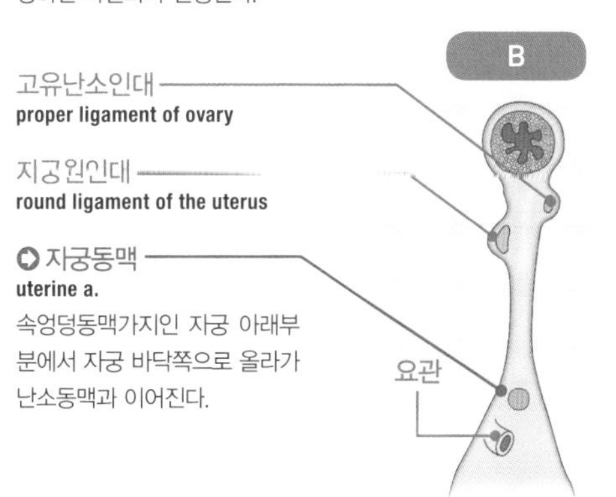
B
고유난소인대
proper ligament of ovary
자궁원인대
round ligament of the uterus
요관

➲ 자궁동맥
uterine a.
속엉덩동맥가지인 자궁 아래부분에서 자궁 바닥쪽으로 올라가 난소동맥과 이어진다.

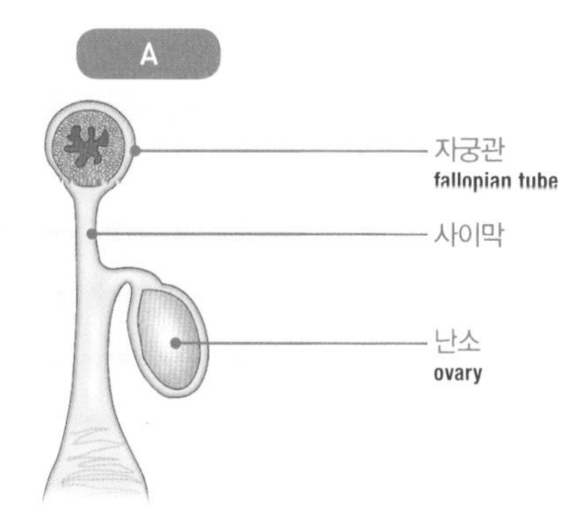
A
자궁관
fallopian tube
사이막
난소
ovary

난소 ovary

위치와 특징

난소는 지름 2.5~5cm 정도로 엄지손가락 첫 마디만 한 크기의 둥근 구조다. 속질은 혈관신경으로 차 있고 겉질에는 다양한 발달단계의 난포가 있다. 난소의 내부구조는 보통 성주기에 따라 일정하게 변화한다. 월경에서 배란에 이르는 기간에는 겉질에서 난포가 발달한다. 배란 후 다음 월경까지는 미성숙 난포가 보이지 않는 대신 황체가 출현한다. 폐경 후에는 섬유화되어 퇴화한다.

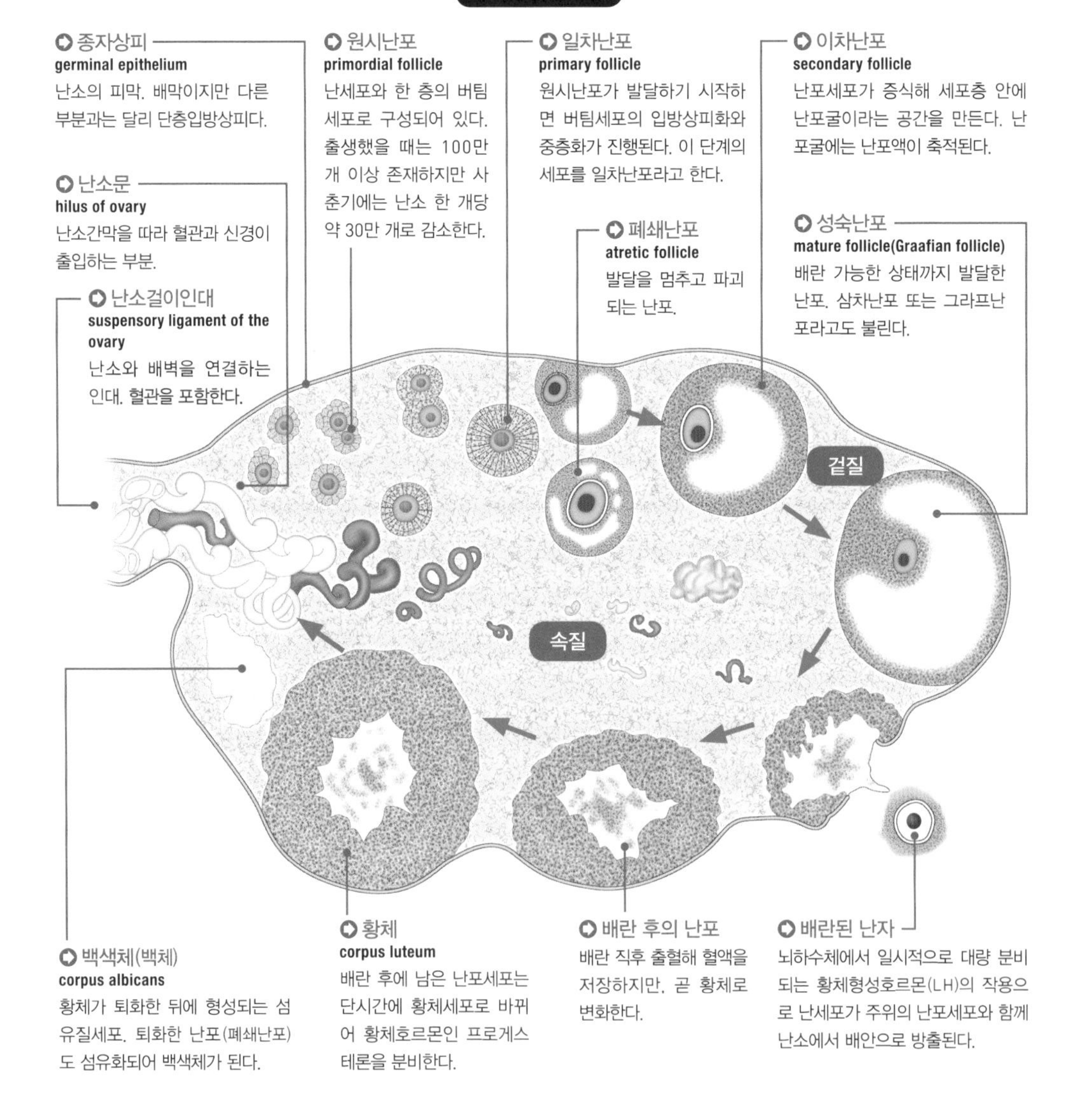

난소의 구조
종자상피
germinal epithelium
난소의 피막. 배막이지만 다른 부분과는 달리 단층입방상피다.
난소문
hilus of ovary
난소간막을 따라 혈관과 신경이 출입하는 부분.
난소걸이인대
suspensory ligament of the ovary
난소와 배벽을 연결하는 인대. 혈관을 포함한다.
원시난포
primordial follicle
난세포와 한 층의 버팀세포로 구성되어 있다. 출생했을 때는 100만 개 이상 존재하지만 사춘기에는 난소 한 개당 약 30만 개로 감소한다.
일차난포
primary follicle
원시난포가 발달하기 시작하면 버팀세포의 입방상피화와 중층화가 진행된다. 이 단계의 세포를 일차난포라고 한다.
폐쇄난포
atretic follicle
발달을 멈추고 파괴되는 난포.
이차난포
secondary follicle
난포세포가 증식해 세포층 안에 난포굴이라는 공간을 만든다. 난포굴에는 난포액이 축적된다.
성숙난포
mature follicle(Graafian follicle)
배란 가능한 상태까지 발달한 난포. 삼차난포 또는 그라프난포라고도 불린다.
겉질
속질
백색체(백체)
corpus albicans
황체가 퇴화한 뒤에 형성되는 섬유질세포. 퇴화한 난포(폐쇄난포)도 섬유화되어 백색체가 된다.
황체
corpus luteum
배란 후에 남은 난포세포는 단시간에 황체세포로 바뀌어 황체호르몬인 프로게스테론을 분비한다.
배란 후의 난포
배란 직후 출혈해 혈액을 저장하지만, 곧 황체로 변화한다.
배란된 난자
뇌하수체에서 일시적으로 대량 분비되는 황체형성호르몬(LH)의 작용으로 난세포가 주위의 난포세포와 함께 난소에서 배안으로 방출된다.

성숙난포

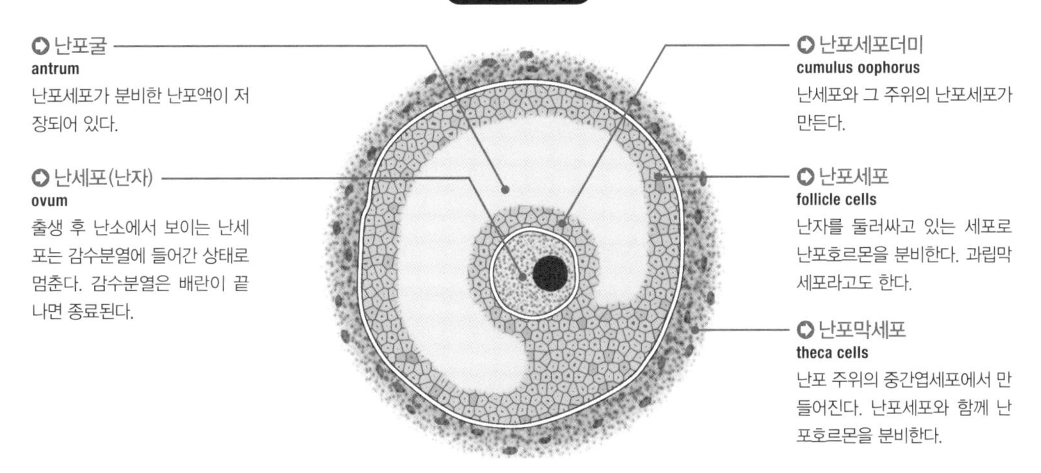
난포굴
antrum
난포세포가 분비한 난포액이 저장되어 있다.
난세포(난자)
ovum
출생 후 난소에서 보이는 난세포는 감수분열에 들어간 상태로 멈춘다. 감수분열은 배란이 끝나면 종료된다.
난포세포더미
cumulus oophorus
난세포와 그 주위의 난포세포가 만든다.
난포세포
follicle cells
난자를 둘러싸고 있는 세포로 난포호르몬을 분비한다. 과립막세포라고도 한다.
난포막세포
theca cells
난포 주위의 중간엽세포에서 만들어진다. 난포세포와 함께 난포호르몬을 분비한다.

자궁관 fallopian tube

위치와 특징

난포호르몬의 상승은 시상하부에서 황체형성호르몬분비호르몬(LHRH)의 분비를 자극해 뇌하수체 앞엽에서 황체형성호르몬(LH)을 분비시키는 과정을 거쳐 이루어진다. LH는 난소에 작용해 배란을 발생시킨다. 난세포는 배란 즉시 자궁관으로 빨려 들어가 자궁을 향해 이동한다. 자궁관은 상피섬모기능과 꿈틀운동으로 난자를 이동시킨다. 자궁속막에 착상하기까지는 약 6일 정도가 걸린다.

자궁관의 구조와 수정의 원리

수정란은 원시세포가 되어 착상한다. 착상 부위는 보통 자궁 위쪽 뒤벽이다.

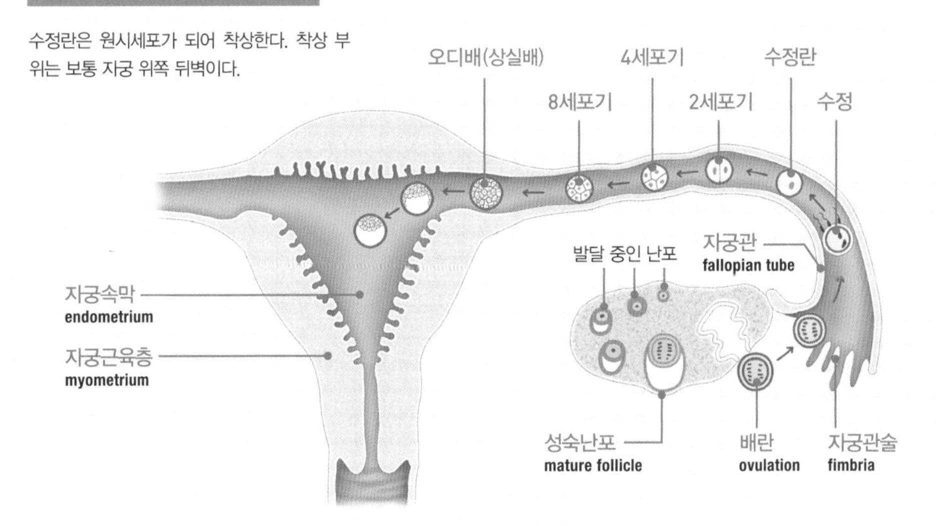
오디배(상실배)
4세포기
수정란
8세포기
2세포기
수정
발달 중인 난포
자궁관
fallopian tube
자궁속막
endometrium
자궁근육층
myometrium
성숙난포
mature follicle
배란
ovulation
자궁관술
fimbria

성주기에 따른 자궁속막과 난소의 변화

위치와 특징

성주기 초기 과정인 월경 후 배란까지의 시기는 난포기로, 난소에서는 난포의 발달기에 해당한다. 이때 난포호르몬의 분비가 항진되어 시상하부를 자극해 배란이 일어난다. 이때 자궁은 난포호르몬에 의해 자궁샘이 성장한다. 배란 이후는 난소에 황체가 발달해 황체기를 맞이한다. 속막은 점액을 왕성하게 분비해 착상이 가능한 상태를 유지한다.

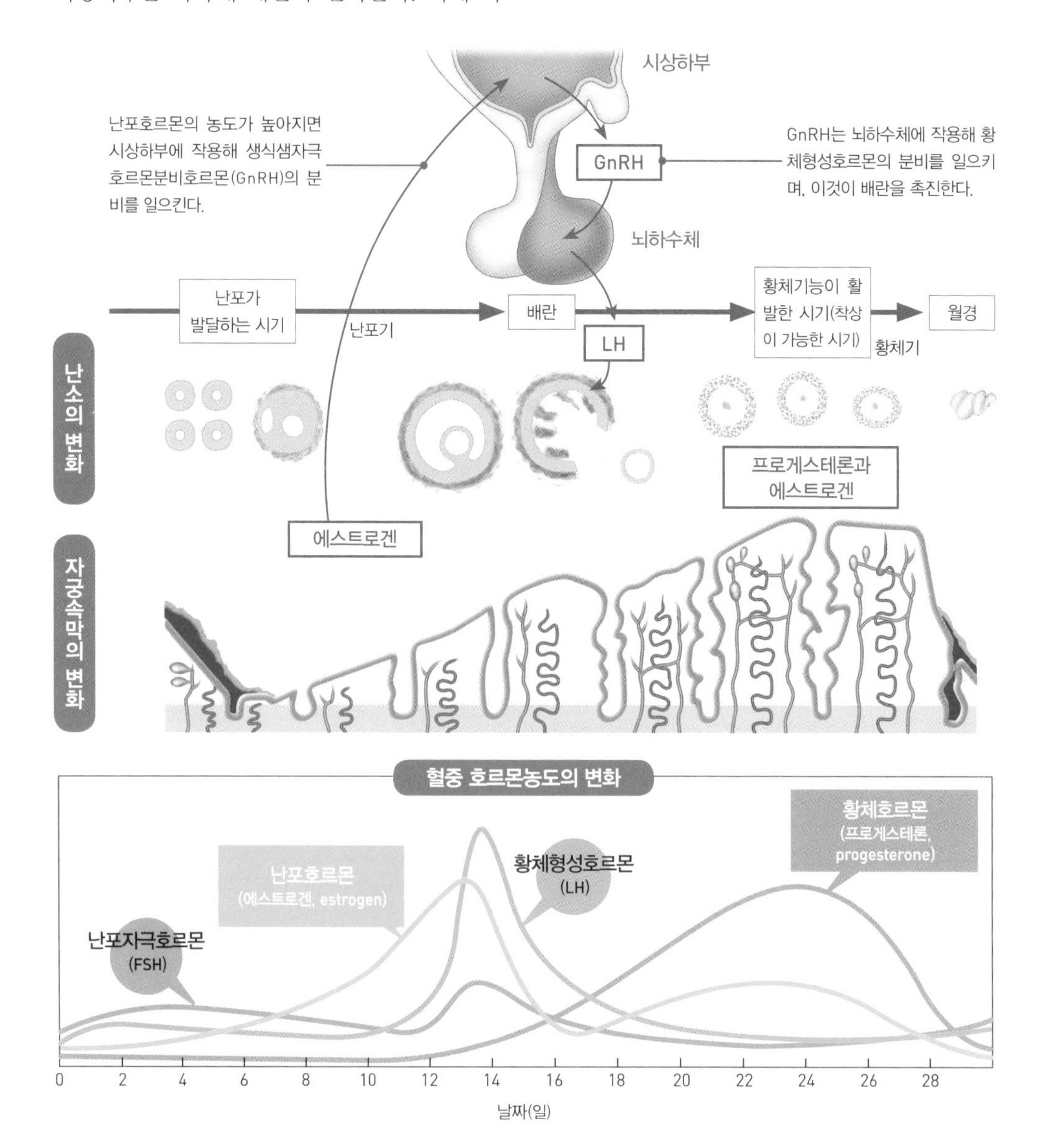

시상하부
난포호르몬의 농도가 높아지면 시상하부에 작용해 생식샘자극호르몬분비호르몬(GnRH)의 분비를 일으킨다.
GnRH
GnRH는 뇌하수체에 작용해 황체형성호르몬의 분비를 일으키며, 이것이 배란을 촉진한다.
뇌하수체
난포가 발달하는 시기
난포기
배란
LH
황체기능이 활발한 시기(착상이 가능한 시기)
황체기
월경
난소의 변화
프로게스테론과 에스트로겐
에스트로겐
자궁속막의 변화
혈중 호르몬농도의 변화
황체호르몬 (프로게스테론, progesterone)
난포호르몬 (에스트로겐, estrogen)
황체형성호르몬 (LH)
난포자극호르몬 (FSH)
0 2 4 6 8 10 12 14 16 18 20 22 24 26 28
날짜(일)

여성의 바깥생식기관 external genitalia

위치와 특징

여성생식기관에서 몸 밖으로 노출되어 있는 부분을 말하며 대음순, 소음순, 음핵, 질어귀 등으로 구성된다. 남성의 바깥생식기관과 구조적인 기원은 같다. 음핵은 음경에, 대음순은 음낭에 해당한다.

여성의 바깥생식기관

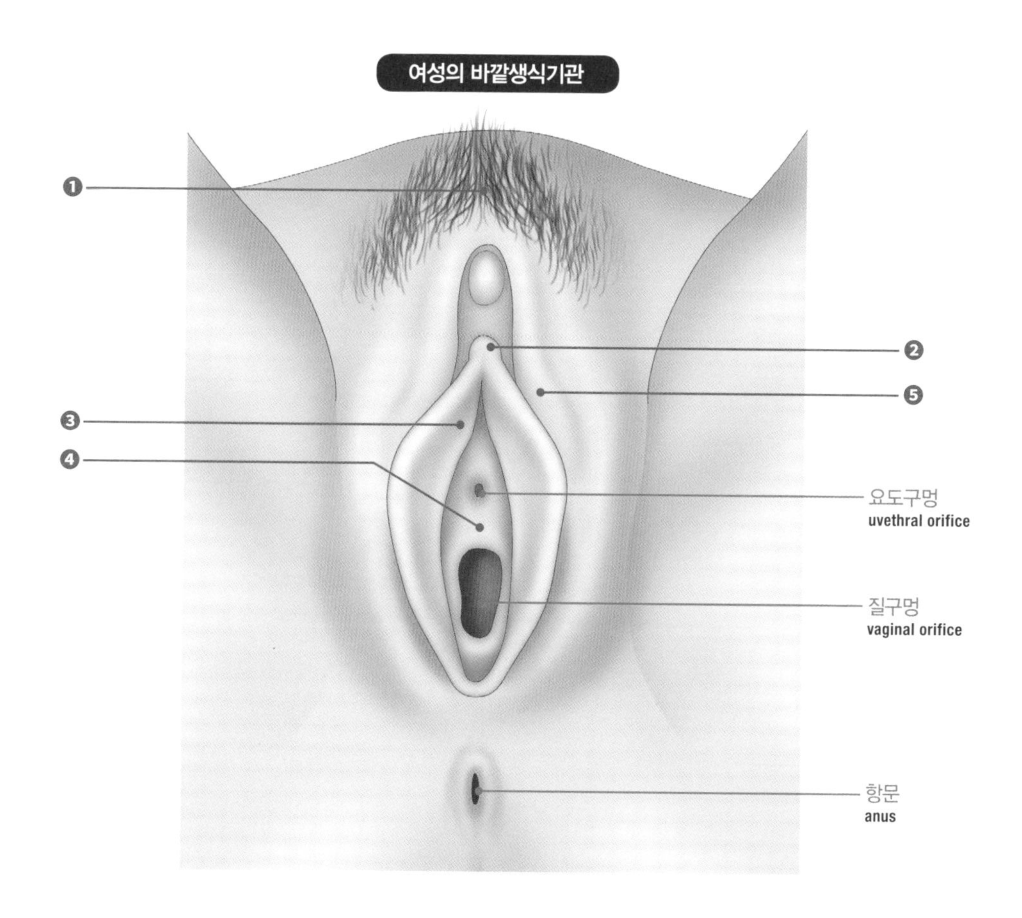

❶
❷
❸
❹
❺
요도구멍
uvethral orifice
질구멍
vaginal orifice
항문
anus

❶ 불두덩(치구)
mons pubis
두덩결합 앞면에 있는 불룩한 부분.

❷ 음핵귀두
glans of clitoris
음핵 끝에 위치하며 음경포피에 싸여 있다. 겉에서는 확인할 수 없지만 음핵은 여기에서 좌우 다리로 나뉘어 두덩뼈에 붙는다.

❸ 소음순
labium minus
안쪽 피부에 솟아 있는 부분으로 안뜰을 둘러싸고 있다.

❹ 질어귀
vestibule of vagina
좌우 소음순에 둘러싸여 있다. 요도, 질, 큰질어귀샘과 연결된다.

❺ 내음순
labium majus
바깥생식기관 가장자리에 있는 피부의 불룩한 부분. 좌우 대음순은 앞뒤로 이어져 있다. 남성의 음낭에 해당한다.

태반 *placenta*

위치와 특징

완성된 태반은 지름 15~20cm, 두께 3~4cm, 중량 480~500g 정도이며 태아면(태아 쪽)은 미끄러운 양막으로 싸여 있다. 모체면(자궁 쪽)은 가로세로로 다수의 고랑이 있으며, 15~20개의 태반소엽으로 나뉜다. 태반은 탯줄로 태아와 연결되어 있으며 출산 후 배출된다.

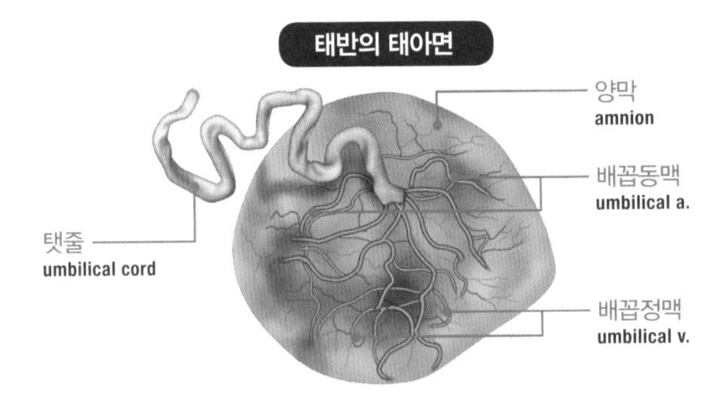

태반의 태아면
양막
amnion
배꼽동맥
umbilical a.
탯줄
umbilical cord
배꼽정맥
umbilical v.

태반의 기능

모체와 태아의 혈액순환 사이에서 태반장벽을 지나 다음과 같은 기능을 한다. 단, 혈액은 서로 섞이지 않는다.

① 모체로부터 산소(O_2)를 얻고 이산화탄소(CO_2)를 배설한다.
② 모체로부터 영양을 흡수한다.
③ 모체로 노폐물을 배설한다.
④ 호르몬을 생성하고 분비한다.

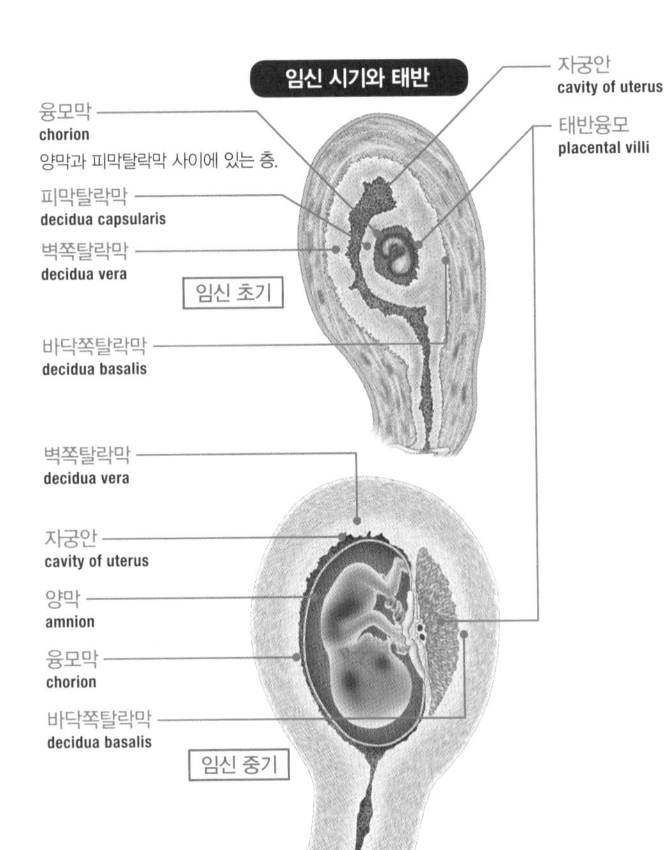

임신 시기와 태반
자궁안
cavity of uterus
태반융모
placental villi
융모막
chorion
양막과 피막탈락막 사이에 있는 층.
피막탈락막
decidua capsularis
벽쪽탈락막
decidua vera
임신 초기
바닥쪽탈락막
decidua basalis
벽쪽탈락막
decidua vera
자궁안
cavity of uterus
양막
amnion
융모막
chorion
바닥쪽탈락막
decidua basalis
임신 중기

태반의 형성

태반은 태아에서 생기는 융모막판과 태반융모, 모체에서 생기는 탈락막과 태반사이막으로 구성되어 있다.

임신 초기 태반은 수정되고 나서 2주 후부터 기능한다. 태반융모는 융모막 둘레 전체에 분포되어 있다. 탈락막은 자궁상피가 분화되면서 생긴다. 태반의 모체 성분을 형성하는 바닥쪽탈락막, 착상부와 자궁공간의 표면 부분인 피막탈락막, 자궁의 나머지 부분을 둘러싸는 벽쪽탈락막으로 나눠진다.

임신 중기에 바닥쪽탈락막에 인접한 융모가 크게 증식하고, 임신 5개월에는 원반 형태의 태반이 완성된다. 피막탈락막은 민무늬막으로 바뀐다.

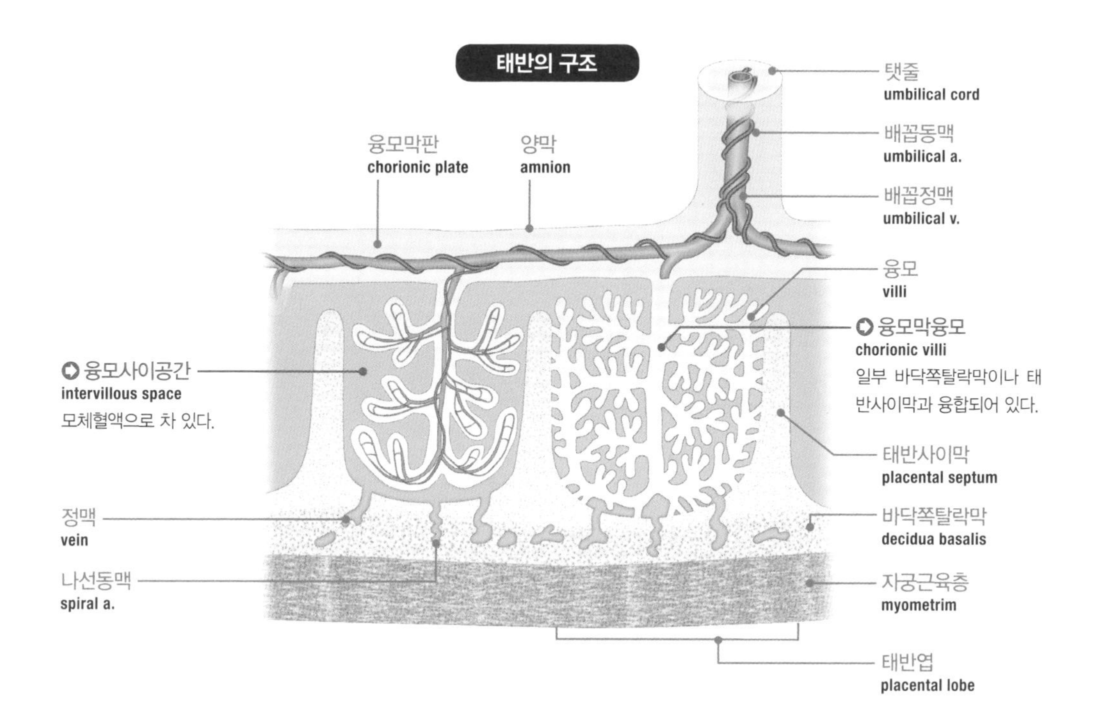
태반의 구조
탯줄
umbilical cord
배꼽동맥
umbilical a.
배꼽정맥
umbilical v.
융모막판
chorionic plate
양막
amnion
융모
villi
융모막융모
chorionic villi
일부 바닥쪽탈락막이나 태반사이막과 융합되어 있다.
융모사이공간
intervillous space
모체혈액으로 차 있다.
태반사이막
placental septum
정맥
vein
바닥쪽탈락막
decidua basalis
나선동맥
spiral a.
자궁근육층
myometrim
태반엽
placental lobe

태반장벽

모체와 태아 사이의 물질은 융모사이공간 → 합포체층 → 랑그한스층 → 바닥막 → 융모의 결합조직 → 바닥막 → 모세혈관(탯줄)의 내피를 거쳐 이동한다.

탯줄

탯줄은 길이 50~60cm로 태아와 태반을 이어준다. 표면은 단층입방상피인 양막에 싸여 있다. 임신 초기에는 2개의 배꼽동맥과 1개의 배꼽정맥, 요막관, 난황관이 있는데 요막관과 난황관은 태아가 자라면서 퇴화한다. 혈관 사이는 젤라틴조직인 와튼젤리로 채워져 있다.

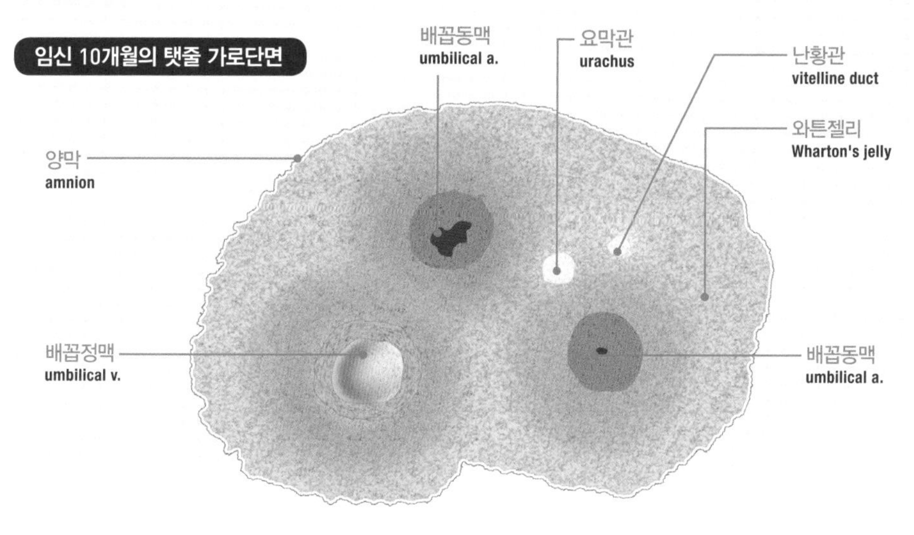
임신 10개월의 탯줄 가로단면
배꼽동맥
umbilical a.
요막관
urachus
난황관
vitelline duct
와튼젤리
Wharton's jelly
양막
amnion
배꼽정맥
umbilical v.
배꼽동맥
umbilical a.

젖샘 *mammary gland*

위치와 특징

젖샘은 복합대롱꽈리샘인 15~20개의 젖샘엽으로 구성되어 있다. 젖샘엽은 결합조직으로 가로막혀 있으며 풍부한 지방조직이 둘러싸고 있다. 젖샘엽은 다시 소엽으로 나뉜다. 각 젖샘엽에서는 1개의 젖샘관이 젖꼭지로 향한다. 젖샘관은 젖꼭지에 이르기 전에 원뿔 형태로 확대되어 젖샘관팽대를 형성하고 다시 좁아져 젖구멍으로 열린다.

젖샘의 구조(시상단면)

젖샘의 구조(이마단면의 일부)

갈비뼈
rib
갈비사이근
intercostal m.
큰가슴근
pectoralis major m.
젖샘관(유관)
mammary duct
도관
secondary tubule
지방조직
adipose tissue

❶ 젖샘엽
mammary lobes
결합조직성 인대로 나뉜 소엽의 집합.

❷ 젖꼭지
nipple
젖샘관구멍을 꽉 메우고 있다.

❸ 젖샘관팽대
lactiferous sinus
분비되기 전의 젖을 저장한다.

❹ 젖꽃판(유륜)
areola
젖꼭지를 감싸고 있는 고리 모양의 부위. 젖꽃판샘(유륜선)이 있다.

❺ 소엽
lobes
젖샘엽을 구성한다.

❻ 젖구멍
젖샘관의 구멍.

❼ 쿠퍼인대
Cooper's ligament
유방을 지탱하는 인대.

젖샘의 변화

젖샘은 임신하지 않았을 때(휴지기), 임신했을 때(증식기), 수유할 때 각각 형태가 크게 달라진다.

임신하지 않았을 때 : 결합조직 속에 나뉘어 있는 관상구조는 섬 형태로 흩어져 있으며 종말부에 분비 기능이 없다.

임신했을 때 : 관상구조의 끝부분에서 왕성하게 분열해 정육면체 또는 원기둥 모양의 샘세포가 종말부를 형성한다. 샘안에는 면역글로불린(항체 작용을 하는 단백질)을 포함하고 있는 초유가 저장된다.

수유할 때(오른쪽 그림) : 샘세포의 길이가 길어져 젖의 생산과 분비를 활발히 반복한다. 샘세포 표면에서는 많은 세포돌기(아포크린돌기)가 형성된다.(아래 그림 참조)

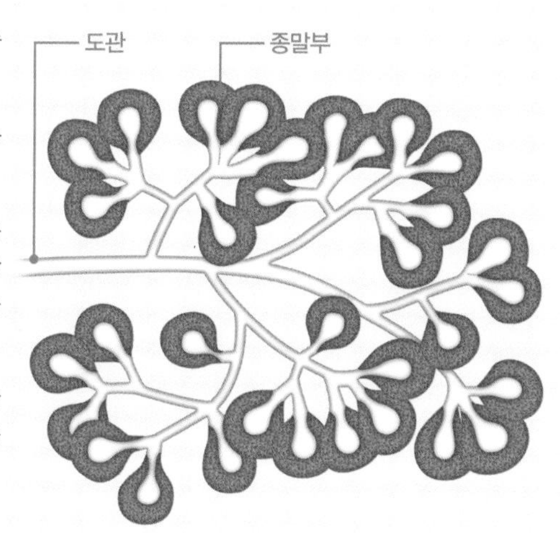
도관
종말부

종말부의 젖분비세포

샘세포에서 만들어진 유구는 아포크린샘을 통해 분비된다. 또 카세인을 비롯한 단백분비과립이 만들어져 샘안으로 분비된다.

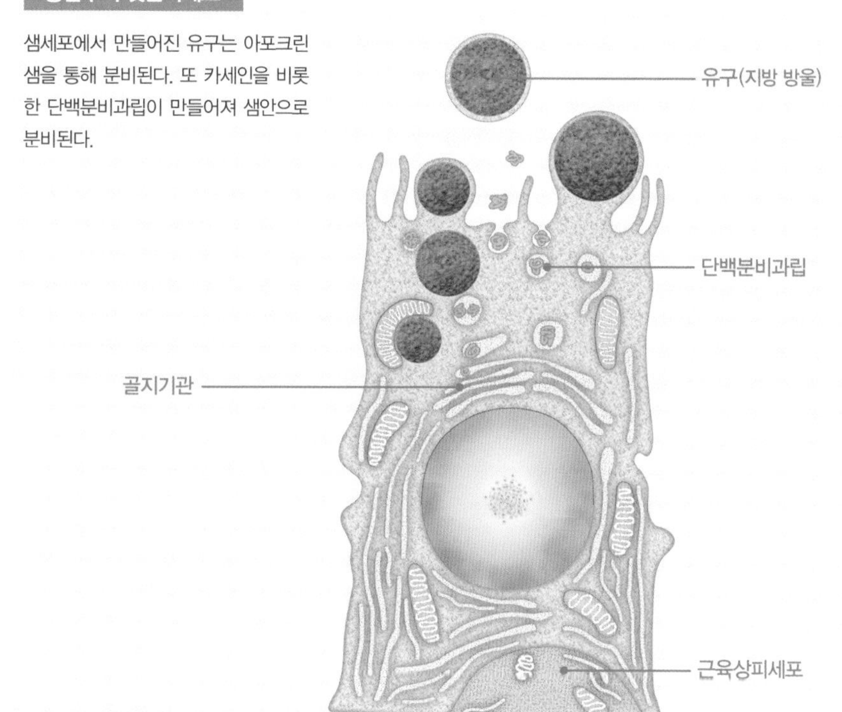
유구(지방 방울)
단백분비과립
골지기관
근육상피세포

젖샘호르몬

젖샘세포는 태반에서 나온 에스트로겐, 프로게스테론과 뇌하수체에서 나온 프로락틴(PRL)에 의해 증식하고 성숙한다. 분만 후에는 에스트로겐과 프로게스테론 분비가 줄어들어 젖 생산이 촉진된다. 아기가 젖을 빨면 자극을 감지한 뇌하수체뒤엽에서 옥시토신이 분비된다. 이는 젖샘의 근육상피세포를 수축시켜 젖을 나오게 하는데 이를 사유(milk discharge)라고 한다.

COLUMN

고환하강(고환내림)이란?

남성의 생식계통, 특히 정자의 수송로는 조금 복잡한 경로를 거친다. 정자를 만드는 고환은 음낭 속에 있으며, 그곳에서 생성된 정자는 정관을 통해 몸 밖으로 운반된다. 이때 정관은 고환을 나간 후 배벽을 관통하는 터널인 샅굴을 지나 배안으로 들어간다. 그 다음 방광의 뒤쪽 아랫방향을 통해 방광 앞쪽에 있는 전립샘 속으로 들어간다. 정관은 이러한 과정을 거쳐 요도로 이어진다. 즉 정자는 최종적으로 요도를 지나 몸 밖으로 배출되는 것이다. 요도가 고환 근처를 지나는데도 불구하고 정자와 정관은 왜 이렇게 빙빙 도는 복잡한 경로를 지나는 것일까?

그것은 발생기에 고환이 만들어지는 과정을 생각하면 이해할 수 있다. 고환은 태아를 임신하고 5주 정도가 지나 태아의 크기가 수 mm 정도일 때부터 생겨난다. 이때 고환은 음낭 속에서 생기는 것이 아니라 성인 기준으로 콩팥 근처에서 만들어지기 시작한다. 정관의 뿌리가 되는 구조도 이 무렵에 형성되어 요도 부근까지 뻗는다.

이후 태아가 발달하면서 고환은 뒤배벽을 서서히 내려가다가 출생 전후에 샅굴을 지나 음낭까지 이동한다. 이것을 '고환하강'이라고 하는데, 고환이 음낭으로 끌려가는 이유는 음낭에서 고환으로 뻗는 끈 형태의 구조인 고환길잡이가 점점 짧아지기 때문이다. 이때 앞서 만들어진 정관은 배안에 남겨진다. 따라서 정관은 음낭에서 일단 배안으로 들어갔다가 다시 요도로 가는 복잡한 경로를 거치게 되는 것이다.

그런데 고환이 음낭까지 정상적으로 내려오지 못하고 배벽이나 샅굴 안에 머무르게 되는 일이 있는데 이를 '잠복고환'이라고 한다. 이 증상은 1세 영아의 약 0.8%에게 나타난다. 음낭 안에 비해 배안은 체온이 높다. 이로 인해 잠복고환 상태에서는 정자가 활발하게 형성되지 않는다. 잠복고환이 양쪽에서 나타나면 남성 불임이 된다. 단 이때도 고환에서 남성호르몬 분비는 정상적으로 이루어지므로 남성화는 이상 없이 진행된다.

제7장

내분비계통·피부계통·면역계통

Endocrine system, Integumentary system, Immune system

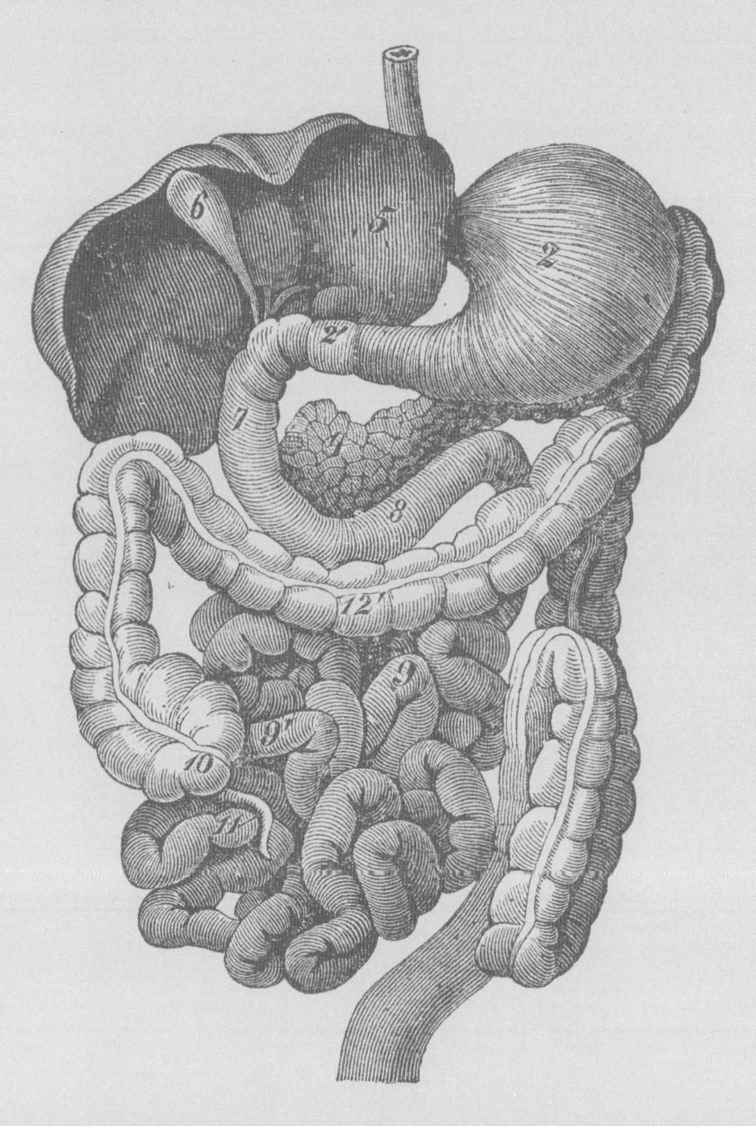
6
5
2
2'
7
8
12'
9
9'
10

내분비기관 *endocrine organs*

위치와 특징

그림은 주요 내분비샘의 위치를 나타낸다. 이외에도 심장과 지방조직을 비롯해 내분비기능을 하고 있다는 사실이 최근에 밝혀진 기관도 있다. 또 소화관의 상피세포층에는 별도로 기관을 형성하지 않고 흩어져 있는 내분비세포가 많은데, 이들은 중요한 생리작용을 담당하고 있다.

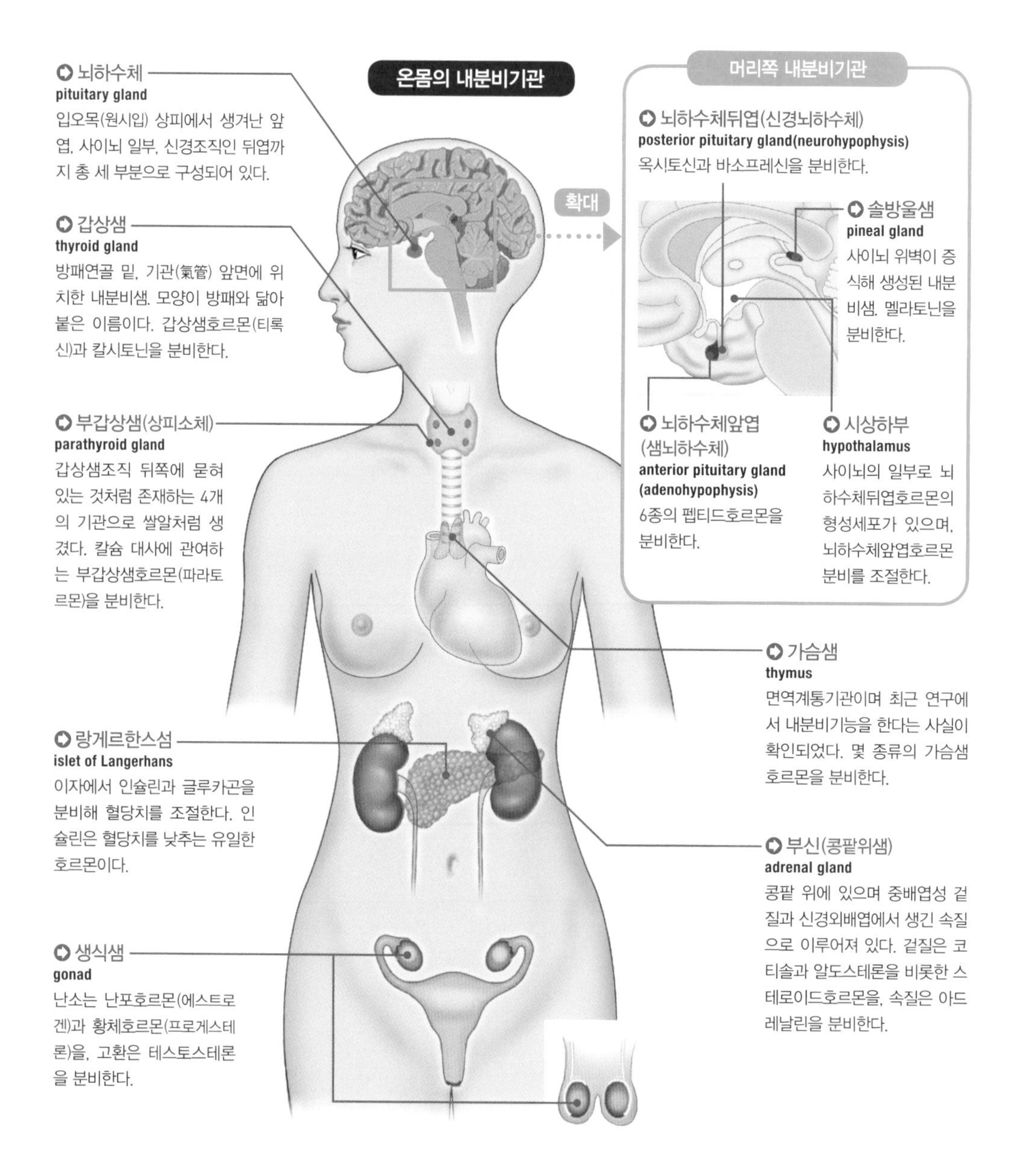

온몸의 내분비기관
뇌하수체
pituitary gland
입오목(원시입) 상피에서 생겨난 앞엽, 사이뇌 일부, 신경조직인 뒤엽까지 총 세 부분으로 구성되어 있다.
갑상샘
thyroid gland
방패연골 밑, 기관(氣管) 앞면에 위치한 내분비샘. 모양이 방패와 닮아 붙은 이름이다. 갑상샘호르몬(티록신)과 칼시토닌을 분비한다.
부갑상샘(상피소체)
parathyroid gland
갑상샘조직 뒤쪽에 묻혀 있는 것처럼 존재하는 4개의 기관으로 쌀알처럼 생겼다. 칼슘 대사에 관여하는 부갑상샘호르몬(파라토르몬)을 분비한다.
랑게르한스섬
islet of Langerhans
이자에서 인슐린과 글루카곤을 분비해 혈당치를 조절한다. 인슐린은 혈당치를 낮추는 유일한 호르몬이다.
생식샘
gonad
난소는 난포호르몬(에스트로겐)과 황체호르몬(프로게스테론)을, 고환은 테스토스테론을 분비한다.
확대
머리쪽 내분비기관
뇌하수체뒤엽(신경뇌하수체)
posterior pituitary gland(neurohypophysis)
옥시토신과 바소프레신을 분비한다.
솔방울샘
pineal gland
사이뇌 위벽이 증식해 생성된 내분비샘. 멜라토닌을 분비한다.
뇌하수체앞엽
(샘뇌하수체)
anterior pituitary gland
(adenohypophysis)
6종의 펩티드호르몬을 분비한다.
시상하부
hypothalamus
사이뇌의 일부로 뇌하수체뒤엽호르몬의 형성세포가 있으며, 뇌하수체앞엽호르몬 분비를 조절한다.
가슴샘
thymus
면역계통기관이며 최근 연구에서 내분비기능을 한다는 사실이 확인되었다. 몇 종류의 가슴샘호르몬을 분비한다.
부신(콩팥위샘)
adrenal gland
콩팥 위에 있으며 중배엽성 겉질과 신경외배엽에서 생긴 속질으로 이루어져 있다. 겉질은 코티솔과 알도스테론을 비롯한 스테로이드호르몬을, 속질은 아드레날린을 분비한다.

시상하부 *hypothalamus*

위치와 특징

시상하부는 사이뇌(간뇌)의 시상 앞 아래쪽, 셋째뇌실 아래쪽 벽에 위치하며 많은 핵을 지니고 있다. 시상하부는 자율신경의 중추이자 뇌하수체앞엽호르몬의 조절 중추, 체온 조절 중추, 섭식 중추, 수분 중추, 감정표현의 중추 등 중요한 역할을 담당한다. 유두체 앞쪽의 깔때기 끝부분에 뇌하수체가 있다.

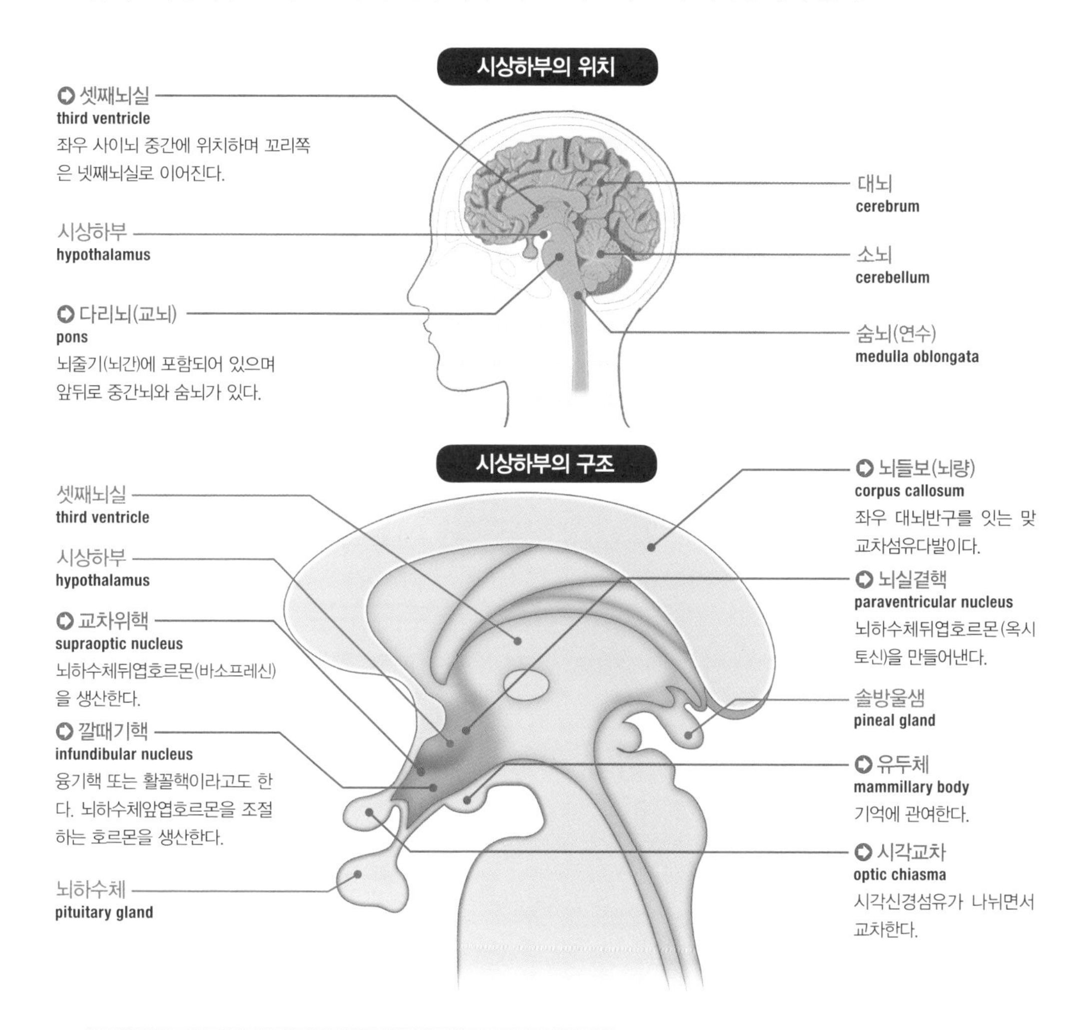

시상하부의 위치
셋째뇌실
third ventricle
좌우 사이뇌 중간에 위치하며 꼬리쪽은 넷째뇌실로 이어진다.
시상하부
hypothalamus
다리뇌(교뇌)
pons
뇌줄기(뇌간)에 포함되어 있으며 앞뒤로 중간뇌와 숨뇌가 있다.
대뇌
cerebrum
소뇌
cerebellum
숨뇌(연수)
medulla oblongata
시상하부의 구조
셋째뇌실
third ventricle
시상하부
hypothalamus
교차위핵
supraoptic nucleus
뇌하수체뒤엽호르몬(바소프레신)을 생산한다.
깔때기핵
infundibular nucleus
융기핵 또는 활꼴핵이라고도 한다. 뇌하수체앞엽호르몬을 조절하는 호르몬을 생산한다.
뇌하수체
pituitary gland
뇌들보(뇌량)
corpus callosum
좌우 대뇌반구를 잇는 맞교차섬유다발이다.
뇌실결핵
paraventricular nucleus
뇌하수체뒤엽호르몬(옥시토신)을 만들어낸다.
솔방울샘
pineal gland
유두체
mammillary body
기억에 관여한다.
시각교차
optic chiasma
시각신경섬유가 나뉘면서 교차한다.

시상하부에서 생성되는 뇌하수체앞엽호르몬의 조절호르몬

① 성장호르몬분비호르몬(GRH, GHRH)
② 성장호르몬억제호르몬(GIH, 소마토스타틴)
③ 생식샘자극호르몬분비호르몬(GnRH)
④ 부신겉질자극호르몬분비호르몬(CRH)
⑤ 갑상샘자극호르몬분비호르몬(TRH)
⑥ 프로락틴분비억제호르몬(PIH)

뇌하수체 *pituitary gland*

위치와 특징

뇌하수체는 폭 10~14mm, 앞뒤 8~10mm, 높이 6~9mm, 무게 0.5~0.7g으로, 새끼손가락 첫 마디 정도 크기의 타원 형태다. 나비뼈의 뇌하수체오목과 터키안장(sella turcica) 위에 있다. 뇌하수체는 입오목 천장 부위의 상피에서 생긴 샘뇌하수체와 사이뇌 바닥의 돌기에서 생긴 신경뇌하수체가 합쳐진 구조이며, 시상하부와는 뇌하수체줄기로 이어져 있다. 뇌하수체는 앞엽(샘뇌하수체), 중간엽(샘뇌하수체), 뒤엽(신경뇌하수체)로 구성된다.

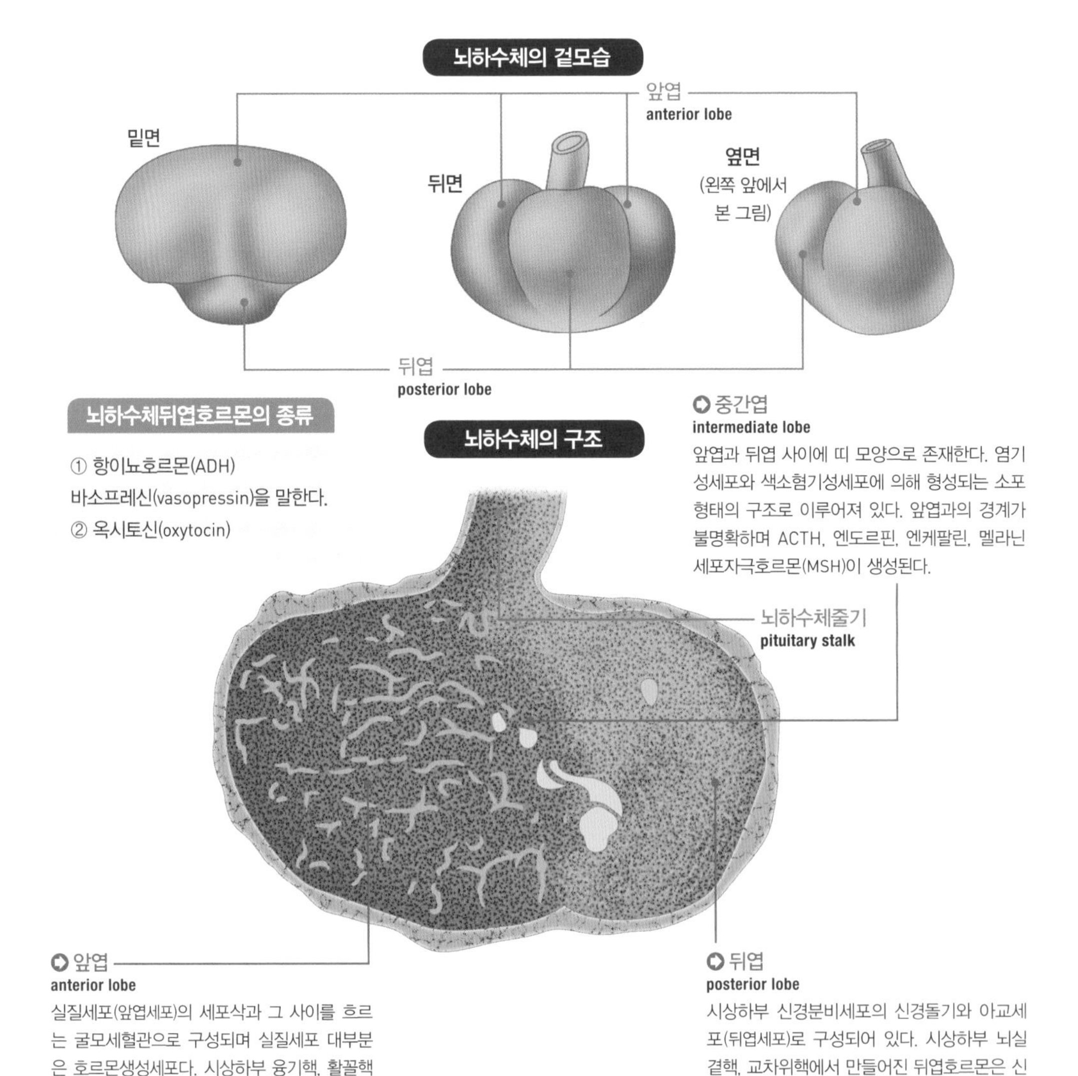

뇌하수체의 겉모습
앞엽
anterior lobe
밑면
뒤면
옆면
(왼쪽 앞에서
본 그림)
뒤엽
posterior lobe
뇌하수체의 구조
중간엽
intermediate lobe
앞엽과 뒤엽 사이에 띠 모양으로 존재한다. 염기성세포와 색소혐기성세포에 의해 형성되는 소포 형태의 구조로 이루어져 있다. 앞엽과의 경계가 불명확하며 ACTH, 엔도르핀, 엔케팔린, 멜라닌세포자극호르몬(MSH)이 생성된다.
뇌하수체줄기
pituitary stalk
앞엽
anterior lobe
실질세포(앞엽세포)의 세포삭과 그 사이를 흐르는 굴모세혈관으로 구성되며 실질세포 대부분은 호르몬생성세포다. 시상하부 융기핵, 활꼴핵 등에서 만들어지는 호르몬에 의해 조절된다.
뒤엽
posterior lobe
시상하부 신경분비세포의 신경돌기와 아교세포(뒤엽세포)로 구성되어 있다. 시상하부 뇌실곁핵, 교차위핵에서 만들어진 뒤엽호르몬은 신경돌기를 통해 뒤엽모세혈관으로 분비된다.

뇌하수체뒤엽호르몬의 종류

① 항이뇨호르몬(ADH)
바소프레신(vasopressin)을 말한다.
② 옥시토신(oxytocin)

뇌하수체앞엽의 미세구조

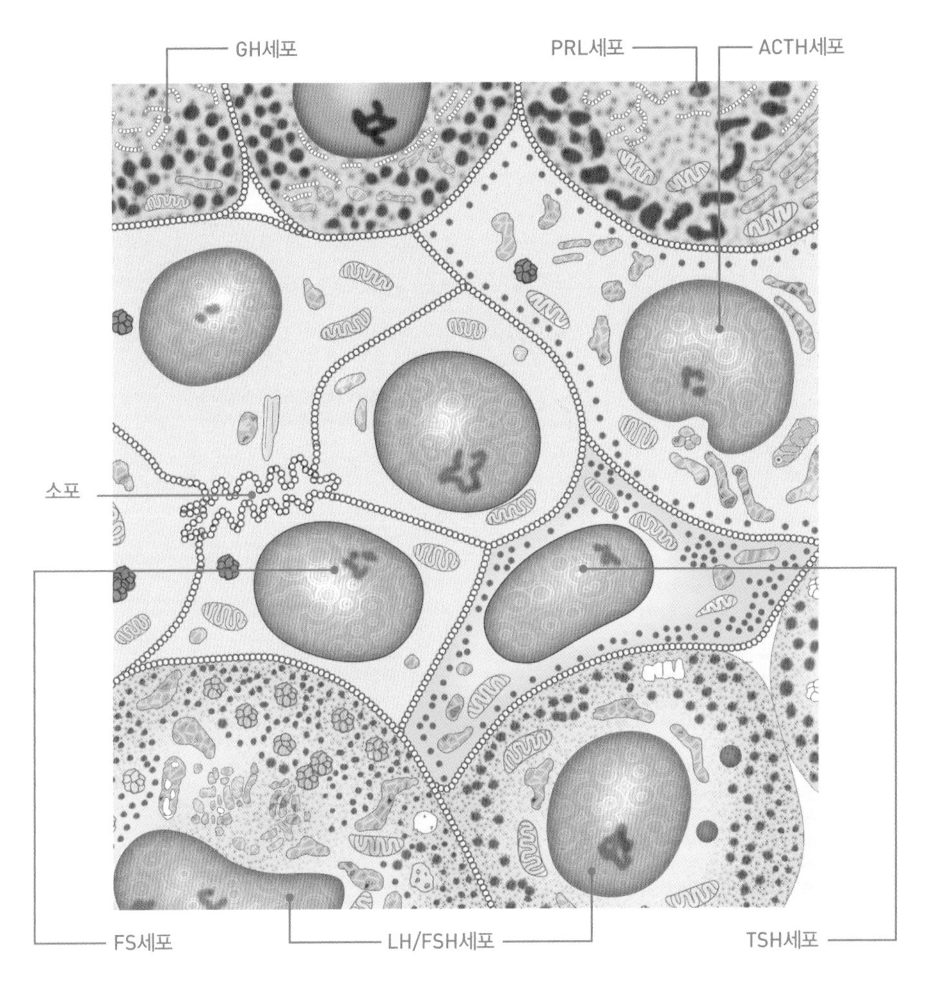
GH세포
PRL세포
ACTH세포
소포
FS세포
LH/FSH세포
TSH세포

뇌하수체앞엽은 5종류의 호르몬 생성세포와 FS세포로 구성되어 있다. 호르몬 생성세포는 각각 호르몬을 포함한 분비과립을 만들고, 세포외배출을 통해 모세혈관으로 들어가 표적기관으로 향한다.

- **호산성세포(α세포) :** GH세포, PRL세포
- **호염기성세포(β세포) :** TSH세포, LH/FSH세포
- **색소혐기성세포 :** ACTH세포, FS세포

뇌하수체앞엽에서 생성되는 호르몬의 종류

① 성장호르몬(GH)
② 난포자극호르몬(FSH)
③ 황체형성호르몬(LH)
④ 부신겉질자극호르몬(ACTH)
⑤ 갑상샘자극호르몬(TSH)
⑥ 프로락틴(젖분비호르몬, PRL)

난포자극호르몬(②)과 황체형성호르몬(③)은 동일한 세포로 만들어지기 때문에 둘을 합쳐 생식샘자극호르몬(gonadotro-phin)이라고 불린다.

뇌하수체문맥계통 *hypophyseal portal system*

위치와 특징

시상하부는 뇌하수체문맥계통을 이용해 뇌하수체앞엽으로 호르몬을 보내 앞엽호르몬의 분비를 조절한다. 위뇌하수체동맥은 깔때기에서 일차모세혈관망을 형성하고, 그다음 뇌하수체문맥을 경유해 앞엽 안에서 이차모세혈관망을 형성한다. 시상하부활꼴핵에서 생성되는 시상하부호르몬은 먼저 일차모세혈관망으로 분비된다. 이후 뇌하수체문맥을 지나 이차모세혈관망(앞엽 안)으로 흘러 각 앞엽호르몬 생성세포에 도달한다. 앞엽호르몬의 분비는 이 자극에 의해 통제된다.

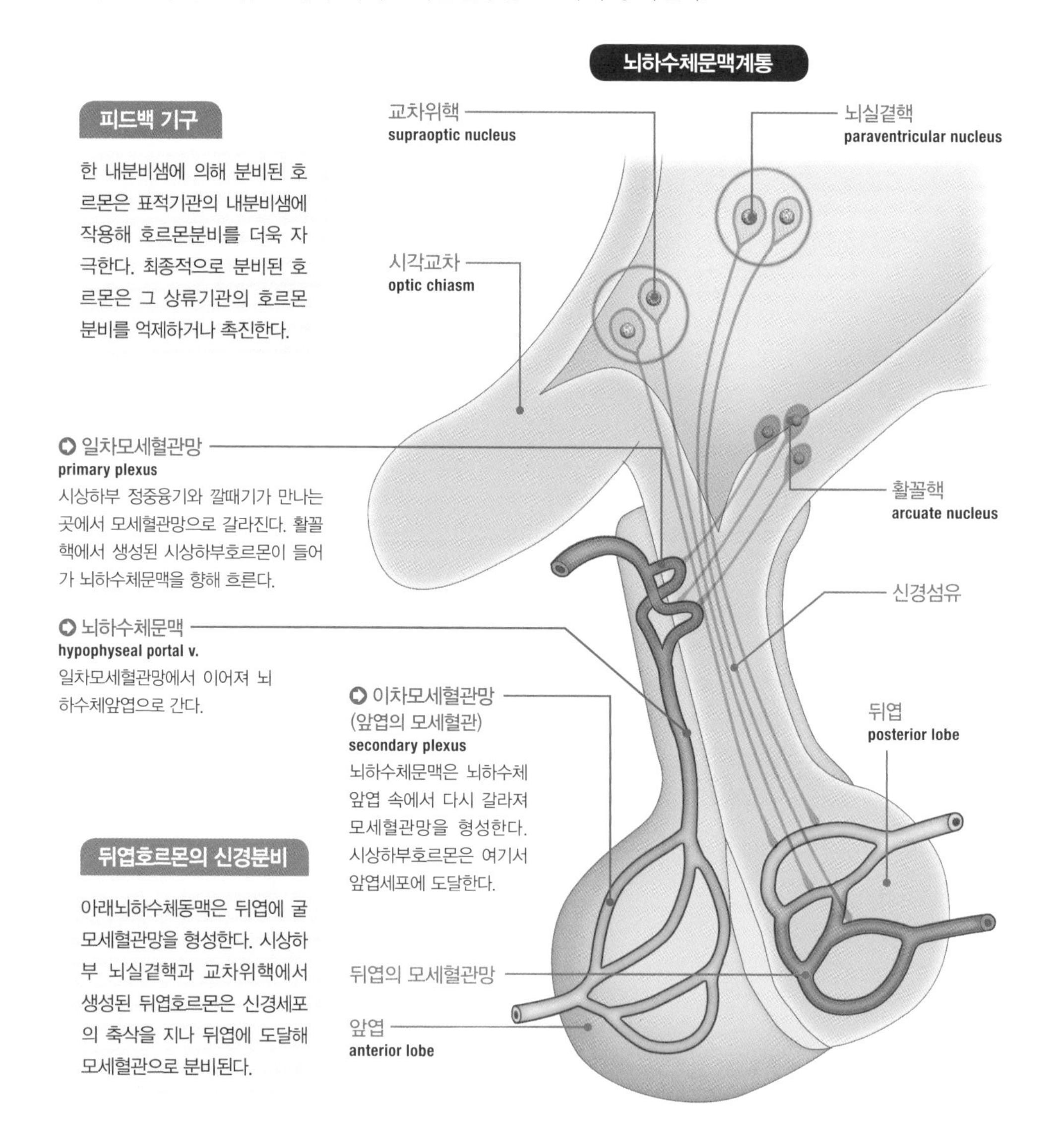
뇌하수체문맥계통
피드백 기구
한 내분비샘에 의해 분비된 호르몬은 표적기관의 내분비샘에 작용해 호르몬분비를 더욱 자극한다. 최종적으로 분비된 호르몬은 그 상류기관의 호르몬 분비를 억제하거나 촉진한다.
교차위핵
supraoptic nucleus
뇌실곁핵
paraventricular nucleus
시각교차
optic chiasm
일차모세혈관망
primary plexus
시상하부 정중융기와 깔때기가 만나는 곳에서 모세혈관망으로 갈라진다. 활꼴핵에서 생성된 시상하부호르몬이 들어가 뇌하수체문맥을 향해 흐른다.
활꼴핵
arcuate nucleus
신경섬유
뇌하수체문맥
hypophyseal portal v.
일차모세혈관망에서 이어져 뇌하수체앞엽으로 간다.
이차모세혈관망
(앞엽의 모세혈관)
secondary plexus
뇌하수체문맥은 뇌하수체앞엽 속에서 다시 갈라져 모세혈관망을 형성한다. 시상하부호르몬은 여기서 앞엽세포에 도달한다.
뒤엽
posterior lobe
뒤엽호르몬의 신경분비
아래뇌하수체동맥은 뒤엽에 굴모세혈관망을 형성한다. 시상하부 뇌실곁핵과 교차위핵에서 생성된 뒤엽호르몬은 신경세포의 축삭을 지나 뒤엽에 도달해 모세혈관으로 분비된다.
뒤엽의 모세혈관망
앞엽
anterior lobe

갑상샘과 부갑상샘 *thyroid and parathyroid gland*

위치와 특징

갑상샘(갑상선)은 방패연골 밑, 기관 앞면에 있으며 콜로이드를 넣은 소포와 그것을 둘러싼 소포상피세포로 이루어진다. 소포상피세포에서는 갑상샘호르몬을, 소포곁세포에서는 칼시토닌을 분비한다. 부갑상샘은 갑상샘 뒤면에 있는 4개의 쌀알처럼 생긴 기관으로, 부갑상샘호르몬인 파라토르몬을 분비한다.

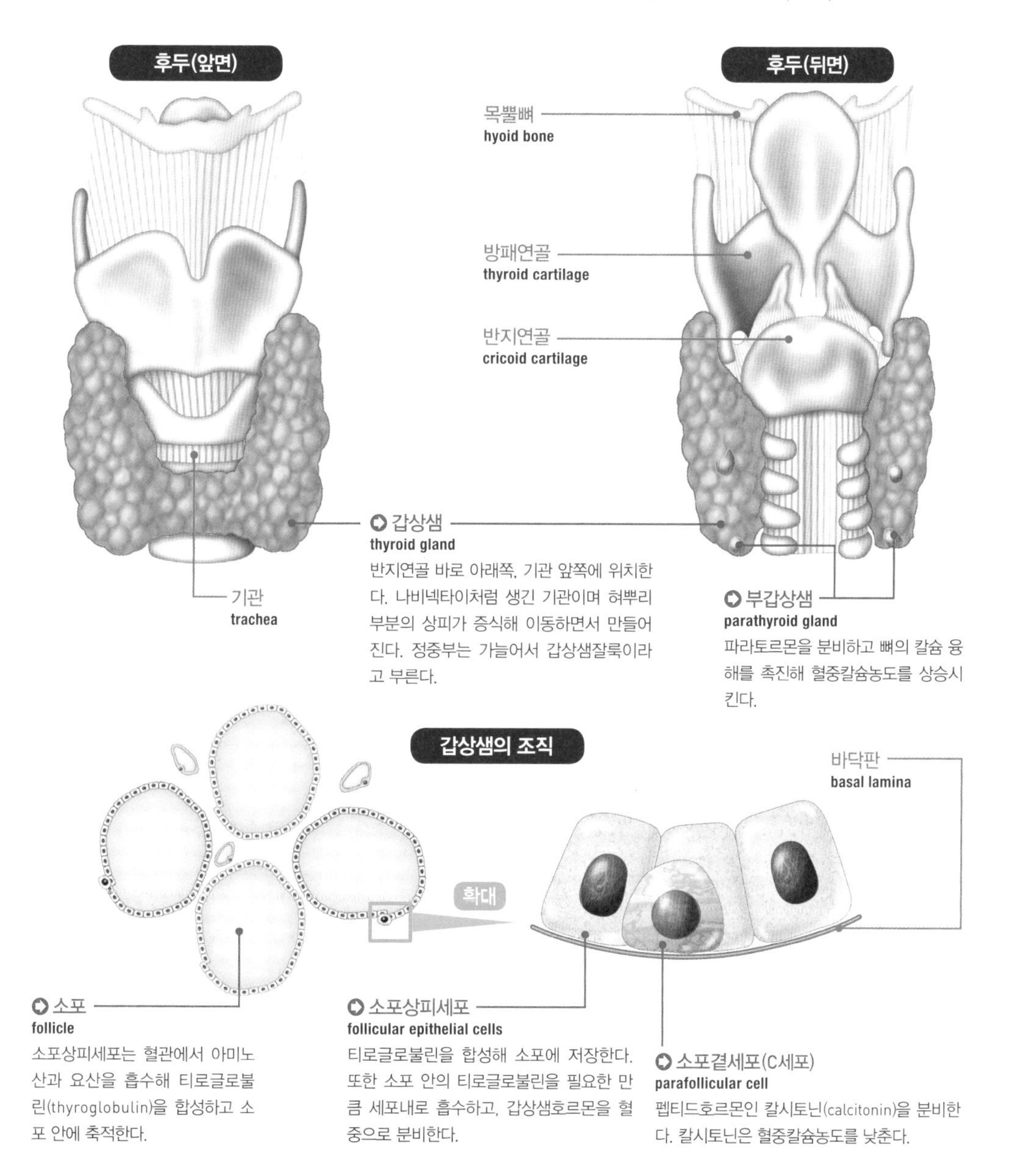

후두(앞면)
후두(뒤면)
목뿔뼈
hyoid bone
방패연골
thyroid cartilage
반지연골
cricoid cartilage
갑상샘
thyroid gland
반지연골 바로 아래쪽, 기관 앞쪽에 위치한다. 나비넥타이처럼 생긴 기관이며 혀뿌리 부분의 상피가 증식해 이동하면서 만들어진다. 정중부는 가늘어서 갑상샘잘룩이라고 부른다.
기관
trachea
부갑상샘
parathyroid gland
파라토르몬을 분비하고 뼈의 칼슘 용해를 촉진해 혈중칼슘농도를 상승시킨다.
갑상샘의 조직
바닥판
basal lamina
확대
소포
follicle
소포상피세포는 혈관에서 아미노산과 요산을 흡수해 티로글로불린(thyroglobulin)을 합성하고 소포 안에 축적한다.
소포상피세포
follicular epithelial cells
티로글로불린을 합성해 소포에 저장한다. 또한 소포 안의 티로글로불린을 필요한 만큼 세포내로 흡수하고, 갑상샘호르몬을 혈중으로 분비한다.
소포곁세포(C세포)
parafollicular cell
펩티드호르몬인 칼시토닌(calcitonin)을 분비한다. 칼시토닌은 혈중칼슘농도를 낮춘다.

부신(콩팥위샘) *adrenal gland*

위치와 특징

콩팥 위 안쪽 지방조직에 쌓여 있는 기관으로 콩팥위샘이라고도 한다. 크기는 엄지손가락 첫 마디 정도이며 무게는 약 5~10g이다. 부신에는 위·중간·아래 세 개의 부신동맥이 있으며, 조직 무게당 혈류가 많은 기관이다. 부신은 스테로이드호르몬을 분비하는 중배엽성 겉질과 아드레날린을 분비하는 신경외배엽성 속질로 구성된다.

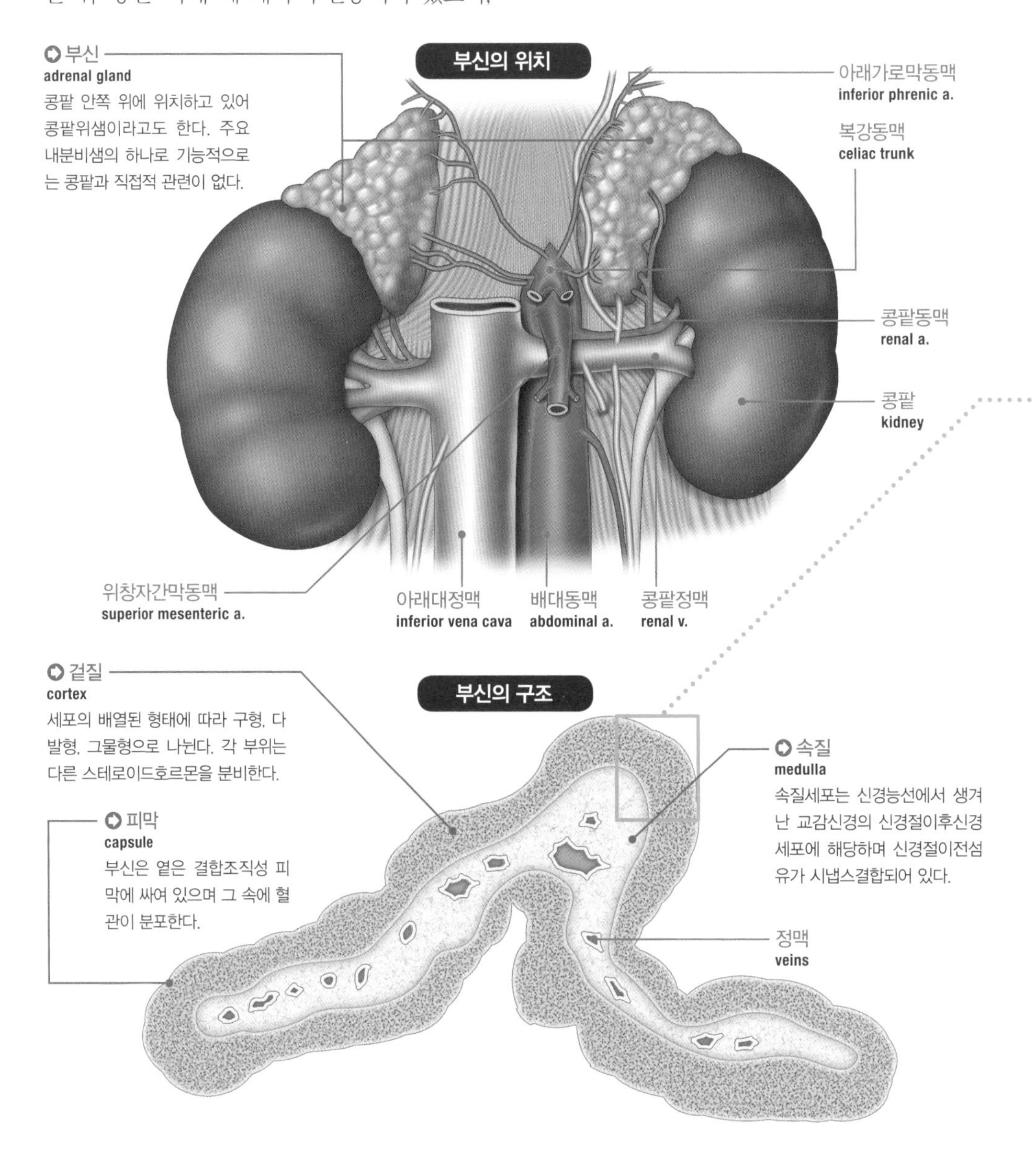

부신의 위치
부신
adrenal gland
콩팥 안쪽 위에 위치하고 있어 콩팥위샘이라고도 한다. 주요 내분비샘의 하나로 기능적으로는 콩팥과 직접적 관련이 없다.
아래가로막동맥
inferior phrenic a.
복강동맥
celiac trunk
콩팥동맥
renal a.
콩팥
kidney
위창자간막동맥
superior mesenteric a.
아래대정맥
inferior vena cava
배대동맥
abdominal a.
콩팥정맥
renal v.
부신의 구조
겉질
cortex
세포의 배열된 형태에 따라 구형, 다발형, 그물형으로 나뉜다. 각 부위는 다른 스테로이드호르몬을 분비한다.
피막
capsule
부신은 옅은 결합조직성 피막에 싸여 있으며 그 속에 혈관이 분포한다.
속질
medulla
속질세포는 신경능선에서 생겨난 교감신경의 신경절이후신경세포에 해당하며 신경절이전섬유가 시냅스결합되어 있다.
정맥
veins

부신의 혈관계통

부신피막에 분포하는 동맥은 굴모세혈관이 되어 속질로 향하는데, 일부는 그대로 겉질을 관통해 속질에서 모세혈관망을 형성한다. 이를 관통동맥이라 한다.

굴모세혈관
sinusoid
겉질에서 모세혈관망을 형성해 속질에 이르는 혈관. 겉질 호르몬을 포함한 혈액을 속질로 보낸다.

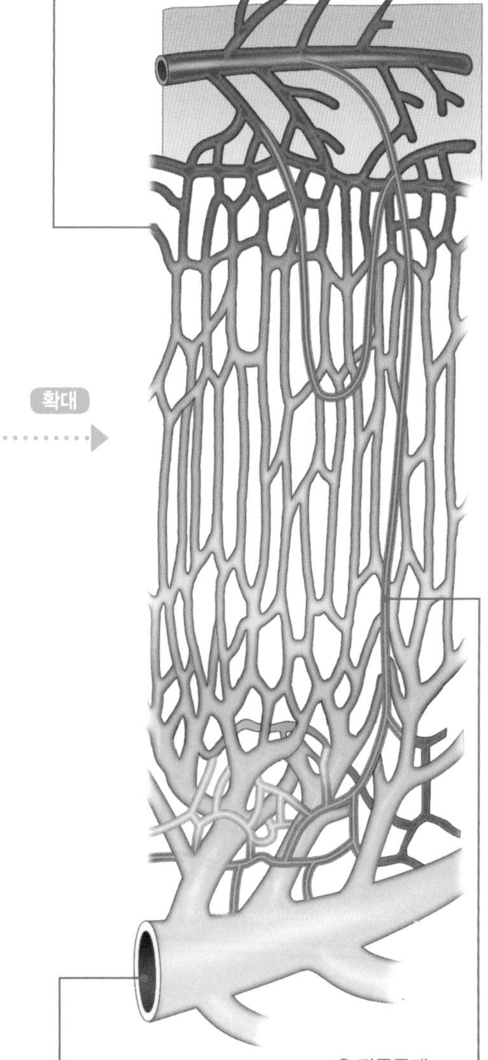

확대

중심정맥
central v.
굴모세혈관과 관통동맥에서 생긴 모세혈관으로부터 혈액이 유입된다.

관통동맥
perforating a.
피막에서 바로 속질로 향하는 동맥. 동맥혈을 속질로 보낸다.

세포의 배열

피막
capsule

토리층
glomerular zone
세포가 원형으로 배열되어 있다. 안지오텐신 II의 통제로 무기질 코르티코이드인 알도스테론을 분비한다.

다발층
fascicular zone
세포가 줄지어 배열되어 있다. 부신겉질자극호르몬(ACTH)의 작용으로 코르티(당질코르티코이드)을 분비한다.

그물층
reticular zone
세포가 무작위로 배열되어 있다. 남성호르몬을 분비한다.

속질
medulla
속질세포는 교감신경 자극에 반응해 노르아드레날린(노르에피네프린)이나 아드레날린을 분비한다.

피부 *skin*

위치와 특징

피부는 표피, 진피, 피부밑조직으로 이루어져 있으며 그 부속기관으로 각질화조직이 있는 털과 손발톱, 땀샘, 지방샘을 비롯한 외분비샘이 갖춰져 있다. 피부는 기계적 자극이나 자외선으로부터 몸을 보호하고 체온을 조절하는 기능을 하며, 몸감각수용기가 있어 감각기관에 속하기도 한다.

피부의 구조

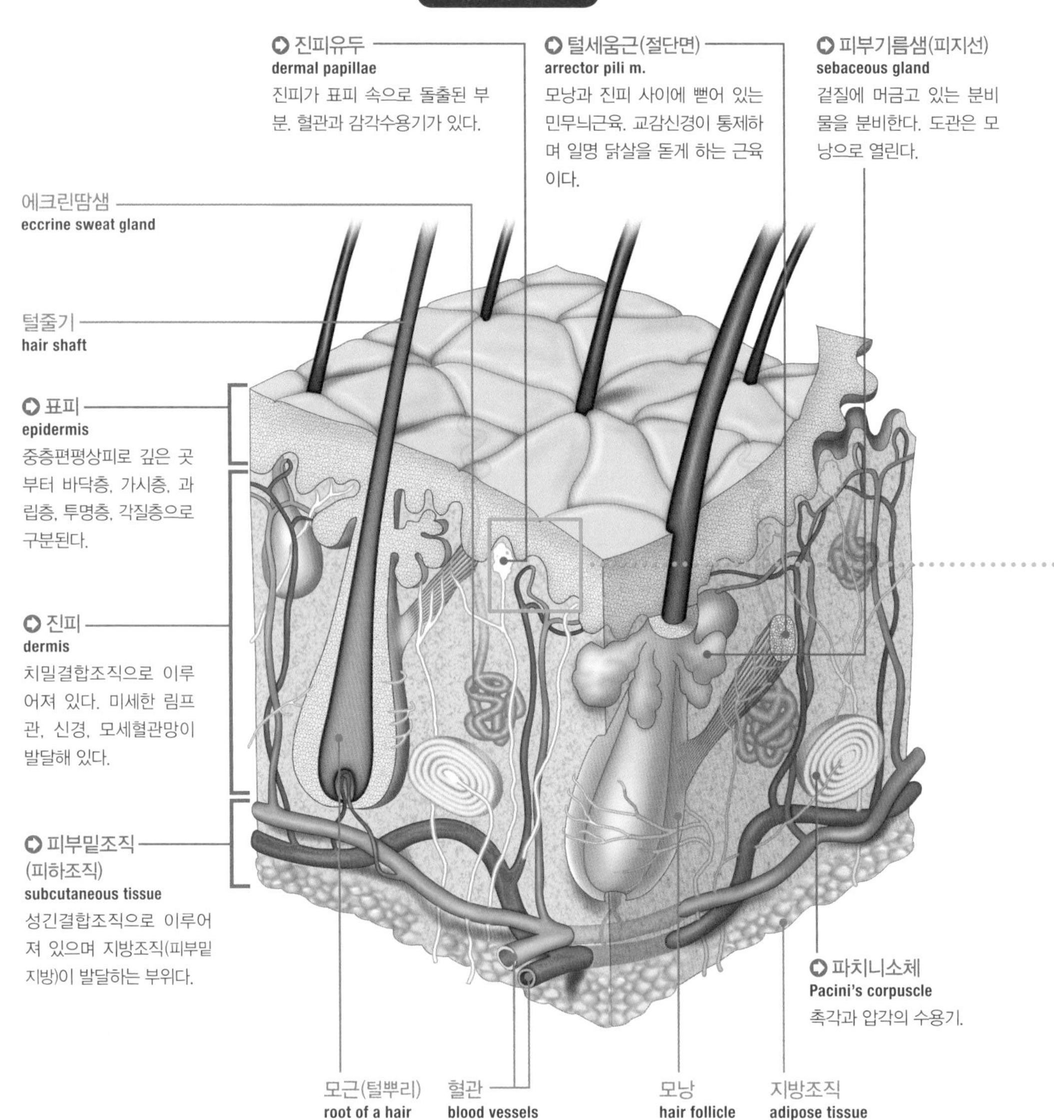

진피유두
dermal papillae
진피가 표피 속으로 돌출된 부분. 혈관과 감각수용기가 있다.
털세움근(절단면)
arrector pili m.
모낭과 진피 사이에 뻗어 있는 민무늬근육. 교감신경이 통제하며 일명 닭살을 돋게 하는 근육이다.
피부기름샘(피지선)
sebaceous gland
겉질에 머금고 있는 분비물을 분비한다. 도관은 모낭으로 열린다.
에크린땀샘
eccrine sweat gland
털줄기
hair shaft
표피
epidermis
중층편평상피로 깊은 곳부터 바닥층, 가시층, 과립층, 투명층, 각질층으로 구분된다.
진피
dermis
치밀결합조직으로 이루어져 있다. 미세한 림프관, 신경, 모세혈관망이 발달해 있다.
피부밑조직
(피하조직)
subcutaneous tissue
성긴결합조직으로 이루어져 있으며 지방조직(피부밑지방)이 발달하는 부위다.
파치니소체
Pacini's corpuscle
촉각과 압각의 수용기.
모근(털뿌리)
root of a hair
혈관
blood vessels
모낭
hair follicle
지방조직
adipose tissue

피부의 미세구조

❶ 표피세포
epidermal cells
표층을 향해 이동하는 동안 케라틴이라는 단백질을 합성해 세포 안에 축적한다.

❷ 랑그한스세포
Langhans cells
가시층에 있으며 면역기능을 담당하는 세포다.

❸ 각질층
cornified layer
표피의 제일 겉층으로 체표면을 싸고 있다.

❹ 투명층
stratum lucidum
각질화 전 단계로 손바닥이나 발바닥처럼 표피가 두꺼운 곳에서 관찰된다.

❺ 과립층
stratum granulosum
각질유리(케라토하이알린)과립을 지닌 여러 층의 세포.

❻ 가시층
stratum spinosum
세포들이 데스모솜(desmosome)이라는 세포 간 결합장치로 단단히 붙어 있다.

❼ 촉각세포(메르켈세포)
Merkel's cell
촉각의 수용기.

❽ 멜라닌세포
melanocyte
멜라닌 색소를 생성해 주위 표피세포로 전달한다.

확대

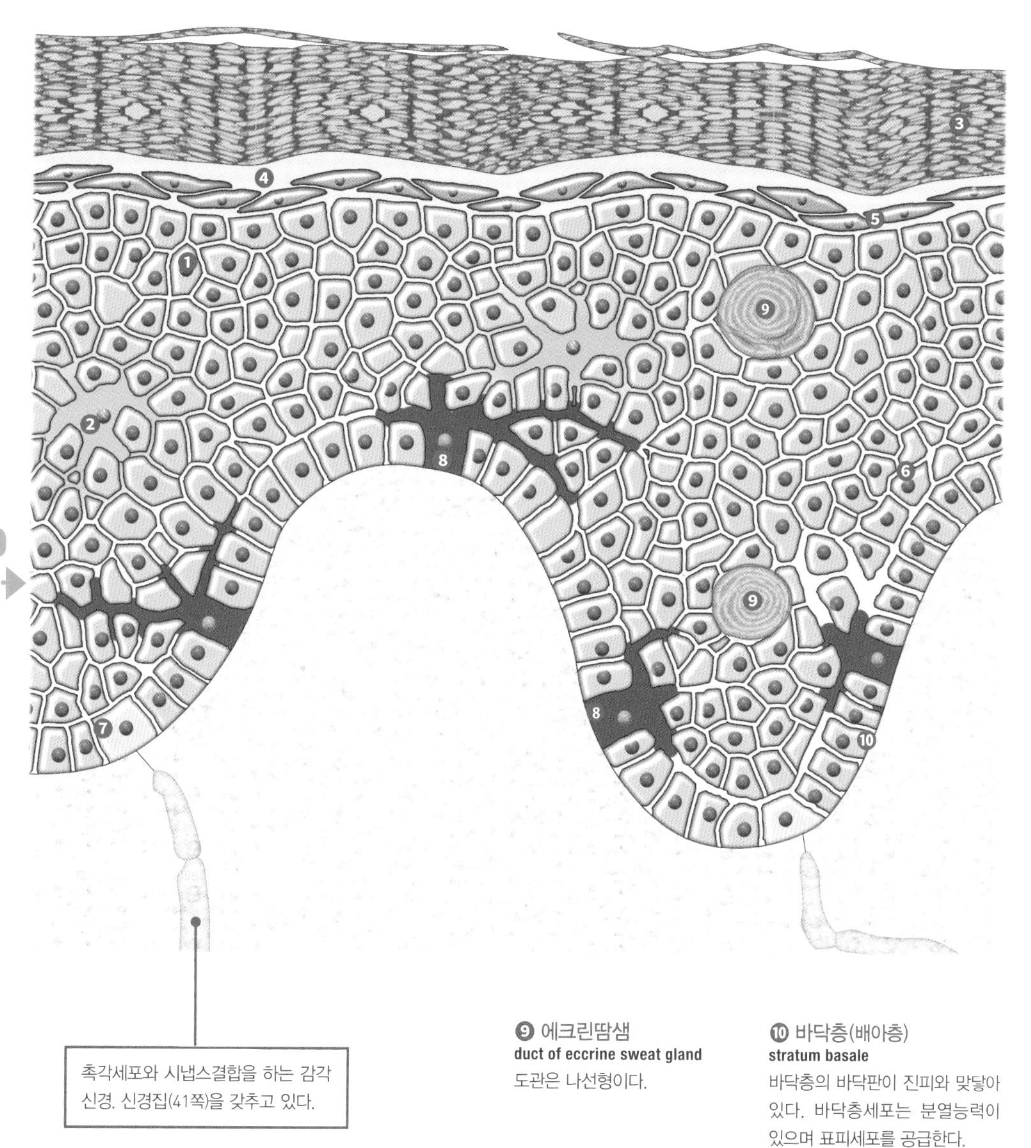

1
2
3
4
5
6
7
8
8
9
9
10

촉각세포와 시냅스결합을 하는 감각신경. 신경집(41쪽)을 갖추고 있다.

❾ 에크린땀샘
duct of eccrine sweat gland
도관은 나선형이다.

❿ 바닥층(배아층)
stratum basale
바닥층의 바닥판이 진피와 맞닿아 있다. 바닥층세포는 분열능력이 있으며 표피세포를 공급한다.

털과 손발톱 *hair and nail*

위치와 특징

표피 일부가 피부 깊이 들어가 모낭(털집)을 만든다. 모낭의 바닥 부분은 세포분열이 왕성한 털바탕질로, 분열하면서 새롭게 생겨나는 세포가 각질화하면 털이 된다.

손발톱은 몸통과 뿌리로 이루어져 있다. 표면에 보이는 각질화한 조직이 몸통이며, 피부에 싸여 있는 부분이 뿌리다. 뿌리를 둘러싸고 있는 조직은 손발톱바탕질이라고 하며, 털바탕질처럼 표피가 피부밑으로 깊게 들어간 것이다.

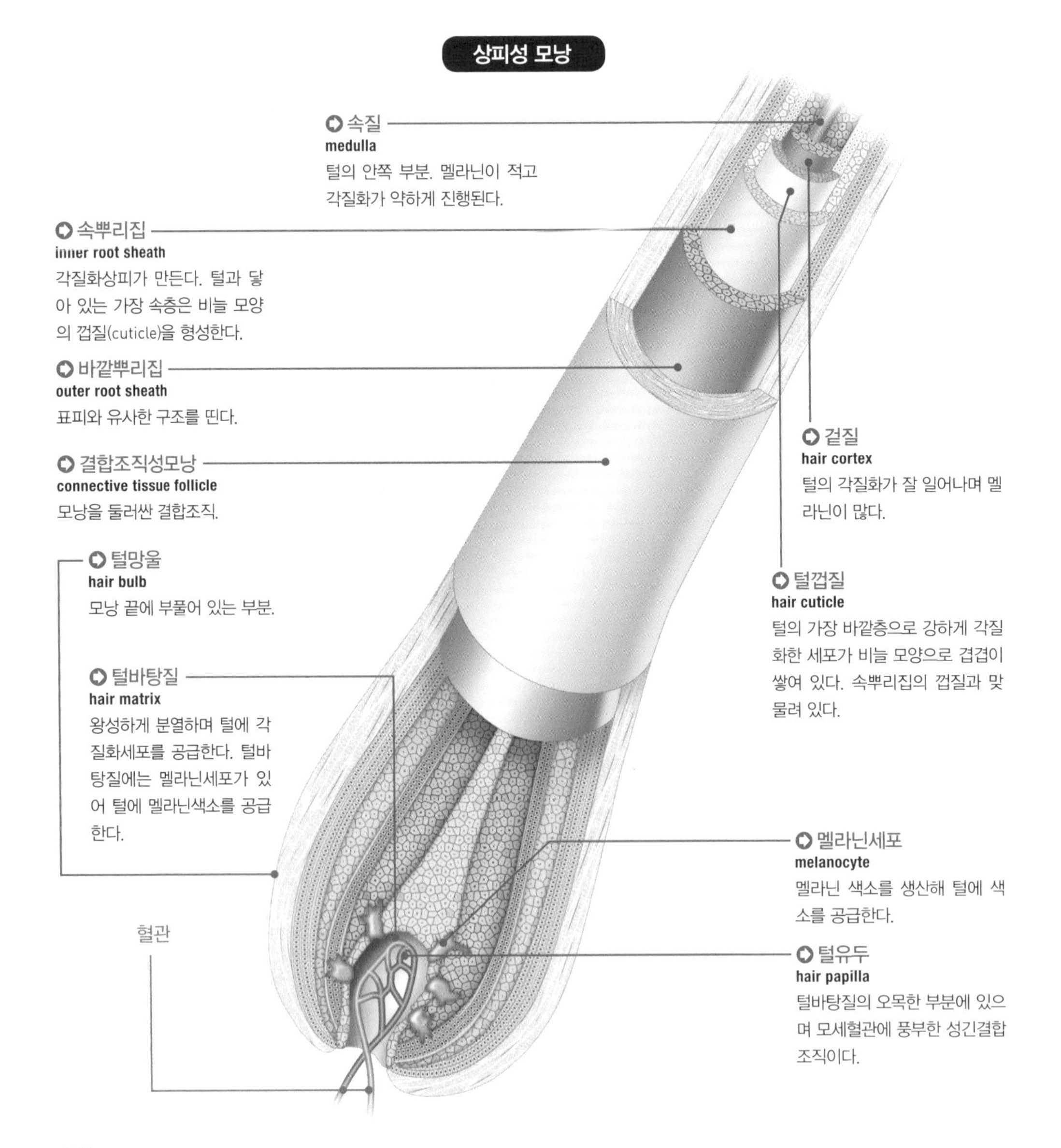

상피성 모낭
속질
medulla
털의 안쪽 부분. 멜라닌이 적고 각질화가 약하게 진행된다.
속뿌리집
inner root sheath
각질화상피가 만든다. 털과 닿아 있는 가장 속층은 비늘 모양의 껍질(cuticle)을 형성한다.
바깥뿌리집
outer root sheath
표피와 유사한 구조를 띤다.
결합조직성모낭
connective tissue follicle
모낭을 둘러싼 결합조직.
털망울
hair bulb
모낭 끝에 부풀어 있는 부분.
털바탕질
hair matrix
왕성하게 분열하며 털에 각질화세포를 공급한다. 털바탕질에는 멜라닌세포가 있어 털에 멜라닌색소를 공급한다.
혈관
겉질
hair cortex
털의 각질화가 잘 일어나며 멜라닌이 많다.
털껍질
hair cuticle
털의 가장 바깥층으로 강하게 각질화한 세포가 비늘 모양으로 겹겹이 쌓여 있다. 속뿌리집의 껍질과 맞물려 있다.
멜라닌세포
melanocyte
멜라닌 색소를 생산해 털에 색소를 공급한다.
털유두
hair papilla
털바탕질의 오목한 부분에 있으며 모세혈관에 풍부한 성긴결합조직이다.

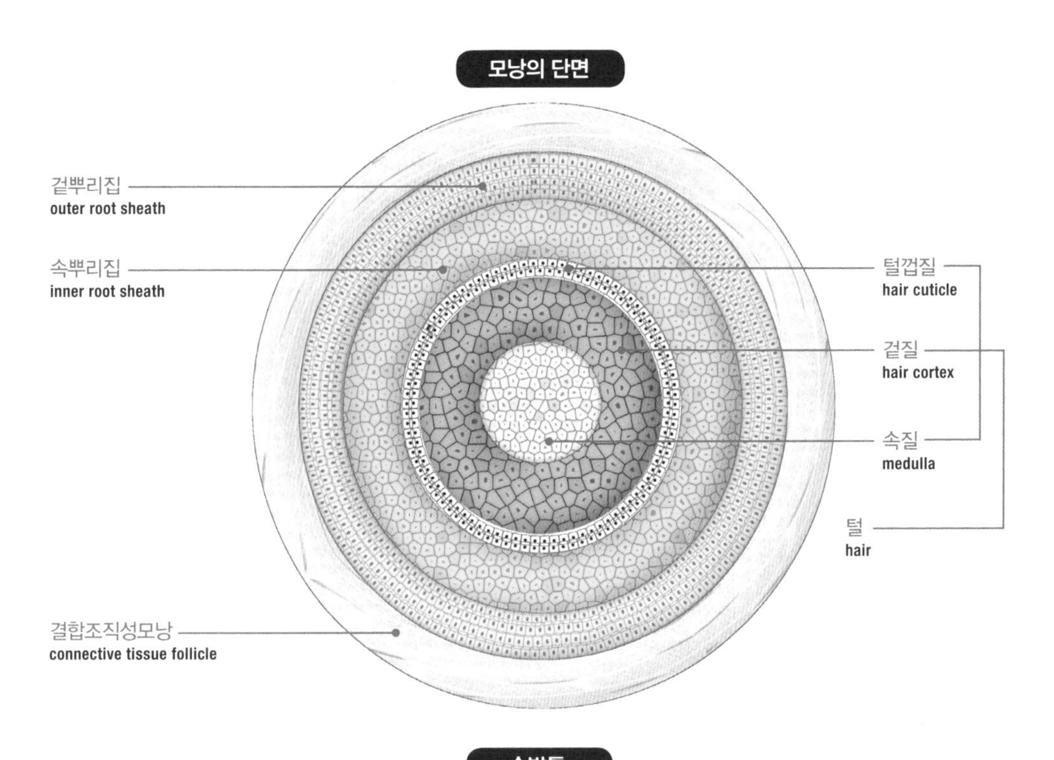
모낭의 단면
겉뿌리집
outer root sheath
속뿌리집
inner root sheath
결합조직성모낭
connective tissue follicle
털껍질
hair cuticle
겉질
hair cortex
속질
medulla
털
hair

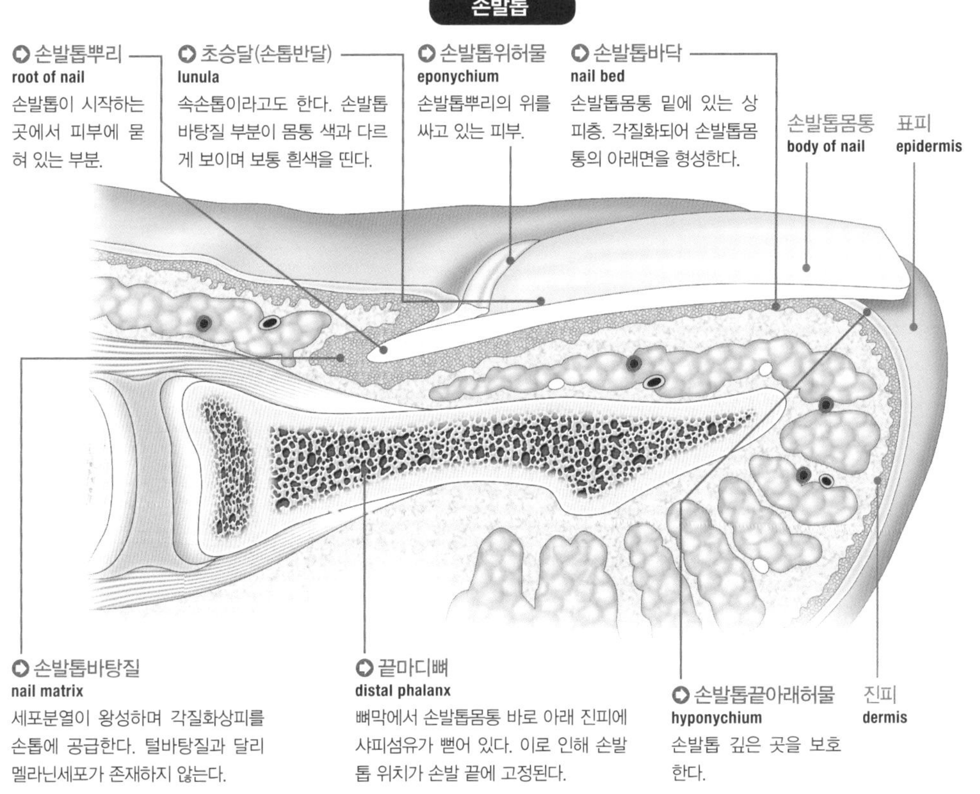
손발톱
손발톱뿌리
root of nail
손발톱이 시작하는 곳에서 피부에 묻혀 있는 부분.
초승달(손톱반달)
lunula
속손톱이라고도 한다. 손발톱 바탕질 부분이 몸통 색과 다르게 보이며 보통 흰색을 띤다.
손발톱위허물
eponychium
손발톱뿌리의 위를 싸고 있는 피부.
손발톱바닥
nail bed
손발톱몸통 밑에 있는 상피층. 각질화되어 손발톱몸통의 아래면을 형성한다.
손발톱몸통
body of nail
표피
epidermis
손발톱바탕질
nail matrix
세포분열이 왕성하며 각질화상피를 손톱에 공급한다. 털바탕질과 달리 멜라닌세포가 존재하지 않는다.
끝마디뼈
distal phalanx
뼈막에서 손발톱몸통 바로 아래 진피에 샤피섬유가 뻗어 있다. 이로 인해 손발톱 위치가 손발 끝에 고정된다.
손발톱끝아래허물
hyponychium
손발톱 깊은 곳을 보호한다.
진피
dermis

땀샘 *sweat gland*

위치와 특징

땀샘은 표피가 안으로 들어가면서 생긴 샘으로 에크린땀샘(소한선)과 아포크린땀샘(대한선)이 있다. 종말부는 진피 깊은 곳 또는 피부밑조직에 있다. 에크린땀샘은 온몸에 분포하며 체온 조절 작용을 하고, 아포크린땀샘은 겨드랑이, 항문 등 한정된 부위에 있으며 체온 조절에 관여하지 않는다.

땀샘의 구조

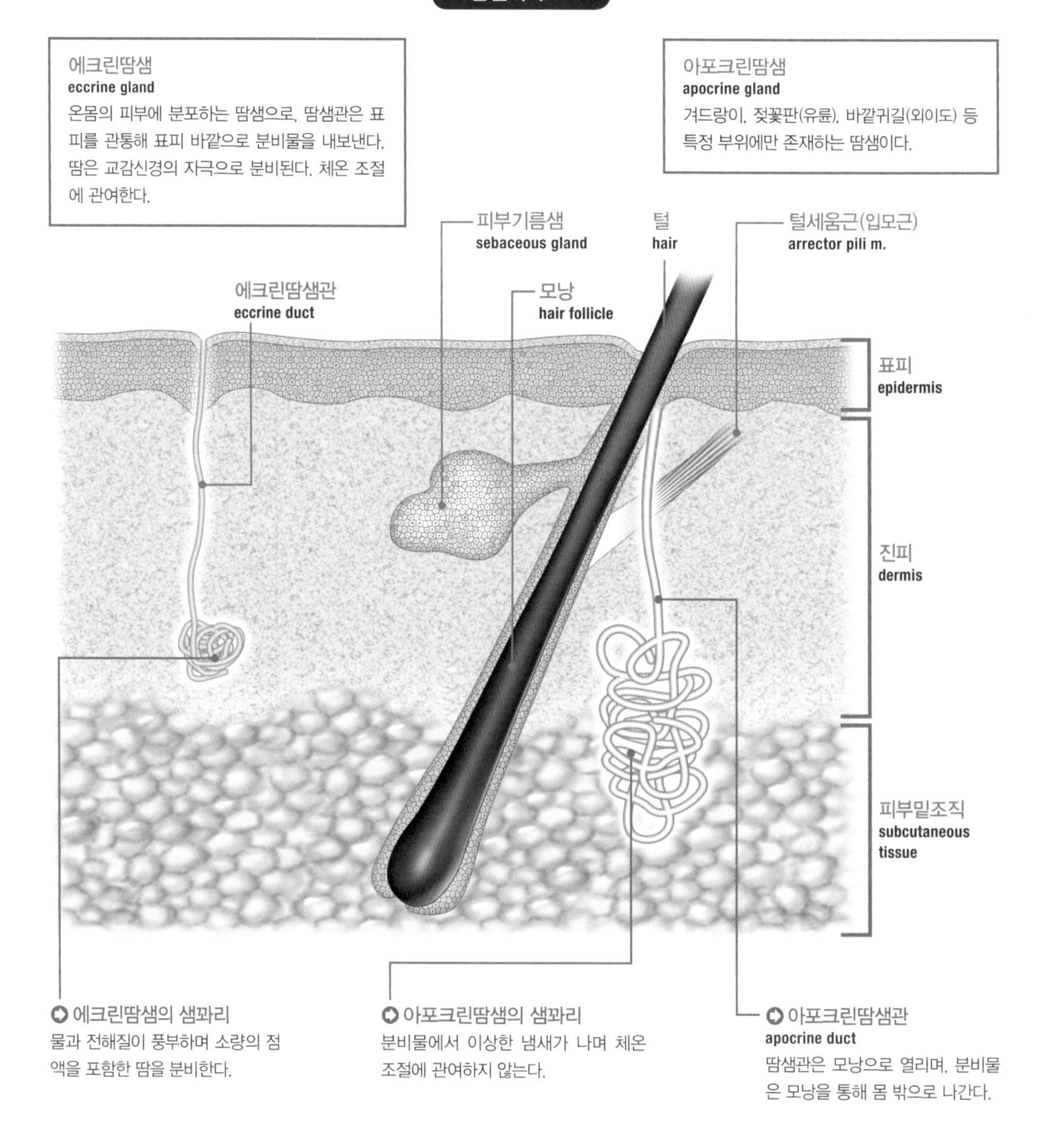

에크린땀샘
eccrine gland
온몸의 피부에 분포하는 땀샘으로, 땀샘관은 표피를 관통해 표피 바깥으로 분비물을 내보낸다. 땀은 교감신경의 자극으로 분비된다. 체온 조절에 관여한다.
아포크린땀샘
apocrine gland
겨드랑이, 젖꽃판(유륜), 바깥귀길(외이도) 등 특정 부위에만 존재하는 땀샘이다.
피부기름샘
sebaceous gland
털
hair
털세움근(입모근)
arrector pili m.
에크린땀샘관
eccrine duct
모낭
hair follicle
표피
epidermis
진피
dermis
피부밑조직
subcutaneous tissue
에크린땀샘의 샘꽈리
물과 전해질이 풍부하며 소량의 점액을 포함한 땀을 분비한다.
아포크린땀샘의 샘꽈리
분비물에서 이상한 냄새가 나며 체온 조절에 관여하지 않는다.
아포크린땀샘관
apocrine duct
땀샘관은 모낭으로 열리며, 분비물은 모낭을 통해 몸 밖으로 나간다.

림프기관 *lymphoid organs*

위치와 특징

림프조직은 항원 비의존성 림프구 생성이 이루어지는 일차림프조직, 항원이 면역담당세포의 확인을 받은 뒤에 항원특이적 면역반응이 일어나는 이차림프조직으로 나눌 수 있다. 전자는 골수와 가슴샘 등이 있으며 후자는 림프절, 지라, 편도 또는 페이에판이 있다. 그 밖에 점막 속의 림프소절, 림프침윤 등도 후자에 속한다.

몸에 있는 림프기관

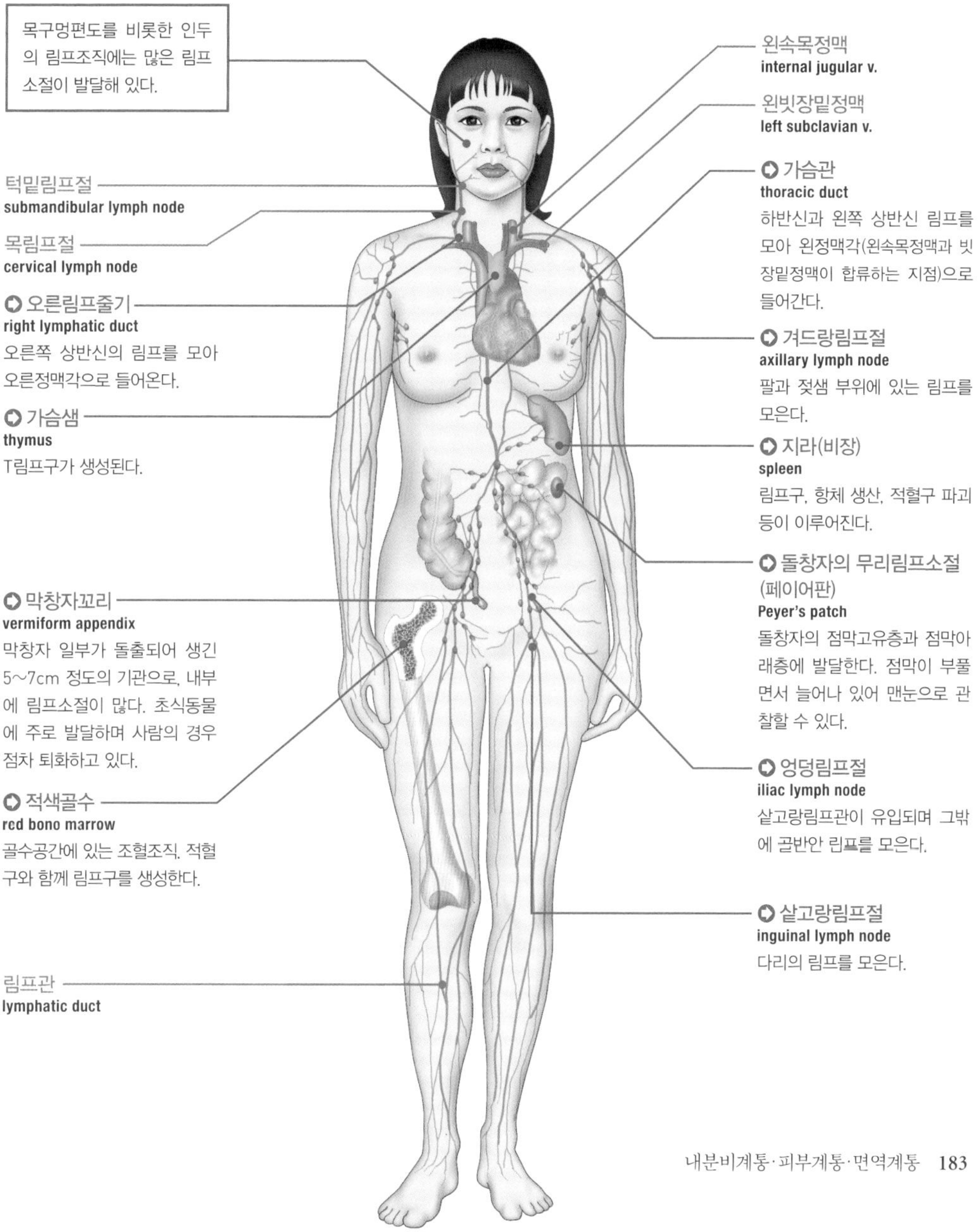

목구멍편도를 비롯한 인두의 림프조직에는 많은 림프소절이 발달해 있다.

턱밑림프절
submandibular lymph node

목림프절
cervical lymph node

오른림프줄기
right lymphatic duct
오른쪽 상반신의 림프를 모아 오른정맥각으로 들어온다.

가슴샘
thymus
T림프구가 생성된다.

막창자꼬리
vermiform appendix
막창자 일부가 돌출되어 생긴 5~7cm 정도의 기관으로, 내부에 림프소절이 많다. 초식동물에 주로 발달하며 사람의 경우 점차 퇴화하고 있다.

적색골수
rcd bono marrow
골수공간에 있는 조혈조직. 적혈구와 함께 림프구를 생성한다.

림프관
lymphatic duct

왼속목정맥
internal jugular v.

왼빗장밑정맥
left subclavian v.

가슴관
thoracic duct
하반신과 왼쪽 상반신 림프를 모아 왼정맥각(왼속목정맥과 빗장밑정맥이 합류하는 지점)으로 들어간다.

겨드랑림프절
axillary lymph node
팔과 젖샘 부위에 있는 림프를 모은다.

지라(비장)
spleen
림프구, 항체 생산, 적혈구 파괴 등이 이루어진다.

돌창자의 무리림프소절(페이어판)
Peyer's patch
돌창자의 점막고유층과 점막아래층에 발달한다. 점막이 부풀면서 늘어나 있어 맨눈으로 관찰할 수 있다.

엉덩림프절
iliac lymph node
샅고랑림프관이 유입되며 그밖에 골반안 림프를 모은다.

샅고랑림프절
inguinal lymph node
다리의 림프를 모은다.

림프절 *lymph node*

위치와 특징

림프절은 림프관의 일정 구간마다 위치한 기관이다. 림프관을 흐르는 림프액에서 이물질이나 세균을 여과하는 기능을 하며, 많은 림프소절을 포함하는 림프구가 증식하는 장소다. 목, 샅고랑, 겨드랑이 등 몸 표면과 가까운 부위에도 많이 분포하고 있다. 이 부위가 감염되어 종양이 생기면 바깥에서 만져 확인할 수 있다.

림프절의 구조

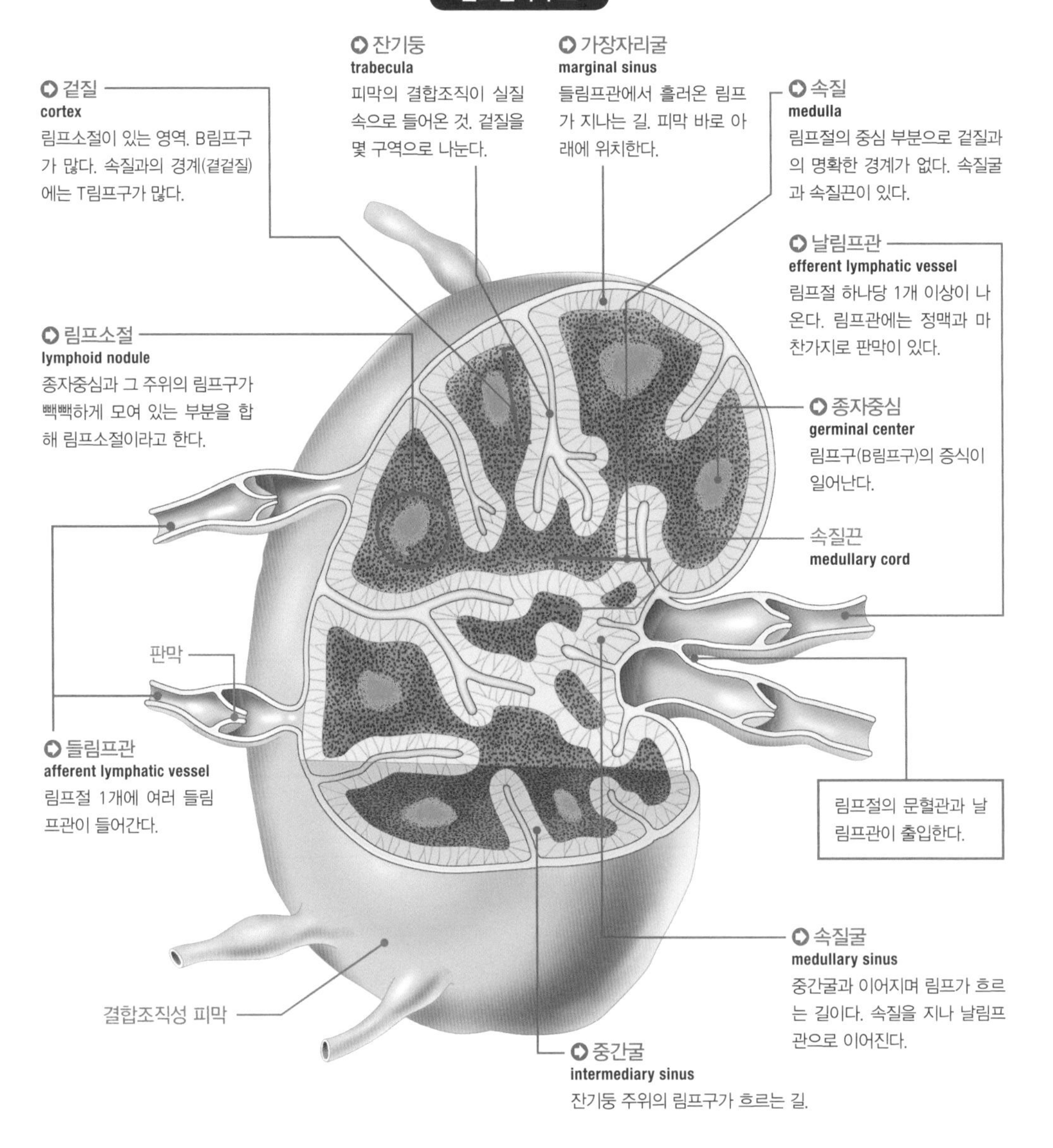

잔기둥
trabecula
피막의 결합조직이 실질 속으로 들어온 것. 겉질을 몇 구역으로 나눈다.
가장자리굴
marginal sinus
들림프관에서 흘러온 림프가 지나는 길. 피막 바로 아래에 위치한다.
겉질
cortex
림프소절이 있는 영역. B림프구가 많다. 속질과의 경계(곁겉질)에는 T림프구가 많다.
속질
medulla
림프절의 중심 부분으로 겉질과의 명확한 경계가 없다. 속질굴과 속질끈이 있다.
날림프관
efferent lymphatic vessel
림프절 하나당 1개 이상이 나온다. 림프관에는 정맥과 마찬가지로 판막이 있다.
림프소절
lymphoid nodule
종자중심과 그 주위의 림프구가 빽빽하게 모여 있는 부분을 합해 림프소절이라고 한다.
종자중심
germinal center
림프구(B림프구)의 증식이 일어난다.
속질끈
medullary cord
판막
들림프관
afferent lymphatic vessel
림프절 1개에 여러 들림프관이 들어간다.
림프절의 문혈관과 날림프관이 출입한다.
속질굴
medullary sinus
중간굴과 이어지며 림프가 흐르는 길이다. 속질을 지나 날림프관으로 이어진다.
결합조직성 피막
중간굴
intermediary sinus
잔기둥 주위의 림프구가 흐르는 길.

지라(비장) *spleen*

위치와 특징

지라는 위의 왼쪽 아래, 가로막 바로 아래 위치한다. 80~120g의 실질조직으로, 많은 혈액을 함유하고 있어 어두운 붉은색을 띤다. 배막에 싸여 안쪽 지라문에서 신경과 혈관이 출입한다. 많은 혈액을 포함하는 적비수와 그 속에 떠 있는 백비수(림프소절, 지라소절)로 구성되어 있다. 적비수에서는 적혈구가 파괴되고, 백비수에서는 림프구가 만들어진다.

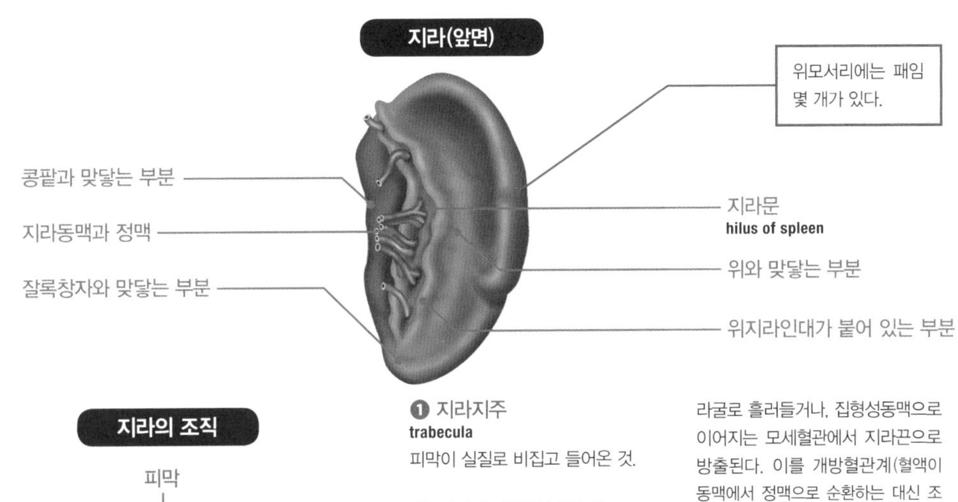

지라(앞면)
위모서리에는 패임 몇 개가 있다.
콩팥과 맞닿는 부분
지라동맥과 정맥
잘록창자와 맞닿는 부분
지라문
hilus of spleen
위와 맞닿는 부분
위지라인대가 붙어 있는 부분

지라의 조직

피막

지라지주정맥
trabecular v.

지라지주
trabecula

❶ 지라지주
trabecula
피막이 실질로 비집고 들어온 것.

❷ 가장자리구역(변연대)
marginal zone
백비수 주위에 있는 적비수. 큰포식세포가 많다.

❸ 종자중심
germinal center
림프구가 증식하는 곳이다.

❹ 림프소절(지라소절)
lymph node
종자중심과 그것을 둘러싼 림프구로 구성되어 있다.

❺ 중심동맥
central a.
백비수를 지나는 동맥.

❻ 지라지주동맥
trabecular a.
혈액은 지라동맥에서 지라지주동맥, 중심동맥으로 간다. 계속해서 나아가면 붓털동맥과 집형성동맥이라는 독특한 동맥 및 모세혈관을 지나 지라굴로 흘러들거나, 집형성동맥으로 이어지는 모세혈관에서 지라끈으로 방출된다. 이를 개방혈관계(혈액이 동맥에서 정맥으로 순환하는 대신 조직으로 들어가는 혈관계통)라고 한다.

❼ 지라굴
splenic sinus
그물 모양의 정맥. 지라끈의 혈액은 지라굴로 유입된 후 지라정맥이 되어 지라를 나간다.

❽ 집형성동맥
sheathed a.
동맥 주위를 결합조직세포의 일종인 세망세포가 둘러싸고 있다.

❾ 붓털동맥
penicillar a.
중심동맥에서 많은 붓털동맥이 붓솔처럼 나뉘어 갈라진다.

❿ 지라끈
splenic cord
지라굴 사이를 메우는 결합조직성 막 구멍. 이곳에서 큰포식세포가 오래된 적혈구를 탐식한다.

가슴샘 *thymus*

위치와 특징

가슴샘은 세로칸 위쪽에 있으며, 가슴뼈 등쪽과 심장에서 나가는 대혈관 앞면에 있는 림프성 기관이다. 발생 후기부터 유아기에 걸쳐 가장 크게 발달해 최대 40g 정도까지 성장한다. 사춘기 이후에는 가슴샘조직이 퇴화하며 노년기에는 대부분 지방조직이 된다. 남아 있는 소량의 가슴샘조직은 인체 곳곳에서 일생 동안 기능한다. 가슴샘은 T림프구를 분화 및 성숙시키는 기능을 한다.

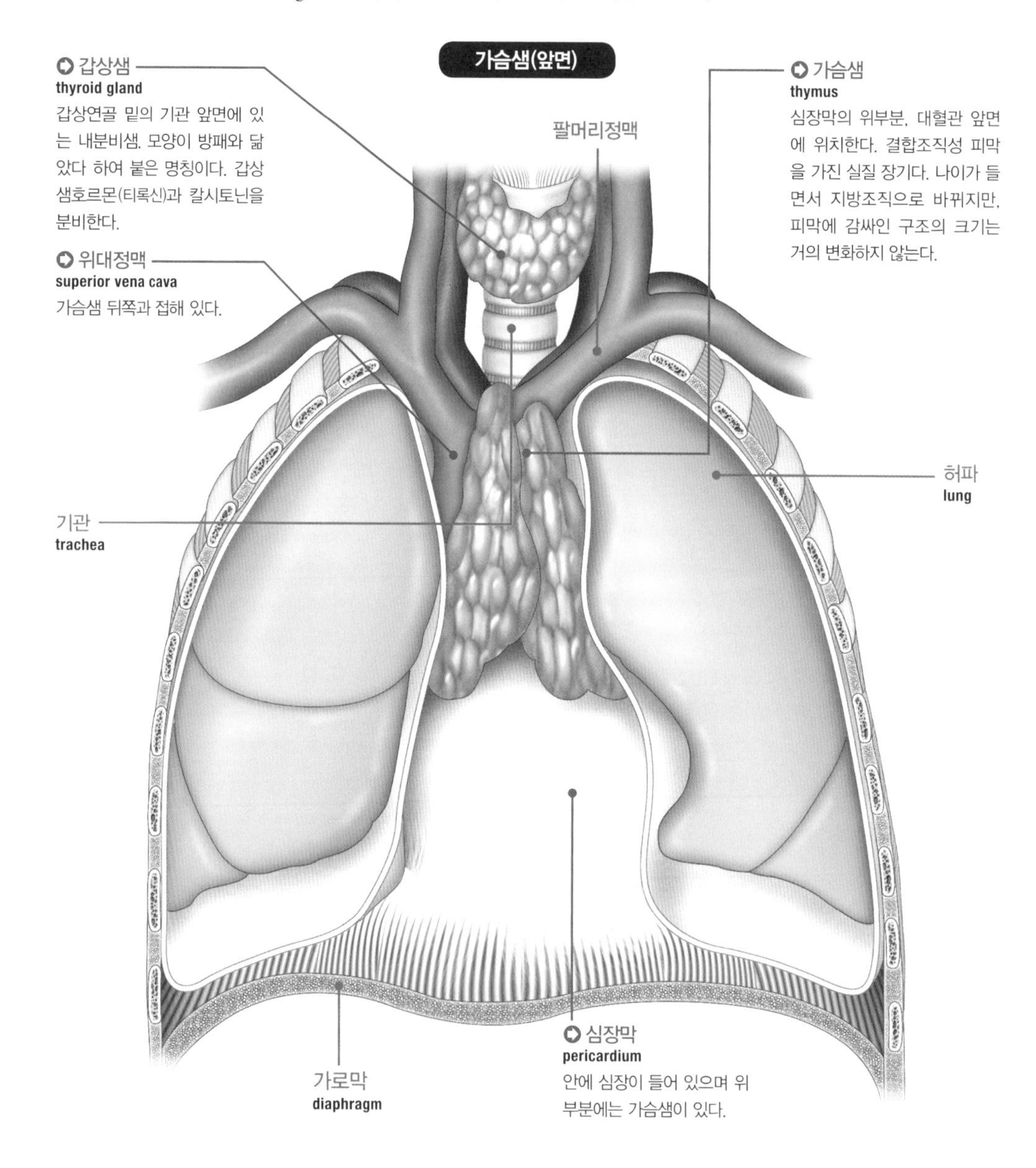

가슴샘(앞면)
갑상샘
thyroid gland
갑상연골 밑의 기관 앞면에 있는 내분비샘. 모양이 방패와 닮았다 하여 붙은 명칭이다. 갑상샘호르몬(티록신)과 칼시토닌을 분비한다.
위대정맥
superior vena cava
가슴샘 뒤쪽과 접해 있다.
팔머리정맥
가슴샘
thymus
심장막의 위부분, 대혈관 앞면에 위치한다. 결합조직성 피막을 가진 실질 장기다. 나이가 들면서 지방조직으로 바뀌지만, 피막에 감싸인 구조의 크기는 거의 변화하지 않는다.
허파
lung
기관
trachea
가로막
diaphragm
심장막
pericardium
안에 심장이 들어 있으며 위부분에는 가슴샘이 있다.

제8장

감각계통

Sensory system

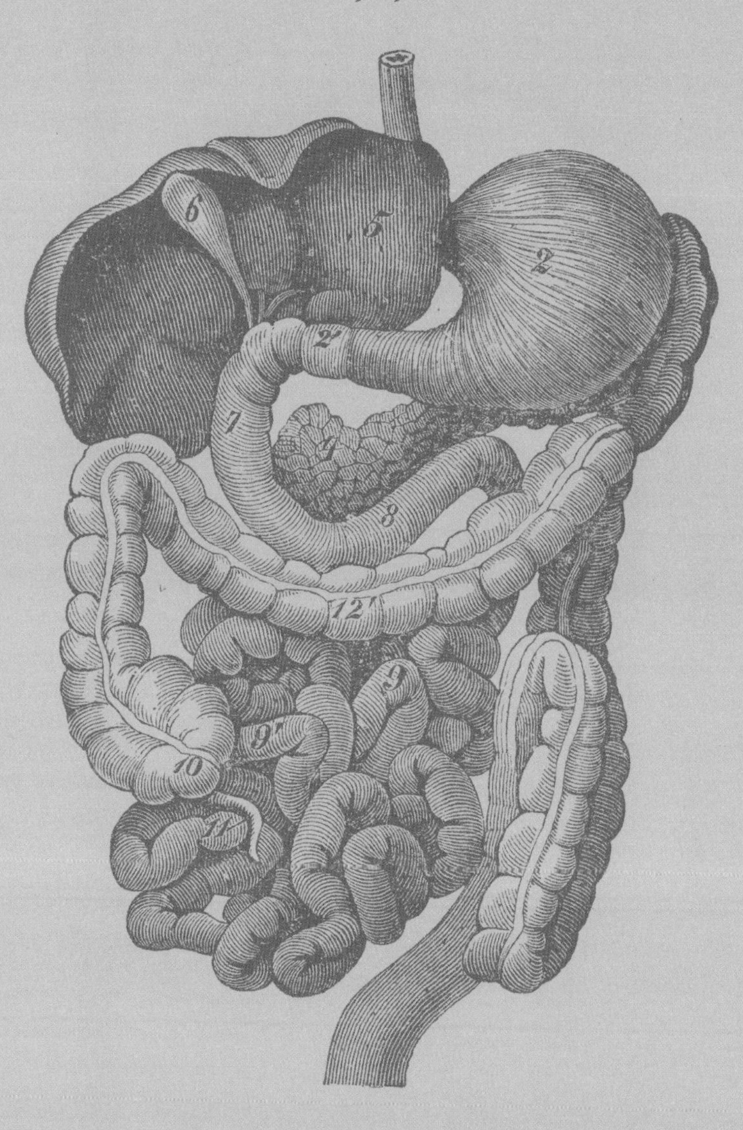
6
5
2
2'
7
4
8
12'
9
9'
10
11

안구 *eyeball*

위치와 특징

안구는 흔히 눈알이라고 불리는 공 모양의 기관으로 눈확 속을 채우고 있다. 안구 앞은 위아래로 눈꺼풀이 있어 안구 일부분을 밖에서 볼 수 있다. 뼈대근육인 바깥눈근육(외안근) 6종류가 안구에 붙어 안구를 움직인다. 빛자극은 안구 속벽에 있는 망막에서 신경정보로 변환되고 시각신경을 통해 뇌로 전달된다.

안구와 주변 구조(앞면)

❶ 눈물샘
lacrimal gland
눈물을 분비한다.

❷ 동공
pupil
홍채가 만드는 공으로, 검은 망막색소상피가 보인다.

❸ 공막(흰자위막)
sclera
각막에 이어지는 안구의 섬유막이다.

❹ 홍채
iris
망막에 이르는 빛의 양을 조절한다.

❺ 눈물점
lacrimal punctum
눈물을 눈물소관으로 배출한다.

❻ 눈물소관
lacrimal canaliculus
눈물을 안구에서 눈물주머니로 보낸다.

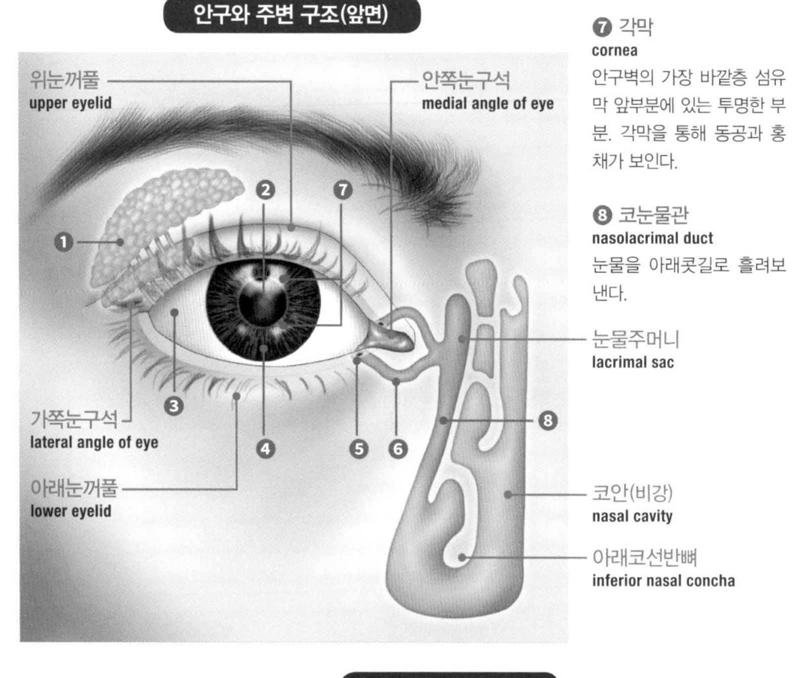
위눈꺼풀
upper eyelid
안쪽눈구석
medial angle of eye
1
2
7
3
4
5
6
8
가쪽눈구석
lateral angle of eye
아래눈꺼풀
lower eyelid
눈물주머니
lacrimal sac
코안(비강)
nasal cavity
아래코선반뼈
inferior nasal concha

❼ 각막
cornea
안구벽의 가장 바깥층 섬유막 앞부분에 있는 투명한 부분. 각막을 통해 동공과 홍채가 보인다.

❽ 코눈물관
nasolacrimal duct
눈물을 아래콧길로 흘려보낸다.

안구의 바깥눈근육

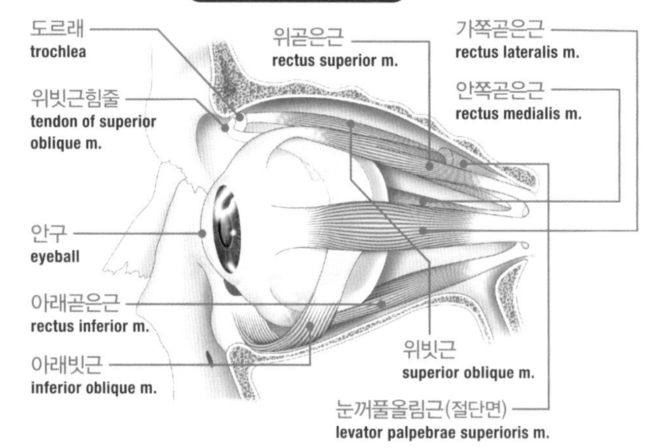
도르래
trochlea
위빗근힘줄
tendon of superior oblique m.
안구
eyeball
아래곧은근
rectus inferior m.
아래빗근
inferior oblique m.
위곧은근
rectus superior m.
가쪽곧은근
rectus lateralis m.
안쪽곧은근
rectus medialis m.
위빗근
superior oblique m.
눈꺼풀올림근(절단면)
levator palpebrae superioris m.

바깥눈근육

안구는 공막(흰자위막)에 부착된 여섯 종류의 뼈대근육인 바깥눈근육에 의해 움직인다. 위곧은근, 아래곧은근, 안쪽곧은근, 아래빗근은 눈돌림신경(3번 뇌신경)이, 위빗근은 도르래신경(4번 뇌신경)이, 가쪽곧은근은 갓돌림신경(6번 뇌신경)이 지배한다.

안구의 구성

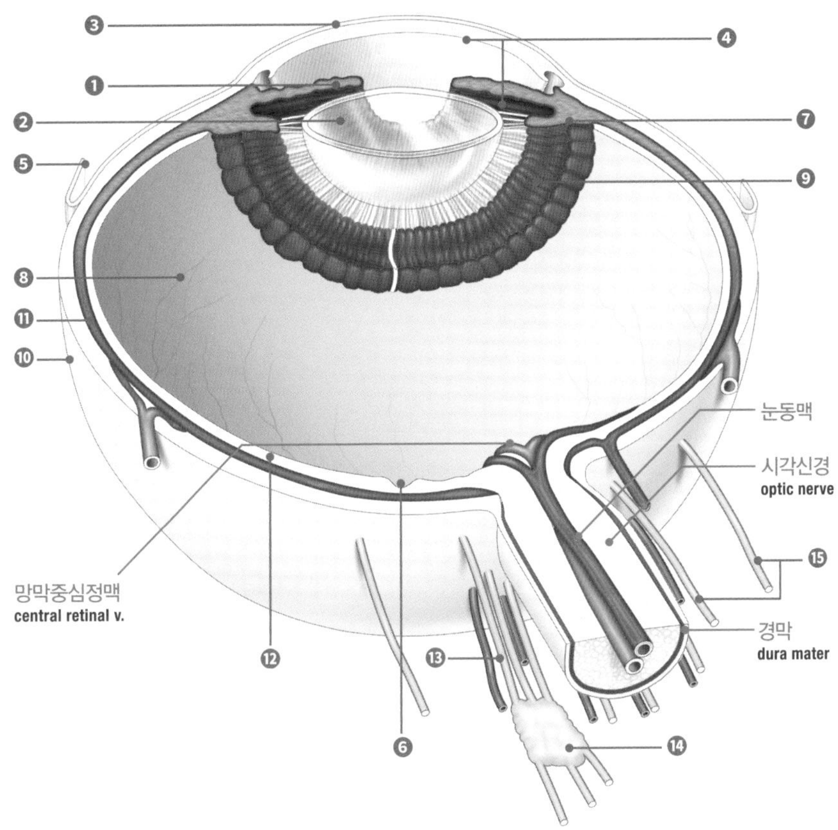

❸
❹
❶
❷
❼
❺
❾
❽
⓫
❿
눈동맥
시각신경
optic nerve
망막중심정맥
central retinal v.
⓯
경막
dura mater
⓬
⓭
❻
⓮

❶ 홍채
iris

안에 방사형으로 뻗은 동공확대근과 동심원 모양으로 자리한 동공조임근이 있으며, 동공 크기를 조절해 망막에 이르는 빛의 양을 조절한다.

❷ 수정체
lens

수정체세포로 이루어진 타원형 구조. 빛을 굴절시켜 망막에 상을 맺히게 하는 렌즈 기능을 한다.

❸ 각막
cornea

공막으로 이어지는 안구벽 섬유막의 투명한 부분. 빛을 받아들임과 동시에 굴절시키는 작용도 한다.

❹ 안구앞방과 안구뒷방
anterior and posterior chamber

방수로 차 있다. 각막과 수정체에 영양을 공급한다.

❺ 결막
conjunctiva

공막 앞쪽과 눈꺼풀 안쪽을 싸고 있는 점막. 겉질에서 점액을 분비해 안구 표면을 덮는다.

❻ 중심오목
fovea centralis

시각세포의 밀도가 높으며 망막에서 가장 해상도가 높은 부분. 중심오목 주변은 황반(macula lutea)이라고 한다.

❼ 섬모체
ciliary body

안쪽에 섬모체근이 있으며 수정체의 굴절률을 변화시켜 원근을 조절한다.

❽ 유리체
vitreous body

소량의 결합조직세포와 겔 상태의 조직으로 이루어져 있다. 99%는 물이며, 히알루론산과 콜라겐도 함유하고 있다.

❾ 섬모체돌기

끝부분에 섬모체주름띠가 붙어 있어 렌즈와 결합한다.

❿ 공막(흰자위막)
screla

안구벽 가장 바깥층이다. 치밀 결합조직으로 이루어져 있다.

⓫ 맥락막
choroid

혈관에 풍부한 결합조직.

⓬ 망막
retin

속층에서 빛자극을 받아 신경정보로 변환하는 신경망막과 바깥층의 망막색소세포층으로 이루어져 있다. 망막색소세포층은 멜라닌색소를 지니고 있다.

⓭ 짧은섬모체신경
short ciliary nerve

홍채와 섬모체로 향하는 부교감신경의 신경절이후섬유.

⓮ 섬모체신경절
ciliary ganglion

눈돌림신경에 포함되는 부교감신경이 신경세포를 교체한다. 신경절이후섬유는 짧은섬모체신경이 되어 섬모체와 홍채로 간다.

⓯ 긴섬모체신경
long ciliary nerve

삼차신경(5번 뇌신경)으로 안구의 몸감각을 전달한다. 동공확대근을 관장하는 교감신경을 포함한다.

수정체 *lens*

위치와 특징

수정체는 안구 속에 있으며 카메라의 렌즈 기능을 하는 조직이다. 수정체세포로 구성되어 있으며 빛을 굴절시켜 망막에 초점을 맞춘다. 수정체의 굴절률은 섬모체근에 의해 조절된다.

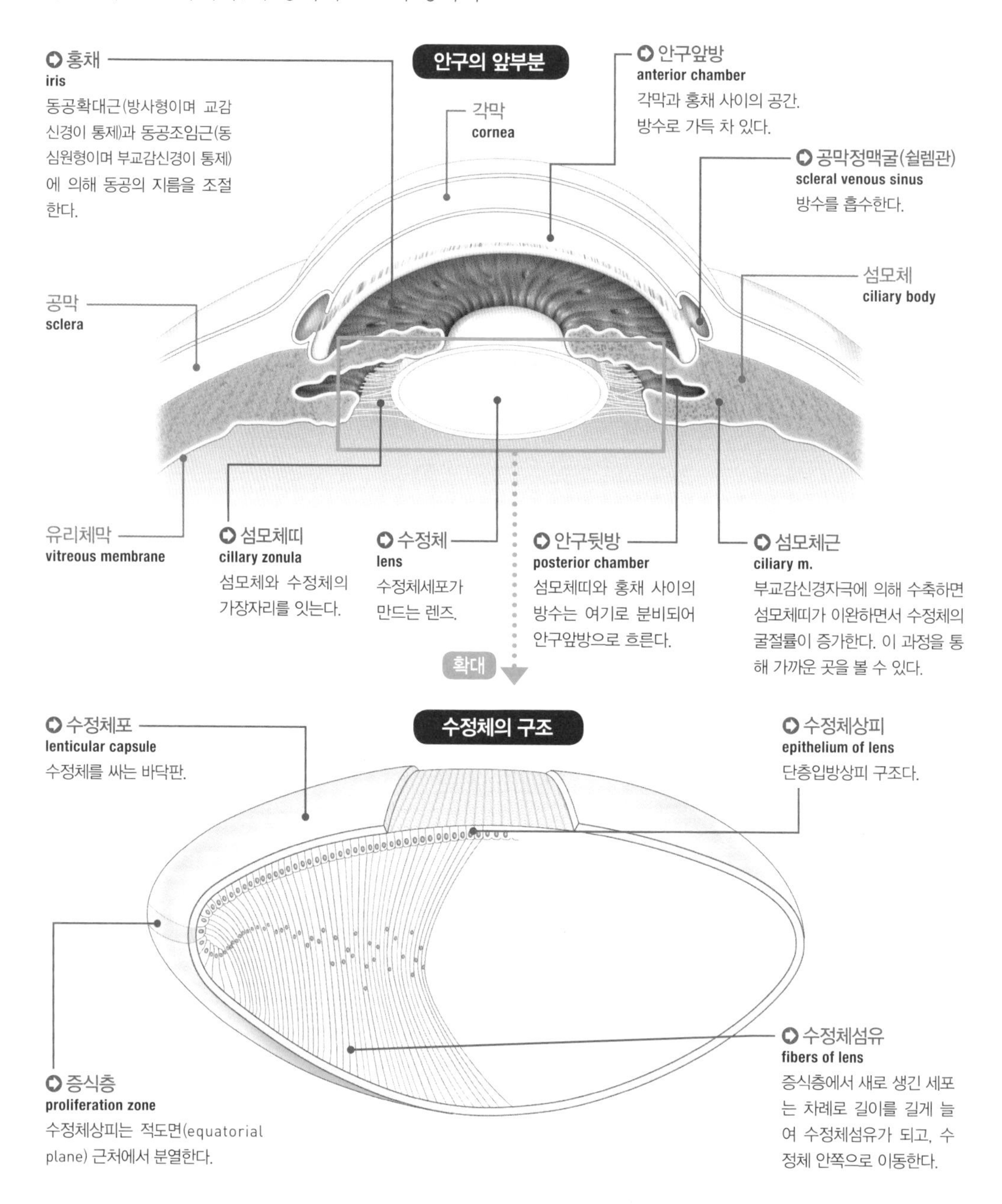

안구의 앞부분
홍채
iris
동공확대근(방사형이며 교감신경이 통제)과 동공조임근(동심원형이며 부교감신경이 통제)에 의해 동공의 지름을 조절한다.
각막
cornea
안구앞방
anterior chamber
각막과 홍채 사이의 공간. 방수로 가득 차 있다.
공막정맥굴(쉴렘관)
scleral venous sinus
방수를 흡수한다.
섬모체
ciliary body
공막
sclera
유리체막
vitreous membrane
섬모체띠
cillary zonula
섬모체와 수정체의 가장자리를 잇는다.
수정체
lens
수정체세포가 만드는 렌즈.
안구뒷방
posterior chamber
섬모체띠와 홍채 사이의 방수는 여기로 분비되어 안구앞방으로 흐른다.
섬모체근
ciliary m.
부교감신경자극에 의해 수축하면 섬모체띠가 이완하면서 수정체의 굴절률이 증가한다. 이 과정을 통해 가까운 곳을 볼 수 있다.
확대
수정체의 구조
수정체포
lenticular capsule
수정체를 싸는 바닥판.
수정체상피
epithelium of lens
단층입방상피 구조다.
수정체섬유
fibers of lens
증식층에서 새로 생긴 세포는 차례로 길이를 길게 늘여 수정체섬유가 되고, 수정체 안쪽으로 이동한다.
증식층
proliferation zone
수정체상피는 적도면(equatorial plane) 근처에서 분열한다.

망막 *retina*

위치와 특징

망막은 신경세포, 신경아교세포와 함께 시각세포인 막대세포(간상세포)와 원뿔세포(추상세포)로 이루어져 있다. 시각세포에서 수용한 빛자극은 두극세포를 통해 신경절세포로 전달된다. 신경절세포의 돌기는 시각신경을 구성하며 시상 가쪽무릎체로 향한다. 바깥층은 망막색소세포층으로 멜라닌세포가 많다. 망막의 황반에는 원뿔세포가 많아 해상력이 높다. 안구운동은 대상을 이 지점에 맞추는 과정이다.

망막의 구조

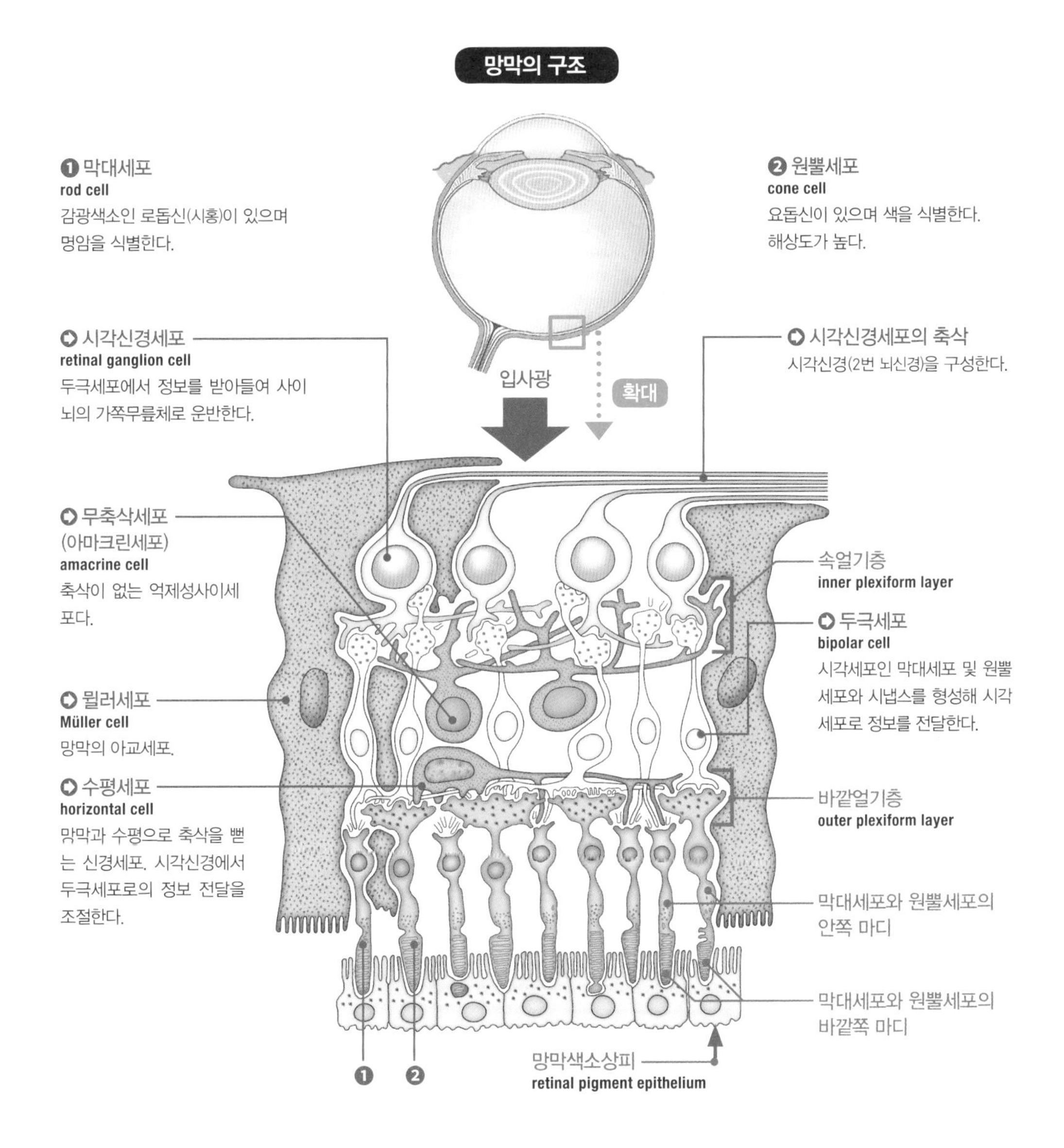

❶ 막대세포
rod cell
감광색소인 로돕신(시홍)이 있으며
명암을 식별한다.
❷ 원뿔세포
cone cell
요돕신이 있으며 색을 식별한다.
해상도가 높다.
시각신경세포
retinal ganglion cell
두극세포에서 정보를 받아들여 사이
뇌의 가쪽무릎체로 운반한다.
시각신경세포의 축삭
시각신경(2번 뇌신경)을 구성한다.
입사광
확대
무축삭세포
(아마크린세포)
amacrine cell
축삭이 없는 억제성사이세
포다.
속얼기층
inner plexiform layer
두극세포
bipolar cell
시각세포인 막대세포 및 원뿔
세포와 시냅스를 형성해 시각
세포로 정보를 전달한다.
뮐러세포
Müller cell
망막의 아교세포.
수평세포
horizontal cell
망막과 수평으로 축삭을 뻗
는 신경세포. 시각신경에서
두극세포로의 정보 전달을
조절한다.
바깥얼기층
outer plexiform layer
막대세포와 원뿔세포의
안쪽 마디
막대세포와 원뿔세포의
바깥쪽 마디
망막색소상피
retinal pigment epithelium
❶
❷

귀 *ear*

위치와 특징

귀는 바깥귀(외이), 가운데귀(중이), 속귀(내이)로 구성되어 있다. 바깥귀는 귓바퀴와 바깥귀길(외이도)로 이루어져 있고, 음파를 고막으로 이끈다. 고실(중이강)은 관자뼈 속공간으로, 세 개의 귓속뼈를 사용해 고막의 진동을 속귀로 전달한다. 속귀에는 관자뼈바위 속의 뼈미로 안에 소리 수용기인 달팽이관과 평형감각수용기인 안뜰기관이 있다.

귀의 구성

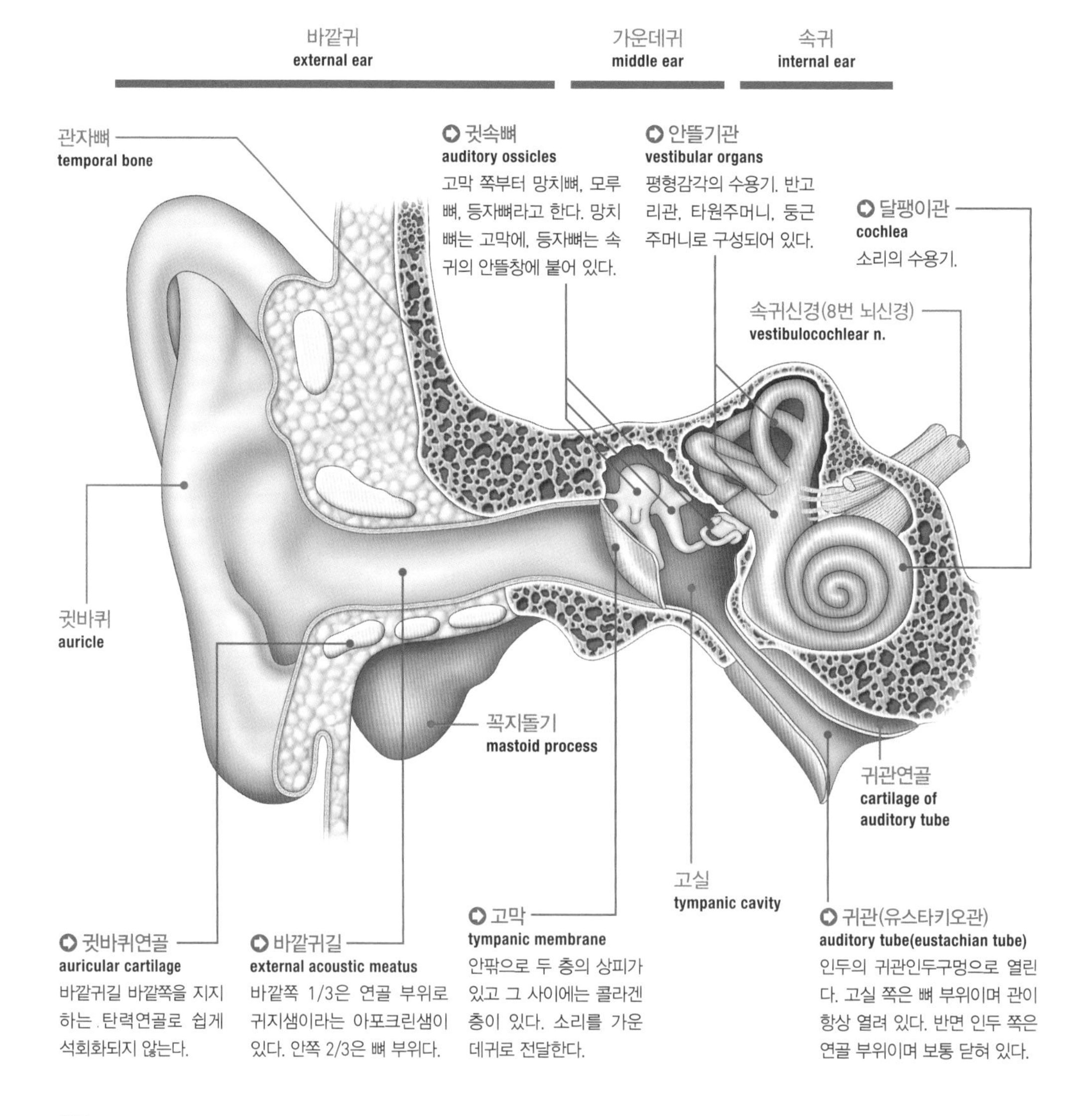

바깥귀
external ear
가운데귀
middle ear
속귀
internal ear
관자뼈
temporal bone
귓속뼈
auditory ossicles
고막 쪽부터 망치뼈, 모루뼈, 등자뼈라고 한다. 망치뼈는 고막에, 등자뼈는 속귀의 안뜰창에 붙어 있다.
안뜰기관
vestibular organs
평형감각의 수용기. 반고리관, 타원주머니, 둥근주머니로 구성되어 있다.
달팽이관
cochlea
소리의 수용기.
속귀신경(8번 뇌신경)
vestibulocochlear n.
귓바퀴
auricle
꼭지돌기
mastoid process
귀관연골
cartilage of auditory tube
고실
tympanic cavity
고막
tympanic membrane
안팎으로 두 층의 상피가 있고 그 사이에는 콜라겐층이 있다. 소리를 가운데귀로 전달한다.
귓바퀴연골
auricular cartilage
바깥귀길 바깥쪽을 지지하는 탄력연골로 쉽게 석회화되지 않는다.
바깥귀길
external acoustic meatus
바깥쪽 1/3은 연골 부위로 귀지샘이라는 아포크린샘이 있다. 안쪽 2/3은 뼈 부위다.
귀관(유스타키오관)
auditory tube(eustachian tube)
인두의 귀관인두구멍으로 열린다. 고실 쪽은 뼈 부위이며 관이 항상 열려 있다. 반면 인두 쪽은 연골 부위이며 보통 닫혀 있다.

뼈미로와 막미로 *bony labyrinth and membranous labyrinth*

위치와 특징

뼈미로는 관자뼈바위 속에 있는 공간이다. 안쪽은 내피로 싸여 있고 그 안에 바깥림프가 있다. 뼈미로 속에는 막미로가 있다. 막미로의 단층상피는 일부분이 중층화되어 있으며 평형감각과 소리의 수용기를 구성한다. 막미로 안은 속림프로 차 있다.

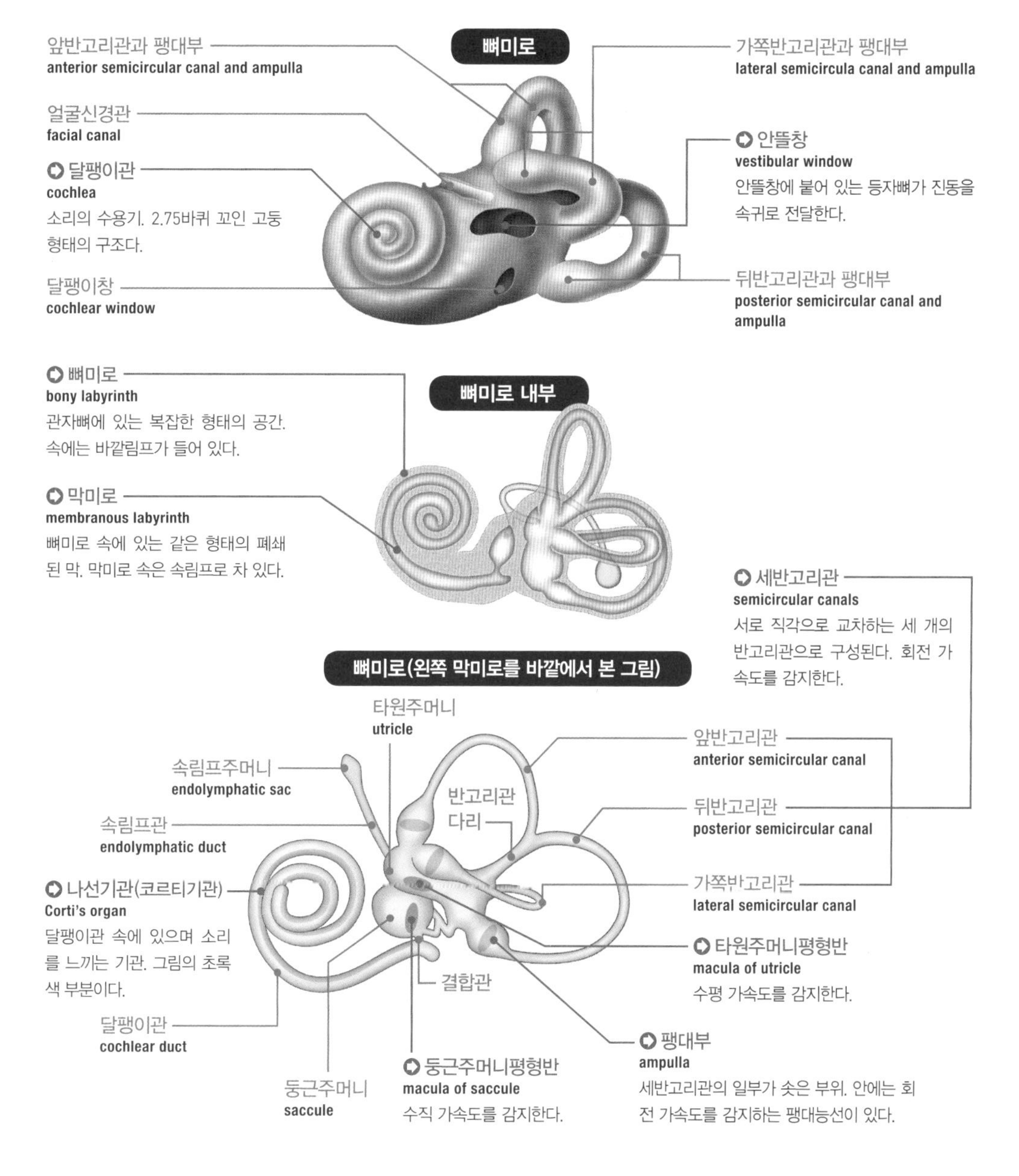
뼈미로
앞반고리관과 팽대부
anterior semicircular canal and ampulla
얼굴신경관
facial canal
달팽이관
cochlea
소리의 수용기. 2.75바퀴 꼬인 고둥 형태의 구조다.
달팽이창
cochlear window
가쪽반고리관과 팽대부
lateral semicircula canal and ampulla
안뜰창
vestibular window
안뜰창에 붙어 있는 등자뼈가 진동을 속귀로 전달한다.
뒤반고리관과 팽대부
posterior semicircular canal and ampulla
뼈미로 내부
뼈미로
bony labyrinth
관자뼈에 있는 복잡한 형태의 공간. 속에는 바깥림프가 들어 있다.
막미로
membranous labyrinth
뼈미로 속에 있는 같은 형태의 폐쇄된 막. 막미로 속은 속림프로 차 있다.
세반고리관
semicircular canals
서로 직각으로 교차하는 세 개의 반고리관으로 구성된다. 회전 가속도를 감지한다.
뼈미로(왼쪽 막미로를 바깥에서 본 그림)
타원주머니
utricle
속림프주머니
endolymphatic sac
속림프관
endolymphatic duct
나선기관(코르티기관)
Corti's organ
달팽이관 속에 있으며 소리를 느끼는 기관. 그림의 초록색 부분이다.
달팽이관
cochlear duct
둥근주머니
saccule
둥근주머니평형반
macula of saccule
수직 가속도를 감지한다.
결합관
반고리관 다리
앞반고리관
anterior semicircular canal
뒤반고리관
posterior semicircular canal
가쪽반고리관
lateral semicircular canal
타원주머니평형반
macula of utricle
수평 가속도를 감지한다.
팽대부
ampulla
세반고리관의 일부가 솟은 부위. 안에는 회전 가속도를 감지하는 팽대능선이 있다.

안뜰기관 *vestibular organs*

위치와 특징

속귀의 막미로에는 중층화된 일부 상피가 평형감각의 수용기를 구성하고 있다. 타원주머니와 둥근주머니는 각각 수평과 수직방향으로 배열된 평형반이 있어 수평, 수직 가속도를 감지한다. 세반고리관에는 세 개의 팽대능선이 있어 회전 가속도를 감지한다. 감각수용기는 모두 털세포이며, 몸의 움직임을 중추로 전달한다.

안뜰기관에 있는 타원주머니평형반의 구조

(둥근주머니평형반도 같은 구조를 띤다)

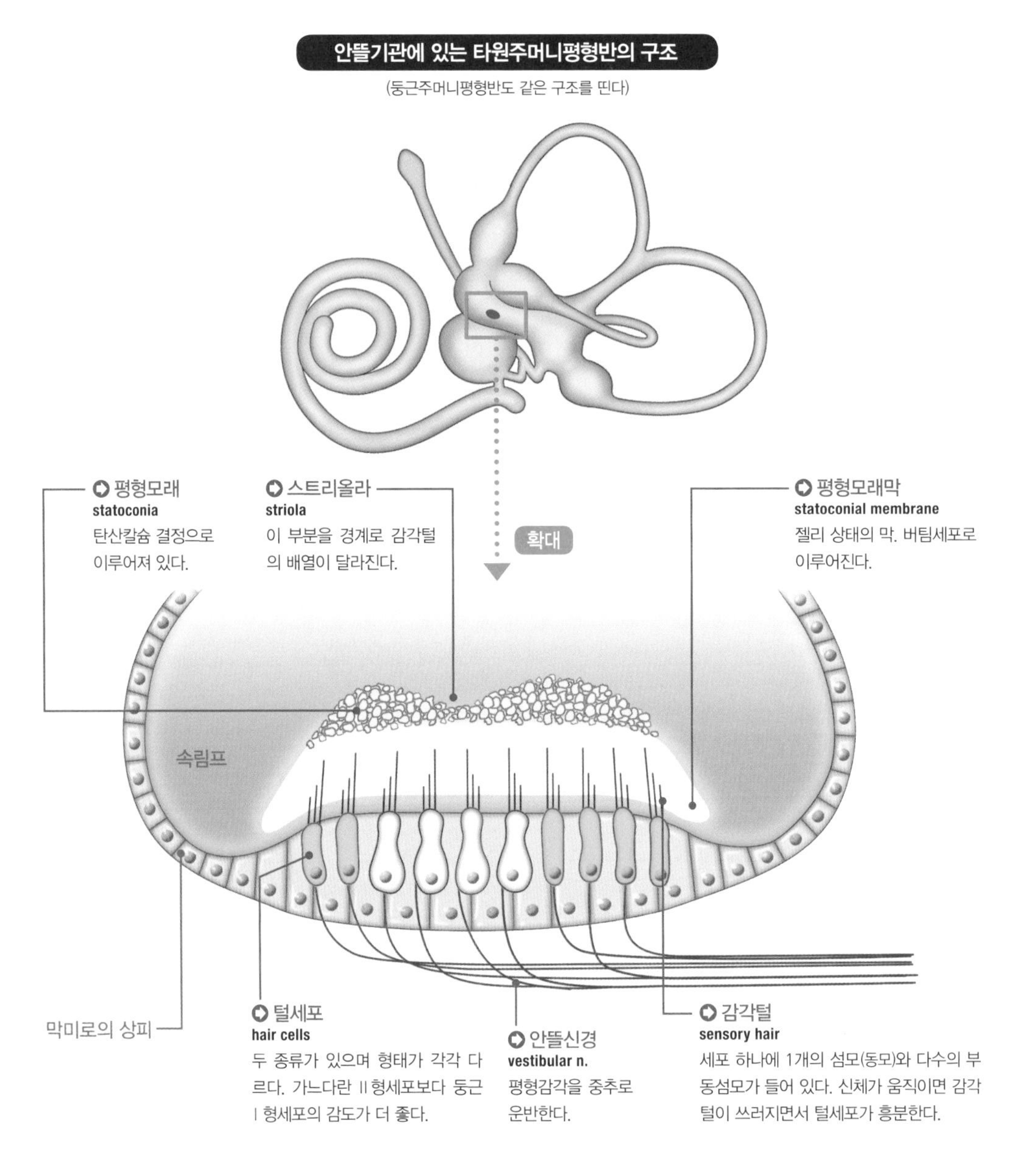

확대
평형모래
statoconia
탄산칼슘 결정으로 이루어져 있다.
스트리올라
striola
이 부분을 경계로 감각털의 배열이 달라진다.
평형모래막
statoconial membrane
젤리 상태의 막. 버팀세포로 이루어진다.
속림프
막미로의 상피
털세포
hair cells
두 종류가 있으며 형태가 각각 다르다. 가느다란 II형세포보다 둥근 I형세포의 감도가 더 좋다.
안뜰신경
vestibular n.
평형감각을 중추로 운반한다.
감각털
sensory hair
세포 하나에 1개의 섬모(동모)와 다수의 부동섬모가 들어 있다. 신체가 움직이면 감각털이 쓰러지면서 털세포가 흥분한다.

세반고리관 *semicircular canals*

위치와 특징

세반고리관의 고리 세 개는 서로 직각으로 교차한다. 각 고리가 시작하는 부분에는 팽대부가 있고, 속에 있는 막미로 일부에는 회전 가속도를 감지하는 팽대능선이 있다. 팽대능선은 감각세포인 털세포와 버팀세포, 버팀세포의 분비가 이루어지는 팽대꼭대기로 구성되어 있다. 전체적인 구조는 평형반과 유사하다.

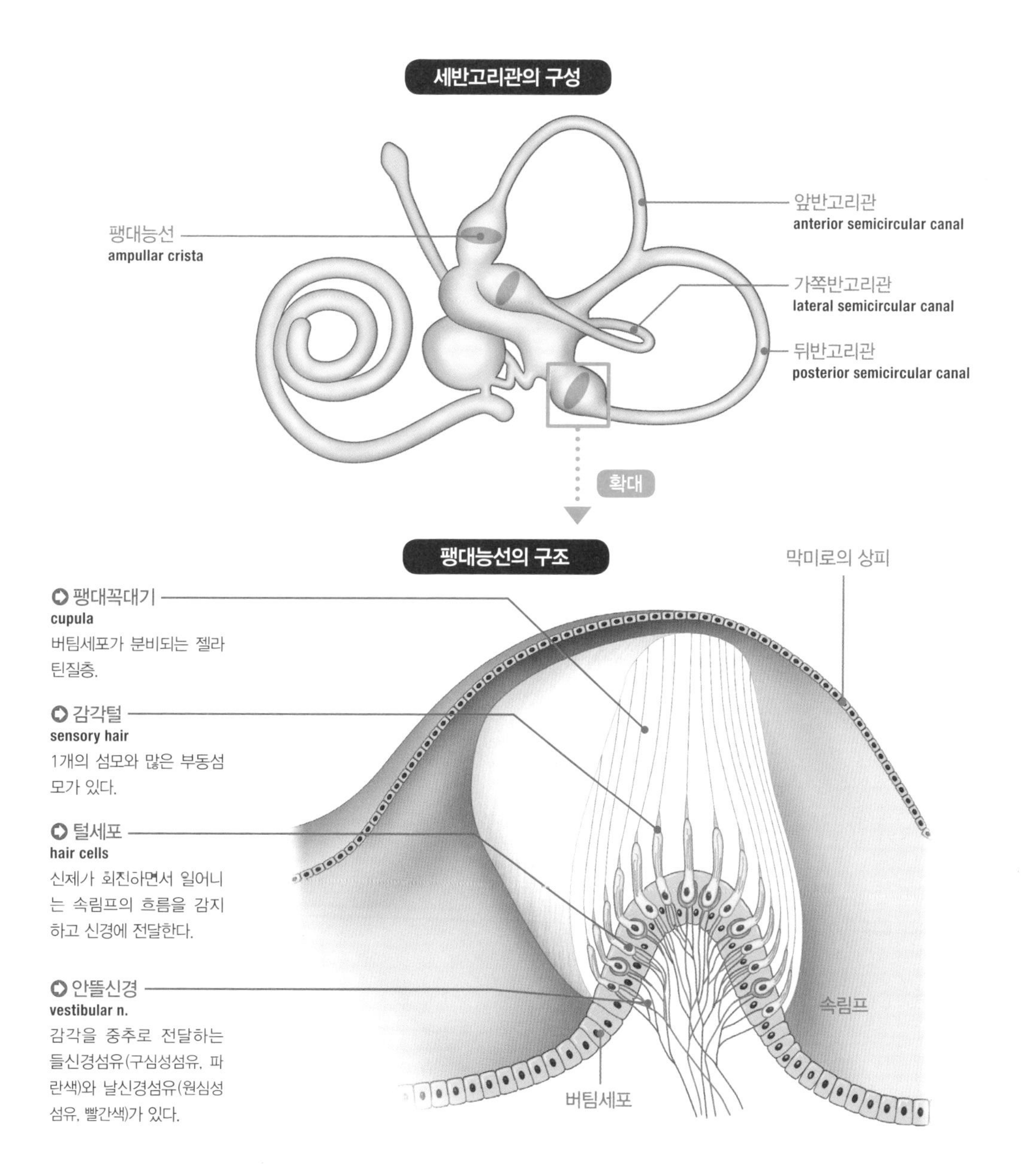

세반고리관의 구성
팽대능선
ampullar crista
앞반고리관
anterior semicircular canal
가쪽반고리관
lateral semicircular canal
뒤반고리관
posterior semicircular canal
확대
팽대능선의 구조
막미로의 상피
팽대꼭대기
cupula
버팀세포가 분비되는 젤라틴질층.
감각털
sensory hair
1개의 섬모와 많은 부동섬모가 있다.
털세포
hair cells
신체가 회전하면서 일어나는 속림프의 흐름을 감지하고 신경에 전달한다.
안뜰신경
vestibular n.
감각을 중추로 전달하는 들신경섬유(구심성섬유, 파란색)와 날신경섬유(원심성섬유, 빨간색)가 있다.
속림프
버팀세포

달팽이관 *cochlea*

위치와 특징

속귀 맨 앞쪽에 있는 나선형 기관으로, 내부의 나선기관(코르티기관)에 의해 소리를 신경정보로 변환한다. 나선기관이 있는 바닥판은 바닥 부위보다 달팽이꼭대기 쪽이 길다. 따라서 바닥에서는 고음을, 꼭대기 쪽으로 갈수록 저음을 포착한다. 사람의 청각은 약 16~20,000Hz 범위의 소리를 들을 수 있다. 청각을 전달하는 섬유의 세포체는 나선신경절에 분포한다.

달팽이관의 구조

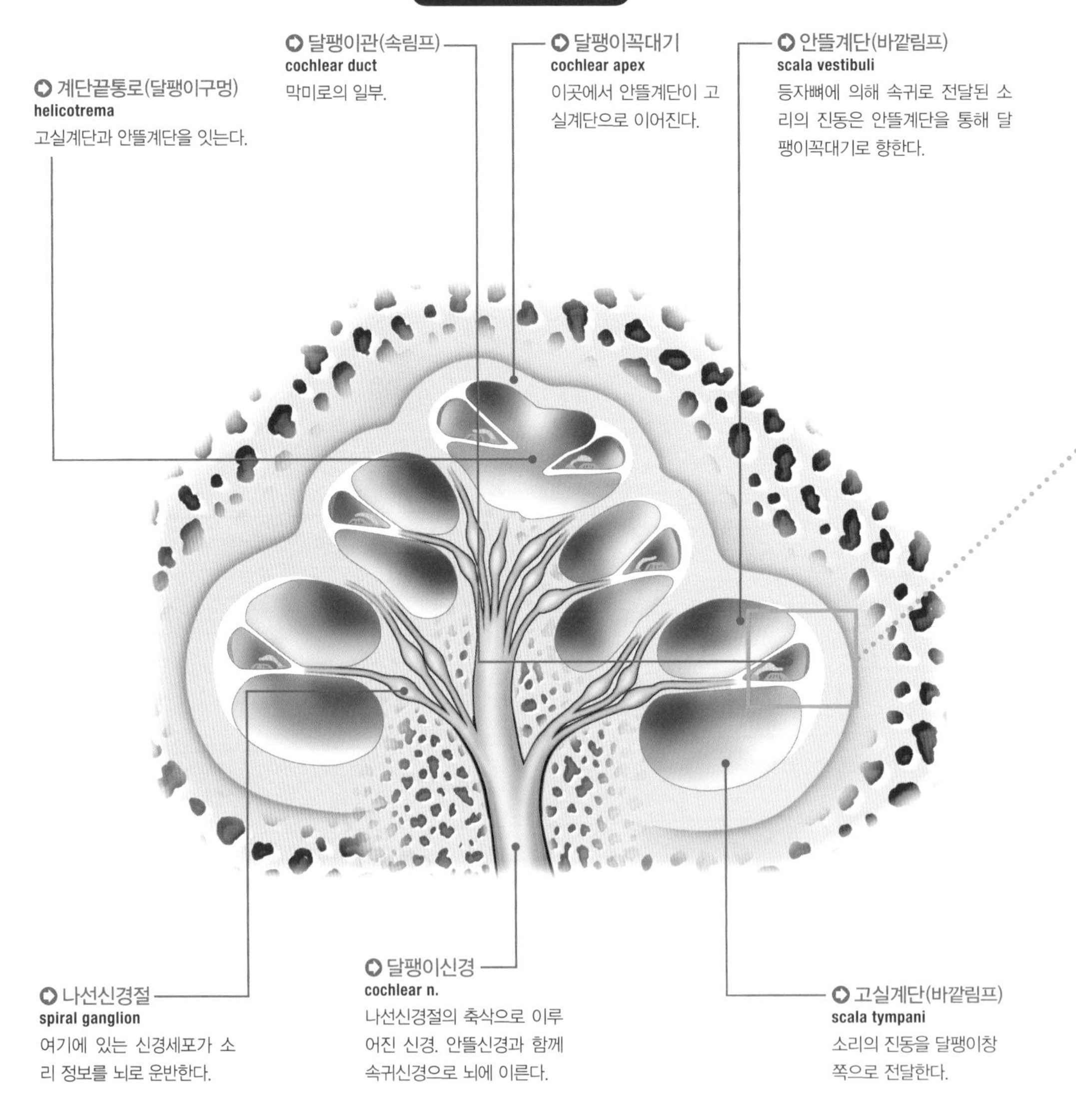
계단끝통로(달팽이구멍)
helicotrema
고실계단과 안뜰계단을 잇는다.
달팽이관(속림프)
cochlear duct
막미로의 일부.
달팽이꼭대기
cochlear apex
이곳에서 안뜰계단이 고실계단으로 이어진다.
안뜰계단(바깥림프)
scala vestibuli
등자뼈에 의해 속귀로 전달된 소리의 진동은 안뜰계단을 통해 달팽이꼭대기로 향한다.
나선신경절
spiral ganglion
여기에 있는 신경세포가 소리 정보를 뇌로 운반한다.
달팽이신경
cochlear n.
나선신경절의 축삭으로 이루어진 신경. 안뜰신경과 함께 속귀신경으로 뇌에 이른다.
고실계단(바깥림프)
scala tympani
소리의 진동을 달팽이창 쪽으로 전달한다.

달팽이관의 미세구조

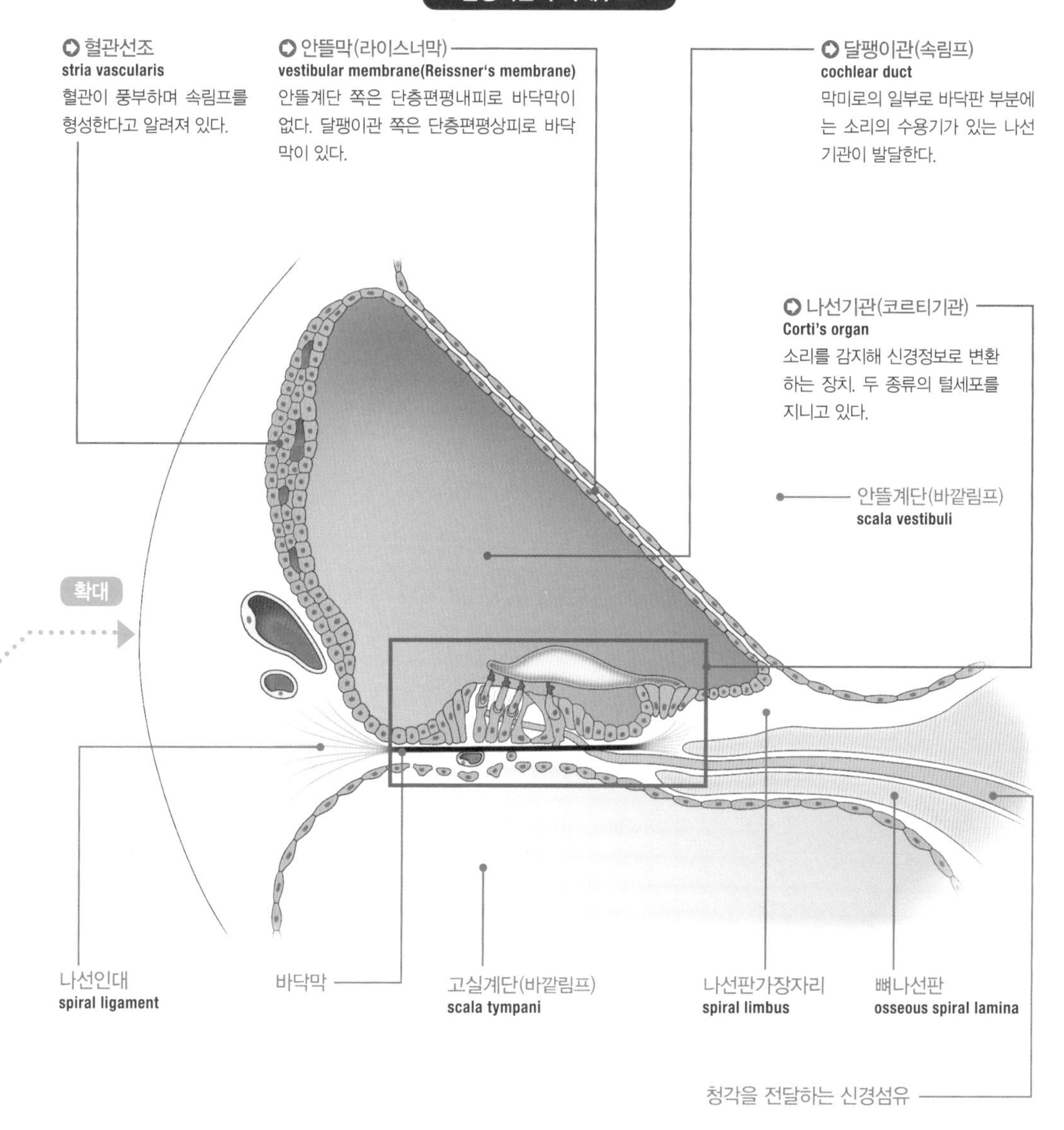

혈관선조
stria vascularis
혈관이 풍부하며 속림프를 형성한다고 알려져 있다.
안뜰막(라이스너막)
vestibular membrane(Reissner's membrane)
안뜰계단 쪽은 단층편평내피로 바닥막이 없다. 달팽이관 쪽은 단층편평상피로 바닥막이 있다.
달팽이관(속림프)
cochlear duct
막미로의 일부로 바닥판 부분에는 소리의 수용기가 있는 나선기관이 발달한다.
나선기관(코르티기관)
Corti's organ
소리를 감지해 신경정보로 변환하는 장치. 두 종류의 털세포를 지니고 있다.
안뜰계단(바깥림프)
scala vestibuli
확대
나선인대
spiral ligament
바닥막
고실계단(바깥림프)
scala tympani
나선판가장자리
spiral limbus
뼈나선판
osseous spiral lamina
청각을 전달하는 신경섬유

청각의 수용 과정

공기의 진동인 소리는 바깥귀길 속에 있는 고막을 진동시킨다. 고막이 진동하면 가운데귀에 있는 망치뼈, 모루뼈, 등자뼈가 그 진동을 더욱 증폭해 안뜰창에서 속귀의 바깥림프로 전달한다. 바깥림프의 진동은 안뜰계단을 통과하고 달팽이관의 끝에서 고실계단으로 이동한다. 그 다음 달팽이관의 시작부로 돌아와 달팽이창에서 다시 고실로 퍼진다. 이 사이에 바깥림프의 진동이 나선기관이 있는 바닥막을 진동시켜 나선기관의 털세포를 흥분시킨다.

달팽이바닥은 바닥막 길이가 짧고 꼭대기로 갈수록 길다. 그래서 바닥 부분에서는 고음을 느끼고, 꼭대기에 다가갈수록 저음을 느낀다. 달팽이축에는 나선신경절이 있어서 신경절세포의 말초돌기가 나선기관 속 털세포에 시냅스를 활성화하고 청각자극을 중추로 나른다.

COLUMN

귀관(유스타키오관)의 기능

엘리베이터에서 갑자기 높이 올라가거나 비행기를 타고 이륙한 직후에 소리가 잘 들리지 않는 경우가 있다. 고도가 갑자기 떨어졌을 때도 마찬가지다. 이것은 고막의 긴장도, 즉 고막의 팽창 정도와 관련이 있다.

땅 위에서 생활할 때는 고막의 바깥쪽과 안쪽(중이강 또는 고실이라고 한다)의 기압이 비슷하다. 이때의 고막은 적당한 긴장을 유지하고 있어 소리를 듣는 데 지장이 없다. 그런데 갑자기 높이가 높은 곳(기압이 낮은 곳)에 가면, 지상의 기압을 유지하고 있는 고실 쪽이 고막의 바깥쪽 기압보다 높아진다. 그 결과 고막이 바깥쪽으로 밀려 그만큼 긴장도가 커진다. 이렇게 밀린 고막은 평소만큼 잘 진동하지 못하기 때문에 소리도 잘 들리지 않는다.

이때 뭔가를 마시거나 하품을 하면 갑자기 귀가 잘 들리기도 한다. 이것은 고실과 인두를 이어주는 귀관(유스타키오관 또는 귀인두관이라고 하며 보통은 닫혀 있다)이 일시적으로 열리고, 고막 안과 바깥쪽 기압이 같아지면서 고막의 긴장도가 풀리기 때문이다. 이렇게 고막은 작은 기압의 변화에도 민감하게 반응하기 때문에 고막의 긴장도 조절이 매우 중요하다.

큰 소리를 들었을 때 순간적으로 귀가 멍해지며 잘 들리지 않을 때도 있다. 이것은 반사에 의한 청력 저하다. 구체적으로 알아보면, 고막에 붙어 있는 망치뼈나 안뜰창에 붙어 있는 등자뼈가 각각에 붙어 있는 미세한 근육의 작용으로 고실 쪽으로 끌려가 고막과 안뜰창의 진동을 억제한다. 즉 큰 소리가 뇌에 도달하지 않도록 보호하는 것이다.

그러나 사고 등의 이유로 등자뼈근육이 정상적인 기능을 할 수 없게 되면 청각이 조절되지 않는다. 이를 청각 과민 증상이라고 한다. 또 망치뼈나 등자뼈의 근육 경련은 귀울림(이명)의 원인 중 하나다.

부록

Appendix

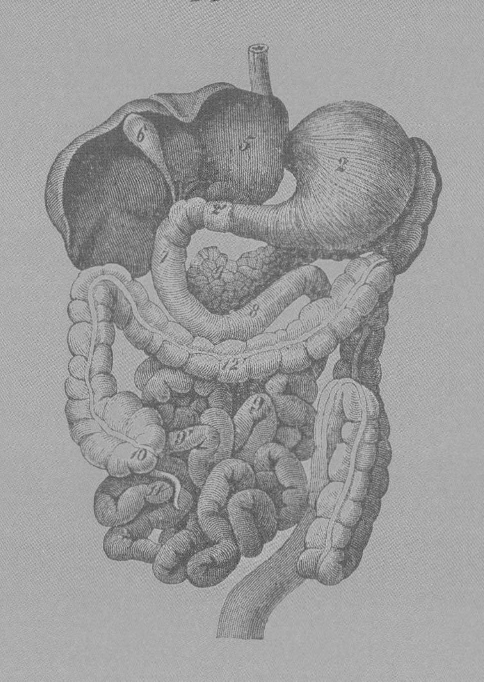

신·구용어 대조표

—

찾아보기

—

참고 문헌

—

혈관·내장 주요 구조 모아보기

신·구용어 대조표

신용어 표기는 〈대한의사협회 의학용어집〉(5.1판)을 기준으로, KMLE 의학검색엔진(www.kmle.co.kr)을 함께 참고했다.
※책에서 주로 사용한 용어는 초록색 글씨로 표기했다.

신용어	구용어
거친세포질그물, 거친세포질내세망	조면소포체
가는근육미세섬유	액틴
가로막	횡격막
가로잘록창자	가로결장
가슴대동맥	흉부대동맥
가지돌기	수상돌기
간니	영구치
간원인대	간원삭
갑상샘	갑상선
거짓중층섬모상피	위중층섬모상피
겨드랑동맥	액와동맥
곧창자	직장
과산화소체	퍼옥시솜
관자엽	측두엽
구불잘록창자	S자결장
굴심방결절	동방결절
굵은근육미세섬유	미오신
귀밑샘	이하선
기름샘	피지선
깨물근	교근
꼭지근육	유두근
꿈틀운동	연동운동
끝동맥	종동맥
나비굴	접형동
날문	유문
낫인대	간겸상간막
내림대동맥	하행대동맥
내림잘록창자	하행결장

뇌들보	뇌량
눈꺼풀판샘	검판선
눈물샘	누선
다리뇌	교뇌
단단입천장	경구개
돌림근육	환상근
돌림주름	윤상주름
돌창자	회장
두덩뼈	치골
뒤통수엽	후두엽
들문	분문
땀샘	한선
리보소체	리보솜
마루엽	두정엽
막대세포	간상세포
막사이공간	막간극
막창자	맹장
말이집	수초
맘대로근	수의근
매끈세포질그물, 매끈세포질내세망	활면소포체
모패임	각절흔
목뿔뼈	설골
물렁입천장	연구개
뭇핵세포	다핵세포
민무늬근육	평활근
바깥눈근육	외안근
발생기	태생기
배꼽동맥	제동맥
배대동맥	복부대동맥
버섯유두	심상유두
복막주렁	복막수
빈창자	공장
뻗침수용기	신전수용기

뼈대근육	골격근
뼈돌기	골극
뼈잔기둥	골지주
사기질	에나멜질
사이뇌	간뇌
삼킴운동	연하운동
샅고랑인대	서혜인대
샘꽈리	세엽
샘창자	십이지장
성긴결합조직	소성결합조직
성대틈새	성문열
세동이	삼조체
세로근육	종주근
세포외배출	개구분비
숨뇌	연수
시냅스	연접
신경세포, 뉴런	신경원
실유두	사상유두
심장허파순환	심폐순환
쓸개	담낭
씹기운동	저작운동
아래대정맥	하대정맥
오름대동맥	상행대동맥
오름잘록창자	상행결장
온목동맥	총경동맥
용해소체	리소좀
원뿔세포	추상세포
위대정맥	상대정맥
유리연골	초자연골
으뜸세포	주세포
이마엽	전두엽
이자	췌장
이틀뼈	치조골

인두솔기	인두봉선
잎새유두	엽상유두
자궁목	자궁경부
전립샘	전립선
젖꽃판	유륜
젖니	유치
젖샘	유선
제대로근	불수의근
줄무늬체	선조체
지라	비장
창자샘	장선
코곁굴	부비동, 부비강
코사이막, 코중격	비중격
코선반	비갑개
콜라겐섬유	아교섬유, 교원섬유
콩팥	신장
콩팥깔때기	신우
콩팥소체	신소체, 말피기소체
콩팥위샘	부신
큰포식세포	대식세포
턱밑샘	악하선
털세포	유모세포
털집	모낭
팔머리동맥	완두동맥
포식소체	파고솜
포식작용, 탐식작용	식작용
피부밑조직	피하조직
항문조임근	항문괄약근
허파	폐
허파꽈리	폐포
혀밑샘	설하선
흰자위막	공막

찾아보기

ㅇ

ㅍ

ㅎ

참고 문헌

《Clinically oriented anatomy》, Keith L. Moore 지음, Williams & Wilkins

《Gray's Anatomy》, R. Warwick and P. L. Williams eds. 지음, Longman Group Ltd.

《The Developing Human, Clinically oriented embryology》, Keith L. Moore 지음, W. B. Sounders Company

《Williams Tectbook of Endocrinology》, Jean D.Wilson 외 지음, W. B. Sounders Company

《계통간호학강좌 해부생리학》, 사카이 다쓰오 · 오카다 다카오 지음, 의학서원

《그레이 해부학》, 시오타 고헤이 등 옮김, 엘제비어 재팬

《네터 해부학 어드레스》, Frank H. Netter 지음, 아이소 사다카즈 옮김, 남강당

《블룸 포셋 조직학》, Don W. Fawcett 지음, 광천서점

《세포분자생물학》, 나카무라 게이코 등 옮김 및 감수, Newton Press

《신조직학》, 노가미 하루오 편저, 일본의사신보사

《오카지마 해부학》, 미쓰이 다다오 등 개정, 행림서원

《의과생리학 전망》, William F. Ganong 지음, 오카다 야스노부 옮김, 마루젠

《인체의 정상 구조와 기능》, 사카이 다쓰오 · 가와하라 가츠마사 편집, 일본의사신보사

《인체해부학》, 후지타 고타로 지음, 남강당

《장단》, 가와이 요시노리 감수, NTS

《준 게이라 조직학》, 사카이 다쓰오 · 가와카미 하야토 옮김, 마루젠출판

《표준생리학》, 혼고 도시노리 · 히로시게 쓰토무 · 도요타 준이치 감수, 의학서원

《표준조직학각론》, 후지타 쓰네오 · 후지타 히사오 지음, 의학서원

《표준조직학총론》, 후지타 쓰네오 · 후지타 히사오 지음, 의학서원

《프로메테우스 해부학 어드레스》, 사카이 다쓰오 옮김 및 감수, 의학서원

《해부실습 안내서》, 데라다 하루미 · 후지타 쓰네오, 남산당

《해부학 강의》, 이토 다카시 지음, 남산당

《해부학》, 기시 기요시 · 이시즈카 히로시 편집, 의치약출판

위의 구조

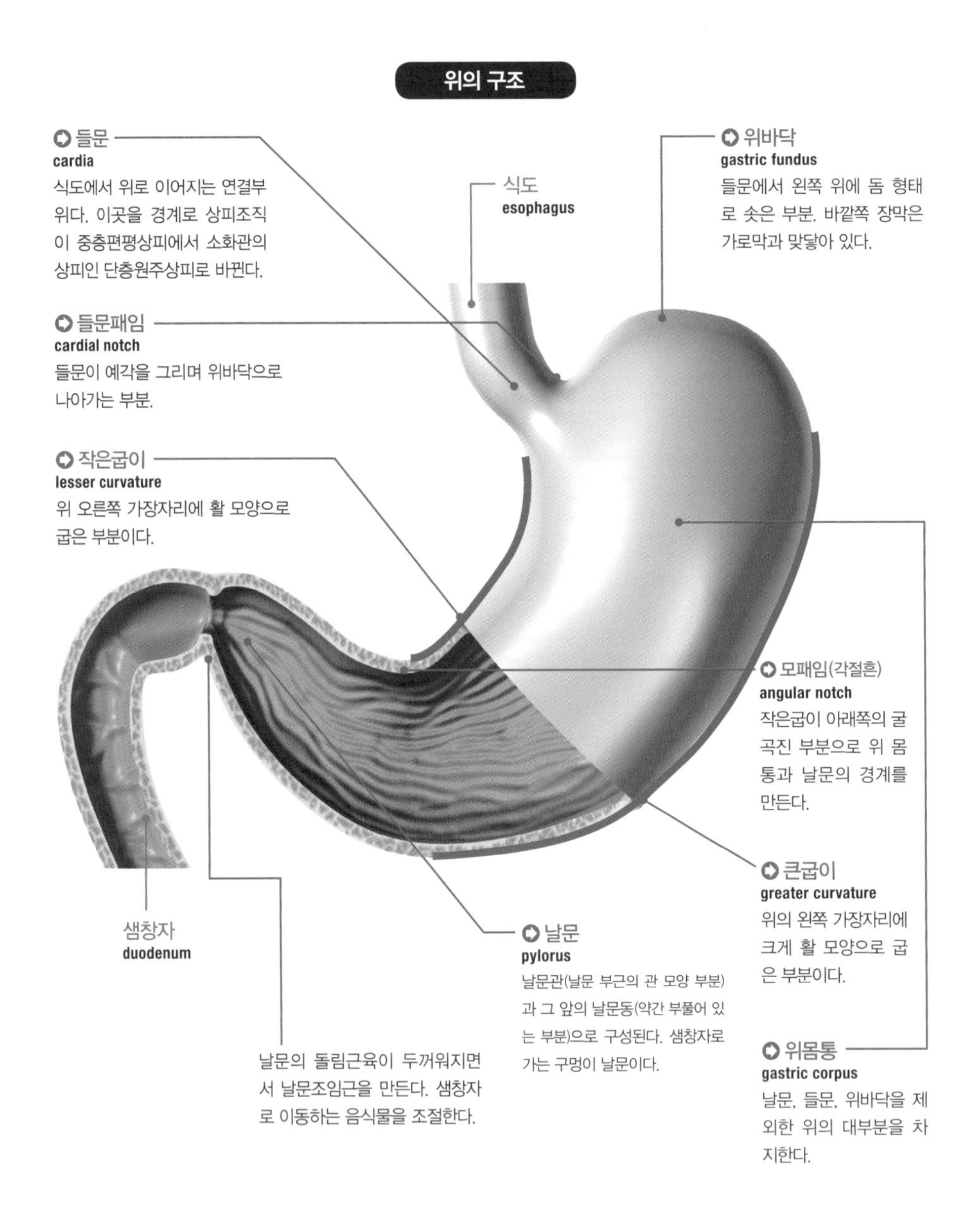
위의 구조
들문
cardia
식도에서 위로 이어지는 연결부위다. 이곳을 경계로 상피조직이 중층편평상피에서 소화관의 상피인 단층원주상피로 바뀐다.
식도
esophagus
위바닥
gastric fundus
들문에서 왼쪽 위에 돔 형태로 솟은 부분. 바깥쪽 장막은 가로막과 맞닿아 있다.
들문패임
cardial notch
들문이 예각을 그리며 위바닥으로 나아가는 부분.
작은굽이
lesser curvature
위 오른쪽 가장자리에 활 모양으로 굽은 부분이다.
모패임(각절흔)
angular notch
작은굽이 아래쪽의 굴곡진 부분으로 위 몸통과 날문의 경계를 만든다.
큰굽이
greater curvature
위의 왼쪽 가장자리에 크게 활 모양으로 굽은 부분이다.
샘창자
duodenum
날문
pylorus
날문관(날문 부근의 관 모양 부분)과 그 앞의 날문동(약간 부풀어 있는 부분)으로 구성된다. 샘창자로 가는 구멍이 날문이다.
위몸통
gastric corpus
날문, 들문, 위바닥을 제외한 위의 대부분을 차지한다.
날문의 돌림근육이 두꺼워지면서 날문조임근을 만든다. 샘창자로 이동하는 음식물을 조절한다.

63쪽 참조

큰창자(대장)의 구조

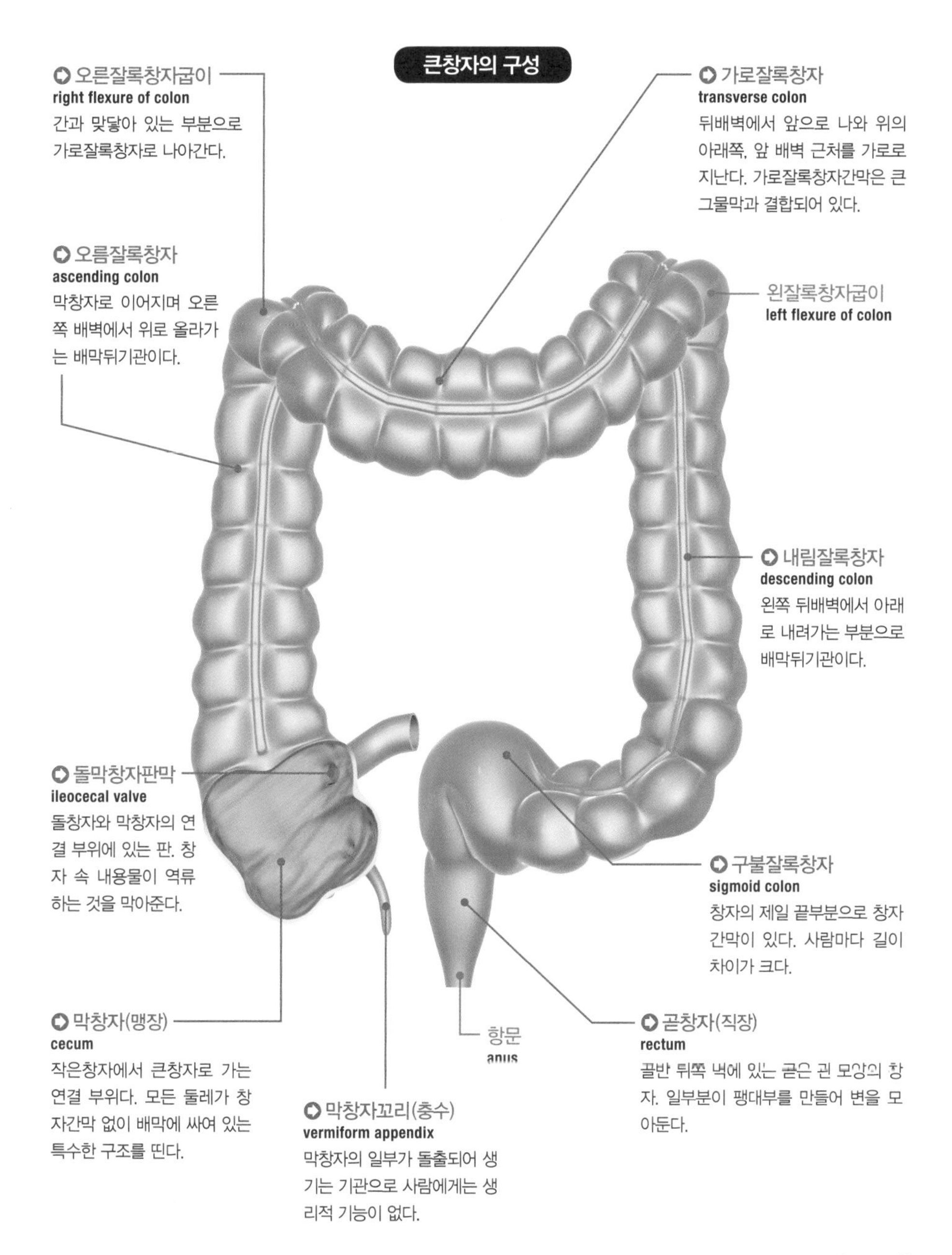
큰창자의 구성
오른잘록창자굽이
right flexure of colon
간과 맞닿아 있는 부분으로 가로잘록창자로 나아간다.
가로잘록창자
transverse colon
뒤배벽에서 앞으로 나와 위의 아래쪽, 앞 배벽 근처를 가로로 지난다. 가로잘록창자간막은 큰 그물막과 결합되어 있다.
오름잘록창자
ascending colon
막창자로 이어지며 오른쪽 배벽에서 위로 올라가는 배막뒤기관이다.
왼잘록창자굽이
left flexure of colon
내림잘록창자
descending colon
왼쪽 뒤배벽에서 아래로 내려가는 부분으로 배막뒤기관이다.
돌막창자판막
ileocecal valve
돌창자와 막창자의 연결 부위에 있는 판. 창자 속 내용물이 역류하는 것을 막아준다.
구불잘록창자
sigmoid colon
창자의 제일 끝부분으로 창자간막이 있다. 사람마다 길이 차이가 크다.
막창자(맹장)
cecum
작은창자에서 큰창자로 가는 연결 부위다. 모든 둘레가 창자간막 없이 배막에 싸여 있는 특수한 구조를 띤다.
항문
anus
곧창자(직장)
rectum
골반 뒤쪽 벽에 있는 곧은 관 모양의 창자. 일부분이 팽대부를 만들어 변을 모아둔다.
막창자꼬리(충수)
vermiform appendix
막창자의 일부가 돌출되어 생기는 기관으로 사람에게는 생리적 기능이 없다.

70쪽 참조

간의 구조

간의 구성(앞면)

왼엽
left lobe

간을 싸고 있는 배막이 배벽으로 나아가는 부분

낫인대
falciform ligament
관상인대로 이어지는 배막주름으로 간 왼엽과 오른엽을 나눈다.

오른엽
right lobe

아래모서리

간원인대
round ligament of liver
배꼽정맥(발생기의 정맥)의 결합조직성 흔적이다.

아래모서리
가로막과 창자쪽 사이의 모서리.

쓸개
gallbladder

간문
porta hepatis
꼬리엽과 네모엽 사이에 있다. 간동맥·문맥(정맥)·간관 등이 드나든다.

간의 구성(뒤 아래면)

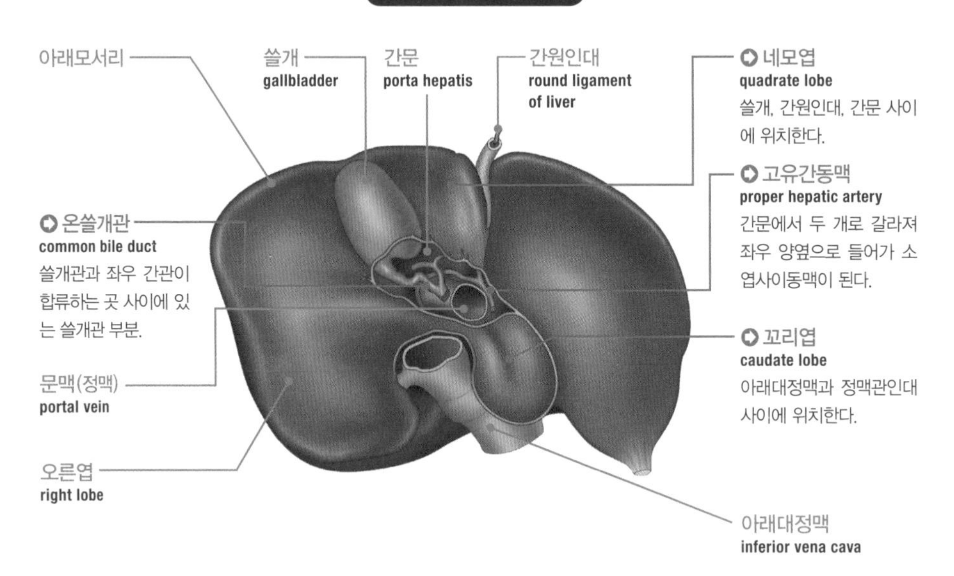
아래모서리
쓸개
gallbladder
간문
porta hepatis
간원인대
round ligament of liver
네모엽
quadrate lobe
쓸개, 간원인대, 간문 사이에 위치한다.
고유간동맥
proper hepatic artery
간문에서 두 개로 갈라져 좌우 양엽으로 들어가 소엽사이동맥이 된다.
온쓸개관
common bile duct
쓸개관과 좌우 간관이 합류하는 곳 사이에 있는 쓸개관 부분.
꼬리엽
caudate lobe
아래대정맥과 정맥관인대 사이에 위치한다.
문맥(정맥)
portal vein
오른엽
right lobe
아래대정맥
inferior vena cava

74쪽 참조

심장의 구조

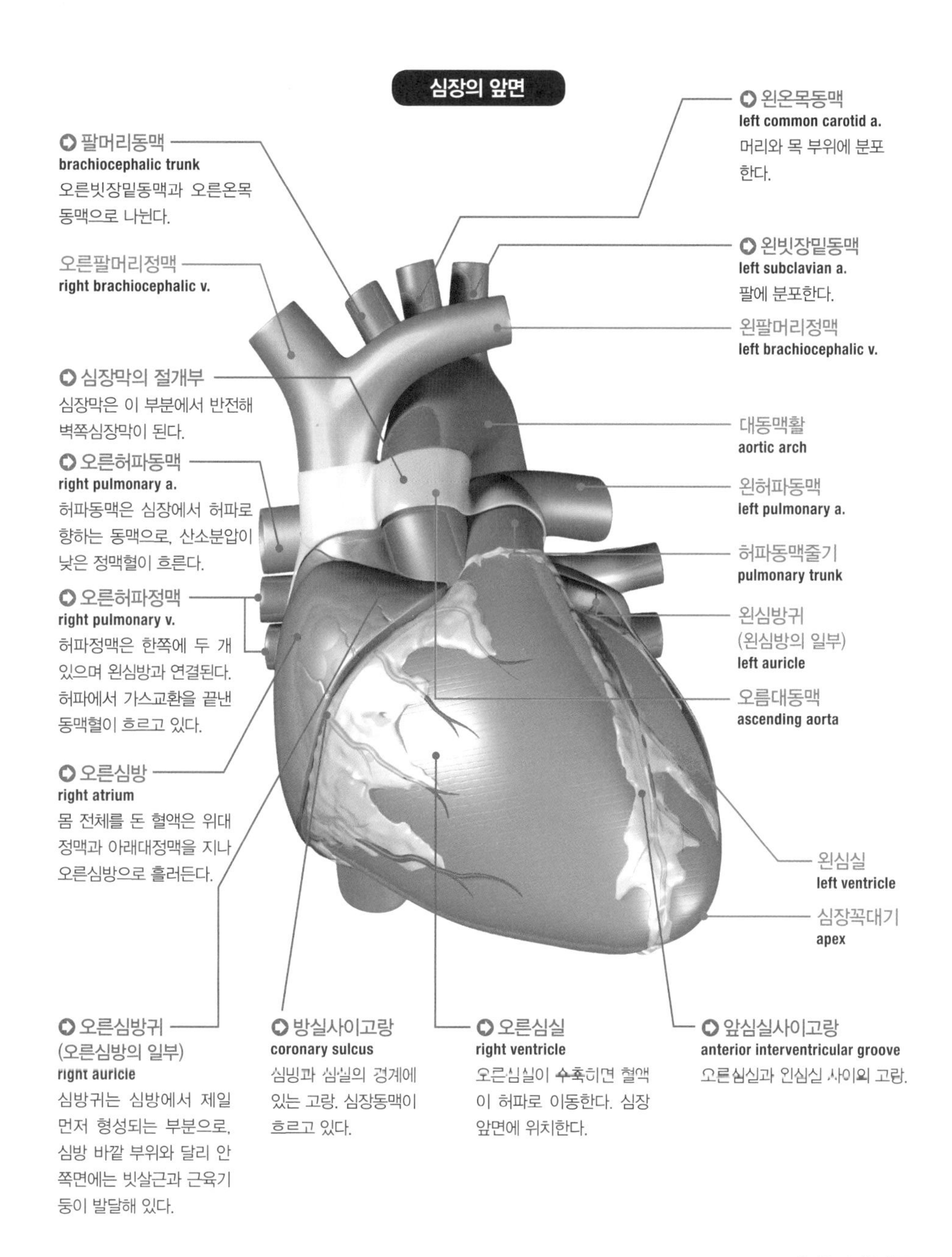
심장의 앞면
팔머리동맥
brachiocephalic trunk
오른빗장밑동맥과 오른온목동맥으로 나뉜다.
오른팔머리정맥
right brachiocephalic v.
심장막의 절개부
심장막은 이 부분에서 반전해 벽쪽심장막이 된다.
오른허파동맥
right pulmonary a.
허파동맥은 심장에서 허파로 향하는 동맥으로, 산소분압이 낮은 정맥혈이 흐른다.
오른허파정맥
right pulmonary v.
허파정맥은 한쪽에 두 개 있으며 왼심방과 연결된다. 허파에서 가스교환을 끝낸 동맥혈이 흐르고 있다.
오른심방
right atrium
몸 전체를 돈 혈액은 위대정맥과 아래대정맥을 지나 오른심방으로 흘러든다.
왼온목동맥
left common carotid a.
머리와 목 부위에 분포한다.
왼빗장밑동맥
left subclavian a.
팔에 분포한다.
왼팔머리정맥
left brachiocephalic v.
대동맥활
aortic arch
왼허파동맥
left pulmonary a.
허파동맥줄기
pulmonary trunk
왼심방귀
(왼심방의 일부)
left auricle
오름대동맥
ascending aorta
왼심실
left ventricle
심장꼭대기
apex
오른심방귀
(오른심방의 일부)
right auricle
심방귀는 심방에서 제일 먼저 형성되는 부분으로, 심방 바깥 부위와 달리 안쪽면에는 빗살근과 근육기둥이 발달해 있다.
방실사이고랑
coronary sulcus
심방과 심실의 경계에 있는 고랑. 심장동맥이 흐르고 있다.
오른심실
right ventricle
오른심실이 수축하면 혈액이 허파로 이동한다. 심장 앞면에 위치한다.
앞심실사이고랑
anterior interventricular groove
오른심실과 왼심실 사이의 고랑.

88~89쪽 참조

허파의 구조

허파의 구조

허파꼭대기
apex of lung
허파에서 가장 높은 부분으로, 위가슴문보다 위에 있다.

가슴막안
pleural cavity
가슴막이 만드는 공간. 벽쪽가슴막과 내장쪽가슴막의 사이에 있으며 가슴막액이 약간 있다.

오른위엽
right superior lobe

수평틈새
horizontal fissure
허파의 위엽과 중간엽을 나눈다. 왼허파에는 존재하지 않는다.

왼위엽
left superior lobe

왼아래엽
left inferior lobe

오른아래엽
right inferior lobe

빗틈새
oblique fissure
중간엽과 아래엽을 나눈다.

오른중간엽
right middle robe

가로막
diaphragm

갈비뼈가로굴
costodiaphragmatic sinus
가슴벽과 가로막 사이의 비교적 넓은 가슴막안.

가슴막
pleura
허파 표면은 허파막이라는 단층편평상피로 싸여 있다. 허파문 부위에서는 벽쪽가슴막이 된다.

141쪽 참조

혈액순환

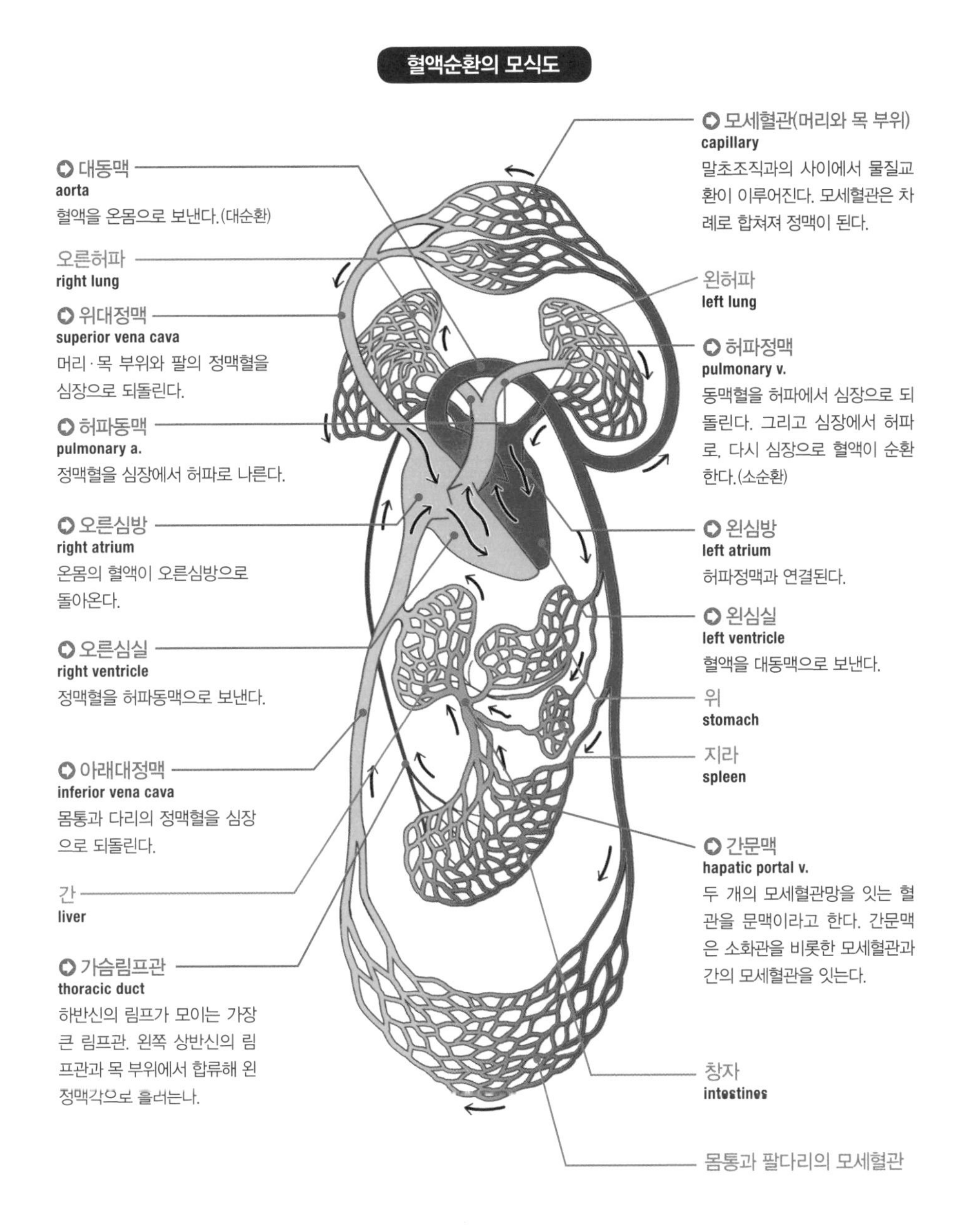
혈액순환의 모식도
모세혈관(머리와 목 부위)
capillary
말초조직과의 사이에서 물질교환이 이루어진다. 모세혈관은 차례로 합쳐져 정맥이 된다.
대동맥
aorta
혈액을 온몸으로 보낸다.(대순환)
오른허파
right lung
왼허파
left lung
위대정맥
superior vena cava
머리·목 부위와 팔의 정맥혈을 심장으로 되돌린다.
허파정맥
pulmonary v.
동맥혈을 허파에서 심장으로 되돌린다. 그리고 심장에서 허파로, 다시 심장으로 혈액이 순환한다.(소순환)
허파동맥
pulmonary a.
정맥혈을 심장에서 허파로 나른다.
오른심방
right atrium
온몸의 혈액이 오른심방으로 돌아온다.
왼심방
left atrium
허파정맥과 연결된다.
왼심실
left ventricle
혈액을 대동맥으로 보낸다.
오른심실
right ventricle
정맥혈을 허파동맥으로 보낸다.
위
stomach
지라
spleen
아래대정맥
inferior vena cava
몸통과 다리의 정맥혈을 심장으로 되돌린다.
간문맥
hapatic portal v.
두 개의 모세혈관망을 잇는 혈관을 문맥이라고 한다. 간문맥은 소화관을 비롯한 모세혈관과 간의 모세혈관을 잇는다.
간
liver
가슴림프관
thoracic duct
하반신의 림프가 모이는 가장 큰 림프관. 왼쪽 상반신의 림프관과 목 부위에서 합류해 왼정맥각으로 흘러든다.
창자
intestines
몸통과 팔다리의 모세혈관

97쪽 참조

몸통의 동맥

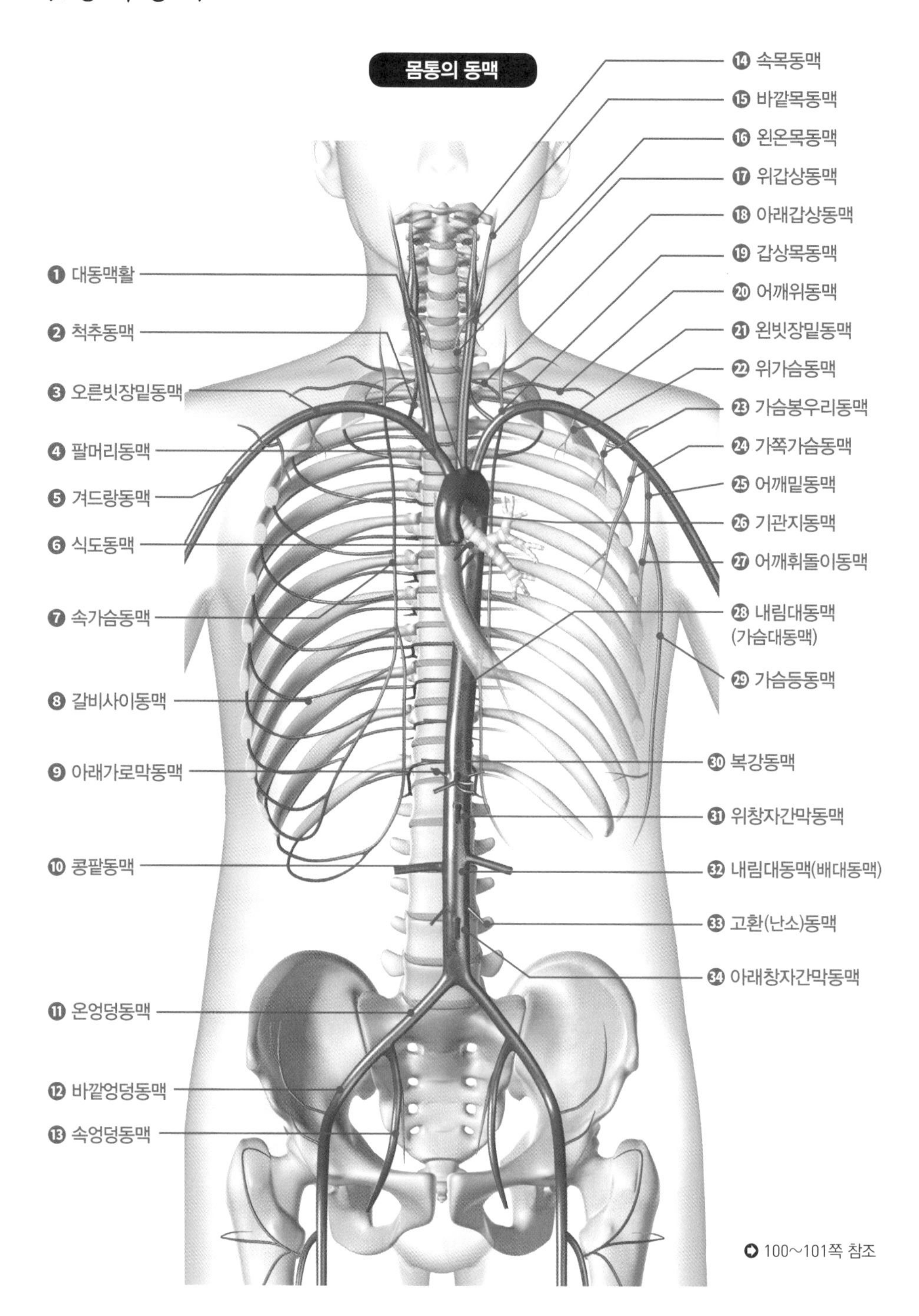
몸통의 동맥
❶ 대동맥활
❷ 척추동맥
❸ 오른빗장밑동맥
❹ 팔머리동맥
❺ 겨드랑동맥
❻ 식도동맥
❼ 속가슴동맥
❽ 갈비사이동맥
❾ 아래가로막동맥
❿ 콩팥동맥
⓫ 온엉덩동맥
⓬ 바깥엉덩동맥
⓭ 속엉덩동맥
⓮ 속목동맥
⓯ 바깥목동맥
⓰ 왼온목동맥
⓱ 위갑상동맥
⓲ 아래갑상동맥
⓳ 갑상목동맥
⓴ 어깨위동맥
㉑ 왼빗장밑동맥
㉒ 위가슴동맥
㉓ 가슴봉우리동맥
㉔ 가쪽가슴동맥
㉕ 어깨밑동맥
㉖ 기관지동맥
㉗ 어깨휘돌이동맥
㉘ 내림대동맥
(가슴대동맥)
㉙ 가슴등동맥
㉚ 복강동맥
㉛ 위창자간막동맥
㉜ 내림대동맥(배대동맥)
㉝ 고환(난소)동맥
㉞ 아래창자간막동맥

100~101쪽 참조

몸통의 정맥

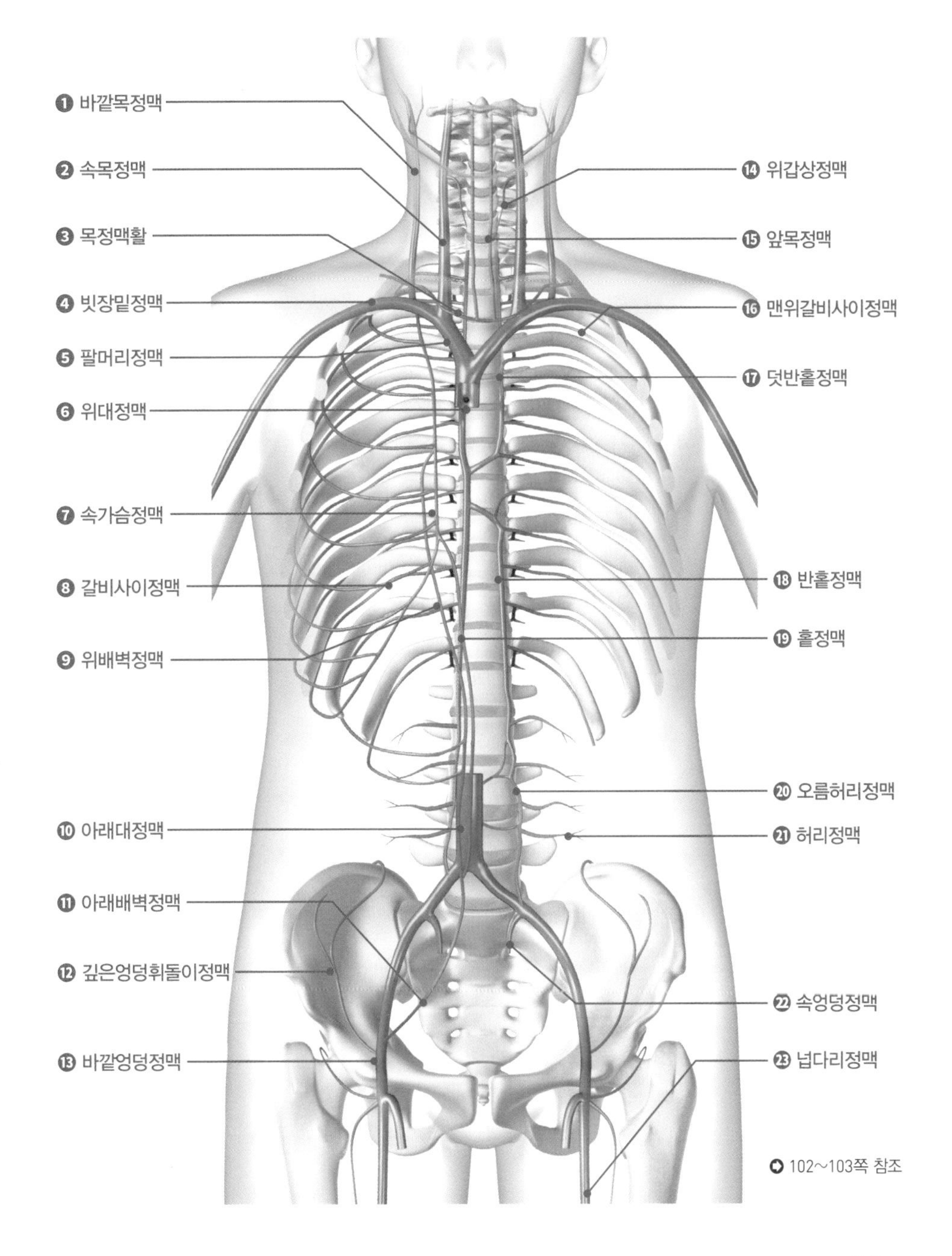
몸통의 정맥
❶ 바깥목정맥
❷ 속목정맥
❸ 목정맥활
❹ 빗장밑정맥
❺ 팔머리정맥
❻ 위대정맥
❼ 속가슴정맥
❽ 갈비사이정맥
❾ 위배벽정맥
❿ 아래대정맥
⓫ 아래배벽정맥
⓬ 깊은엉덩휘돌이정맥
⓭ 바깥엉덩정맥
⓮ 위갑상정맥
⓯ 앞목정맥
⓰ 맨위갈비사이정맥
⓱ 덧반홀정맥
⓲ 반홀정맥
⓳ 홀정맥
⓴ 오름허리정맥
㉑ 허리정맥
㉒ 속엉덩정맥
㉓ 넙다리정맥

102~103쪽 참조

옮긴이 장은정
한국방송통신대학교 일본학과를 졸업하고 한국외국어대학교 국제지역대학원 일본학과를 수료했다. 현재 번역 에이전시 엔터스코리아 출판기획 및 일본어 전문 번역가로 활동하고 있다. 역서로는 《뇌·신경 구조 교과서》《뼈·관절 구조 교과서》《재밌어서 밤새 읽는 수학 이야기 프리미엄 편》《만지면 알 수 있는 복진 입문》《유해물질 의문100》 등이 있다.

혈관·내장 구조 교과서
아픈 부위를 해부학적으로 알고 싶을 때 찾아보는 혈관·내장 의학 도감

1판 1쇄 펴낸 날 2020년 2월 20일
1판 4쇄 펴낸 날 2024년 11월 10일

지은이 | 노가미 하루오, 야마모토 나오마사, 야마구치 슌페이
옮긴이 | 장은정
감　수 | 이문영

펴낸이 | 박윤태
펴낸곳 | 보누스
등　록 | 2001년 8월 17일 제313-2002-179호
주　소 | 서울시 마포구 동교로12안길 31 보누스 4층
전　화 | 02-333-3114
팩　스 | 02-3143-3254
이메일 | bonus@bonusbook.co.kr

ISBN 978-89-6494-414-1 03510

• 책값은 뒤표지에 있습니다.